HEDWIG KÖHLER

Einführung in die Methoden der pflanzlichen Antibiotikaforschung

WISSENSCHAFTLICHE ABHANDLUNGEN

NR. 13

Einführung in die Methoden der pflanzlichen Antibiotikaforschung

von

Dr. HEDWIG KÖHLER

Leiter der Abteilung für pflanzliche Antibiotikaforschung
Biologische Zentralanstalt der Deutschen Akademie der Landwirtschaftswissenschaften zu Berlin
Institut für Phytopathologie Aschersleben

1956

DEUTSCHE AKADEMIE
DER LANDWIRTSCHAFTSWISSENSCHAFTEN ZU BERLIN

AKADEMIE-VERLAG · BERLIN

1956
Herausgegeben von der Deutschen Akademie der Landwirtschaftswissenschaften zu Berlin
Vorgelegt von Prof. Dr. A. Hey und Prof. Dr. M. Klinkowski
Erschienen im Akademie-Verlag, GmbH, Berlin W 8, Mohrenstraße 39 · Lizenz-Nr. 202 · 100/358/55
Satz, Druck und Einband: Druckhaus „Maxim Gorki", Altenburg
Bestell- und Verlagsnummer: 2068/55/13
Printed in Germany

INHALT

I. Abgrenzung und Erläuterung des Begriffs „Antibiotika"

Die Bildung antimikrobieller Stoffe ist in der Natur eine sehr weit verbreitete Erscheinung. Sie konnte bei einer großen Anzahl lebender Organismen nachgewiesen werden, wenn sie auch bisher größere Bedeutung hauptsächlich bei den niederen Organismen erlangt hat. Hier sind besonders die antibiotischen Stoffwechselprodukte der Bakterien, niederen und höheren Pilze, Aktinomyceten, Algen und Flechten bekannt geworden. Weiter läßt sich heute schon sagen, daß die antibiotischen Inhaltsstoffe der höheren Pflanzen sicher auch nicht ohne Bedeutung sein werden.

Besonders die Humanmedizin befaßt sich mit der Untersuchung und Feststellung dieser Antibiotika, unter denen sich heute bereits unentbehrliche Therapeutika befinden. Viele der Antibiotika haben bezüglich ihrer Anwendungsmöglichkeit enttäuscht, da sie sich wegen ihrer Toxicität nicht bewährt bzw. ihre Anwendung unmöglich gemacht haben. Nach der Humanmedizin hat sich auch die Phytopathologie dem Gebiete zugewandt und zum Teil gute Bekämpfungsergebnisse bei pilzlichen und bakteriellen Pflanzenkrankheitserregern erzielen können. Es gibt heute bereits an die hundert sehr gut beschriebene Antibiotika, während noch weitere Hunderte von aktiven Substanzen zwar bereits festgestellt, aber hinsichtlich ihrer Züchtung, Aktivitätsspektren, Reinigung, chemischen Zugehörigkeit, Toxicität usw. noch nicht näher beschrieben bzw. untersucht worden sind.

Schon im vorigen Jahrhundert stellte man fest, daß der mikrobielle Antagonismus von der Ausscheidung gewisser spezifischer chemischer Stoffe herrührt. Damals schon konnte die Mycophenolsäure isoliert und ihre antibakteriellen Fähigkeiten nachgewiesen werden. Bis zur Entdeckung des Penicillins blieb jedoch die Antibiotikaforschung in ihren Anfängen stecken, da die ersten entdeckten Antibiotika — auch die Pyocyanase — weniger giftig für die Bakterien als für den Menschen selbst waren. Als sehr erschwerend kam noch der Umstand hinzu, daß zur damaligen Zeit längst nicht eine solch enge Verbindung zwischen Biologie und Chemie geknüpft war, so daß die Antibiotikaforschung schon aus diesem Grunde nicht so wie heute vorangetrieben werden konnte. So konnte es vorkommen, daß antibiotische Stoffe, deren Hemmwirkung von den Bakteriologen beschrieben wurde, keine Bestimmung und Aufklärung ihrer chemischen Struktur und Eigenschaften erfuhren und umgekehrt, daß die seitens der Chemie festgestellten Bakterizide nicht biologisch auf ihren Wirkungsbereich hin untersucht wurden.

DERENBERG (1950) schlug folgende Definition des Begriffes Antibiotikum vor:
1. Ein Antibiotikum stellt ein Stoffwechselprodukt dar (auch wenn es schon vorher durch eine synthetische Herstellung bekannt wurde).
2. Ein Antibiotikum wirkt antagonistisch auf das Wachstum und (bzw. oder) die Vitalität einer oder mehrerer Mikroorganismenspezies.
3. Ein Antibiotikum ist bereits in außerordentlich geringen Konzentrationen wirksam.
Eine gleichzeitig geringe Toxicität gegenüber höheren Tieren und Pflanzen ist zwar wünschenswert, aber keine Voraussetzung.
Grundsätzlich wird von dem Verfasser abgelehnt, eine Unterscheidung danach zu treffen, ob die Antibiotika von Mikro- oder von Makroorganismen gebildet werden, da eine derartige Unterscheidung stets nur sehr künstlicher Art sein dürfte. Sie würde vor allen Dingen dann zu großen Schwierigkeiten führen, wenn in naher oder weiter Zukunft noch Antibiotika von anderen Organismen entdeckt und beschrieben werden. Daher wird eine derartige Unterscheidung der Antibiotika schon aus folgenden Gründen nicht angängig sein:
1. Bestimmte, wertvolle Antibiotika von Tieren oder höheren Pflanzen müßten ausgeschlossen bleiben.
2. Es bestehen keine wesentlichen Unterschiede biologischer und chemischer Art zwischen den Antibiotika der Mikro- und Makroorganismen, so daß die Schlußfolgerung, die Antibiotika stellten einzigartige und ungewöhnliche Stoffwechselprodukte der Mikroorganismen dar, unrichtig ist.
3. Diese Einteilung stiftet unnötige Verwirrung, wenn spezifische Antibiotika gleichzeitig bei Mikro- und Makroorganismen nachgewiesen werden können. Als Beispiel kann hier das Citrinin genannt werden, das außer von verschiedenen niederen Pilzen besonders auch von *Penicillium citrinum* gebildet wird, das aber gleichzeitig in größeren Mengen in den Blättern der *Crotolaria crispata*, einer Blütenpflanze des tropischen Australiens, nachgewiesen werden konnte. Das von *P. citrinum* gebildete Stoffwechselprodukt müßte dann als ein Antibiotikum bezeichnet werden und das von *Crotolaria crispata* gebildete nicht. Die gleichen Verhältnisse liegen auch bei dem Phthiocol, dem von *Mycobacterium tuberculosis* gebildeten Stoffwechselprodukt und dem Plumbagin vor, das in *Plumbago europea* nachgewiesen werden konnte. Auch hier sind die chemischen Strukturen einander isomer.

Die hervorstechendste Eigenschaft der Antibiotika ist, daß eine ganze Anzahl von ihnen in einer extrem niedrigen Konzentration hemmend auf ganz bestimmte Organismen wirkt, dagegen auf andere Organismen in einem Vielfachen der dort wirksamen Konzentration ohne Einfluß bleibt. Antibiotika sind also kurz gesagt biogene Antiseptika sehr hohen Wirkungsgrades (d. h. sie wirken bereits in Spurenkonzentrationen). Sie stellen jedoch keine einheitliche Stoffgruppe dar, sondern unter ihnen sind die verschiedensten chemischen Verbindungen vertreten. Es gilt für sie das gleiche, wie auch für die Vitamine, die auch nicht chemisch, sondern nur auf Grund ihrer biologischen Aktivität zu einer Gruppe zusammengefaßt worden sind. Nur biogene, d. h. natürlich vorkommende

Antiseptika werden als Antibiotika bezeichnet. Die Antibiotika stellen Giftstoffe dar, die hauptsächlich auf Mikroorganismen toxisch wirken, obwohl sie daneben auch eine gewisse Toxicität für höhere Organismen, wie Menschen, Tiere oder höhere Pflanzen, besitzen können.

In der Hauptsache kann man die Antibiotika bezüglich ihrer Wirkung in zwei Hauptgruppen einteilen: biochemisch aktive und oberflächenaktive. Oft sind sie, wie auch die synthetisch hergestellten Arzneimittel, wirksamer gegen die grampositiven Bakterien als gegen gramnegative Organismen oder Pilze. Jedoch stellt diese Feststellung keine Regel dar. Polymyxin wirkt nur auf gramnegative Bakterien ein; Viridin, Glutinosin, Griseofulvin und Bacillomycin sind weit aktiver gegen Pilze als gegen Bakterien. Diese spezifische Wirkung eines Antibiotikums hängt jedoch nicht nur allein von der Gattung des Testorganismus ab, sondern kann auch in einer gewissen Abhängigkeit von dem Stamm des Testorganismus stehen. So kann es vorkommen, daß sich zwei Stämme der gleichen Gattung in ihrer Empfindlichkeit gegenüber dem gleichen Antibiotikum mehr unterscheiden als Vertreter verschiedener Gattungen.

Zur Feststellung und Isolierung bestimmter bzw. gewünschter Antibiotika ist eine sehr umfangreiche und umfassende Untersuchung notwendig. WAKSMAN (1949) gibt folgende Untersuchungszahlen an, die notwendig waren, um den Produzenten des Streptomycins zu entdecken: 10000 verschiedene Organismen wurden untersucht, von denen rund 1000 antibakterielle Fähigkeiten besaßen. Davon gaben aber wiederum nur rund 100 ihre antibiotischen Stoffwechselprodukte in die sie umgebende Nährlösung ab und nur einer davon konnte als *Streptomyces griseus* bestimmt werden.

Von vornherein müssen bei dem Suchen nach geeigneten Bildnern antibiotischer Stoffwechselprodukte folgende Forderungen beachtet werden, die man heute an ein gutes Antibiotikum stellt: (PRATT und DUFRENOY, 1949).

1. Das Antibiotikum muß aus dem geeigneten Nährmedium leicht zu gewinnen sein. Eine synthetische Herstellung ist zu erstreben.
2. Nur eine möglichst kurze Wachstumszeit des Antagonisten sichert eine etwaige spätere Industrieproduktion.
3. Das Antibiotikum muß im submersen Kulturverfahren in großen Tanks zu gewinnen sein, da das Oberflächenverfahren zu unwirtschaftlich ist.
4. Am Ende der Wachstumsperiode muß sich das Antibiotikum im Kulturfiltrat befinden. Durch eine Ablagerung in den Zellen selbst wird die Reindarstellung erschwert.
5. Das Antibiotikum muß wasserlöslich sein.
6. Das Antibiotikum muß durch Lösen in einem organischen Lösungsmittel oder durch eine Adsorption an oberflächenaktive Substanzen und eine nachfolgende Eluierung aus der Kulturlösung zu gewinnen sein.
7. Das Antibiotikum soll möglichst gegen die Einwirkung von Hitze, Säure, Alkali und Enzymen widerstandsfähig sein.
8. Das Antibiotikum soll ein möglichst großes Wirkungsspektrum besitzen.
9. Das Antibiotikum darf auf den Wirt nicht toxisch wirken.

10. Das Antibiotikum muß seine Hauptaktivität in der Nähe des Neutralpunktes entwickeln.

11. Das Antibiotikum darf keinen schädlichen Einfluß auf die tierischen oder pflanzlichen Eiweißverbindungen besitzen.

12. Die Antibiotika dürfen auch bei längerer Einwirkungsdauer keine resistenten Formen hervorrufen.

Bei den intensiven Untersuchungen der letzten Jahre über Ausscheidungen antibiotischer Stoffwechselprodukte und Zellinhaltstoffe wurde es immer mehr wahrscheinlich, daß deren Bildung zu den allgemeinen Stoffwechselvorgängen der Organismen zu zählen sind.

Man hat nun versucht, die Antibiotika in ein chemisches System einzuordnen, um dadurch ihre Wirksamkeit und ihre chemische Konstitution in Einklang zu bringen. Bis heute ist dieses Vorhaben jedoch nicht gelungen und es scheint bis jetzt unmöglich zu sein, allgemein gültige Regeln für Beziehungen zwischen chemischer Konstitution und biologischer Aktivität festzulegen (VOGEL, 1951).

Vielleicht läßt sich jedoch leichter ein System einrichten, wenn man die Antibiotika nach ihren Bildnern einteilt, wie es jetzt schon zum Teil in den einschlägigen Lehrbüchern getan wird. So sind Antibiotika bekannt, die entweder nur von Bakterien oder nur von Pilzen oder auch Aktinomyceten gebildet werden. Dies kann wiederum nur auf ganz bestimmte Gattungen oder Arten festgelegt sein, muß sich jedoch nicht auf eine einzige Organismenart beschränken. Man kennt eine ganze Anzahl Antibiotika, die von verschiedenen Arten oder auch verschiedenen Gattungen niederer Organismen gebildet werden. Doch ist bisher kein Fall bekannt geworden, bei dem ein von Bakterien gebildeter Hemmstoff in der gleichen chemischen Zusammensetzung auch von einem Pilz oder Aktinomycet gebildet wurde; das gleiche gilt auch für die umgekehrten Fälle. Dagegen kommt es recht häufig vor, daß ein und derselbe Mikroorganismus verschiedene Antibiotika, oft auch ganz unterschiedlicher chemischer Struktur, ausscheidet.

II. Isolierungs- und Kulturmethoden der Antagonisten

Die meisten Antibiotika werden von bodenbewohnenden Organismen gebildet. Der Boden selbst stellt ein ausgezeichnetes Kulturmedium für Mikroorganismen dar. Es gibt unzählige Organismen, wie Pilze, Bakterien, Algen und Aktinomyceten, die man aus jedem Boden isolieren kann, gleichgültig, wo er entnommen wurde. Andere Mikroben findet man wieder nur unter genau definierten Bedingungen. Gerade bei extrem sauren oder extrem alkalischen Böden läßt sich von einer ganz spezifischen Bodenflora sprechen. Im allgemeinen findet man in Waldböden Hymenomyceten stärker vertreten, in Moorböden Anaerobier und Aktinomyceten in größerer Anzahl in alkalischen Böden. Die Antagonisten machen hierbei keine Ausnahme. Auch unter den ausgesprochenen Antibiotikabildnern kennen wir Gruppen, die praktisch in jedem Boden vertreten sind. Unter den Bakterien z. B. die *Bacillus subtilis-mesentericus-mycoides*-Gruppe und unter den Pilzen die Penicillien-, Aspergillen-, Trichoderma- und Fusariumarten. Hingegen gibt es wieder andere Antagonisten, deren Vorkommen auf bestimmte Böden, z. B. auf solche in den Tropen, beschränkt ist.

Zur Feststellung und Isolierung der Antagonisten und ihrer antibiotischen Stoffwechselprodukte sind nach WAKSMAN (1949) folgende Untersuchungsschritte notwendig:

1. Der Boden oder ein anderes geeignetes Substrat wird in einen geeigneten Nähragar überführt, bzw. dieser wird über die Probe geschichtet; die Kulturen mit einer Hemmhofbildung werden auf Röhrchen oder Platten abgeimpft.
2. Die Kulturen werden nach der Strichtestmethode auf ihre antagonistische Wirksamkeit hin ausgetestet. Die Organismen, die die größte Aktivität besitzen, werden ausgewählt.
3. Die selektierten Organismen läßt man in Oberflächen- oder Schüttelkulturen bzw. nach dem submersen Verfahren in geeigneten Nährmedien wachsen und bestimmt das antibiotische Spektrum der Nährlösung.
4. Nachdem die geeigneten Kulturmedien und -bedingungen festgestellt wurden, stellt man mit dem Organismus einen Großversuch an, um eine größere Menge antibiotikumhaltiger Nährlösung zu erhalten.
5. Methoden zur Isolierung, Konzentrierung und Reinigung des Antibiotikums müssen nun entwickelt werden.
6. Die gereinigte Substanz wird auf ihre chemischen und physikalischen Eigenschaften hin untersucht, das antibiotische Wirkungsspektrum festgelegt, da dieses nicht unbedingt mit dem der Kulturflüssigkeit identisch zu sein braucht.
7. Das Antibiotikum wird nun bezüglich seiner Toxicität untersucht und seine Aktivität in vivo festgestellt.

In den nachfolgenden Kapiteln sollen alle die Schritte im einzelnen genau besprochen werden.

Bei der Methodik zur Isolierung der Antagonisten sollen nur die gebräuchlichsten Verfahren beschrieben werden. Es erscheinen immer wieder Veröffentlichungen mit mehr oder minder umfangreichen Modifikationen, die hier jedoch nicht alle erfaßt werden können. Jeder, der sich mit Antagonisten beschäftigt, wird dann doch nach der einen oder anderen Methode immer wieder unter etwas abgewandelten, den jeweiligen Verhältnissen angepaßten Bedingungen arbeiten.
Es muß noch darauf hingewiesen werden, daß oft eine Beobachtung antibiotischer Aktivität von einem Mikroorganismus auf einen anderen beschrieben wird, die jedoch mit dem Antagonismus im eingangs definierten Sinne nichts zu tun hat. Eine Hemmerscheinung kann auch durch andere Ursachen zustandekommen, zum Beispiel bei dem Wettbewerb um einen wichtigen Nährbodenbestandteil oder dadurch, daß bei dem Wachstum des einen Organismus eine für den anderen ungünstige Beeinflussung des Reaktionsvermögens des Nährbodens hervorgerufen wird usw. Die Antagonisten wurden manchmal rein zufällig gefunden, sind aber meist — als wichtigstes Beispiel kann das Streptomycin genannt werden — das Ergebnis eines systematischen Suchens. Das zufällige Auffinden eines Antagonisten ist durch die Entdeckung des Penicillins durch Sir A. FLEMING (1929) bekannt geworden.

A. ISOLIERUNGSMETHODEN

Bei dem Suchen nach geeigneten Antagonisten geht man für gewöhnlich zwei Wege:

1. Systematische Durchmusterung isolierter Organismen, die man entweder selbst sammelt oder den Kulturen einer Sammlung entnimmt. Im letzten Falle ist zu berücksichtigen, daß die Organismen durch längere Kultur auf künstlichen Nährböden ohne Passage über natürliche Substrate ihre Aktivität verlieren können.
2. Eine Mischpopulation von Organismen aus Böden, die möglichst reich an sich zersetzenden Kohlehydraten sein sollen, wie Rieselfelder, Komposterden, Walderden, Fluß- und Teichschlamm usw., Faeces, Luft und Staub, wird auf die antibiotische Aktivität der einzelnen Organismen aufeinander untersucht.

Man wird bei den Untersuchungen der Populationen die natürliche Bodenflora allen anderen vorziehen. Der Erdboden ist die wichtigste natürliche Entwicklungsstätte; er bietet den Mikroben alle Nährstoffe in Form von organischen und mineralischen Verbindungen, ausreichende Feuchtigkeit, entsprechendes Reaktionsvermögen des Substrates, Schutz vor direkter Sonneneinstrahlung und einen damit verbundenen Verdunstungsschutz und dgl. mehr. In der Regel enthält die oberste Bodenschicht die meisten Mikroorganismen, während ihre Anzahl nach der Tiefe zu rasch abnimmt. Bei sehr lockeren, sandigen Böden ist dagegen zu beobachten, daß die wenige Zentimeter unter der Oberfläche liegenden Bodenschichten am organismenreichsten sind. Der Mikroorganismengehalt und dadurch auch der Gehalt an Antagonisten ist ferner abhängig von der Aufwuchsflora, vor allem von der Rhizosphärenflora, die oft stark aktive Antibiotikabildner aufweist. Die Zahl der Mikroorganismen in einer Bodeneinheit ist sehr groß, ändert sich aber fortwährend infolge ständig wechselnder Außenfaktoren, wie Temperatur und Feuchtigkeit, Gehalt an organischen und anorganischen Nährstoffen im Boden usw.

a) Die Plattenanzuchtmethode

Zur Isolierung der Bodenorganismen ist immer noch die Plattenanzuchtmethode nach KOCH angebracht: 1 g Boden schüttelt man mit 10 ml Wasser oder physiologischer Kochsalzlösung auf, pipettiert davon 1 ml in eine sterile Petrischale und schichtet vorsichtig einen geeigneten Nährboden darüber, dessen Zusammensetzung man den jeweiligen Bedürfnissen entsprechend variiert. Oft empfiehlt es sich aber auch, die Bodenaufschwemmung noch weiter zu verdünnen, da bei einer zu dichten Aussaat das Auffinden einzeln liegender Kolonien sehr erschwert ist. Die Wahl der geeigneten Verdünnungsstufe hängt von der Bodenart ab, da die Anzahl der Mikroorganismen im Boden im direkten Zusammenhang mit dem Anteil der organischen Bestandteile steht, ferner von der Art des verwendeten Nährmediums, dem P_H-Wert u. ä. abhängt, so daß meistens die Verdünnungsstufen von 1 : 10000 bis 1 : 10000000 gewählt werden. Oder man geht nach der „crowded"-Platten-Technik vor, bei der man in der einfachsten Form eine Suspension, aus der man die Antagonisten isolieren möchte, über eine Nährboden-Platte ausgießt und das überstehende Wasser entfernt.
Die Verdünnung, die man nehmen muß, um zu brauchbaren Isolierungen zu kommen, muß vorher ausprobiert werden; es läßt sich hier keine allgemeingültige Regel aufstellen. Man legt mehrere Verdünnungsstufen der Suspension an, behandelt sie wie oben beschrieben weiter. Diese Methode wurde von STOKES und WOODWARD (1942) ausgearbeitet.
Da man aber bei dem Arbeiten nach dieser Methode nicht immer oder sogar selten auf den Platten Hemmzonen finden wird, wenn es unter der Mischpopulation an geeigneten empfindlichen Testorganismen fehlt, hilft man sich, indem man die Platte von vornherein mit diesen impft. Der Testorganismus kann zu dem Nährboden vor dem Plattenguß hinzugefügt werden und die zu untersuchende Suspension wird über den erstarrten Nähragar ausgegossen, oder beide, Testorganismus und Suspension werden in dem noch warmen und flüssigen Agar miteinander vermischt.
STESSEL, LEBEN und KEITT (1953) legten die Verdünnungen der Bodenaufschwemmung so an, daß sich auf einer Platte 30 bis 50 Mikroorganismen befanden. Nachdem diese Organismen gut entwickelt waren, wurde die Platte mit vier verschiedenen phytopathogenen, auf einander nicht antagonistisch wirkenden Pilzen beimpft, indem die Sporensuspension aufgesprüht wurde. Nach der Bebrütungszeit hoben sich die antagonistisch wirkenden Bodenmikroorganismen durch ihre Hemmhofbildung hervor, so daß sie sich leicht isolieren ließen.
Nach der Methode von NOVOGRUDSKI (1936) und WIERINGA und WIEBOLS (1936) wird der Testorganismus vor der Suspension aufgeimpft: Eine Testplatte mit Nähragar wird mit der Sporensuspension des Organismus besprüht, den man

mit Hilfe der antibiotischen Substanzen hemmen möchte. Nach einer Inkubationsdauer von 12 bis 24 Stunden besprüht man dann die Platte mit dem Substrat, in dem man Antagonisten vermutet. Ihre Gegenwart deutet sich dann wieder durch das Vorhandensein klarer Zonen unterschiedlicher Größe an, von

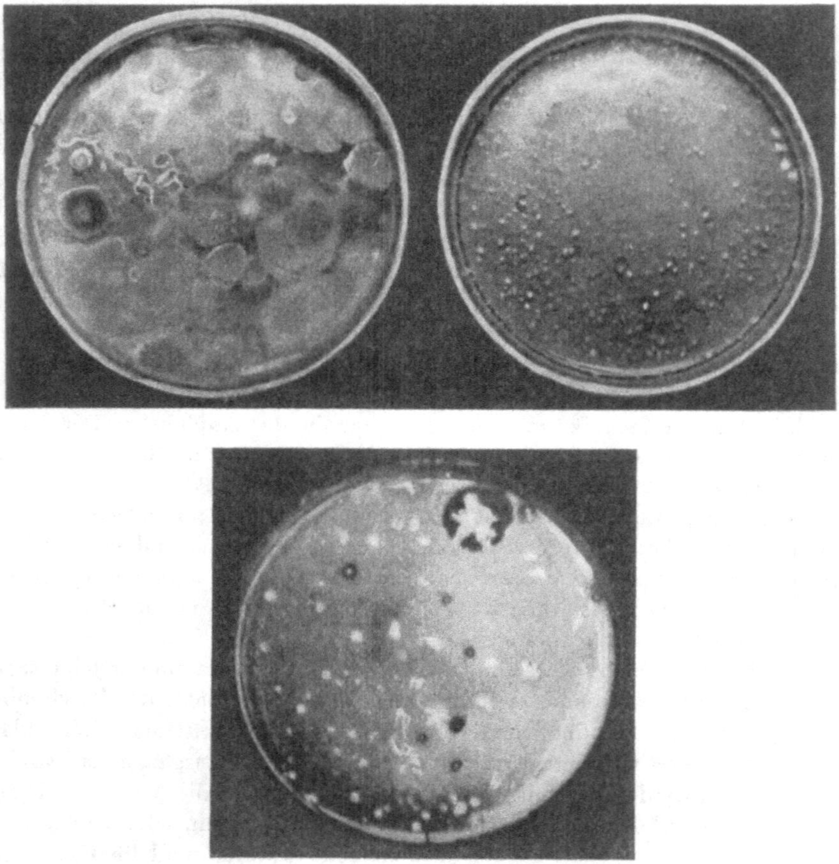

Abb. 1. **Erdausgußplatten; Antagonisten werden durch auftretende Hemmhöfe gekennzeichnet**

deren Zentren sich die Organismen leicht isolieren lassen (Abb. 1). WIERINGA und WIEBOLS benutzten diese Methode mit Erfolg, um Antagonisten gegen Aktinomyceten zu finden. Sie ist zwar sehr bequem zur Bestimmung und Feststellung des Antagonismus im Boden, jedoch können gegen sie zwei schwerwiegende Einwände gemacht werden: einmal kann der Antagonist vom Testorganismus überwachsen werden, besonders dann, wenn ersterer sich nur langsam entwickelt, wie das zum Teil bei den Aktinomyceten der Fall ist; zum andern kann eine Hemmwirkung bei dem bereits gewachsenen Testorganismus nicht mehr in

Erscheinung treten, wenn das gebildete Antibiotikum keine lytische Wirkung besitzt, bzw. wenn der Antagonist das Antibiotikum nicht bereits in seinen frühen Wachstumsstadien bildet. Um diesen offensichtlichen Schwierigkeiten zu entgehen, dürfte es sich deshalb empfehlen, den Testkeim erst auf die Platte aufzuimpfen, wenn der Antagonist bereits ein bestimmtes Entwicklungsstadium erreicht hat. Ferner muß noch auf folgendes geachtet werden: der Testorganismus kann langsamer wachsen als der Antagonist, so daß eine längere Bebrütungsdauer notwendig sein dürfte, oder Antagonist und Testorganismus besitzen ihre optimalen Wachstumsansprüche unter verschiedenen Bedingungen, die sich widersprechen können, zum Beispiel bezüglich der Temperatur- und Sauerstoffverhältnisse (Aerobier und Anaerobier). Man bringt erst die Platte in optimale Verhältnisse für den Antagonisten und dann erst in solche für den Testorganismus.

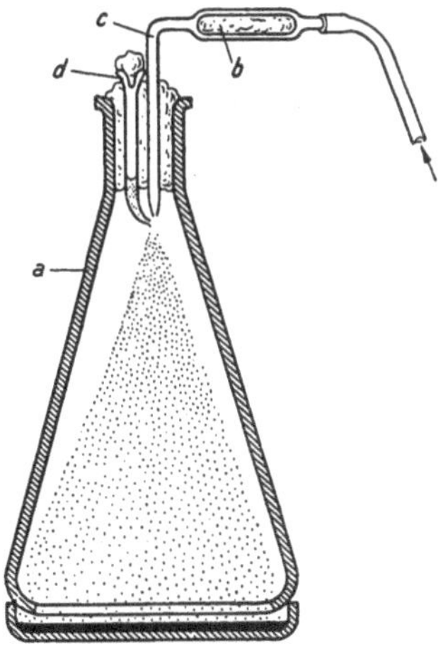

Abb. 2. Sprühapparat zum Beimpfen der Bodenplatten, nach WILSKA (1947)
a Flasche; *b* Watte in der Luftzufuhr; *c* Luftzufuhr; *d* Röhrchen zur Einführung der Organismensuspension

1. Die meist angewandten Techniken der Beimpfung der Bodenaufgußplatte mit den Testorganismen sind die folgenden: nach der Animpfung des Nähragars mit der antagonistenhaltigen Suspension und einer gewissen Bebrütungsdauer wird der Testorganismus auf die Plattenoberfläche aufgetragen. Eine Impfung durch Besprühen hat sich auch hier bewährt. Vervollkommnet wurde diese Technik durch den Sprühapparat nach WILSKA (1947) (Abb. 2). Er besteht aus einer konischen Flasche, in deren Boden ein Loch geschnitten wurde, das etwas kleiner als der Boden der Petrischale ist. Das Sprühröhrchen wird durch den mit Zellstoff- oder mit Baumwollwatte verschlossenen Hals der Flasche eingeführt. Die Bakteriensuspension wird durch das Röhrchen *d* eingefüllt. Ein an das Röhrchen *c* angebrachter Gummiball (in der Zeichnung nicht sichtbar) wird dann einige Male gedrückt, so daß die Bakteriensuspension auf diese Art langsam in der Flasche heruntergedrückt wird. Die Flasche wird von der Petrischale nicht eher entfernt, als bis sich die kleinsten Tropfen gesetzt haben (ungefähr nach 3 Minuten). Größere Vorsichtsmaßregeln müssen noch beachtet werden, wenn mit human-pathogenen Bakterien gearbeitet wird. Es ist selbstverständlich, daß dieses Besprühen mit steriler Flasche und unter sterilen Bedingungen ausgeführt werden muß. Es muß darauf geachtet werden, daß alles Kondenswasser von der Platte entfernt und diese vorsichtig getrocknet werden muß, da die sonst aufgesprühten bakteriellen Testorganismen verschmieren würden. STANSLY (1947) konstruierte einen anderen Sprühapparat, in dem die äußerst

fein verteilte Bakteriensuspension direkt auf die Petrischale gespritzt wird, welche gut an dem anderen Ende der zylindrischen Impfkammer befestigt ist. Das Impfgefäß wird fortwährend mit Hilfe einer Waschflasche, die mit Phenol gefüllt ist, durch Absaugen entleert (Abb. 3). Diese Maßnahme trägt dazu bei, das Abwandern der Tröpfchen in die umgebende Atmosphäre einerseits zu verhindern und andererseits wird gleich die Plattenoberfläche getrocknet, so daß die durch Kondenswasser bedingten Verschmierungen nicht auftreten können.

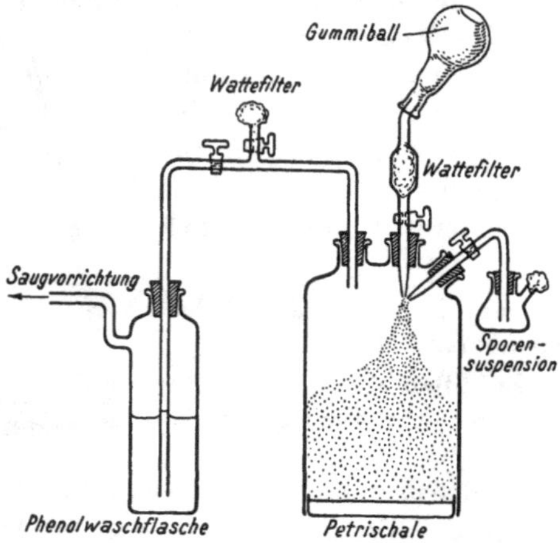

Abb. 3. Apparat zum Beimpfen der Bodenplatten, nach STANSLY (1947)

2. Aufimpfen getrockneter Testorganismen: Diese Methodik ist in der Versuchsanordnung ähnlich wie die gerade beschriebene, doch werden hier die Testorganismen in trockener Form aufgeblasen. Pilzsporen können mit sterilem Talkum oder einem anderen feinen Puder vermischt werden. Bei den Bakterien hat sich eine in gefrorenem Zustand im Vakuum getrocknete Suspension, vermischt mit sterilem Puder, am geeignetsten erwiesen. Dieses letzte Verfahren hat jedoch nicht immer befriedigende Ergebnisse gezeigt, auch ist das Arbeiten mit humanpathogenen Organismen hier nicht ungefährlicher als beim Versprühen mit dem Sprühapparat, so daß letzteres meist vorzuziehen ist.

3. Der Gebrauch doppelschichtiger Platten, (MCLEOD und GOVENLOCK, 1921; GRATIA, 1946): Eine Platte wird wieder mit der auf Antagonisten zu untersuchenden Suspension beimpft. Gleichgültig, ob man den ganzen Nähragar oder nur die Plattenoberfläche impft, wird nun die beimpfte Platte mit unbeimpftem Agar dünn überschichtet, so daß die Organismen im Agar fixiert sind. Es kommt infolgedessen nicht zu einer Verschmierung, wenn der Testorganismus aufgeimpft wird. Diese Methode ist sehr gut für Untersuchungen größerer Populationen zu verwenden, wie aus dem Boden isolierter Organismen.

Bei der Methode von GRATIA ist die oben beschriebene etwas modifiziert worden. Ein Blatt steriles Filtrierpapier wird auf die Oberfläche einer Agarplatte gelegt und dann wieder mit einer dünnen Schicht geschmolzenen Nähragars bedeckt.

Die Population, die man auf das Vorhandensein der Antagonisten untersuchen will, wird darauf geimpft und die Platte bis zur gewünschten Entwicklung der Kolonien bebrütet. Dann wird das Filtrierpapier samt der dünnen Agarschicht mit den Kolonien vorsichtig abgezogen und aufbewahrt, nachdem man seine Lage markiert hat. Die untere sterile Agarschicht, in die möglicherweise antibiotische Stoffwechselprodukte diffundiert sind, wird mit einem Testorganismus angeimpft, bebrütet, die aufgetretenen Hemmhöfe mit der Lage der Antagonisten verglichen und letztere dann isoliert. An Stelle von Filtrierpapier kann auch Zellophanpapier benutzt werden, doch ist das Filtrierpapier oft vorzuziehen, da Antibiotika mit großen Molekülen nicht durch das Zellophanpapier diffundieren können.

Unpraktisch bei dieser Methode ist bei allen ihren Vorzügen die Tatsache, daß das Papier unter sterilen Bedingungen bis zur Auswertung des Versuches aufgehoben werden muß und sich seine ursprüngliche Lage manchmal nicht einwandfrei markieren läßt. Ein Vorteil besteht jedoch darin, daß man die Filtrierpapier- oder Zellophanplatte unter sterilen Bedingungen mit den Organismen auf eine andere Platte mit Nähragar übertragen kann, diese dann wieder eine bestimmte Zeit bebrütet und die Platte genau wie die obige weiter behandelt. Dieser Vorgang läßt sich beliebig oft wiederholen, so daß die gleiche Mischpopulation eines Erdaufgußes gegen eine größere Anzahl von Testorganismen untersucht werden kann. Dabei erfaßt man dann auch solche Antagonisten, die eine relativ lange Zeit zur Bildung ihrer antibiotisch wirksamen Stoffwechselprodukte benötigen. Wenn sich die Organismen schnell auf derAgaroberfläche ausbreiten und auf Grund von Nährstoffentzug andere in ihrem Wachstum unterdrücken, empfiehlt es sich, sie nach der Impfung mit dem Substrat mittels einer weiteren dünnen Schicht erkalteten (+47° C), aber noch nicht erstarrten Agars zu fixieren.

Eine weitere Modifikation der Zellophan-Agarmethode wurde von VAN DER WEELE (1950) ausgearbeitet. Die untere Seite eines Glasringes wird mit Zellophan verschlossen (Glasring-Durchmesser 10,5 cm, Höhe 1,3 cm), im strömenden Dampf sterilisiert, in ein beliebiges steriles Glasgefäß übergeführt und mit einem geeigneten Nähragar gefüllt. (Verfasser schlägt einen Stärke- oder Caseinagar vor, da beide zur Entwicklung einer großen Zahl von Bodenmikroorganismen sehr gut geeignet sind.) Das Gefäß wird mit vorher getrockneter Gartenerde beimpft und bei 30° C drei Tage lang bebrütet. Der Glasring wird dann umgedreht und auf die leicht eingesunkene Zellophanschicht 20 ml Malzagar oder ein anderer Nähragar aufgestrichen, der vorher mit den Konidien eines beliebigen Testpilzes untermischt wurde (im vorliegenden Fall *Endostigme inaequalis*). Das Gefäß wird jetzt unter optimalen Temperaturen für den Testorganismus bebrütet. Die Hemmzonen werden nach einer Woche festgestellt und die Antagonisten abgeimpft. MARAVALHAS (1951) beschrieb eine Verbesserung dieser Methode, wobei die Zellophanhaut an dem Glasring durch einen Ring aus Aluminium oder aus einem anderen durch chemische Agentien nicht angreifbaren Material so festgehalten wird, daß sie nicht verrutscht und die Lage der Antagonisten leichter und sicherer bestimmt werden kann.

4. Für spezielle Zwecke zieht man es manchmal vor, die Antagonisten so lange wachsen zu lassen, bis sie ihr Wachstumsoptimum erreicht haben, um sie dann mit Chloroform, ultraviolettem Licht u. ä. abzutöten, bevor die Platte mit dem Testorganismus angeimpft wird. Diese Methode hat jedoch nur einen begrenzten Wert, da den abgetöteten Organismen leicht Spuren des Sterilisationsmittels anhaften, deren Wirkung dann schwer von der eigentlichen antibiotischen Aktivität unterschieden werden kann. Eingeführt wurde diese Technik von GRATIA und WEERTS (1946), die mit ihrer Hilfe in kürzester Zeit größere Mengen von Faeces auf den Gehalt aktiver *Escherichia coli* untersuchten: verschiedene Mengen von Faeces wurden auf getrennten Stellen einer Agarplatte geimpft. Um verstärktes Wachstum von *E. coli* zu ermöglichen, wurde dem Nähragar reduziertes Methylgrün zugesetzt. Nach einer optimalen Inkubationszeit wurden die Platten Chloroformdämpfen ausgesetzt und mit dem Testorganismus beimpft, indem man die Platte ganz kurz mit einer Filtrierpapierscheibe bedeckte, die vorher in eine Suspension des Testorganismus getaucht worden war. Nach einer weiteren Bebrütungszeit zeigten sich dann Hemmhöfe um die Faecesstellen, die aktive *E. coli* enthielten. Negative Testergebnisse schließen jedoch nicht das Vorhandensein sehr geringer Mengen von *E. coli* in den Faecespartikelchen aus, da diese wegen ihrer geringen Menge nur nicht zur Geltung kamen. Der Test wird als „Intregaltest“ bezeichnet.

Einige weitere Methoden, die sich gut zur Feststellung von Antagonisten bewährt haben, sollen noch angeführt werden, wenn sie auch nicht die Bedeutung der bisher beschriebenen besitzen. Die bakterielle Agar-Platte, die eine Variante der „Cross-Platte“ darstellt, wird öfters angewandt, da sie sich bei den Untersuchungen bewährt hat. Sie enthält keine andere Stickstoffquelle als die Bakterienzellen, gegen die ein Antagonist gesucht wird. Das Nährmedium enthält gewaschenen Agar, Mineralsalze, gewöhnlich noch ein Kohlehydrat und die ausgewaschenen toten oder lebenden Organismen. Die Organismen tötet man nach einer der bekannten Methoden ab, z. B. durch Hitzeeinwirkung, Sterilisationsmittel, ultraviolettes Licht u. a. Die Aufschwemmung, die man auf das Vorhandensein von Antagonisten untersuchen will, impft man in den Agar hinein, bevor er in die Platten gegossen wird oder direkt auf die Agaroberfläche.

Man geht bei dieser Methode von der Annahme aus, daß nur solche Organismen die Bakterien als Stickstoffquelle verwerten, sich also zu entwickeln und zu vermehren vermögen, die lytisch oder antagonistisch auf diese wirken. Rund um diese Kolonien wird dann der durch Bakterien getrübte Agar klar erscheinen und somit wäre ein Hinweis auf das Vorhandensein der erwünschten Antagonisten gegeben.

Obwohl durch diese Methode antagonistische Organismen isoliert werden konnten, stellten WAKSMAN und SCHATZ (1946) fest, daß die Entwicklung der Kolonien nicht unbedingt einen klaren Hof im getrübten Substrat zur Folge haben muß. Als Beispiel führen sie dabei an, daß gewaschener Agar mit einem Zusatz von *E. coli* weder für *Streptomyces griseus* noch für *S. lavendulae* eine Wachstumsmöglichkeit bietet, obwohl Streptomycin und Streptothricin stark hemmend auf

E. coli wirken. Sie schließen deshalb aus dieser Tatsache: das Vermögen oder auch das Unvermögen, auf bakteriellen Agarplatten einen klaren Hof zu bilden, hängt nicht von den Fähigkeiten eines Organismus, eine antibiotische Substanz zu produzieren, ab.

b) Bodenanreicherung

Man weiß, daß gewisse organische Substanzen mehr oder minder schnell und vollständig im Boden durch die Mikroflora zersetzt werden können. Es kann deshalb erwartet werden, daß in Mischpopulationen von Mikroorganismen solche, die diese Fähigkeit der Zersetzung und damit der Assimilation einer bestimmten, reichhaltig im Boden vorkommenden organischen Substanz besitzen, jene überwachsen, die dieses Vermögen nicht besitzen. Falls eine ungewöhnliche organische Substanz vorliegt, die im allgemeinen resistent gegenüber dem Angriff von Mikroorganismen ist, wäre es ferner denkbar, daß sich solche Mutanten bestimmter Mikroorganismen bilden werden, die diese Substanz zersetzen können und dadurch eine Selektion gewährleisten. Die praktische Durchführung dieser angeführten Gedankengänge wird bei der „Boden-Anreicherungstechnik" verwertet. Sie ist für die verschiedensten Zwecke anwendbar und wird wie folgt durchgeführt: frische Garten- oder Felderde wird im Labor unter optimalen Bedingungen bezüglich der Temperatur, Durchlüftung sowie der Feuchtigkeit (50 bis 70% der wasserhaltenden Kraft des Bodens) gehalten. Von Zeit zu Zeit werden Lösungen oder Suspensionen des Materials bzw. der Substanzen dem Boden zugefügt, die mikrobiell zersetzt werden sollen. Das Verdunstungswasser wird immer wieder ersetzt und wenn notwendig, werden die Zersetzungsprodukte, die sich in höheren Konzentrationen schädlich auf die Entwicklung der Mikroorganismen auswirken könnten, durch eine Neutralisation oder Überführung in unschädliche Verbindungen inaktiviert. In bestimmten Intervallen werden Bodenproben entnommen und die Organismen in gewöhnlichen oder selektiv wirkenden Nährböden ausgetestet.

Diese Methode hat vor allen Dingen in solchen Fällen Eingang gefunden, bei denen man zellulose- oder petroleumzersetzende Organismen zu isolieren versuchte. Sie findet aber ebenso Verwendung bei der Isolierung antagonistisch wirkender Organismen. DUBOS (1939) isolierte aus Böden, die mit lebenden grampositiven Kokken angereichert wurden, im Verlauf von zwei Jahren einen Organismus, der die Kokken zerstörte. Dieser Organismus konnte als *Bacillus brevis* bestimmt werden, von dem das Antibiotikum Tyrothricin gewonnen werden konnte. Da *B. brevis* ein ziemlich häufiger Bodenbewohner ist, wäre man vielleicht auch auf andere Weise zur Feststellung seiner antibiotischen Fähigkeiten gekommen.

WAKSMAN, SCHATZ und REYNOLDS (1946) benutzten die Technik, um die Anzahl der antagonistischen Aktinomyceten im Boden zu steigern. Sie erhielten dadurch zwar eine größere Anzahl von Antagonisten im Boden, aber auch die Gesamtzahl der Organismen war gestiegen, so daß sich im Verhältnis Antagonist zur Gesamtzahl der Organismen nichts geändert hatte. Mit der Frage der Bodenanreicherung beschäftigten sich auch WAKSMAN, HORNING, WELSCH und WOODRUFF (1942). Sie gaben folgende Tabelle an, in der sie das Vorkommen antagonistisch wirkender Aktinomyceten in den verschiedensten Böden und bei verschiedener Bodenanreicherung zusammenstellten. Diese Tabelle kann jedoch immer nur Anhaltspunkte geben, da sie örtlichen Verschiebungen unterliegt.

Tabelle 1

Verteilung antagonistisch wirkender Aktinomyceten im Boden

Herkunft	Anz. der isol. Kulturen	Gruppe I Anz. der Kulturen in %	Gruppe II Anz. der Kulturen in %	Gruppe III Anz. der Kulturen in %	Gruppe IV Anz. der Kulturen in %
Fruchtbarer, gedüngter und gekalkter Boden	74	27,0	6,8	1,3	64,9
Unfruchtbarer, ungedüngter und gekalkter Boden	75	14,7	10,7	5,2	69,3
Topferde	13	7,7	7,7	0	84,6
Topferde, angereichert mit E. coli	21	4,8	19,0	19,0	57,2
Topferde, angereichert mit einer Bakterienpopulation	15	80,0	13,3	0	6,7
Teichschlamm	9	33,3	44,4	0	22,2
Komposterde mit Stalldung	37	2,4	54,4	10,8	32,4

Gruppe I: starke Antagonisten
Gruppe II und III: Antagonisten mit begrenztem Wirkungsbereich
Gruppe IV: Organismen, bei denen mit Hilfe der verwendeten Testmethoden kein Antagonismus nachgewiesen werden konnte.

Gleiche Ergebnisse erhält man auch, wenn gänzlich unspezifische Nährlösungen zum Boden zugesetzt werden. FOSTER und WOODRUFF (1946) machten ähnliche Untersuchungen mit antagonistisch wirksamen Bakterien. Sie schlossen aus ihren Ergebnissen, daß die Möglichkeit, aus einem auf das Geratewohl verwendeten oder aus einem angereicherten Boden Antibiotikabildner zu isolieren, ungefähr gleich groß sei.

c) Aufgezwungener Antagonismus

Das Prinzip, das dem „aufgezwungenen Antagonismus“ zugrunde liegt, ist folgendes: man läßt einen Organismus, von dem man annimmt, daß er Antibiotika zu bilden vermag, auf einem Medium wachsen, das keine Stickstoff- bzw. Kohlehydratspuren enthält, als die der lebenden oder toten Zelleiber der Organismen, die man durch das Antibiotikum zu hemmen wünscht. Wenn auch diese Methode mit der unter „b“ genannten viele gemeinsame Eigenschaften besitzt, besteht doch der Unterschied, daß man hier nicht mit einer Population, sondern mit einer reinen Kultur arbeitet, die man über einen größeren Zeitraum hinweg immer wieder auf dem gleichen Nährboden wachsen läßt. Dieser „erzwungene Antagonismus" wird auch als „induzierter Antagonismus" bezeichnet. Nach MAJUMDER und SEN (1953) kann man auch die Antagonisten durch eine direkte Beobachtung feststellen. Man gießt dünne Nähragarplatten aus, die mit der Bodenaufschwemmung und dem Testorganismus angeimpft werden, und beobachtet das Wachstum direkt unter dem Mikroskop. Als Nährböden werden Boden-Stärkeplatten, Mannitnährböden sowie Kartoffel-Dextrose-Agar und gewöhnlicher Nähragar verwandt.

B. KULTURMETHODEN

a) Allgemein übliche Kulturmethoden

Bei allen Isolierungen aus dem Boden empfiehlt sich immer, von der Erdausgußplatte die Antagonisten nicht sofort auf ein Schrägagarröhrchen zu impfen, sondern um evtl. anhaftende Fremdorganismen von vornherein auszuschalten, beimpft man unter sterilen Bedingungen nach der Strichmethode eine Petrischale, die mit einem geeigneten Nährboden beschickt wurde. Die so oder nach anderen Methoden erzielten Einzell-Kulturen lassen sich nach einer geeigneten Bebrütungszeit ohne Gefahr einer Fremdinfektion gut abimpfen.

α) Anlegen von Einsporkulturen

Bevor man mit weiteren Untersuchungen beginnt, legt man von den betreffenden Organismen eine Einsporkolonie an. Früher und auch heute noch verwendete man zu diesem Zweck die KOCHsche Verdünnungsmethode, die nochmals eingehend von BREFELD beschrieben wird: aus der Rohkultur bringt man eine Öse voll Sporenmaterial in einen Kolben bzw. in ein Röhrchen, die mit steriler Nährlösung oder Wasser gefüllt sind. Aus diesen Gefäßen pipettiert man dann eine bestimmte Menge in ein zweites Gefäß und davon wieder in ein drittes Gefäß usf. Nach entsprechender Verdünnung wird man nach mikroskopischer Überprüfung das Gefäß weiter benutzen, in dem sich in ca. 2 ml der Verdünnungsflüssigkeit nur eine Zelle bzw. Spore befindet. Man pipettiert dann je 2 ml dieser Verdünnungsstufe in eine sterile Petrischale und schichtet vorsichtig einen erkalteten, aber noch nicht erstarrten Nähragar darüber. Durch den Agar werden die Sporen in ihrer Lage fixiert; es treten dann an diesen Stellen Wachstum und Vermehrung ein. Nach einer geeigneten Bebrütungsdauer entstehen makroskopisch sichtbare Kolonien, die man zur Weiterkultur auf Schrägröhrchen abimpfen oder in Nährflüssigkeiten je nach den Wachstumsansprüchen der Organismen weiter züchten kann. Diese Wachstumsansprüche sind vorher genau zu untersuchen, da das Gelingen der Arbeit in großem Maße von der Innehaltung und der Beachtung derselben abhängt.

Die beschriebenen Verfahren der Plattenkulturen und der Verdünnungsreihen bieten zwar bei genügender Sorgfalt, die vor allen Dingen immer dann besonders notwendig ist, wenn es sich um die Entfernung sehr schwieriger Begleitorganismen handelt, einigermaßen Gewähr dafür, daß man eine Reinkultur der gewünschten

Organismen erhält, aber nicht dafür, daß man als Ausgangsmaterial eine einzige Zelle bzw. Spore dieser Mikroorganismenart vorliegen hat, also daß man von einer Einzell-Kultur ausgeht.

Gerade bei den Arbeiten mit antagonistisch wirkenden Mikroorganismen ist das Vorliegen einer Einzell-Kultur unerläßliche Voraussetzung. Wenn zufällig eine Kultur aus zwei nebeneinander liegenden Zellen der gleichen Mikroorganismenart entstanden ist und als Reinkultur zur Weiterzucht verwendet wird, so kann diese zwar artenrein sein, aber aus zwei verschiedenen Rassen des Organismus bestehen, von der die eine Rasse ein guter, die andere aber ein schlechter Antibiotikumbildner sein kann, bzw. sie braucht überhaupt nicht die Fähigkeit zu besitzen, antibiotische Stoffwechselprodukte zu bilden und ausscheiden zu können. Bei den weiteren Kulturmaßnahmen kann die letztgenannte Rasse die erste überwachsen, so daß eine ständige Abnahme der Antibiotikumaktivität vorgetäuscht wird.

Um eine Gewähr für das Vorhandensein einer Einsporkultur zu besitzen, benutzt man zu ihrer Herstellung den Zeißschen Mikromanipulator. Man kann hier mit Hilfe feiner Glaskapillaren unmittelbar unter dem Mikroskop aus einer genügend verdünnten Aufschwemmung eine einzige Zelle heraussaugen und auf den gewünschten Nährboden übertragen. Man markiert diese Zelle dann am besten mit einem sterilen Papierfähnchen, um Täuschungen durch vorkommenden Fremdanflug vorzubeugen. Durch diese Methode erhält man völlig eindeutig nur eine aus einer Zelle bzw. Spore erwachsene Kultur. Auch hier ist die dauernde Überprüfung der weiteren Kulturen durch ein Mikroskop oder durch Verwendung von Differentialnährböden unerläßlich.

PRESCOTT und DUNN (1940) und HILDEBRAND (1938) beschrieben folgende Methoden, die dazu dienen, zu einwandfreien Einsporkulturen zu kommen. Jedoch auch bei diesen Methoden ist die mikroskopische Überprüfung Voraussetzung, da es nur mit ihrer Hilfe möglich ist, zu entscheiden, ob mit einer einzigen Spore oder mit einer Vielzahl von Sporen gearbeitet wurde.

1. Verschiedene Verdünnungen der Sporensuspensionen werden in Röhrchen mit geschmolzenem Agar vermischt, der in Petrischalen ausgegossen und bebrütet wird. Wenn eine geeignete Verdünnungsstufe erreicht worden ist, d. h. wenn weit voneinander getrennte Kolonien auf der Platte vorliegen, die jeweils nur von einer einzigen Spore abstammen, werden diese aufgenommen und getrennt weiter kultiviert.

2. Sporen (vor allen Dingen größere, mehrzellige) können oft einzeln mit einer spitzen sterilen Nadel aufgenommen werden. Man kann dies zwar mit der freien Hand tun, besser ist aber auch hier die Benutzung eines Mikromanipulators.

3. Eine sehr stark verdünnte Sporensuspension läßt man auf einem Objektträger auskeimen. Einzelsporen werden dann mit einer Mikropipette aufgesogen und in Schrägröhrchen oder eine Petrischale mit Nähragar übergeführt.

4. Strichkulturen auf Agar werden mit einer stark verdünnten Sporensuspension hergestellt und bebrütet. Bei beginnender Sporenkeimung werden die Sporen einzeln auf ein Schrägröhrchen oder wieder auf eine Nähragarplatte überführt.

5. Eine verdünnte Sporensuspension in geschmolzenem Agar wird in Kapillarröhrchen aufgesaugt und darin bebrütet. Kurz nach Beginn der Sporenkeimung werden die Röhrchen untersucht und in Sektionen zerschnitten, die immer nur je eine Spore enthalten sollen. Die anderen werden verworfen. Diese Sektionen werden äußerlich desinfiziert und wieder auf Schrägröhrchen oder auf Nähragarplatten überführt.

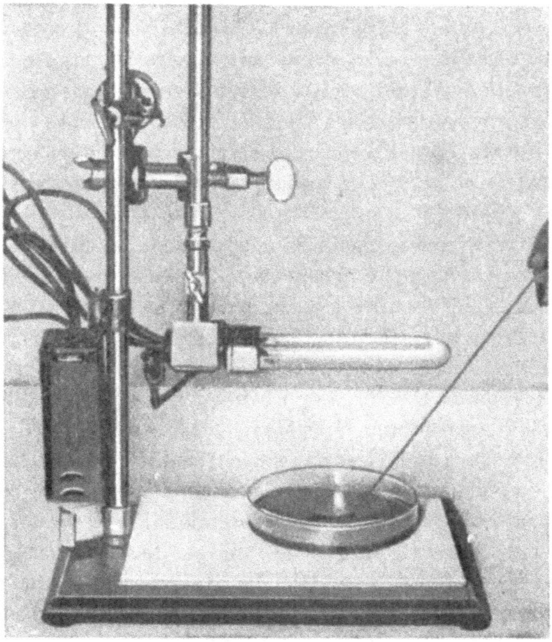

Abb. 4. Einfache Anordnung der UV-Lampe zur Erzielung aktiver Pilzmutanten, nach RAPER und FENELL (1946)

Weitere Methoden zur Erzielung von Einsporkulturen werden auch von GEORG (1947) beschrieben. Da sie aber nichts grundlegend Neues bringen, seien sie nur am Rande erwähnt.

β) Erzeugung aktiver Mutanten

Eine Aktivierung der Organismenstämme erreicht man durch künstlich induzierte Mutationen. Dazu sind verschiedene Möglichkeiten gegeben:

1. *Durch physikalische Einwirkungen.* Man bringt Sporensuspensionen oder wachsende Organismenkulturen unter den Einfluß physikalischer Agentien, deren wichtigste folgende sind: ultraviolettes Licht, Röntgenstrahlen, Neutronen-Bombardement und Hitze.

Nach HOLLAENDER (1941) konnte durch eine Bestrahlung mit ultraviolettem Licht von 2650 Ångström bei *Penicillium notatum* eine hohe Mutationsquote erzielt werden, während Wellenlängen über 3650 Ångström ohne Einfluß blieben. HOLLAENDER und ZIMMER (1945) fanden bei einer Bestrahlung mit 2650 Ångström Mutationen bei 20% aller überlebenden Sporen.

RAPER und FENELL (1946) gaben folgende eingehendere Beschreibung der Methode an: (Abb. 4) Benutzt wurde eine „general electric germicidal" Lampe, die eine gebogene Röhrenkonstruktion darstellt und die 500 Milliwatt von 2537 Ångström aussendet. (95% der totalen Ausstrahlung konnte als Quelle des ultravioletten Lichtes benutzt werden.) Die Lampe wird in horizontaler Lage etwa 5 bis 10 cm über der Grundfläche aufgebaut. Die Sporen (Konidien), die bestrahlt werden sollen, werden vollständig in sterilem Wasser suspendiert. Dem Wasser wird Natrium-lauryl-sulfat in einer Konzentration von 1 : 10000 zugesetzt. Dieser Zusatz ist notwendig, damit die Sporen gut von dem Wasser benetzt werden. Während der Bestrahlung bewahrt man die Sporen in einer vollständig ebenen Petrischale in einer Wasserschichthöhe von 2 bis 3 mm auf. Die Petrischale läßt man offen auf einem Ring stehen, damit die ganze Fläche gleichmäßig bestrahlt wird. Die Sporensuspension wird während der ganzen Bestrahlungsdauer unaufhörlich gerührt, da alle Sporen möglichst gleichmäßig den Strahlen ausgesetzt werden sollen. Je ein Kubikzentimeter der Sporensuspension wurde nach 0, 1, 2, 4, 6, 8, 12 und 16 Minuten entnommen, weitere Verdünnungsstufen davon vorgenommen, die dann auf einen geeigneten Nähragar überführt, bebrütet und morphologisch und physiologisch untersucht wurden. Die Ausbeute an Antibiotika konnte durch derartig durchgeführte Bestrahlungen mit ultraviolettem Licht oder Röntgenstrahlen in großem Maßstabe gesteigert werden.

Auch durch ein Bombardement mit Neutronen konnte eine Steigerung der Mutationsquote erreicht werden, die teils weitaus bessere, teils auch schlechtere bis völlig inaktive Mutanten aufwies. Gleiche Ergebnisse konnten auch bei anderen künstlich induzierten Mutationen erreicht werden. So läßt sich auch durch eine einfache Hitzebehandlung die Mutationsquote steigern.

2. *Durch chemische Einflüsse.* THOM und STEINBERG (1939) fanden, daß bestimmte Chemikalien ebenfalls die Mutationsquote der pilzlichen Mikroorganismen zu steigern vermögen. So konnten sie zeigen, daß ein Zusatz von Nitriten zu den Nährmedien abweichende Formen bei den Aspergillaceae hervorrief, die sich jedoch der Normalform wieder anglichen, wenn die Organismen auf Nährsubstraten wuchsen, die Aminosäure enthielten, so daß man hier wohl nur von einer Modifikation sprechen kann. Durch das Aussetzen der Sporen in Senfgas (Methyl- bis (β-chloräthyl)-amin) vermögen die Organismen zahlreiche Mutanten zu bilden. Eine Modifikation der Methode besteht nach ROEGNER, STAHMANN und STAUFFER (1954) darin, daß der Stickstofflost nicht als einmalige Zugabe zu der mit Dikarbonat-gepufferten Konidienaufschwemmung zugefügt wird, sondern in kleinen Mengen in gewissen Zeitabständen. Durch diese Modifikation gelingt es, einen höheren Prozentsatz morphologischer und physiologischer Varianten zu erzielen. Auch hier beobachtet man das nämliche wie bei einer Röntgenbestrahlung oder einer solchen mit ultraviolettem Licht: je länger die Sporen dem Senfgas ausgesetzt werden, desto geringer ist der Prozentsatz der lebensfähigen

Sporen. Nach GATTANI (1952) ist es möglich, durch einen Zusatz von 0,5 g Urannitrat/1000 ml Nährboden, biologisch aktivere Mutanten als die Ausgangskulturen zu erzielen. Die Versuche wurden mit *Penicillium notatum* durchgeführt.

3. *Durch Polyploidie.* Es wurde vermutet, daß sich unter dem Einfluß des Colchicins genau wie bei den höheren Pflanzen auch bei den Mikroorganismen eine Polyploidie und damit eine Aktivierung der antibiotischen Wirksamkeit zeigen würde. Diese Erwartungen wurden nicht bestätigt.

γ) Allgemeine Vorschriften

Wahl und Zubereitung der Kulturmedien. Die Wahl eines geeigneten Nährmediums hat große Bedeutung für die Antibiotikumgewinnung. Die synthetischen Medien enthalten Kohlenstoff und Stickstoff in löslicher Form, ferner die Metallionen Kalium, Magnesium, Eisen, Zink, Mangan und andere, die sich meist als Verunreinigungen in den chemischen Agentien befinden. Da die meisten Mikroorganismen die Glukose gut verwerten können, wird ihnen dieser Zucker meist als Kohlehydratquelle geboten.

Das Autoklavieren der Nährlösungen ist nur unter Vorbehalt anzuwenden. Die Zuckerarten werden hier mehr oder minder stark beeinflußt, da sie leicht karamelisieren oder hydrolisiert werden. Es empfiehlt sich daher für bestimmte Nährböden, den Zucker aufzulösen, ihn steril zu filtrieren (Bakterienfilter) und ihn dann der bereits sterilisierten Nährlösung zuzusetzen. Der Grad der Hydrolyse hängt von der Dauer und der Temperatur des Autoklavierens sowie von dem P_H-Wert der Nährlösung ab, so daß die in den Vorschriften angegebenen Werte genau eingehalten werden müssen. HANSEN und SNYDER (1947) schlugen vor, hitzelabile Pflanzenextrakte mit Propylenoxyd zu sterilisieren.

Sterilisation. Mit Ausnahme bestimmter Nährsubstrate s. o. empfiehlt sich eine Sterilisation des Kulturmediums und der benötigten Gläser im Autoklaven. Ein 15 Minuten langes Autoklavieren bei 1,5 Atü ist ausreichend für Teströhrchen und Erlenmeyerkolben, wenn diese nicht mehr als 150 ml enthalten. Größere Mengen müssen mindestens 20 Minuten autoklaviert werden. Bei der Sterilisation der Petrischalen ist es angebracht, die Schalen zu je zwei Stück in Papier einzuwickeln, in dem sie bis zum Gebrauch belassen werden, um eine Infektion zu verhüten. Pipetten werden ebenfalls eingewickelt bzw. in Pipettenbüchsen sterilisiert. Zum Schmelzen des Agars verwendet man ein Wasserbad oder den Autoklaven. Man muß es sich zur Regel machen, die Kultur- und die Vorratsflaschen nur bis zur Hälfte anzufüllen, denn da der Autoklavinnenraum schneller als das Nährmedium abkühlt, besteht immer die Gefahr, daß das Medium überkocht und dadurch den Flaschenhals und die Verschlußwatte beschmutzt, so daß Infektionsmöglichkeiten gegeben sind.

Bei festen Medien ist zu beachten, daß durch den Agarzusatz dem Nährboden verschiedene Substanzen zugefügt werden, die man nicht unter Kontrolle hat. Einige dieser Verunreinigungen können durch eine wäßrige Pyridinlösung entfernt werden: 0,5 kg Agar werden in einen 6-l-Kolben gefüllt und 5 l aqua dest.

und 500 g Pyridin zugefügt. Durch ein 6-mm-Glasrohr geeigneter Länge läßt man Luft zu. Die Lösung bleibt 24 Stunden stehen. Durch ein Käsetuch läßt man die Flüssigkeit ablaufen. Der Agar wird dreimal mit aqua dest. gründlich durchgewaschen. Anschließend wird der Agar noch zweimal mit 95%igem Alkohol gewaschen; den letzten Alkohol läßt man auf dem Agar über Nacht stehen und dann erst ablaufen. Der Agar wird nun in dünnen Lagen zwischen Käsetüchern getrocknet. Diese Trocknung dauert ca. 10 Tage. Es empfiehlt sich, zur Bereitung des Nährbodens den Agar gesondert von den übrigen Nährbodenbestandteilen aufzulösen und zu sterilisieren und ihn erst zum Schluß unter aseptischen Bedingungen zuzufügen.

Gewichtseinheiten. Die Einheit des Volumens wird meist als Milliliter (ml) oder Liter (l) gegeben. Ein Kubikzentimeter (ccm) ist zwar nahezu, aber doch nicht genau die gleiche Maßeinheit. Die Gewichtsmengen der festen Bestandteile werden als Gramm (g), Milligramm (mg), Mikrogramm (Gamma) oder als Millimikrogramm angegeben, wobei jede der angegebenen Gewichtsmengen ein Tausendstel der voranstehenden darstellt. Der besseren Übersicht halber geht man bei den angegebenen Gewichtsmengen nicht unter 0,1 und wählt bei kleineren Mengen die nächst kleinere Gewichtseinheit. Ein Milligramm einer Substanz pro Liter drückt man meist als einen Teil pro Million (p.p.m.) aus.

Watteverschlüsse. Die Mehrzahl der Kulturgefäße (Röhrchen, Kolben usw.) wird mit Wattestopfen verschlossen. Da aber bei nicht gut gedrehten Watteverschlüssen die Gefahr besteht, daß Watteteilchen in die Nährlösung fallen und daß bei ungenügend gereinigter Watte flüchtige Stoffe frei werden, die die Sporenkeimung beeinflussen können, wird von manchen Forschern die Verwendung von Glas- oder Aluminiumkappen vorgeschlagen (KNÖLL, 1946). Voraussetzung ist allerdings hier, daß randlose Kulturgefäße benutzt werden. Da aber der Luftaustausch hier weniger gut als bei den mit Watte verschlossenen Gefäßen ist, empfiehlt sich bei längerer Kulturdauer ein ständiges Rühren oder ein Durchlüften mit steriler Luft.

Selektive Nährmedien. Bei der Zusammensetzung der Nährböden müssen die Wachstumsansprüche der jeweilig gewünschten Antagonisten berücksichtigt werden. Legt man Wert auf Isolierung ganz bestimmter Gruppen von Organismen, wird man zu den selektiven Nährmedien greifen, wie sie auch sonst in der mikrobiologischen Praxis gebräuchlich sind. Will man eine raschere Entwicklung der Bodenpilze gegenüber den Bakterien erzielen, wählt man ein leicht sauer reagierendes Nährmedium, oder man fügt zur Unterdrückung des Bakterienwachstums 0,1 bis 0,2 mol KSCN oder auch 0,3% H_3BO_3 zum Nährmedium hinzu (TYNER, 1944). MARTIN (1950) schlug vor, den Nährboden mit „Bengal-Rose“ (einem Farbstoff) und Streptomycin zu versetzen. Die Pilzisolierungen konnten durch diese Zusätze um 100% gesteigert werden. Es muß allerdings berücksichtigt werden, daß der später verwendete Testorganismus nicht durch die Bestandteile des selektiv wirkenden Nährmediums geschädigt wird und somit Anlaß zu Fehlbeurteilungen geben kann. Man wird tunlichst nur solche Antagonisten gleichzeitig zu isolieren versuchen, die annähernd die gleichen Wachstumsansprüche besitzen. Thermophile Bakterien läßt man bei so hohen Temperaturen wachsen, wie sie für andere Organismen nicht mehr verträglich sind; sporenbildende Bakterien können aus der Vielzahl der anderen Organismen durch Pasteurisieren isoliert werden. Eine weitere Selektion kann man durch die Wahl geeigneter Bebrütungstemperaturen, durch Einstellung entsprechender Sauerstoffverhältnisse und durch die Zusammensetzung des Nährmediums erhalten. In diesem Zusammenhang wiesen CROOK, CARPENTER und KLENS (1950) auf die Bedeutung des Natriumpropionats zur Isolierung von Boden-Aktinomyceten hin. Ein Zusatz von 0,4% Natrium-propionat zu einem Glukose-Asparagin-Agar oder einem anderen beliebigen Nährboden ermöglicht den Aktinomyceten ein optimales Wachstum, während Bakterien und Pilze durch diese Konzentration gehemmt werden. Durch einen derartigen Zusatz gelang es auch, solche Aktinomyceten zu isolieren, die auf den sonst üblichen Standardnährböden nicht in Erscheinung treten. Es besteht ferner noch die nicht sehr häufig gebrauchte Möglichkeit, daß man dem Nährboden das Antibiotikum zufügt, dessen Produzenten man isolieren will. Man bezieht sich hierbei auf die Tatsache, daß ein Mikroorganismus durch ein von ihm gebildetes Antibiotikum selbst weniger gehemmt wird als sonstige Organismen. Diese Technik wurde vor allen Dingen von WAKSMAN, REILLY und JOHNSTONE (1946) erfolgreich angewandt, indem sie den Nährmedien Streptomycin zusetzten und dadurch das Wachstum anderer Bodenorganismen unterdrücken konnten, so daß es ihnen gelang, weitere aktive Stämme von *Streptomyces griseus* zu isolieren.

Verunreinigungen. Wenn nicht sorgfältig genug gearbeitet wird, treten bei Pilzkulturen leicht Verunreinigungen durch Bakterien, Hefen oder Aktinomyceten auf. Derartige Infektionen können oft unbemerkt bleiben, besonders dann, wenn das vorliegende Nährsubstrat die Entwicklung des verunreinigenden Organismus nicht fördert. Diese unsauberen Kulturen können durch die Strich- oder Verdünnungsmethode gereinigt werden. Die Feststellung von verunreinigenden Aktinomyceten ist oft sehr schwierig, da Pilze oft ähnliche Duftstoffe ausscheiden. Die Reinigung muß auch hier mit der größten Sorgfalt vorgenommen werden.

Pilze und Aktinomyceten besonders die Penicillien sind durch Bildung unzähliger Sporen oder Konidien ausgezeichnet, die sehr klein und leicht sind. Durch den leisesten Luftzug werden diese weitergetragen und können einen Fremdanflug auf Platten oder Röhrchen bilden. Man sollte deshalb nur in solchen Räumen mikrobiologisch arbeiten, in denen die Luft ganz ruhig ist. Bei vielen Überimpfungen empfiehlt sich die Verwendung eines Impfkastens oder das Impfen in einem Impfraum, der von Zeit zu Zeit mit einem Antiseptikum behandelt werden muß. Ebenso kann auch ein öfteres Ausdampfen des Raumes die gleichen Dienste leisten. Die eintretende Luft ist ebenfalls zu sterilisieren. Wattefilter haben sich dabei als sehr brauchbar erwiesen. Alle verworfenen Kulturen sind durch Hitzeeinwirkung abzutöten.

Milben können in jedes Labor eingeschleppt werden, das mit natürlichen Substraten oder mit Erdaufgüssen arbeitet. Die Milben kriechen im Brutschrank von

Petrischale zu Petrischale und legen überall ihre Eier ab, verschleppen aber auch auf ihrem Weg Bakterien, Pilze, Pilzmycelien und -sporen. Sie können auch durch die Wattestopfen der Kulturgefäße kriechen. Manche sind so klein, daß sie mit dem bloßen Auge nicht gesehen werden können, andere dagegen sind gut sichtbar, immer aber können sie durch ihren charakteristischen Geruch nachgewiesen werden. Die Vorratskulturen kann man schützen, indem man die Wattestopfen mit folgender Flüssigkeit durchtränkt: 95 ml von 95%igem Alkohol, 0,5 g Quecksilberchlorid, 5 ml Glycerin. Diese Lösung färbt man mit einem Anilinfarbstoff an.

Die Kultur läßt man solange wachsen, bis sie ihr Wachstumsoptimum erreicht hat, bevor man die Wattestopfen mit der angegebenen Flüssigkeit durchtränkt. Man muß darauf achten, daß die Kultur selbst mit der Flüssigkeit nicht in Berührung kommt.

Oberflächlich wäscht man die Kulturgefäße mit einer gesättigten alkoholischen Lösung von Para-Dichlorbenzol ab, die ferner noch zwei bis fünf Teile Glycerin enthalten muß. Ceresin oder andere Petroleumfraktionen sind gleicherweise für diesen Zweck gut geeignet.

Die Kulturbedingungen der Antagonisten sollen nun im einzelnen besprochen werden.

b) Die Pilze

α) Vorkommen und Bedeutung

Die Pilze sind überall im Boden und auf faulenden organischen Substraten vertreten. Wie man unter den pilzlichen Antibiotikabildnern viele findet, die man in jedem Boden nachweisen kann, sind andere nur unter ganz spezifischen Bedingungen zu finden, wie z. B. *Penicillium expansum*, *P. italicum* und *P. digitatum*. Die meisten Vertreter aus der Gattung Penicillium sind in beträchtlicher Menge vorhanden und können aus Böden, Früchten, Marmeladen und Küchenabfällen isoliert werden. Sie spielen zum Teil bei der Dekompostierung der organischen Bestandteile im Boden eine Rolle.

Von einer großen Anzahl der Pilze weiß man, daß sie die Fähigkeit besitzen, Antibiotika als Stoffwechselprodukte zu bilden. Einige dieser Substanzen liegen bereits in reiner oder zumindest konzentrierter Form vor. Biologische Prüfungen dieser pilzlichen Antibiotika ergaben, daß sich unter ihnen die wichtigsten befinden, die wir überhaupt kennen. Daraufhin untersuchte man größere Mengen bekannter Pilze aus Sammlungen auf einer ganzen Anzahl der verschiedensten festen und flüssigen Nährmedien. Auch noch nicht näher identifizierte Pilze konnten als starke Antagonisten erkannt werden. Zahlreiche Veröffentlichungen geben Überblicke über pilzliche Antagonisten: ATKINSON, (1942 und 1943); ATKINSON, SHEPPARD, STANLEY und MELVIN (1944); ATKINSON, SHEPPARD, STANLEY und RAINSFORD (1944); EMERSON, WHIFFEN, BOHONOS und DE BOER (1946); WILKINS (1946, 1947, 1948, 1952); WILKINS und HARRIS (1942, 1943, 1944); WILKINS und PARTRIDGE (1950), wenn auch sicher noch ein großer Teil vorliegender Ergebnisse nicht veröffentlicht worden ist.

Bei den Untersuchungen nicht identifizierter Pilze auf die Bildung antibiotischer Stoffwechselprodukte besteht immer wieder die Möglichkeit, daß der Pilz oder sein gebildetes Antibiotikum oder auch beide bereits beschrieben worden sind. Deshalb ist es unumgänglich notwendig, bei Veröffentlichungen über neue Antibiotika eingehende Beschreibungen der Charakteristika des Pilzes und seiner Stoffwechselprodukte mit anzugeben, um Vergleichsmöglichkeiten mit den Arbeitsergebnissen anderer Autoren zu erlangen. Man macht jedoch immer wieder die Erfahrung, daß ziemlich wichtige Unterschiede zwischen den Stämmen gleicher Spezies in bezug auf Bildung und Ausscheidung antibiotischer Stoffwechselprodukte bestehen. Eine morphologische Identität braucht deshalb nicht mit der Fähigkeit der Bildung spezieller Antibiotika parallel zu laufen .
Umgekehrt fällt bei den Untersuchungen immer wieder auf, daß das gleiche Antibiotikum durch sehr verschiedene Pilzstämme gebildet werden kann. Auch kleine Unterschiede in der Zusammensetzung der Kulturmedien, die durch An- oder Abwesenheit von Spurenelementen und Wuchsstoffen bedingt sein können, ergeben große Unterschiede in der Bildungsmöglichkeit und -intensität von Antibiotika. So ist es aus den angeführten Gründen allein schon unmöglich, immer genau die gleichen Ergebnisse bei den angestellten Wiederholungs- und Parallelversuchen zu erlangen, auch wenn man sich die größte Mühe gibt, die experimentellen Grundlagen der Versuche so exakt wie nur möglich zu gestalten.
Die Untersuchungen über pilzliche Antibiotika sind oft noch unvollständig, und alle auftretenden Fragen müssen noch eingehend bearbeitet werden. Von beinahe allen Antibiotika wurden in erster Linie nur ihre Wirkungen auf Bakterien (in überwiegenden Fällen nur humanpathogene) ausgetestet. Bei weiteren näheren Feststellungen ergab sich, daß ein Teil dieser Antibiotika weit wirksamer noch gegenüber Pilzen oder anderen Mikroorganismen ist (Viridin, Gladiolinsäure und Glutinosin), so daß diesbezügliche Prüfungen bei weiteren Antibiotika noch gute Ergebnisse erwarten lassen. In allen oben zitierten Arbeiten konnten die Organismen nur immer gegen einige wenige Organismen ausgetestet werden, so daß bei diesen Untersuchungen immer die Möglichkeit bestehen kann, daß die dem Antibiotikum gegenüber empfindlichen Organismen sich nicht gerade unter den Testorganismen befanden, so daß sicher manche Antibiotika unentdeckt geblieben sind. Lange Tabellen sind zusammengestellt worden, die alle die Pilze enthalten, die untersucht wurden und von denen eine Ausscheidung antibiotisch wirkender Substanzen nachgewiesen werden konnte. In einigen Fällen konnte die nachgewiesene Substanz isoliert und identifiziert werden, doch sehr viele eingehende Forschungen sind noch notwendig, bis alle bisher bekannt gewordenen antibiotischen Substanzen vollständig charakterisiert sein werden. So reichhaltig die Tabellen auch sein mögen, muß man sich bei ihren Betrachtungen klar machen, daß es ungefähr 100000 Pilzspezies gibt, von denen allein 30000 den Basidiomyceten (ROBBINS, KAVANAGH und HERVEY, 1946 und 1947) und 15000 den Ascomyceten zugerechnet werden können und daß die Anzahl der bisher auf Bildung und Ausscheidung antibiotischer Stoffwechselprodukte unter-

suchten Pilze doch verschwindend gering ist. Einschränkend muß allerdings gesagt werden, daß aus rein technischen Gründen manche Pilzspezies sehr ungeeignet zu derartigen Experimenten sind. Immer aber dürften Feststellungen auf antibiotische Wirksamkeit lohnend sein, da sie gute Ergebnisse vermuten lassen.

β) Allgemeine Kulturmethoden

Zur weiteren Kultur benötigt man in erster Linie Röhrchen und Petrischalen.
Röhrchenkulturen. Die Schrägröhrchen (Röhrchen, die mit ca. 5 ml eines geeigneten Nähragars gefüllt und schräg gelegt wurden) werden mit Mycelien oder Sporen beimpft. Trotz vieler Vorteile der Kulturmethoden auf Röhrchen ist ihre Verwendungsmöglichkeit beschränkt, da diese Kulturmethode folgende Nachteile aufweist: 1. Die Kulturfläche ist viel zu klein, um die charakteristischen Kulturmerkmale der Organismen sichtbar werden zu lassen. 2. Die Kultur kann nicht direkt, auch nicht mit einem schwachen Objektiv unter dem Mikroskop beobachtet werden. 3. Die einzelnen Kolonien können nicht sorgfältig genug selektiert werden, da die Entnahme einzelner Sporen unmöglich ist. Aus den angeführten Gründen eignet sich die Röhrchenkultur nur zu Impfzwecken und zur Erhaltung der Kulturen.
Plattenkulturen. Auf den Plattenkulturen — meistens angelegt in Petrischalen — kann das Wachstum der Organismen während seiner ganzen Dauer unter dem Mikroskop beobachtet werden. Verschiedene Kulturmethoden werden hierbei angewandt:
„*Spor-Kultur.*" Man nimmt ein Mycelstückchen oder eine bestimmte Sporenmenge von einer vorher ausgewählten Stelle der Elternkultur und überträgt diese auf eine sterile Platte mit Nähragar. Man kann auch eine genügend verdünnte Sporenaufschwemmung in Nähragar vornehmen, der vorher verflüssigt und wieder auf 45° C abgekühlt wurde. Von diesem Agar wird dann wieder eine kleine Menge mit einer Öse auf eine andere sterile Nähragarplatte übertragen.
Verdünnungskulturen erweisen sich bei vielen Feststellungen als sehr wertvoll, besonders aber bei den Isolierungen der Pilze oder auch der anderen Mikroorganismen aus dem Boden oder anderen natürlichen Substraten; ferner aber auch bei Trennung einer oder mehrerer Organismenstämme, die man zusammen isoliert hat. Man verdünnt die Sporenaufschwemmung in geschmolzenem und auf 45° C gehaltenem Agar, der dann in die sterilen Platten direkt ausgegossen wird. Auf der letzten Platte, d. h. der der letzten Verdünnungsstufe, hat man tunlichst nicht weniger als drei und nicht mehr als 10 oder 12 Kulturen.
Strichkulturen werden ebenfalls bei den Isolierungen aus natürlichen Substraten angewandt, bzw. auch dann, wenn mehrere Stämme einer Art in der Organismenaufschwemmung vorliegen. Die Strichkultur ist in der Anlage noch leichter zu handhaben als die Verdünnungskultur. Man nimmt möglichst wenig Sporenmaterial mit der Öse auf und zieht einen langen Impfstrich bzw. mehrere Striche nacheinander auf einer sterilen Nähragarplatte, so daß die Organismen am Ende

des Impfstriches isoliert daliegen. Man kann auch Impfstriche auf nachfolgende Platten weiterziehen, um eine noch größere Verdünnung und eine dadurch bedingte bessere Vereinzelung der Sporen zu erzielen. Anschließend wird dann die Platte bei geeigneten Temperaturen bebrütet. Diese Methode hat sich als vorteilhaft erwiesen, wenn die Pilzkultur mit Bakterien verunreinigt ist. Sie ist auch sehr erfolgversprechend, wenn mit unstabilen Stämmen gearbeitet werden muß, da sich die verschiedenen Kulturvarianten besonders gut in den Einzell-Kulturen manifestieren. Diese Kulturunterschiede lassen sich auch direkt von der Platte im Mikroskop untersuchen, und zwar bereits während der ersten zwei oder drei Wachstumstage, so daß dann schon besonders interessierende Kulturen isoliert und getrennt weitergezüchtet werden können.

Einzelsporkulturen. Bei den Verdünnungskulturen auf der Platte sind zwar 90 bis 95% der Kulturen aus einer Zelle entstanden, aber es läßt sich nie mit Bestimmtheit aussagen, ob dieser Tatbestand gerade für die weitergezüchtete Kultur zutrifft. Außer der Verwendung des Mikromanipulators hat sich folgende Methode gut bewährt: die Sporen werden unter sterilen Bedingungen zur Reinigung und Trennung der leicht zusammenhaftenden Sporen mit Natriumsulfat in einer Verdünnung von 1 : 10000 in aqua dest. aufgeschwemmt. Eine entsprechende Menge dieser Sporenaufschwemmung wird dann über einen sorgfältig filtrierten Nähragar gebreitet und durch eine dünne Schicht des gleichen Agars, den man vorsichtig darüber schichtet, in ihrer Lage fixiert. Die Platten bleiben über Nacht bei den entsprechenden Temperaturen stehen, bis die Sporen zu keimen beginnen. Die Platten werden mit einem Mikroskop durchmustert und die Lage der einzeln liegenden Sporen markiert. Diese Kulturen werden unter dem Mikroskop sorgfältig mit dem Agar unter sterilen Bedingungen herausgeschnitten und auf eine frische Platte mit Nähragar übertragen. Hier wird zur Kontrolle nochmals mikroskopisch überprüft, ob auch der richtige Agarblock übertragen worden ist.

γ) Allgemeine Kulturbedingungen

Temperatur. Kosmopolitische Saprophyten, wie viele Penicillien, Aspergillen und Trichoderma-Arten wachsen innerhalb eines weiten Temperaturbereiches, so daß der Gebrauch eines Brutschrankes zu ihrer Züchtung oft nicht notwendig sein dürfte. THOM (1910) berichtet, daß u. a. die Penicillien bei Temperaturen von 15 bis 25° C gut gedeihen, wenn auch ihre Entwicklung zum Teil bei den genannten Temperaturen sehr unterschiedlich ist. Meistens werden für die Züchtung der Pilze und insbesondere der Penicillien Temperaturen von 23 bis 25° C bevorzugt. Wenn diese Temperaturen auch nicht die Optimalwerte für alle Arten darstellen, gestatten sie doch allen ein gutes Wachstum.

Acidität. Die meisten Pilze gedeihen in einem leicht sauren Medium sehr gut. Diese Reaktion des Nährbodens stellt sich meist von selbst ein, wenn als Kohlehydratquelle Zucker gegeben wird. Nachdem der Nährboden in den ersten Wachstumsphasen leicht gesäuert wird, reagiert er dann später neutral und wird zum Schluß des Wachstums meist alkalisch.

Feuchtigkeit. Bei den üblichen Kulturmethoden in mit Watte verschlossenen Röhrchen und auf der Petrischale sind keine besonderen Vorkehrungen notwendig, um die Luftfeuchtigkeit zu regulieren.

δ) Konstanterhaltung der wichtigsten morphologischen, physiologischen und biochemischen Eigenschaften

Die Methoden, die nun besprochen werden sollen, dienen dazu, die Kulturen in morphologischer, physiologischer und biochemischer Hinsicht so unverändert wie möglich zu erhalten. Aufmerksamkeit ist der Erhaltung der Kultureigenschaften zu schenken, vor allen Dingen bezüglich des chemischen Reaktionsvermögens.

Starke Degenerationserscheinungen machen sich immer wieder bei den antagonistischen Hochleistungsstämmen bemerkbar. Im Laufe mehrerer Konidialpassagen lassen die Stämme in ihrer physiologischen Leistung, d. h. Antibiotikumbildung nach. Diese Leistungsminderung ist oft mit morphologischen Veränderungen verbunden, die Degenerationscharakter tragen können. Häufig drücken sie sich durch Verblassen der Pilzdecke aus, die oft mit einer Reduktion der Konidienbildung verbunden ist. Diese Tendenz zur Degeneration kann vom Nährboden abhängig sein. Ihr gehäuftes Auftreten kann nach THREN (1953) auf Coghill-Agar beobachtet werden. Um diese Veränderungen auszuschalten, kann nur immer wieder angeraten werden, daß man häufige Konidialpassagen vermeidet. Man erreicht dies dadurch, daß man Sporenkonserven anlegt, d. h. man hält den Organismus in einem Zustand, bei dem die Stoffwechselvorgänge sistiert sind. Es ist deshalb wichtig, in einer „Konidial-Generation" in den einzelnen Vermehrungskulturen zu großen Konidienzahlen zu kommen. Es ist ferner unumgänglich notwendig, eine laufende Selektionsarbeit durchzuführen, um der Entstehung bzw. Anreicherung minderwertiger Rassen vorzubeugen. Nachkommenschaften gleichwertiger Einzelsporkulturen unterscheiden sich oft wesentlich in ihren Eigenschaften. Als Ursache dieser Aufspaltung wird in der Literatur vielfach das relativ häufige Auftreten von Hyphenfusionen, also Heterokaryosis, angenommen, wie sie durch HANSEN (1938) bei einer ganzen Reihe von Fungi imperfecti nachgewiesen werden konnte. PONTECORVO und GEMMELL (1944) berichten über Versuche, bei denen es ihnen gelang, die in Sektorenabänderungen verlorengegangene Befähigung zur Ausbildung der normal grünen Sporendecke dadurch wieder zu regenerieren, daß sie Mischimpfungen von Konidien verschiedener farbreduzierter Sektoren vornahmen. Sie schlossen daraus, daß die durch die Hyphenfusion zusammengeführten Kerne das Wiederergrünen auslösen. Durch THREN (1953) konnte jedoch eindeutig nachgewiesen werden, daß die Ursache der Degenerationserscheinungen nicht in der Heterokaryosis und in der Kernentmischung zu suchen ist. Zusammenfassend läßt sich sagen, daß zwar die Mehrkernigkeit keine Bedingung für das Zustandekommen der Abänderungen der einzelnen Stämme ist, daß sich jedoch die Neigung zur Aufspaltung bzw. zur zunehmenden Reduktion auch in der Erhöhung des Prozentsatzes mehrkerniger Konidien äußert, die von ihnen gebildet werden. Untersuchungen von Anastomosenbildungen auf Zellophan-Membran-Kulturen hatten das Ergebnis, daß in den meisten Fällen Kernübertritte äußerst unwahrscheinlich sind, da die Hyphen sich nach der Fusion regelmäßig durch Septen voneinander abgrenzen. Nur bei einem Stamm konnten Fusionen von Hyphenspitzen beobachtet werden, die augenscheinlich auch mit Kernübertritten verbunden waren. Als Ursache der Degenerationserscheinungen müssen deshalb intranukleare, nicht aber internukleare Vorgänge verantwortlich gemacht werden. Aus weiteren Versuchen von THREN geht hervor, daß das Vermögen zur Sektorenbildung oft schon latent in den Stämmen vorhanden sein kann. Die Sektorenbildungen treten dann bei Abänderung von Stoffwechselvorgängen, die der bisher unterdrückten Form günstigere Bedingungen bietet, plötzlich verstärkt auf. Interessant ist noch folgende Erscheinung: bei Stämmen, die zur Sektorenbildung neigen, kann durch Dichtsaat das Auftreten von Abänderungen bis zu einem gewissen Grade unterdrückt werden.

Zur Erhaltung der Kulturen kommen folgende Methoden in Betracht:

Schrägkulturen. Hierbei werden die Pilzkulturen von einem Schrägröhrchen oder von einer Plattenkultur auf ein anderes Schrägröhrchen übergeimpft. Bei den meisten Pilzen hat sich als Nährboden Czapeks-Agar, Bierwürze- oder Malzagar als günstig erwiesen. Die Überimpfungen sind in so eng aufeinanderfolgenden Zeitabschnitten vorzunehmen, daß auch die Vitalität der kurzlebigen Arten erhalten bleibt. Am besten haben sich Intervalle von 8 bis 9 Monaten gezeigt. Abgeimpft wird möglichst in dreifacher Wiederholung. Nach einer geeigneten Bebrütungsdauer wird die charakteristische Kultur aufbewahrt; eine kommt zu den Reservekulturen, und die am schlechtesten gewachsene wird verworfen. Die Kulturen werden in einem Kühlschrank bei 2 bis 4° C aufbewahrt. Alle Kulturen bedürfen einer öfteren Überprüfung in Plattentesten auf ihre antagonistische Aktivität und auf die Erhaltung ihrer charakteristischen Kulturmerkmale.

Liophile Aufbewahrung wird seit 1941 angewandt und stellt eine der besten Aufbewahrungsmethoden dar. Unter liophiler Trocknung versteht man eine Trocknung aus dem gefrorenen Zustand im Hochvakuum, wobei die Sporen in eiweißhaltigen Lösungsmitteln suspendiert sind, so daß nach erfolgter Trocknung die Eiweißsubstanzen als Schutzschicht für die Sporen wirken. Man schwemmt die Sporen meist in einem sterilen Blutserum oder einem anderen proteinreichen (Milch) Medium auf. Diese Suspension wird in sterile kleine Glasröhrchen übertragen, die in Temperaturen von —40 bis —50° C gebracht werden. Die Aufschwemmung wird bei diesen Temperaturen im Vakuum evaporiert. Wenn die Suspension vollständig getrocknet ist, wird gasförmiger Sauerstoff eingeleitet und die Röhrchen im Kühlschrank aufbewahrt. Nach bisheriger Erfahrung hatten die so behandelten Sporen nach 5 Jahren keine Einbuße ihrer Vitalität oder ihrer sonstigen charakteristischen Kulturmerkmale erfahren.

Aufbewahrung in einer Zuckerlösung. Gute Erfolge konnten auch erzielt werden, wenn die Sporen in einer 10%igen Zuckerlösung suspendiert wurden. Auch hier konnte über einen längeren Zeitraum hinweg eine ausgezeichnete Erhaltung der Sporenkeimfähigkeit erreicht werden.

Bodenkulturen. Kulturen von Penicillien, aber auch von anderen Mikroorganismen können gut in sterilen Böden aufbewahrt werden. Diese Methode wurde erstmalig von GREENE und FRED (1934) beschrieben. Sie wird vor allen Dingen in den Penicillinfabriken angewandt. Man kann die Sporen in reinem sterilem Sand oder in einer Mischung von Sand und Talkum aufbewahren. Eine andere Beschreibung der Methode wurde von KILIAN (1948) gegeben: man stellt einen Vorrat steriler Erde oder sterilen Sandes her. Meist wird eine lehmreiche Erde bevorzugt, die noch reichlich organische Bestandteile enthält. Hiernach fertigt man sich eine dichte Sporenaufschwemmung des zu konservierenden Stammes mit sterilem Wasser an und durchtränkt mit 1 ml ca. 6 g der Erde, die in ein ebenfalls steriles Reagenzglas gebracht wurde. Die Erdmasse läßt man trocknen und bewahrt die Röhrchen bei Temperaturen von +3 bis 6° C auf. Ein Rezept zur Herstellung von Bodenkulturen gibt FOSTER (1949) an. Röhrchen mit lufttrockener, gesiebter Erde werden solange sterilisiert oder autoklaviert oder auch mit trockener Hitze behandelt, bis die Sterilitätsteste positiv verlaufen. $^{1}/_{10}$ des Erdvolumens wird an Sporensuspension zugeführt und mit der Erde durch Schütteln gut vermischt. Im Vakuumexsikkator entfernt man die Feuchtigkeit und bewahrt die Röhrchen an einem trockenen, kühlen Ort auf. Eine andere Möglichkeit besteht darin, den beimpften Boden 4 bis 6 Tage bei 25 bis 30° C zu bebrüten, so daß der Pilz reichliche Sporenmengen zu bilden vermag und die Röhrchen erst dann wie oben beschrieben weiter zu behandeln.
Allerdings sind diese Sandsporengemische nicht immer ideal, da zartwandige Sporen sehr leicht beschädigt werden können und dadurch ihre Keimfähigkeit einbüßen.
Brotkulturen. Geriebenes bzw. gewürfeltes Weizenbrot, das durch Dampf sterilisiert wurde, wird in dünnen Lagen in Erlenmeyerkolben ausgebreitet und mit einer pilzlichen Sporensuspension beimpft. Nach einer 4- bis 5tägigen Bebrütungsdauer bei 25 bis 27° C ist das Brot vollständig mit Sporen bedeckt, nach weiteren 6 bis 7 Tagen zu einer lockeren, puderförmigen Masse geworden, die praktisch nur noch aus Sporen besteht. Diese Sporen können über einen längeren Zeitraum hinweg aufgehoben werden (MOYER und COGHILL, 1946). Diese Methode ist besonders zur Erzielung größerer Sporenmengen geeignet, die man beliebig oft — unter sterilen Bedingungen — entnehmen kann, so daß man längere Zeit die Möglichkeit besitzt, von gleichförmigen Kulturen ausgehen zu können.
Getreidekornkulturen. Eine weitere Methode, sich Vorratskulturen anzulegen, wird von TETTEW (zitiert bei GRENFELL, LEGGE und WHITE, 1947) angegeben. In konischen Flaschen (500 ml) werden 25 g Roggenkörner mit dem äquivalenten Volumen der Nährlösungen von MOYER und COGHILL (Nährboden 32), die sehr gut zur Sporenbildung geeignet sind, angefeuchtet und mit einer Sporensuspension des Stammes beimpft, der konserviert werden soll. Nach einer 7tägigen Bebrütung bei 25° C haben die Sporen die ganze Kornoberfläche bedeckt. Die Sporen behalten auch über einen größeren Zeitraum hinweg auf diesem Medium ihre Vitalität bei und können jederzeit mit Hilfe von sterilem aqua dest. und

kräftigem Aufschütteln suspendiert werden. Die so hergestellte Sporensuspension kann dann beliebig verdünnt werden, da sie Millionen von Sporen enthält.

Aufbewahrung unter Öl. Vielfach werden Kulturen unter Öl aufbewahrt. Man läßt die Kulturen auf Schrägröhrchen, die man wie üblich angeimpft hat, wachsen, bis sie ein optimales Entwicklungsstadium erreicht haben. Dann werden sie unter sterilen Bedingungen mit einer Schicht Mineralöl bedeckt. Die Schicht muß 1 cm über das Ende der Agarschrägkultur oder der Kulturoberfläche reichen. Ist die Ölschicht dicker, werden die Pilze leicht schleimig und ist sie zu dünn, trocknet die Kultur leicht aus. In optimaler Schichtdicke verhindert das Öl die Austrocknung der Pilzkultur und senkt gleichzeitig die pilzlichen Stoffwechselprozesse.

Diese Methode, die wohl mit die einfachste bekannte darstellt, besitzt folgende Vorzüge: sie ist einfach in der Durchführung; die Kulturen können sehr leicht entnommen und überimpft werden; eine reichliche Sporenbildung ist nicht unbedingt erforderlich; das Öl verhindert einen Milbenbefall, der gerade bei Vorratskulturen äußerst lästig sein kann.

Es gelang während 24 Monaten alle Arten von Basidiomyceten, Ascomyceten, Phycomyceten und sterile Mycelien lebensfähig zu erhalten. Während der liophile Trocknungsprozeß nur mit solchen Organismen durchgeführt werden kann, die resistente Vermehrungsorgane (Sporen) zu bilden vermögen, trifft diese Einschränkung für die Aufbewahrung unter Öl nicht zu. Exakte Berichte über die Erhaltung der Vitalität liegen noch nicht vor, wenn sie auch für die Dauer bis zu drei oder vier Jahren als wahrscheinlich festgestellt werden konnte.

Eine zusammenfassende und kritische Betrachtung der verschiedenen Aufbewahrungsmöglichkeiten zur Erhaltung der physiologischen, morphologischen und biochemischen Eigenschaften der Pilzstämme liegt von FENELL, RAPER und FLICKINGER (1950) vor.

Langlebigkeit. Die verschiedenen Pilze besitzen eine unterschiedliche Vitalität. Diese muß von Fall zu Fall bestimmt werden. Manche Arten bleiben Jahre auf eingetrocknetem Agar lebensfähig, andere verlieren ihre Vitalität sehr rasch.

ε) Nährböden für Pilze

(RAPER und THOM, 1949; LEVINE und SCHOENLEIN, 1930; STEINBERG, 1950; RIKER und RIKER, 1936; RAWLINS, 1933).

1. *Bierwürzeagar.* Man verwendet für diesen Nährboden eine ungehopfte Bierwürze, die mit aqua dest. evtl. auf 8° Balling verdünnt und mit 2% Agar versteift wird.

2. *Fruchtsaftagar.* Man verwendet für diesen Nährboden Traubenmost, Pflaumen-, Kirsch-, Rosinen-, Birnen- oder Bananenwasser. Man erhält diese Obstdekokte, indem man die Früchte für 24 Stunden in Wasser einweicht (500 g frische oder 100 g getrocknete Früchte auf ein Liter Wasser), kocht, filtriert, mit 2,5% Agar versteift und sterilisiert.

3. *Mistdekokte.* Pferdemistdekokt: Pferdemist mit Wasser zu einem dicken Brei anrühren und für eine Stunde im Dampftopf auf 80 bis 90° C erhitzen. Die erkaltete Masse wird filtriert und das Filtrat wiederholt bei 80 bis 100° C sterilisiert. Man kann den Mist auch direkt in Petrischalen sterilisieren. Zusatz von etwas Zucker zu dem an sich zuckerarmen Pferdemistextrakt ist zu empfehlen (1%). Der Mistdekokt, zu dem auch nach dem gleichen Rezept der Mist der anderen Pflanzenfresser verwendet werden kann, wird mit 2% Agar versteift.

4. *Feste natürliche Medien.* Hierfür stehen eine ganze Anzahl brauchbarer Materialien zur Verfügung: Möhren (Karotten), Gelbe Rüben, Kartoffeln. Diese Rüben bzw. Knollen werden in Scheiben- oder Keilform geschnitten, in Petrischalen oder Röhrchen gegeben und nach der üblichen Weise sterilisiert. Gelbe Rüben sind besonders für die Gattung Penicillium geeignet. Man sticht die Scheiben oder Keile aus den gut gewaschenen und mit 1%iger Sublimatlösung oberflächlich desinfizierten Knollen aus und sterilisiert eine halbe Stunde bei 1 Atü.

5. *Fleischige Früchte,* die man in Scheiben schneidet, in Platten legt und sterilisiert, sind ebenfalls gute und ausgiebige Nährböden.

6. *Gekochter Reis,* der nach der üblichen Weise in Platten, Röhrchen oder Kölbchen sterilisiert wird, ist sehr gut als Pilznährboden zu verwenden. Er eignet sich besonders gut zur Beobachtung der Pigmentbildung der Pilze.

7. *Brot und Brotbrösel* sind ebenfalls ausgezeichnete Nährböden. Man feuchtet das Brot mäßig mit Wasser, Obst- oder Mistdekokten an. Auch irgend ein anderer beliebiger Nährboden ist zu diesem Zweck geeignet. Man füllt das so behandelte Brot in ein geeignetes Kulturgefäß und sterilisiert viermal im Abstand von zwei Tagen bei 50 bis 60° C. Es ist nicht ratsam, über die angegebenen Temperaturen hinauszugehen, da das Brot sonst karamelisiert.

8. *Weiße Oblaten* sind gute Nährböden zur Beobachtung der Pigmentbildung der Pilze. Man bereitet die daraus gefertigten Nährböden wie die aus Brot zu.

9. *Woeltje-Agar.* 10,0 g Asparagin, 5,0 g K_2HPO_4, 2,5 g $MgSO_4 \cdot 7\,H_2O$, 75,0 g Rohrzucker, 1000 ml Leitungswasser, mit 20 g Agar versteifen.

10. *Normalagar (Sopp).* 25,0 g Biomalz, 10,0 g Fleischextrakt, 30,0 g Glycerin, 30,0 g Mannit, 15,0 g Agar, 1000 ml Leitungswasser.
Dieser Nährboden ist besonders gut zur Anzucht der Penicillien geeignet.

11. *Haferspelzen,* die mit Wasser angefeuchtet und dreimal sterilisiert werden, sind gute Nährböden für die Trichodermaarten (Gliotoxinbildner).

12. *Bohnen- und Erbsenstroh,* das wie die Haferspelzen vorbereitet und behandelt wird, ist sehr gut als Nährboden für die Fusariumarten anwendbar.

13. *Raulin-Thom-Agar.* 4,0 g $MgCO_3$ und 0,71 g Weinsäure werden in einem Mörser mit wenigen Tropfen Wasser zerrieben und rasch einer Flasche mit aqua dest. zugefügt und auf 100 ml Wasser aufgefüllt. Zu einem Kolben mit 800 bis 900 ml aqua dest. werden folgende Verbindungen zugefügt: 46,6 g Rohrzucker, 2,66 g

NH_4NO_3, 0,4 g $(NH_4)_2HPO_4$, 0,4 g K_2CO_3, 0,16 g $(NH_4)_2SO_4$, 0,04 g $ZnSO_4 \cdot 7\,H_2O$, 0,04 g $FeSO_4 \cdot 7\,H_2O$.
66 bis 67 ml der Magnesium-Tartratlösung fügt man zu der Mineralsalz-Zuckerlösung und füllt auf 1000 ml auf. Zur Versteifung nimmt man 7,5 g Agar und 50 g Gelatine oder auch 15 bis 17 g Agar oder 100 g Gelatine. ZALESKI (1927) gab folgende Beschreibung an, die dazu dient, eine Ausflockung des Nährbodens zu vermeiden: die Weinsäurekristalle werden in lauwarmem Wasser geschüttelt und so lange stehen gelassen, bis sie sich gelöst haben. Das Magnesiumcarbonat wird zugefügt und aufgelöst. Die Ammoniumsalze werden in einem besonderen Gefäß mit leicht erwärmtem Wasser gelöst. Die restlichen Nährsalze werden zusammen in 300 ml Wasser zur Lösung gebracht. Gelatine oder Agar sind gesondert in 500 ml aqua dest. zu verflüssigen und die anderen gelösten Substanzen zuzufügen; dann kann man den Nährboden erstarren lassen. Wenn man sich genau an diese Vorschrift hält, bildet sich bei der Herstellung kein Niederschlag. Gelatinenährböden werden am ersten und dritten Tag im strömenden Dampf sterilisiert, Agarnährböden dagegen autoklaviert.

14. *Raulin-Thom-Nährlösung*. Wie Nährboden 13, nur ohne Agar- oder Gelatinezusatz.

15. *Bohnenagar*. Gewöhnliche weiße Bohnen (Phaseolus vulgaris) werden mit so viel Wasser erhitzt, als ihrem fünffachen Volumen entspricht. Sowie die Kotyledonen die Samenschale zerreißen, beendigt man das Kochen. Das klare, leicht gelblich gefärbte Kochwasser wird abfiltriert. Es enthält genug Nährsalze,um vielen Organismen ein normales Wachstum zu gestatten. Da jedoch die Lösung nicht sehr reich an Kohlehydraten ist, empfiehlt sich für viele Organismen der Zusatz von 2 bis 3% Zucker. Die Flüssigkeit wird mit 2% Agar versteift.

16. *Kartoffelagar*. Dieser Agar wird in nahezu allen mykologischen Laboratorien verwandt. Die Kartoffeln werden sorgfältig gewaschen, geschält, in Scheiben geschnitten und dann langsam zwei Stunden lang mit dem 2fachen Volumen Wasser erwärmt. Erst nach dieser Zeit bringt man die Kartoffeln zum Kochen. Das Ganze wird filtriert, mit aqua dest. auf das ursprüngliche Volumen aufgefüllt und mit 1% Agar versteift. Der Nährboden wird 20 bis 30 Minuten im Autoklaven bei 120° C erhitzt und ist dann gebrauchsfertig. Der Nährboden reagiert neutral gegen Phenolphthalein.

17. *Kartoffel-Dextrose-Agar* wird sehr viel zur Anzucht der Penicillien verwendet, da er den Organismen ein optimales Wachstum ermöglicht. Da aber hier die einzelnen Spezies ihre charakteristischen Kulturmerkmale verlieren, ist er nicht als Differenzierungsnährboden geeignet. Er besitzt die folgende Zusammensetzung: Aufguß von 50 g getrockneten Kartoffeln, 20,0 g Dextrose und 15,0 g Agar pro 1000 ml Wasser; p_H 5,6.

18. *Lakritzestückchen* werden in Reagenzgläser gegeben und wie üblich sterilisiert. Die Pilze, besonders die Penicillien, wachsen darauf sehr gut und behalten über einen längeren Zeitraum hinweg ihre Vitalität bei. Aber auch dieser Nährboden ist nicht sehr gut für diagnostische Zwecke geeignet.

19. *Backpflaumengelatine.* (WESTLING, 1911) 10 Backpflaumen läßt man in 1000 ml Wasser ausziehen und aufkochen. Man versteift den Nährboden mit 15% Gelatine.

20. *Würze- oder Bierwürzeagar.* BIOURGE (1923) gab folgende Beschreibung: ungehopfte Bierwürze wird für 15 Minuten bei 115 bis 120° C sterilisiert, noch kochend filtriert, sofort in Röhrchen oder Kölbchen gefüllt und nochmals bei 120° C 15 Minuten lang sterilisiert. Die Dichte der Bierwürze soll bei 4,6 bis 4,8° C 12 bis 14° Balling betragen. Der Würzeagar wird mit 1,5% Agar versteift, für eine halbe Stunde bei 120° C autoklaviert und mit einer äquivalenten Menge Bierwürze vermischt, die mit 10% Gelatine verfestigt wurde. Die Mischung wird bei 110° C für 15 bis 20 Minuten sterilisiert.
Bierwürzeagar ist zu Untersuchungen über Nährstoffansprüche seiner komplexen Zusammensetzung halber nicht geeignet, dagegen gut zur Anzucht von Kulturen, die längere Zeit aufbewahrt werden sollen. Ferner wird er gern zur Kultur solcher Stämme verwendet, die auf synthetischen Nährböden nicht wachsen.

21. *Czapek-Dox-Agar.* 3,0 g $NaNO_3$, 1,0 g K_2HPO_4, 0,5 g $MgSO_4 \cdot 7\,H_2O$, 0,5 g KCl, 0,01 g $FeSO_4 \cdot 7\,H_2O$, 30,0 g Rohrzucker, 20,0 g Agar, 1000 ml Leitungswasser; p_H 6,8 bis 6,9. Um der Karamelisierung des Zuckers vorzubeugen, empfiehlt es sich, ihn erst vor der letzten Sterilisation zuzufügen.

22. *Czapek-Dox-Nährlösung.* Wie Nährboden 21, nur ohne Agarzusatz.

23. *„Steep-Agar“.* Zu der Czapek-Dox-Lösung wird 1% des konzentrierten „corn-steep-liquor“ (s. S. 62) zugefügt; das p_H wird mit 1 n NaOH vor dem Zufügen von 1,5% Agar auf p_H 7,0 eingestellt.

24. *Malzextraktagar.* (BLAKESLEE, 1915) 20,0 g Malzextrakt (Difco), 20,0 g Dextrose, 1,0 g Pepton, 1000 ml Leitungswasser, 25 g Agar; der p_H-Wert des Nährbodens beträgt 4,7; er wird nicht eingestellt. Der Agar wird bereits aufgelöst, bevor die übrigen Nährstoffe zugefügt werden.

25. *Maismehlagar.* (SHEAR und STEVENS, 1913) 40,0 g Maismehl werden zu 1000 ml Wasser zugefügt. Die Suspension wird in einem Wasserbad für eine Stunde zwischen 58 und 60° C gehalten. Das Ganze wird filtriert, 15,0 g Agar zugefügt und für 1½ Stunde im strömenden Dampf sterilisiert.

26. *Heuaufgußagar.* 50 g Heu und 1000 ml Wasser werden 30 Minuten bei 1,5 Atü autoklaviert und filtriert. Das Filtrat wird wieder auf 1000 ml aufgefüllt. Man fügt 2,0 g K_2HPO_4 und 15,0 g Agar zu. Vor der letzten Sterilisation wird der p_H-Wert auf 6,2 eingestellt. Der Heuaufgußagar wird gern gebraucht, um die Penicillin aus ihren natürlichen Herkünften (Boden, Fruchtsäften usw.) zu isolieren. Viele Arten können darauf gleichmäßig gut wachsen, so daß nicht einzelne Arten die ganze Platte zu überwuchern beginnen.

27. *Richardsche Nährlösung.* 10,0 g KNO_3, 5,0 g KH_2PO_4, 50,0 g Glukose oder Rohrzucker, 2,5 g $MgSO_4 \cdot 7\,H_2O$, Spur $FeCl_3$, 1000 ml Leitungswasser.

28. *Nährlösung nach* PRINGSHEIM. 50,0 g Glukose, 5,0 g Asparagin, 1,0 g $MgSO \cdot 7\,H_2O$, 1,0 g KH_2PO_4, 1000 ml Leitungswasser.

29. *Nährlösung nach* SCHOPFER. 30,0 g Glukose, 1,0 g Asparagin, 1,0 g $MgSO_4 \cdot 7\ H_2O$, mit H_3PO_4 auf p_H 4,5 einstellen.

30. *Nährlösung nach* BOAS. 50,0 g Glukose, 1,6 g KH_2PO_4, 0,1 g $MgSO_4 \cdot 7\ H_2O$, 0,2 g $(NH_4)_2SO_4$, 0,5 g KCl, 0,5 g $CaCl_2$, 0,5 g NaCl, 0,5 g $Na_2SO_4 \cdot 10\ H_2O$, 0,3 g K_2HPO_4, 0,002 g H_3BO_3, 0,002 g $ZnSO_4$, 0,002 g $FeCl_3$, 1000 ml aqua dest. Zur Förderung der Sporenbildung kann zu der rein synthetischen Nährlösung noch 15 g Biomalz oder 50% Bierwürze zugesetzt werden.

31. *Nährlösung mit corn-steep-liquor.* (s. Seite 62) 75,0 g Glycerin, 75,0 g Rohrzuckermelasse, 2,5 g corn-steep-liquor, 0,09 g $MgSO_4 \cdot 7 . H_2O$, 0,06 g KH_2PO_4, 5,0 g Pepton, 4,0 g NaCl, 0,005 g Fe-tartrat, 0,004 g $CuSO_4 \cdot 5\ H_2O$, 2,5 g Agar. Mit aqua dest. auf 1000 ml auffüllen. Dieses Medium ist besonders dann gut geeignet, wenn man gut sporulierende Pilze erhalten will. Mit 2,5% Agar versteift, gibt dieses Medium einen guten Nähragar, der reichlich Sporen erbringt, die man dann mit physiologischer Kochsalzlösung suspendieren kann.

32. *Nährboden nach* MOYER *und* COGHILL (1946). 3,0 g $NaNO_3$, 0,25 g $MgSO_4 \cdot 7\ H_2O$, 0,5 g KH_2PO_4, 2,75 g Glukose, 0,044 g $ZnSO_4 \cdot 7\ H_2O$, 44,0 g Lactose, 100,0 g corn-steep-liquor; mit Leitungswasser auf 1000 ml auffüllen; p_H 4,6.

33. *Nährboden nach* MURKHERJEE *und* SARKHEL (1946), 3,0 g $NaNO_3$, 0,5 g KCl, 0,5 g $MgSO_4 \cdot 7\ H_2O$, 0,01 g $FeSO_4 \cdot 7\ H_2O$, 10,0 g Baktopepton, 20 oder 40 ml Glycerin, mit aqua dest. auf 1000 ml auffüllen.

34. *Lactose-Nährboden.* 40,0 g Lactose, 5 ml Eisessig, 5,0 g NH_4NO_3, 1,0 g KH_2PO_4, 5,0 g $NaNO_3$, 0,25 g $MgSO_4 \cdot 7\ H_2O$, 0,2 g $FeSO_4 \cdot 7\ H_2O$, 0,04 g $ZnSO_4 \cdot 7\ H_2O$, 0,005 g $CuSO_4 \cdot 7\ H_2O$; 1000 ml Leitungswasser. Der p_H-Wert wird vor der ersten Sterilisation mit KOH auf 6,1 eingestellt, nach der Sterilisation sinkt er dann auf p_H 5,6. Der Eisessig kann durch eine äquivalente Menge Kaliumacetat ersetzt werden. Ein Zusatz von 0,4% Phenylessigsäure und 0,1% Cystin oder Cystein steigert noch die Ausbeute an antibiotisch wirksamen Stoffwechselprodukten.

35. *Aminosäurenährboden.* 15,0 g Glukose, 15,0 g Lactose, 0,3 g Histidin, 0,3 g Arginin, 4,0 g Glutaminsäure, 3,5 g $NaNO_3$, 0,5 g $MgSO_4 \cdot 7\ H_2O$, 0,5 g KCl, 1,5 g KH_2PO_4, 0,15 g FeSO $\cdot$ 7 H_2O, 1000 ml Leitungswasser; p_H-Wert nach der letzten Sterilisation auf 5,7 bis 5,8 einstellen.

Während die bisher genannten Nährlösungen hauptsächlich zur Gewinnung der Antibiotika im Oberflächenverfahren verwandt werden, finden die folgenden beim submersen Fermentationsverfahren Verwendung:

36. *Synthetische Nährlösung.* 30,0 g Lactose, 6 ml Eisessig, 5,0 g Glukose, 5,0 g NH_4NO_3, 2,0 g KH_2PO_4, 0,5 g $MgSO_4 \cdot 7\ H_2O$, 0,5 g $FeSO_4 \cdot 7\ H_2O$, 0,02 g $ZnSO_4 \cdot 7\ H_2O$, 0,005 g CuSO $\cdot$ 5 H_2O, 1000 ml Leitungswasser; der p_H-Wert wird mit KOH auf 6,1 eingestellt. Dieser Nährboden ist vor allen Dingen für Schüttelkulturen geeignet; ein Zusatz von 0,04% Phenylacetamid oder β-Phenyläthylamin steigert meist noch die Ausbeute an Antibiotika um 50 Einheiten pro ml.

37. *corn-steep-liquor-Nährlösung.* 40 ml corn-steep-liquor (s. S. 62), 27,5 g Lactose, 3,0 g $NaNO_3$, 0,25 g $MgSO_4 \cdot 7\,H_2O$, 0,5 g KH_2PO_4, 0,044 g $ZnSO_4 \cdot 7\,H_2O$, 0,02 g $MnSO_4 \cdot 7\,H_2O$, 3,0 g Glukose, mit aqua dest. auf 1000 ml auffüllen. Die Ausbeute an antibiotischen Stoffwechselprodukten kann noch gesteigert werden, wenn man zu der Nährlösung gesondert steriles 1,0 g $CaCO_3$ zusetzt. Ferner fügt man gern noch 0,02% bis 0,2% Derivate der Phenylessigsäure zu.

38. *Nährboden nach* STONE *und* FARRELL (1946). 10,0 g Lactose, 5,0 g Dextrin, 4 ml Eisessig, 6,0 g NH_4NO_3, 1,5 g KH_2PO_4, 0,25 g $MgSO_4 \cdot 7\,H_2O$, 0,04 g $ZnSO_4 \cdot 7\,H_2O$, 1000 ml Leitungswasser; das p_H wird vor dem Sterilisieren auf 6,3 eingestellt. Als Wachstums- und Bildungsstimulatoren können zu dieser Nährlösung noch 0,5% corn-steep-Asche (s. S. 63) und 0,05% Phenylacetamid zugesetzt werden.

39. *Nährboden nach* JARVIS *und* JOHNSON (1947). 22,5 g Lactose, 7,5 g Glukose, 3,0 g Ammoniumacetat, 5,0 g Ammoniumlactat, 1,0 g β-Phenyl-äthyl-aminoacetat, 3,0 g KH_2PO_4, 0,25 g $MgSO_4 \cdot 7\,H_2O$, 0,1 g $FeSO_4 \cdot 7\,H_2O$, 0,05 g $CuSO_4 \cdot 5\,H_2O$, 0,2 g $ZnSO_4 \cdot 7\,H_2O$, 0,5 g $Na_2SO_4 \cdot 7\,H_2O$, 0,05 g $CaCl_2$, 1000 ml aqua dest.
Die Zusammensetzung der folgenden Nährmedien wird noch von COGHILL angegeben; sie eignen sich besonders zur Erzielung gut sporulierender Stämme. Sie werden als Nährmedien einer der auf S. 28 beschriebenen Pilzkonservierungsmethoden gerne verwendet, wenn auch THREN (1953) darauf hinweist, daß auf diesen Medien die Penicillien besonders leicht Degenerationserscheinungen aufweisen.

40. *Nährboden nach* COGHILL. 7,5 g Glycerin, 7,5 g Melasse, 0,05 g $MgSO_4 \cdot 7\,H_2O$, 0,06 g KH_2PO_4, 5,0 g Pepton, 4,0 g NaCl, 0,003 g Fe^{+++} (als Ferrichlorid, -sulfat, oder -tartrat), 0,001 g $CuSO_4$, 1000 ml aqua dest. 2,5 g Agar werden in 300 ml aqua dest. erwärmt und aufgelöst und mit 700 ml des Nährmediums obiger Zusammensetzung gemischt. 35 ml dieses Gemisches kommen in jeweils 200 ml Erlenmeyerkolben, werden wie üblich sterilisiert und beimpft.

41. *Nährboden nach* COGHILL und MOYER (1946). 7,5 g Glycerin, 2,5 g corn-steep-liquor 0,06 g KH_2PO_4, 5,0 g Pepton, 7,5 g Melasse, 0,05 g $MgSO_4 \cdot 7\,H_2O$, 4,0 g NaCl, 0,004 g $CuSO_4 \cdot 5\,H_2O$, 2,5 g Agar, 1000 ml aqua dest.
Zum Schluß seien noch einige Nährlösungen genannt, die sich besonders gut zur Anzucht antagonistisch wirkender Basidiomyceten eignen.

42. *Nährboden nach* HERVEY (1947). 1,5 g KH_2PO_4, 0,5 g $MgSO_4 \cdot 7\,H_2O$, 50,0 g Dextrose, 2,0 g Asparagin, 0,5 ml A-Z-Lösung (Hoagland), 12 ml einer Vitamin-Lösung, 6 γ Biotin, 0,625 g hydrolysiertes Casein, 1000 ml Leitungswasser, p_H 5,8. Auf diesem Medium wachsen die Basidiomyceten zwar sehr langsam, aber die Antibiotikumbildung ist sehr hoch.

43. *Nährboden nach* OPPERMANN (1951). (Besonders gut für holzzerstörende Basidiomyceten geeignet) Grundnährlösung: 0,75 g KH_2PO_4, 0,25 g K_2HPO_4,

0,5 g $MgSO_4 \cdot 7\,H_2O$, 0,1 g $CaCl_2$, 2 Tropfen einer 28%igen $FeCl_3$-Lösung, 100 γ Vitamin B_1; 1000 ml aqua bidest.; mit variierten Stickstoff- und Kohlenstoffquellen, je nach der Art der Organismen. Kohlenstoffquelle: Malzextrakt, Glukose, Fructose, Glycerin; Stickstoffquelle: NH_4NO_3, Ammoniumtartrat, Pepton.

44. *Nährboden* (WELLMANN, 1943), (gedacht als Agarersatz) 260 bis 300 g Maismehl werden in 1000 ml Leitungswasser und im Dampftopf 10 Minuten im strömenden Dampf stehengelassen; 20,0 g Maisstärke wird zugefügt, die vorher mit 50 ml kaltem Wasser verrührt wurde. Diese Mischung wird in Petrischalen gegossen und darin autoklaviert. Das gleiche Medium kann mit 10% Wasser verdünnt, in Röhrchen abgefüllt, autoklaviert und dann schräg gelegt werden.

c) Die Bakterien

α) Vorkommen

Die Bakterien sind mikroskopisch kleine Lebewesen, die überall auf der Erde bis auf wenige Gebiete an den Polen, vertreten sind. Bei großen Zellansammlungen — den Kolonien — können die Bakterien makroskopisch sichtbar werden. In Flüssigkeiten erscheinen sie als Trübungen, Bodensatz oder als Ring an der Gefäßwand. Auf festen Nährböden bilden die Bakterien eine für jede Art charakteristische Kolonie mit bestimmter Farbe, Konsistenz, Oberflächen- und Randstruktur und mit bestimmtem Geruch. Gute bakterielle Antagonisten lassen sich in erster Linie wieder aus dem Erdboden isolieren.

β) Isolierungsmethoden gewisser bakterieller Antagonisten

Bacillus subtilis Cohn (Heubacillus) ist in der Natur sehr weit verbreitet und wegen der Widerstandsfähigkeit seiner Sporen relativ leicht in Reinkultur zu bekommen. Bewährt hat sich die von ROBERTS und BUCHNER (1912/13) beschriebene Methode: gutes Futterheu wird mit möglichst wenig Wasser übergossen und bei 36° C im Brutschrank 4 Stunden stehengelassen. Der braun gefärbte Extrakt wird abgegossen (nicht filtriert!), auf doppeltes Volumen (bis zum spezifischen Gewicht 1,004) mit Wasser verdünnt und mit Na_2CO_3 neutralisiert. Mindestens 500 ml der Flüssigkeit werden in einem mit Watte verschlossenen Kolben bei geringer Dampfentwicklung im Dampftopf eine Stunde lang gekocht und der Aufguß bei 36° C stehengelassen. Nach 48 Stunden bildet sich meist schon eine Kahmhaut, welche u. U. den *B. subtilis* in Reinkultur enthält, der dann auf einem geeigneten Nährboden weiter in Kultur genommen werden kann.

Bacillus mycoides Flügge ist im Boden weit verbreitet und besitzt ebenfalls kochfeste Sporen. Er läßt sich aus dem Erdboden leicht isolieren, indem man eine Aufschwemmung von Gartenerde (1 g Erde auf 100 ml aqua dest.) abkocht (10 Minuten bei 100° C) und Ausgußkulturen anlegt.

Bacillus mesentericus. Mit Soda alkalisch gemachte Kartoffelstückchen werden $^1/_2$ Stunde lang gekocht und dann bei Zimmertemperatur stehengelassen. Es entwickeln sich auf ihnen leicht *B. vulgatus* und *B. mesentericus*, die beide weißliche oder gelblich-bräunliche, netzig-runzelige Beläge bilden.

γ) Herstellung von Reinkulturen

Man bringt in warme, sterile und noch flüssige Gelatine (10 bis 15%ig) ein wenig aus der entsprechenden Rohkultur und verteilt die Organismen durch Schütteln. Man gießt dann die beimpfte Gelatine in sterile Petrischalen aus, worauf man die Gelatine erstarren läßt. Überall dort, wo sich ein Keim befand, setzt Wachstum ein. Es bilden sich makroskopisch sichtbare Kolonien, von denen man zur weiteren Kultur abimpfen kann. Hat man einmal eine Reinkultur und davon Ein-Zell-Kulturen hergestellt, so kann man die weitere Kultur im Schrägröhrchen vornehmen.

δ) Nährböden für Bakterien

Man zieht die Bakterien meist auf Nährböden an, die mit Agar oder Gelatine versteift wurden. Die notwendigen Stickstoff- und Kohlenstoffverbindungen erhalten sie meist in organischen Verbindungen. Bei der Anfertigung aller Nährböden ist auf deren Reaktionsvermögen zu achten. Beim Sterilisieren sinkt der p_H-Wert in den meisten Fällen um einige Zehntel nach der sauren Seite. Beim Abfüllen aller Nährlösungen und -böden in die Glasgefäße, die mit gut passenden Wattestopfen verschlossen werden, ist darauf zu achten, daß der Gefäßrand, besonders der der Röhrchen, nicht beschmutzt wird. Die fertig sterilisierten Nährböden sollen, wenn sie nicht sofort verbraucht werden, an einem dunklen, kühlen und nicht zu feuchten Ort aufbewahrt werden (Kühlschrank)! Bei der Herstellung der bakteriellen Nährböden muß besonders darauf geachtet werden, daß die Bakterien im allgemeinen neutral bis schwach alkalisch reagierende Böden vorziehen (p_H 6,8 bis 8,0) (LEVINE und SCHOENLEIN, 1930; LORD, 1952).

1. *Fleischwasser.* 500 g fett- und sehnenfreies, fein gehacktes Rind- oder Pferdefleisch läßt man mit 1000 ml Leitungswasser unter öfterem Aufrühren 12 Stunden kalt stehen. Man preßt hierauf durch ein Koliertuch auf 1000 ml Flüssigkeit aus; das Fleischwasser wird eine Stunde im Dampftopf gekocht und nach dem Filtrieren durch ein doppeltes Faltenfilter mit je 0,5% Pepton und NaCl versetzt und mit Gelatine und Eiweiß geklärt. Man kann das Fleischwasser in flüssiger Form verwenden, es aber auch mit 2,5% Agar oder 15% Gelatine versteifen und anschließend sterilisieren. Ferner kann man die Fleischbrühe durch eine Fleischextraktbrühe, Hefewasser oder auch durch Bierhefeautolysat ersetzen.

2. *Peptonwasser.* 10,0 g Pepton, 5,0 g NaCl, 1000 ml aqua dest.; neutralisieren mit Na_2CO_3. Das Peptonwasser muß solange durch doppelte Faltenfilter filtriert werden, bis es vollständig klar ist; notfalls muß es nochmals etwas erwärmt werden. Anschließend wird es wie üblich sterilisiert.

3. *Hefeautolysat.* 100 g Preßhefe oder gut gewaschene trocken gepreßte Biersatzhefe werden mit 500 ml Leitungswasser $^1/_2$ Stunde lang gekocht. Nach dem Abkühlen wird zu der dünnflüssigen Masse nochmals die gleiche Menge Wasser zugefügt. Die Hefe setzt sich rasch ab; die klare Flüssigkeit wird dekantiert, filtriert und mit Sodalösung (Phenolphthalein als Indikator) neutralisiert. Das fertige Hefeautolysat wird an drei aufeinanderfolgenden Tagen je $\frac{1}{2}$ Stunde bei 100° C sterilisiert.

4. *Vegetabilische Nährböden* werden aus Sojabohnen- oder Süßlupinenmehl oder auch aus Gemüsesäften direkt bereitet und wie üblich sterilisiert.

5. *Milchnährböden.* Man verwendet fettfreie Milch. Durch die nachfolgende notwendige Sterilisation erleidet die Milch tiefgreifende Veränderungen, die bei der Kultur berücksichtigt werden müssen. Deshalb empfiehlt sich mehr die Verwendung von Molkennährböden.

6. *Molkennährboden.* Man erwärmt Magermilch auf 40° C und setzt vorsichtig 1%ige HCl zu, bis kein Niederschlag mehr entsteht. Hierauf filtriert man und neutralisiert das Filtrat mit stark verdünnter NaOH (Lackmus als Indikator). Dann kocht man sie $^3/_4$ Stunden im Dampftopf, filtriert vom etwa entstandenen Niederschlag ab (Reaktion kontrollieren!) und kann nun die Molke entweder für sich allein oder mit anderen Substanzen zusammen verwenden. Eine richtig hergestellte Molke ist vollständig klar, in dicker Schicht von leicht grünlicher Opaleszenz.

7. *Hefeextraktmilch oder -molke.* Zu Milch oder Molke werden 1% Pepton und 6 bis 8% Hefeextrakt (100 g Preßhefe auf 100 ml Wasser, $\frac{1}{2}$ bis 1 Stunde kochen) zugesetzt.

8. *Peptonisierte Milch* (nach JENSEN). Zu 1000 ml sterilisierter Magermilch werden 10 ml reine konzentrierte HCl und 2,0 g reines Pepsin zugefügt. Man läßt die Milch 36 bis 48 Stunden bei 33 bis 37° C unter häufigem Umschütteln stehen, neutralisiert und erhitzt sie im Autoklaven bei 115 bis 120° C für 10 Minuten und filtriert. Sie wird dann mit n/10 NaOH erneut neutralisiert, mit Eiweiß und Gelatine geklärt und sterilisiert.

9. *Nährboden für aerobe Sporenbildner.* Am besten sind hierfür Kartoffelscheiben geeignet. Die Kartoffeln werden gut mit einer Bürste gesäubert, von schadhaften Stellen und den Augen befreit und für eine Stunde in eine 0,1%ige Sublimatlösung gelegt. Anschließend werden sie gut mit Wasser gewaschen, geschält und in Scheiben geschnitten, die auf gut angefeuchtetem Filtrierpapier in Doppelschalen (Petrischalen) dreimal fraktioniert je 30 Minuten sterilisiert werden. Der Kartoffelnährboden hat eine schwach saure Reaktion, so daß die Kartoffeln evtl. mit Na_2CO_3-Lösung neutralisiert werden müssen.

10. *Heudekokt.* 100 g trockenes Wiesenheu wird klein geschnitten und mit 5 Liter Wasser übergossen, einige Stunden kalt stehengelassen, 10 bis 15 Minuten gekocht, abfiltriert, mit Sodalösung (Lackmus als Indikator) genau

neutralisiert und in mit Watte verschlossenen Kolben 30 Minuten im Dampftopf gekocht. Nach 2 Tagen filtriert man, füllt in 200 ml Erlenmeyerkolben und sterilisiert an drei aufeinanderfolgenden Tagen je 20 Minuten bei 100° C.

11. *Thornton's-Agar.* 1,0 g K_2HPO_4, 0,2 g $MgSO_4 \cdot 7\ H_2O$, 0,1 g $CaCl_2$, 1,0 g NaCl, 0,5 g KNO_3, 0,5 g Asparagin, 0,1 g Mannit, 15,0 g Agar, 1000 ml Leitungswasser; p_H 7,4.

12. *Nährlösung* (besonders gut geeignet für ***Bacillus brevis*** zur Tyrothricinbildung). 10,0 g Glukose, 0,5 g K_2HPO_4, 0,5 g KH_2PO_4, 0,2 g $MgSO_4 \cdot 7\ H_2O$, 0,01 g NaCl, 0,01 g $MnSO_4 \cdot 4\ H_2O$, 0,01 g $FeSO_4 \cdot 7\ H_2O$, 0,2 ml einer gesättigten Lösung von $CaH_4(PO_4)_2 \cdot H_2O$, 998 ml aqua dest., 2,5 g Asparagin, das auch durch Glycin, d-Glutamin oder andere Amonisäuren ersetzt werden kann.

13. *Nährlösung* (besonders gut für ***Bacillus subtilis*** zur Subtilinbildung geeignet) (LEWIS, 1947). 60,0 g Zuckerrübenmelasse, 8,0 g $(NH_4)_2HPO_4$, 50 p.p.m. Mangansalze, 20 ml Preßsaft von Spargelköpfen, 1000 ml Leitungswasser. HUMFELD und FEUSTEL (1943) wiesen auf die gute Eignung des Asparaguspreßsaftes oder -dekoktes hin. (100 g Spargelstangen werden zerschnitten und mit 1000 ml Wasser $^3/_4$ bis 1 Stunde gekocht.) Der Preßsaft der Spargelstangen stellt eine gute Wuchsstoffquelle für Bakterien dar, da sein Gehalt an Stickstoff, Kohlehydraten und an anorganischen Salzen so gut ausbalanciert ist, daß er schon aus diesen Gründen das Wachstum der Mikroorganismen stimuliert. Er enthält etwa 4 bis 5% reduzierenden Zucker und 0,07 bis 0,13% Totalstickstoff. Der Preßsaft hat sich besonders als Stimulanz bei der Antibiotikumbildung von ***Bacillus subtilis*** bewährt.

14. *Gelatine-Gallerte.* Man setzt geeigneten Nährlösungen im Winter 12 bis 14% und im Sommer 15 bis 20% Gelatine zu. Diese Gallerte schmilzt bei etwa 30° C und erstarrt bei 25° C. Man sterilisiert die Gallerte zweimal für 20 Minuten im Dampftopf.

15. *Agar-Gallerte.* Man setzt zu den Nährlösungen 1,5 bis 3% Agar-Agar zu. Die Gallerte schmilzt bei Siedetemperatur und erstarrt schon bei 40 bis 45° C.

16. *Kieselsäuregallerte.* Ihre chemische Zusammensetzung ist genau bekannt. Nährstoffe (außer etwa gewisse Aschenstoffe) enthält sie nicht und es lassen sich daher, unter Anwendung von organischen oder anorganischen Nährlösungen von bekannter Zusammensetzung, gut kontrollierbare Substrate herstellen. Nach PRINGSHEIM wird sie wie folgt hergestellt: reine oder technische Wasserglaslösung (K- oder Na-Wasserglas ist gleich gut verwendbar) wird mit Hilfe eines Aräometers auf das spez. Gewicht 1,08 eingestellt und klar filtriert. Außerdem stellt man sich eine Salzsäure (chemisch rein) vom spez. Gewicht 1,10 her oder besser eine 10fach verdünnte $^3/_5$ oder $^1/_3$ normale, die man durch Titration einstellen kann. Dazwischen liegende Konzentrationen führen nicht zur Erstarrung des Gels. Man mischt gleiche Teile dieser Lösungen, indem man das Wasserglas in die Säure gießt und von dieser Mischung 10 bis 20 ml in Petrischalen füllt, in denen sie über Nacht erstarrt. Die mit 10fach verdünnter HCl

hergestellte Kieselsäuregallerte erstarrt schon nach wenigen Minuten; man bereite daher nicht mehr als 100 ml auf einmal von dieser Mischung. Man wässert hierauf die Platten in mehrmals zu wechselndem aqua dest., und zwar 24 Stunden lang in kaltem Wasser und 10 Stunden lang in Wasser von 40° C. Der p_H-Wert der ablaufenden Flüssigkeit soll dann 7,5 betragen. Man bringt hierauf eine der sonst üblichen Nährlösungen — ohne Agarzusatz — auf die Platten und läßt diese in die Gallerte hinein diffundieren. Die Platten werden dann mit sterilem aqua dest. abgespült und schräg zum Abtropfen aufgestellt. Filtrierpapier wird in die Plattendeckel eingelegt und die Platten bei 120° C für 10 Minuten autoklaviert, wobei auf langsames Erwärmen und Abkühlen zu achten ist.

17. KINGSBURY und BARGHOORN (1954) schlagen die Verwendung von *Silicagel* als bakteriologische Nährböden vor. Die 30%ige kolloidale SiO_2-Lösung wird mit Anionen- und Kationenaustauschern (Amberlit IR-45 bzw. IR-120) zur Entionisierung behandelt. Die so erhaltene Lösung hat dann einen p_H-Wert zwischen 2,5 und 3,0. Die jeweiligen Nährstoffe werden in Wasser gelöst, die vorbereitete SiO_2-Lösung zugesetzt und der gewünschte p_H-Wert mit einigen Tropfen NaOH eingestellt. Nach der Sterilisation, die gleich in den Petrischalen vorgenommen wird, erstarrt der Nährboden beim Abkühlen. Die Gelierungsfähigkeit und die Konsistenz des Gelees können durch Zusatz von NaCl, Senkung des p_H-Wertes und Veränderung des SiO_2-Gehaltes beeinflußt werden.

18. *Ersatz-Nährboden für Fleischbouillon.* 50 g Weizen- oder Roggenkleie werden in 1000 ml Leitungswasser aufgeschlämmt und zweimal je 15 Minuten im strömenden Wasserdampf sterilisiert. Nach Zusatz von 8 ml konz. HCl und 0,5 g Pepsin wird der Nährboden bei 37° C für 48 Stunden gehalten. Zur Unterdrückung bzw. Abtötung unerwünschter Mikroorganismen empfiehlt sich ein Zusatz von ca. 10 ml Chloroform pro 1000 ml Flüssigkeit. Nach Klarfiltration wird der Nährboden unter gleichzeitiger Chloroformabdampfung 30 Minuten im Dampftopf sterilisiert (RAUSCHNIGG, 1953).

19. *Nährboden für Myxobakterien* (OXFORD, 1947). 4,4 g Asparagin, 0,6 g Casein-Hydrolysat, 4,0 g K_2HPO_4, 2,0 g NaCl, 0,2 g $MgSO_4 \cdot 7\,H_2O$, 1000 ml aqua dest.

20. *Nährboden.* 0,25 g puderförmiges Eialbumin, 1,0 g Glukose, 0,2 g $MgSO_4 \cdot 7\,H_2O$, 0,5 g K_2HPO_4, Spur $FeSO_4$, 15,0 g Agar, 1000 ml Wasser; p_H 7,0.

21. *Ammoniumphosphat-Arabinose-Agar.* 1,0 g $NH_4H_2PO_4$, 0,2 g KCl, 0,2 g $MgSO_4 \cdot 7\,H_2O$, 15,0 g Agar, 1000 ml aqua dest. Diese Mischung wird so lange gekocht, bis sie sich aufgelöst hat, auf p_H 7,0 eingestellt, 12 ml einer 0,04%igen wäßrigen Brom-Kresol-Purpur-Lösung zugefügt und für 15 Minuten bei 121° C autoklaviert. Solange der Nährboden noch flüssig ist, werden zu ihm 50 ml einer steril filtrierten 10%igen Arabinose-Lösung zugefügt und der Nährboden gut durchgemischt.

22. *Ammoniumphosphat-Glukoseagar.* 1,0 g $NH_4H_2PO_4$, 10,0 g Glukose, 0,2 g KCl, 0,2 g $MgSO_4 \cdot 7\,H_2O$, 15,0 g Agar, 1000 ml aqua dest. Der Nährboden wird

so lange gekocht, bis sich alle Bestandteile gelöst haben, auf p_H 7,0 eingestellt, 12 ml einer 0,04%igen Brom-Kresol-Purpur-Lösung zugefügt und für 15 Minuten bei 121° C autoklaviert.

23. *Ammoniumphosphat-Xyloseagar.* Siehe Nährboden 20, statt der Arabinose 50 ml einer steril filtrierten 10%igen Xyloselösung zusetzen.

24. *Citrat-Agar.* 0,5 g KH_2PO_4, 2,0 g NH_4NO_3, 2,0 g Natriumcitrat ($Na_3C_6H_5O_7 \cdot 5\,H_2O$), 15,0 g Agar, 1000 ml Leitungswasser, p_H 6,8. Nach der vollständigen Lösung füge man 10 ml einer 0,4%igen Phenolrotlösung zu.

25. *Glycerin-Agar* (besonders gut zur Beobachtung der Pigmentbildung geeignet). 1,0 g $K_3C_6H_5O_7 \cdot H_2O$ (Kaliumcitrat), 0,5 g $(NH_4)_2HPO_4$, 0,5 g KHC O_3, 1,5 g K_2HPO_4, 20,0 g Pepton, 18,0 g Agar, 0,5 g Glukose, 50 ml Glycerin, 950 ml aqua dest., p_H 7,0, bei 121° C für 15 Minuten autoklavieren.

26. *Koser's-Citrat-Nährlösung.* 1,5 g $NaNH_4HPO_4 \cdot 4\,H_2O$, 1,0 g KH_2PO_4, 0,2 g $MgSO_4 \cdot 7\,H_2O$, 3,0 g $Na_3C_6H_5O_7 \cdot H_2O$ (Natriumcitrat), 1000 ml aqua dest.; p_H 6,8; für 15 Minuten bei 121° C autoklavieren. Für diesen Nährboden dürfen die Chemikalien nur p. a. und nur die peinlichst gesäuberten Glasgefäße verwendet werden.

27. *Tryptose-Agar.* 10,0 g Tryptose, 5,0 g NaCl, 5,0 g Bacto-Agar, 1000 ml aqua dest.; p_H 7,4; für 15 Minuten bei 121° C autoklavieren.

28. *Stickstoff-freier Mannit-Agar.* 15,0 g Mannit, 0,2 g K_2HPO_4, 0,2 g $MgSO_4 \cdot 7\,H_2O$, 0,02 g $CaCl_2$, 0,05 ml einer 10%igen Lösung von $FeCl_3 \cdot 6\,H_2O$, ein Tropfen einer 0,1%igen wäßrigen Lösung von MoO_3, 1000 ml aqua dest.; p_H 7,2; für 15 Minuten bei 121° C autoklavieren.

29. *Pepton-Eisen-Agar.* 15,0 g Bacto-Pepton, 5,0 g Protease-Pepton, 0,5 g Ferri-Ammoniumcitrat, 1,0 g K_2HPO_4, 0,08 g $Na_2S_2O_3 \cdot 5\,H_2O$, 15,0 g Agar, 1000 ml aqua dest.; p_H 7,0; für 15 Minuten bei 121° C autoklavieren.

30. *Phenolrot-Tartrat-Agar.* 10,0 g Pepton, 10,0 g $KNaC_4H_4O_6 \cdot 4\,H_2O$ (Kalium-Natriumtartrat), 5,0 g NaCl, 15,0 g Agar, 6 ml einer 0,04%igen wäßrigen Phenolrotlösung, 1000 ml aqua dest; p_H 7,5; für 15 Minuten bei 121° C autoklavieren.

31. *Harnstoff-Nährlösung.* 0,1 g Hefeextrakt, 9,1 g KH_2PO_4, 9,5 g Na_2HPO_4, 20,0 g Harnstoff, 25 ml einer 0,04%igen wäßrigen Phenolrotlösung, 975 ml kaltes aqua dest.; p_H 7,0; steril filtrieren und in sterile Röhrchen füllen, vor der Animpfung erst eine Nacht bei 37° C bebrüten.

32. *Harnstoff-Glukose-Agar.* Siehe Nährboden 21, unter Weglassung des Ammoniumphosphates; bei 121° C für 15 Minuten autoklavieren. Eine 10%ige wäßrige Harnstofflösung filtriert man durch ein Bakterienfilter und füge zu 900 ml der Nährlösung 100 ml der Harnstofflösung zu, vorher kühle man den geschmolzenen Agar auf 45° C ab. Zur Überprüfung der Sterilität bebrüte man ihn über Nacht bei 37° C.

d) Die Aktinomyceten

α) Allgemeine Kulturmerkmale

Die Aktinomyceten gehören zu den in der Natur verbreitetsten Organismen. Kaum ein natürliches Substrat ist frei von ihnen. Ein besonders günstiges Milieu für ihre Entwicklung ist der Boden. Die Mehrzahl der bekannten Aktinomycetenarten läßt sich dort nachweisen. Besonders reichlich kommen sie in alkalisch reagierenden Böden vor, vor allem, wenn diese reich an organischen Bestandteilen sind. Ihr Anteil an der Gesamtzahl der Bodenmikroorganismen beträgt im allgemeinen 15 bis 30%; selten werden 5% unter- und 50% überschritten. Saure Böden, deren p_H-Wert unter 5,0 liegt, sind durchweg arm an Aktinomyceten; dagegen kommen sie in Böden mit p_H-Werten zwischen 6,8 und 8,0 vor. Es kann daher nicht überraschen, daß Änderungen der Bodenreaktion den Anteil der Aktinomyceten im Boden beeinflussen. Da die Aktinomyceten geringere Ansprüche an den Wassergehalt ihrer Umgebung stellen als die Bakterien, so treten sie in trockenen Böden relativ stärker auf als die Bakterien (STILLE, 1953). Da sich unter ihnen wichtige Antibiotikabildner befinden, hat man sie intensiv auf ihre Kulturansprüche hin untersucht. In den Oberflächenkulturen bilden die Aktinomyceten gewöhnlich eine geschlossene Decke. Die Kolonien sind meistens kompakt, lederartig mit einem Tiefenwachstum in das Kulturmedium hinein. Sie können sogar bis auf den Boden des Gefäßes absinken oder auch nur einen Wachstumsring an der Flüssigkeitsoberfläche bilden. Obwohl die Kolonien oft ein flockiges Wachstum besitzen, rufen sie keine Trübung des Nährmediums hervor, wie das bei den Bakterien immer der Fall ist. Die Art des Wachstums hängt von den Sporen, der Luftversorgung und dem Alter der Kulturen ab.

In den Schüttelkulturen bzw. beim submersen Kulturverfahren wachsen die Organismen in kleinen Kolonien in der Flüssigkeit selbst. Sie können dann von ihrer Kulturlösung leicht durch Filtrieren (Papier, Mull) oder auch durch Zentrifugieren entfernt werden. Das Wachstum hängt jedoch nicht immer nur allein von den Organismen selbst ab, sondern auch von der Zusammensetzung der verwandten Nährlösung, ihrer Ausnutzbarkeit, den Konzentrationsverhältnissen der verschiedenen Substanzen zueinander; außerdem von äußeren Faktoren, wie dem Reaktionsvermögen, der Pufferung des Nährmediums, der Durchlüftung, der Temperatur u. a. Diese Faktoren beeinflussen nicht allein die Wachstumsquote, sondern auch die Physiologie der Organismen. Im allgemeinen besteht eine Beziehung zwischen der Konzentration und Ausnutzbarkeit der Kohlehydrate sowie Stickstoffquellen und der Menge der gebildeten Zellen des Organismus.

Viele Aktinomyceten können Nitrate zu Nitriten reduzieren, diese jedoch niemals bis zum Ammoniak oder Stickstoff abbauen.

Die Aktinomyceten benötigen ein Nährmedium, das neutral oder schwach alkalisch reagiert. Sie sind sehr empfindlich gegenüber dem sauren Bereich; manche Arten vermögen schon bei einem p_H-Wert von 4,8 nicht mehr zu wachsen. Die optimalen Temperaturen der Aktinomyceten für ihre Entwicklung erstrecken sich von 23° bis 37° C. Einige Aktinomyceten wachsen auch bei Temperaturen unter 20° C. Auch thermophile Aktinomyceten kommen in der freien Natur vor; sie wachsen noch gut bei Temperaturen zwischen 50 und 65° C. Die optimale Bildungstemperatur ihrer meisten Antibiotika liegt zwischen 20 und 28° C.

Eine befriedigende systematische Einteilung der Aktinomyceten, die den natürlichen Verwandtschaftsverhältnissen gerecht wird, war bisher nicht möglich. Man begnügte sich deshalb mit einer einfachen Klassifizierung, die sich teils auf morphologische, teils auf physiologische Merkmale stützt. Hierbei hat sich die Einteilung nach WAKSMAN (1949) am stärksten durchgesetzt. Die Aktinomyceten variieren sehr stark in morphologischer und physiologischer Hinsicht. Das Aussehen der Kultur wird, außer durch Konzentration und Zusammensetzung des Nährmediums, bereits durch die unterschiedliche Durchlüftung der Kulturröhrchen beeinflußt, die schon durch ungleich festgedrehte Wattestopfen bedingt sein kann. Setzt man Versuche zu verschiedenen Zeiten an, so wird man — trotz größter Sorgfalt — nie wieder unter den gleichen Versuchsbedingungen arbeiten können, so daß oft exakte Vergleichsmöglichkeiten fehlen. Einen Einfluß auf das physiologische Verhalten und das morphologische Aussehen besitzt auch die Witterung, ebenso scheinen diese Charakteristika jahreszeitlichen Schwankungen unterworfen zu sein. Diese Veränderungen können so weitgehend sein, daß die lange in Kultur gehaltenen Organismen vollständig ihr spezifisches Aussehen und Verhalten einbüßen können.

β) Allgemeine Kulturbedingungen

Die Aktinomyceten unterscheiden sich sehr stark in ihren Wachstumsansprüchen voneinander. Einige wachsen nur auf organischen Komplexverbindungen, andere sind mit einfach aufgebauten synthetischen Nährlösungen zufrieden, da die meisten der benötigten organischen Verbindungen von ihnen selbst synthetisiert werden können. Eine Zugabe der Elemente S, Mn, Fe, N, P, K und Mg genügt, damit die Aktinomyceten ihre Zellen aufbauen und die antibiotischen Stoffwechselprodukte ausscheiden können. Bei Bedarf organischer Verbindungen sind es meist Substanzen komplexer Natur, wie Fleischextrakt, Hefeextrakt, corn-steep-liquor, Sojabohnenmehl u. a., die benötigt werden. Auch die beiden Antibiotika Streptomycin und Streptothricin können zwar auf rein synthetischen Nährmedien gebildet werden, jedoch bedeutend langsamer und weniger intensiv als auf denen mit organischer Zugabe.

Kohlenstoffquellen. Unter gewöhnlichen Umständen können die Aktinomyceten sich von vielen Kohlenstoffquellen ernähren. Einbegriffen sind z. B.: organische Säuren, Zuckerarten, Stärken, Hemizellulose, Zellulose, Proteine, Polypeptide, Aminosäuren u.a. Viele Aktinomyceten können auch innerhalb gewisser Grenzen Fette, Kohlenwasserstoffe, Benzolverbindungen und auch relativ resistente Verbindungen wie Lignine, Tannin und Gummi assimilieren. Glukose, Maltose, Dextrin, Stärke, Glycerin, organische Säuren und Proteine sind die günstigsten Kohlenstoffquellen; ihnen folgen Rohrzucker und andere Zuckerarten.

Stickstoffquellen. Die Aktinomyceten können den Luftstickstoff nicht binden. Proteine, Pepton und Aminosäuren haben sich als die besten Stickstoffquellen erwiesen; ihnen folgen Nitrate und Ammoniumsalze, wobei sich die erstgenannten besser bewährt haben. Ammoniumsulfat ist wiederum besser geeignet als Ammoniumchlorid. Gewisse organische Verbindungen wie Phosphatlipoide wirken nahezu als Wachstumsstimulatoren. Werden abgetötete Bakterienkörper als einzige Stickstoffquelle gegeben, können nur solche Arten wachsen, die diese Bakterien aufzulösen vermögen.

Mineralische Nährsalze. Unter diesen werden Phosphate, Kalium und Magnesium in verschiedenen Konzentrationen gebraucht. Die Notwendigkeit des Bedarfs an Schwefel, Calcium und Eisen ist oft fraglich, wenn auch z. B. die Grisein-produzierenden *Streptomyces griseus*-Stämme unbedingt Eisen zur Antibiotikumbildung benötigen. Als Spurenelement dürfte dem Zink noch größere Bedeutung zukommen.

Wachstumsstimulatoren. WAKSMAN (1947) berichtet, daß Sojabohnenmehl, Sojabohnenmehlextrakte, Baumwollsamenmehl, Baumwollsamenmehlextrakte, die in Form der vorliegenden Handelspräparate gegeben wurden, mit Erfolg die Stelle des Peptons in den Nährmedien vertreten konnten. Nach THORNBERRY und SHANAHAN (1951), die den Einfluß der Extrakte von Sojabohnen- und Erdnußmehl untersuchten, wird durch diese das Wachstum von *Streptomyces griseus* günstig beeinflußt. Der Ausgangs-p_H-Wert der Nährlösungen betrug 6,2 bis 6,7 und stieg nach einer dreitägigen Bebrütungszeit auf 7,9 bis 8,9 an. Es wurde festgestellt, daß hauptsächlich der Gehalt an Mineralsalzen für die fördernde Wirkung der Sojabohnen- und Erdnußextrakte verantwortlich zu machen ist. In den letztgenannten Extrakt konnten im Gegensatz zu den erstgenannten auch hemmende Stoffe nachgewiesen werden, die die Antibiotikaausscheidung nachteilig beeinflußten. Mit Fragen der günstigsten Konzentration der genannten Wachstumsstimulatoren befaßt sich auch THORNBERRY (1948), insbesondere arbeitet er über ihren Einfluß auf die Streptomycinbildung. Eine fördernde Wirkung konnte er auch beim Sonnenblumenmehl, bei den löslichen festen Bestandteilen des Destillates der „Cowpeasamen“ und bei dem Ablaufwasser des Erdnußproteins feststellen. Erdnußölextrakte (p_H 4,5) ergeben in einer Menge von 30, 40 oder 50 g/1000 ml Grundnährlösung und Sojabohnenmehl in einer Menge von 1,5 oder 10 g/1000 ml Grundnährlösung eine weit bessere Streptomycinausbeute als das auch sonst gern als Wachstumsstimulanz verwendete corn-steep-liquor (THORNBERRY, 1947).

γ) Konstanterhaltung der wichtigsten morphologischen, physiologischen und biochemischen Eigenschaften

PFENNIG (1953) hat sich mit diesen Fragen eingehend beschäftigt. Er arbeitete bei allen seinen Versuchen mit Sporenausgangskulturen eines einzigen Stammes, um alle Schwierigkeiten, die sich durch übermäßige Sektorenbildung und die Unmöglichkeit einer Entfernung derselben ergeben können, zu beseitigen. Er stellt diese Ausgangskulturen nach folgender Methode her: etwa 20 Tage alte gut sporulierende Kolonien der zu untersuchenden Stämme wurden auf 50 ml Kulturflüssigkeit in Erlenmeyerkolben angezogen. Für diesen Zweck sind beinahe alle Nährlösungen gleich gut geeignet. Nach dem Dekantieren der Kulturflüssigkeit und mehrmaligem, vorsichtigem Nachspülen mit sterilem Leitungswasser gibt man nochmals 20 ml steriles Leitungswasser zu den Sporen dazu und schüttelt diese mehrere Stunden auf der Schüttelmaschine durch. Anschließend wurde die Sporenaufschwemmung im Kühlschrank bei 2 bis 5° C gehalten und als unverändertes Ausgangsmaterial für spätere Versuche aufbewahrt. Vor der eigentlichen Verwendung wurde — unter sterilen Bedingungen — die Aufschwemmung zunächst durch ein Papierfilter und dann durch ein Membranfilter (Sorte „grob") filtriert. Wie durch Auszählung angelegter Testplatten festgestellt werden konnte, verringert sich die Sporenkonzentration durch diese Vorbereitungen auf etwa 1/100. Nach Herstellung der geeigneten Verdünnungsstufen (etwa 100 auskeimende Sporen pro 0,2 ml) wurden 0,2 ml der Sporensuspension in Petrischalen auf bereits erstarrten Nähragar überführt und mit einem sterilen Glasspatel über die ganze Agaroberfläche möglichst gleichmäßig verteilt. Durch diese Methode gelingt es, die Organismen ohne das Auftreten größerer Modifikationen zu erhalten, da nach einer Bebrütungsdauer von 7 bis 14 Tagen alle gegenüber dem Normaltyp morphologisch und farblich abweichenden Kolonien sofort abgesondert werden können. Bei den meisten Aktinomycetenkulturen lassen sich von gut wachsenden Kulturen auf festen Nährmedien nach den bekannten Methoden leicht Sporensuspensionen herstellen. Andere Organismensporen, die von einem Wasser abstoßenden Film umgeben sind und sich sehr schwer anfeuchten lassen, sind auch leicht zu suspendieren, wenn man diese Kulturen fortwährend über eine längere Zeit hinweg schüttelt (2 bis 3 Stunden auf der Schüttelmaschine) oder die Suspension leicht erwärmt.

WOODRUFF (1947) ließ die Aktinomyceten auf gekochten Reiskörnern wachsen, von denen sie sich leicht mit Wasser suspendieren ließen.

Die Aktinomyceten lassen sich außerdem über einen längeren Zeitraum hinweg in Erdkulturen aufbewahren, wie es schon bei den Pilzen (S. 26—29) beschrieben wurde. Auch die anderen dort angegebenen Methoden sind gleich gut anwendbar.

CARVAJAL (1946) hob seine Aktinomyceten-Vorratskulturen auf gewöhnlichem Agar bei Temperaturen von 3 bis 4° C auf, oder er suspendierte frische Sporen in entrahmter Milch und trocknete diese im gefrorenen Zustande im Vakuum (liophile Trocknung). Er erhielt dadurch morphologisch und physiologisch stabile Vorratskulturen, die auch ihre antibiotische Aktivität über einen längeren Zeitraum hinweg beibehielten.

Erzielung künstlicher Mutanten. Eingehende Untersuchungen unternahm SAVAGE (1949). Er setzte Sporensuspensionen von *Streptomyces griseus* ultraviolettem Licht und Röntgenstrahlen aus, um biologisch aktivere Stämme zu erzielen. Ultraviolettes Licht erwies sich nicht so wirkungsvoll wie die Röntgenstrahlen, und auch hier erwiesen sich die härtesten Strahlen von 710 und 210 Ångström am wirksamsten. Die Mutationsquote war am stärksten, wenn der Anteil der abgetöteten Sporen mehr als 99,9% betrug. 50% der erzielten Mutationen waren morphologischer Art und 40% wirkten sich auf die Antibiotikumproduktion aus. Auch KELNER (1949) stellte bei seinen Arbeiten fest, daß antibiotisch inaktive Kulturen durch eine Bestrahlung mit ultraviolettem Licht oder Röntgenstrahlen aktiv wurden. Von Interesse ist dabei die Tatsache, daß ein Stamm von *Streptomyces griseus*, der längere Zeit in einer Sammlung gehalten worden war und dadurch seine Aktivität verloren hatte, durch eine derartige Bestrahlung wieder eine aktive Mutante bildete. Man kann 0,01 bis 1,2% aktive Mutanten erzielen, die sich untereinander und von ihren Elternkulturen auch bezüglich des Wirkungsspektrums unterscheiden können. Die Anordnung der Bestrahlungsröhre ist die gleiche, wie sie auch schon bei den Pilzen beschrieben wurde (s. S. 17, Abb. 4).

δ) Nährböden für Aktinomyceten (WAKSMAN, 1949; DEY, 1946)

1. *Glykokoll-Agar*. 20 ml Glycerin, 2,5 g Glykokoll, 1,0 g NaCl, 1,0 g K_2HPO_4, 0,1 g $FeSO_4$, 0,1 g MgSO · 7 H_2O, Spur $CaCO_3$, 20,0 g Agar, 1000 ml Leitungswasser.

2. *Synthetischer Agar*. 1,0 g K_2HPO_4, 0,5 g $MgSO_4$ · 7 H_2O, 0,5 g KCl, 0,01 g $FeSO_4$, 2,0 g $NaNO_3$, 30 ml Glycerin, 20,0 g Agar, 1000 ml Leitungswasser.

3. *Glukose-Asparagin-Agar*. 10,0 g Glukose, 0,5 g Asparagin, 0,5 g K_2HPO_4, 20,0 g Agar, 1000 ml Leitungswasser.

4. *Glukose-Agar*. 5,0 g Glukose, 5,0 g Pepton (Merck), 1,0 g KH_2PO_4, 5,0 g $MgSO_4$ · 7 H_2O, 20,0 g Agar, 1000 ml Leitungswasser.

5. *Pepton-Gelatine*. 5,0 g Pepton, 20,0 g Glukose, 100 bis 200 g Gelatine, 1000 ml Leitungswasser; p_H 7,2. 30 Minuten bei 110° C sterilisieren.

6. *Stärkeagar A*. 10,0 g Kartoffelstärke, 3,0 g K_2HPO_4, 1,0 g $MgCO_3$, 5,0 g NaCl, 1,0 g $NaNO_3$, 15,0 g Agar, 1000 ml Leitungswasser; neutralisieren, 30 Minuten bei 110° C sterilisieren.

7. *Stärkeagar B*. 2,0 g lösliche Stärke, 0,5 g K_2HPO_4, 0,2 g $MgSO_4$ · 7 H_2O, 0,05 g $CaCl_2$, 0,05 g $NaNO_3$, 0,05 g Asparagin, Spur $Fe_2(SO_4)_3$, 20,0 g Agar, 1000 ml Leitungswasser; p_H 7,4.

8. *Glycerin-Agar*. 10,0 g Glycerin, 1,0 g Natrium-Asparagin, 1,0 g K_2HPO_4, 15,0 g Agar, 1000 ml Leitungswasser; p_H 7,0.

9. *Tyrosinagar*. 10,0 g Glukose, 1,0 g Tyrosin, 0,5 g $(NH_4)_2SO_4$, 0,5 g K_2HPO_4, 15,0 g Agar, 1000 ml Leitungswasser; mit NaOH neutralisieren.

10. *Fleisch-Pepton-Agar*. 5,0 g Pepton, 5,0 g Fleischextrakt, 5,0 g NaCl, 15,0 bis 20,0 g Agar, 1000 ml Leitungswasser; p_H 7,2 bis 7,4.

11. *Glukose-Pepton-Agar A*. 5,0 g Pepton, 20,0 g Glukose, 5,0 g NaCl, 15,0 g Agar, 1000 ml Leitungswasser; p_H 7,2.

12. *Glukose-Pepton-Agar B*. 5,0 g Pepton, 10,0 g Glukose, 1,0 g KH_2PO_4, 5,0 g $MgSO_4$ · 7 H_2O, 15,0 g Agar, 1000 ml Leitungswasser.

13. *Fleisch-Pepton-Gelatine.* 5,0 g Pepton, 5,0 g Fleischextrakt, 100 bis 200 g Gelatine, 1000 ml Leitungswasser; p_H 7,4. 30 Minuten bei 110° C sterilisieren.

14. *Stärkenitrat-Agar.* 20,0 g lösliche Stärke, 1,0 g K_2HPO_4, 0,5 g $MgSO_4 \cdot 7\,H_2O$, 0,5 g KCl, 2,0 g $NaNO_3$, 2,0 g $CaCO_3$, 15,0 g Agar, 1000 ml Leitungswasser. Die Stärke wird unter Zufügung von kochendem Wasser verrührt und die Lösung dann eine halbe Stunde gekocht, bis sich eine klare Flüssigkeit ergibt.

15. *Calcium-malat-Agar.* 10,0 g Ca-malat, 0,5 g NH_4Cl, 0,5 g K_2HPO_4, 10 ml Glycerin, 20,0 g Agar, 1000 ml Leitungswasser.

16. *Stärkeplatten.* 10,0 g lösliche Stärke, 10,0 g KNO_3, 1,0 g NaCl, 1,0 g K_2HPO_4, 0,1 g $FeSO_4$, 0,1 g $MgSO_4 \cdot 7\,H_2O$, Spur $CaCO_3$, 20,0 g Agar, 1000 ml Leitungswasser.

17. *Nährboden nach* CONN; *modifiziert von* STAPP (1953). 10 ml Glycerin, 1,0 g Natriumasparagin, 1,0 g Glukose, 1,5 g $(NH_4)_2HPO_4$, 0,2 g $MgSO_4 \cdot 7\,H_2O$, 0,1 g KCl, 0,1 g $CaCl_2$, Spur $FeCl_3$, 15,0 g Agar, 1000 ml Leitungswasser; p_H 7,5 bis 7,0.

18. *Nähragar nach* PFENNIG (1953). 20 ml Glycerin, 2,5 g Glykokoll, 1,0 g NaCl, 0,1 g $MgSO_4$, 0,01 g $FeSO_4$, 0,01 g $CaCO_3$ (alle unter Berücksichtigung ihres Kristallwassers) 1,0 ml der Hoaglandschen A-Z-Lösung, 20 ml Hefekochsaft (Hefeautolysat), 20,0 g Agar, 1000 ml aqua dest.

19. *Eialbumin-Agar.* 10,0 g Glukose, 0,5 g K_2HPO_4, 1,0 g $MgSO_4 \cdot 7\,H_2O$, Spur $Fe_2(SO_4)_3$, 0,15 g Eialbumin, 15,0 g Agar, 1000 ml Leitungswasser. Das Eialbumin ist erst in Wasser aufzulösen und mit n/20 NaOH mit Phenolphthalein als Indikator zu neutralisieren; dann erst sind die übrigen Nährstoffe zuzufügen.

20. *Kartoffel-Glukose-Nähragar.* 300 g geschälte Kartoffeln, 5,0 g Glukose, 20,0 g Agar, 1000 ml Leitungswasser; p_H 6,6.

21. *Kartoffel-Nähragar.* 500 g geschälte Kartoffeln, 10,0 g Pepton, 10,0 g Fleischextrakt, 5,0 g NaCl, 15,0 g Agar, 1000 ml Leitungswasser; p_H 7,0.
Bei beiden Kartoffelnährböden werden die Kartoffeln in kleine Stückchen zerschnitten, 350 ml Wasser zugefügt, das Ganze $^3/_4$ bis 1 Stunde gekocht und durch feinen Mull — jedoch ohne Drücken des Breies — durchpassiert. Die anderen Nährstoffe werden ebenfalls in 350 ml Wasser aufgelöst und dem Kartoffelextrakt zugefügt und zusammen $^3/_4$ Stunden gekocht. Mit Wasser wird dann die Nährlösung auf 1000 ml aufgefüllt, nochmals filtriert und erst dann der Agar zugesetzt.

22. *Trypton-Nährlösung.* 10,0 g Trypton, 5,0 g Stärke, 2,0 g K_2HPO_4, 2,0 g NaCl, 15,0 g Agar, 1000 ml aqua dest.
Dieser Nährboden hat sich für die Kultur und Antibiotikumbildung von *Streptomyces antibioticus*, dem Produzenten des Actinomycins, bestens bewährt.

23. *Glukose-Nährlösung.* 10,0 g Glukose, 5,0 g Pepton, 5,0 g Fleischextrakt, 5,0 g NaCl, 1000 ml Leitungswasser; p_H 7,1.

24. *Stärkelösung.* 20,0 g lösliche Stärke, 1,0 g KH_2PO_4, 0,5 g $MgSO_4 \cdot 7\,H_2O$, 0,5 g KCl, 2,0 g $NaNO_3$, 2,0 g $CaCO_3$, 1000 ml Leitungswasser.
Die Stärke wird unter Zufügung von kochendem Wasser verrührt. Die Lösung wird eine halbe Stunde lang gekocht, bis sie klar erscheint.

25. *Hefeextrakt A.* 2,5 g Hefeautolysat, 5,0 g Glukose, 1000 ml Leitungswasser; p_H 6,0 bis 7,3.

26. *Hefeextrakt B.* 10 ml Hefeextrakt, 10,0 g Glukose, 5,0 g NaCl, 0,25 g $MgSO_4 \cdot 7\,H_2O$, 0,01 g $FeSO_4 \cdot 7\,H_2O$, 1000 ml Leitungswasser.

27. *Emerson-Nährlösung.* 4,0 g Rindfleischextrakt, 4,0 g Pepton, 2,5 g NaCl, 1,0 ml Hefeextrakt, 10,0 g Glukose, 1000 ml Leitungswasser.

28. *Aufgeschlossener Maisextrakt.* 5,0 g Pepton, 15,0 g aufgeschlossener Maisextrakt, 5,0 g NaCl, 10,0 g Glukose, 1000 ml Leitungswasser.

29. *Sojabohnen-Nährboden nach* ABBOTT. 10,0 g Sojabohnenmehl, 10,0 g Glukose, 5,0 g NaCl, 0,5 g Curbay B. G., 1,0 g $CaCO_3$, 1000 ml Leitungswasser.

30. *Synthetischer Nährboden* (THORNBERRY, 1946). 7,4 g Glukose, 2,38 g KH_2PO_4, 5,65 g $K_2HPO_4 \cdot H_2O$, 5,4 g Natriumlactat, 0,98 g $MgSO_4 \cdot 7\,H_2O$, 0,0115 g $ZnSO_4 \cdot 7\,H_2O$, 0,0115 g $FeSO_4 \cdot 7\,H_2O$, 0,0064 g $CuSO_4$, 0,0079 g $MnCl_2 \cdot 4\,H_2O$, 1000 ml aqua dest.; p_H 6,5.

31. *Synthetische Nährlösung* (LINDENBEIN, 1952). 1,0 g K_2HPO_4, 0,5 g $MgSO_4 \cdot 7\,H_2O$, 0,5 g KCl, 0,01 g $FeSO_4$, 2,0 g $NaNO_3$, 30 ml Glycerin, 1000 ml Wasser.

32. *Glukosebrühe.* 20,0 g Glukose, 10,0 g KNO_3, 1,0 g NaCl, 1,0 g K_2HPO_4, 0,05 g $MgSO_4 \cdot 7\,H_2O$, 0,01 g $FeSO_4$, Spur $CaCO_3$, 1000 ml Wasser.

33. *Lactose-Nährlösung.* 20,0 g Lactose, 5,5 g $NaNO_3$, 0,5 g K_2HPO_4, 0,5 g NaCl, 0,5 g $MgSO_4 \cdot 7\,H_2O$, 0,01 g $FeSO_4$, 1000 ml Wasser; p_H 7,2.

34. *Hind'sche Nährlösung.* 1,0 g KNO_3, 0,5 g KH_2PO_4, 0,25 g $MgSO_4 \cdot 7\,H_2O$, 20,0 g Milch- oder Rohrzucker, 1000 ml Wasser.

35. *Nährboden für Schüttelkulturen* (LEBEN, STESSEL und KEITT, 1951). 40,0 g Sojabohnenmehl, 20,0 g Glukose, 1,5 g $CaCO_3$, 1000 ml Wasser.

36. *Nährlösung nach* AINSWORTH u. a. (1947). 4,0 g $NaNO_3$, 1,0 g KH_2PO_4, 0,5 g KCl, 5,0 g $MgSO_4 \cdot 7\,H_2O$, 0,05 g $FeSO_4 \cdot 7\,H_2O$, 0,0175 g $CuSO_4 \cdot 5\,H_2O$, 2,0 g Natriumcitrat, 2,0 g Natriumacetat, 40,0 g Glukose, 10,0 g Pepton, 5,0 g Fleischextrakt, 1000 ml Wasser; p_H 7,0.

37. *Nährlösung nach* THORNBERRY *und* ANDERSON (1948). 18,0 g Glukose für Oberflächen- und 36,0 g Glukose für Schüttelkulturen, 11,2 g Natriumlactat, 4,28 g NH_4Cl, 4,47 g KCl, 2,68 g $K_2HPO_4 \cdot 7\,H_2O$, 2,46 g $MgSO_4 \cdot 7\,H_2O$, 0,01437 g $ZnSO_4 \cdot 7\,H_2O$, 0,0139 g $FeSO_4 \cdot 7\,H_2O$, 0,0845 g $Mn_2SO_4 \cdot H_2O$, 1000 ml aqua dest.; p_H 6,5 bis 7,0.

38. *PT* 2. (HARRIS und RUGER, 1953). 10,0 g N-Z-Amine Typ E, 3,0 g Fleischextrakt, 10,0 g Dextrose, 5,0 g NaCl, 20,0 g Agar, 1000 ml Leitungswasser.

39. *PT* 4 (HARRIS und RUGER, 1953). 30,0 g Staley's 4 S Sojabohnenmehl, 7,5 g lösliche Destillate des Sojabohnenmehls, 2,5 g NaCl, 20,0 g Agar, 1000 ml Leitungswasser.

40. *PT* 5 (HARRIS und RUGER, 1953). 20,0 g corn-steep-liquor, 10,0 g Dextrose, 5,0 g NaCl, 2,0 g K_2HPO_4, 20,0 g Agar, 1000 ml Leitungswasser.

41. *Synthetisches Medium nach* WAKSMAN. 10,0 g Dextrose, 5,0 g Pepton, 1 0 g KH_2PO_4, 0,5 g $MgSO_4 \cdot 7\,H_2O$, 20,0 g Agar, 1000 ml Wasser, p_H 4,0.

42. *Nährboden nach* BOTTCHER *und* CONN (1942). Watte wird mit folgender Lösung durchfeuchtet: 5 ml Glycerin, 2,0 g Hefeextrakt, 1,0 g KNO_3, 1000 ml Leitungswasser.

43. *Nährboden nach* THAYSEN *und* MORRIS (1947). 2,5 g Hefeautolysat, 5,0 g Glukose, 1000 ml aqua dest.; p_H 6—7.

44. *Nährboden zur Xanthothricingewinnung* nach MACHLOWITZ, FISHER, MCKAY, TYTELL und CHARNEY (1954). 20,0 g Glukose, 4,0 g $(NH_4)_2HPO_4$, 5,0 g NaCl, 1,0 g $MgSO_4 \cdot 7\,H_2O$, 2,0 g K_2HPO_4, 0,02 g $FeSO_4 \cdot 7\,H_2O$, 0,01 g $ZnSO_4 \cdot 7\,H_2O$, 0,002 g $MnCl_2$, 0,5 g Hefeextrakt, 1000 ml Leitungswasser; p_H 6,8; nach der Sterilisation werden 3,5 g steriles $CaCO_3$ zugefügt.

III. Methoden zum Austesten reiner Kulturen

Unter dem Ausdruck „Testen“ versteht man im allgemeinen einen Vorgang, der dazu dient, die Konzentration bzw. die Aktivität der Antibiotika oder die der antibiotikumhaltigen Lösung zu bestimmen. Die Testmethoden (nicht die chemischen oder physikalischen Bestimmungsmethoden) werden nach direkten oder indirekten Methoden unterschieden und die Testergebnisse demzufolge nach absoluten oder relativen Werten. Die direkte Testmethode gestattet die Bestimmung der Konzentration durch die Feststellung einer Wachstumshemmung (oder weniger häufig des Todes) der Testorganismen, während die indirekte Testmethode andere Kriterien zur Wertbestimmung der Antibiotika verwendet, wie Säureproduktion, Lumineszenz, Beweglichkeit usw.

Absolute Testergebnisse erhält man durch die Verdünnungs- und bis auf gewisse Ausnahmen durch die Trübungsmethode. Hier wird dann die Aktivität der Antibiotika in Mikrogramm oder auch in Einheiten definiert, die von dem Endpunkt abgeleitet werden können, bei dem die Wachstumshemmung des Testorganismus beobachtet werden kann. Vergleichsteste mit einem Standardpräparat sind theoretisch nicht unbedingt notwendig. (In der Praxis stellt sich jedoch immer wieder heraus, daß sich der kritische Endpunkt leicht etwas verschieben kann, so daß sich das Mittesten des Standardpräparates als Bezugswert notwendig erweist, zumal dann, wenn man mit unbekannten antibiotischen Lösungen arbeitet.) Relative Testergebnisse erhält man durch die Diffusionsteste und mit Hilfe ihrer verschiedenen Modifikationsmöglichkeiten. Hier wird dann das Testergebnis z. B. durch die Messung des Durchmessers der Hemmzone — meistens in Millimetern ausgedrückt — festgestellt und stets mit einem zur gleichen Zeit und unter gleichen Bedingungen mitgetesteten Standardpräparat verglichen. Außer der biologischen Aktivität werden durch das Testen noch andere Eigenschaften des vorliegenden Antibiotikums untersucht, wie: Sterilität des Präparates, Toxicität, Partikelgröße und Stabilität gegenüber verschiedensten p_H-Bereichen und Hitze.

Diese Testmethoden werden meist in zwei Gruppen unterteilt, je nachdem ob der Antagonist und der Testkeim zur gleichen Zeit auf die Platte aufgetragen und kultiviert werden (simultaneous implantation) oder ob der Testkeim erst dann aufgetragen wird, wenn der Antagonist eine Zeitlang gewachsen ist (successive implantation). Diese Unterscheidung ist vor allen Dingen in der Praxis sehr wichtig, da es nach der ersten Methode nicht möglich ist, einen Hemmhof zu erhalten, wenn das gebildete Antibiotikum keine lytischen Fähigkeiten besitzt. Ferner ist noch Voraussetzung einer Hemmhofbildung, daß der Antagonist sehr rasch wächst und daß das Antibiotikum von den ersten Wachstumstagen an gebildet wird. Auf der anderen Seite erkennt man, wenn man den Antagonisten erst wachsen läßt und den Testorganismus später aufimpft, an dem erzielten Erfolg, ob es sich bei dem vorliegenden Antibiotikum um einen bakteriziden, bakteriostatischen oder bakteriolytischen Stoff handelt (diese Termini dabei im weitesten Sinne ihrer Bedeutung gebraucht). Das gleiche gilt auch dann, wenn man, wie das wohl meist in der Phytopathologie der Fall sein wird, Pilze als Testorganismen benutzt. Auch hier wird man bei der Anwendung der successiven Implanation entscheiden können, ob es sich bei dem vorliegenden Antibiotikum um einen fungiziden, fungistatischen oder fungilytischen Wirkstoff handelt. Die successiven Testmethoden werden dann noch weiter danach unterteilt, ob zur Zeit des Aufimpfens des Testkeimes der Antagonist noch auf der Platte vorhanden ist oder nicht. Wenn diese Frage auch von geringerer praktischer Bedeutung ist, muß ihr doch Beachtung geschenkt werden, da gewisse unstabile Antibiotika nur dann positive Testergebnisse erbringen, wenn sie während des Wachstums des Antagonisten gebildet werden.

Manche der nachstehend besprochenen Methoden eignen sich besser für successive, andere wieder für die „simultaneous Implantation", andere für beide Möglichkeiten gleich gut, so daß die einzelnen nun folgenden Methoden nach der oben genannten Klassifikation schlecht eingeteilt werden können. Welche der angeführten Testmethoden man zur Durchführung der Untersuchungen vorzieht, richtet sich nach dem vorliegenden Antagonisten und der Art der zu lösenden Aufgaben.

A. TESTORGANISMEN

In den meisten wenn auch nicht in allen Fällen beruht das erfolgreiche Arbeiten mit Antibiotika auf der Wahl des geeigneten Testorganismus bzw. der Testorganismen. Die Antibiotika selbst können alle Arten von Spezifität besitzen; wir finden solche unter ihnen mit plasmatischer Giftwirkung wie das Tyrocidin, welches demzufolge beinahe auf alle Pilze und Bakterien giftig wirkt, dann aber auch andere, wie die Colicine, die von GRATIA und FREDERICQ (1946) beschrieben wurden und die so weit spezifiziert sind, daß sie nur noch auf einen Stamm von *Escherichia coli* hemmend wirken, jedoch auf andere Stämme der gleichen Art, die sonst nicht morphologisch oder physiologisch voneinander zu unterscheiden sind, ohne Einfluß sind. Zwischen diesen beiden angeführten extremen Fällen finden wir alle Übergänge. Dann liegen wieder Antibiotika vor, die nur wenig oder überhaupt keine antibakterielle Wirksamkeit besitzen, aber stark fungistatisch oder fungizid wirken und umgekehrt.

Wenn das Suchen nach Antibiotikabildnern so weit eingeschränkt wird, daß nur solche einer Art oder eines Typus gesucht werden, ist die Wahl des Testorganismus relativ einfach. Wenn jedoch ein Überblick über das allgemeine Vorkommen von Antagonisten erlangt werden soll, kann nichts Allgemeingültiges mehr über die Wahl der Testorganismen ausgesagt werden. Bestimmte Autoren benutzten zu ihren Arbeiten nur einen einzigen Testorganismus, wie einen *Staphylococcus*, andere verwandten bestimmte geeignete grampositive oder -negative Bakterien, pathogene oder saprophytische Pilze. Obwohl die Wahl der geeigneten

Testorganismen einen der wichtigsten Faktoren für den Erfolg der Arbeit bzw. für das erfolgreiche Auffinden von Antagonisten darstellt, ist man ziemlich stark auf reine Zufälligkeiten angewiesen.

B. DAS AUSTESTEN DER REINKULTUREN AUF FESTEN KULTURMEDIEN

Bei diesen Methoden werden der Antagonist und der Testkeim zusammen oder nacheinander auf die Testplatte aufgeimpft. Welche von beiden Möglichkeiten vorzuziehen ist, hängt von den Wachstumsansprüchen und -modi beider ab, die

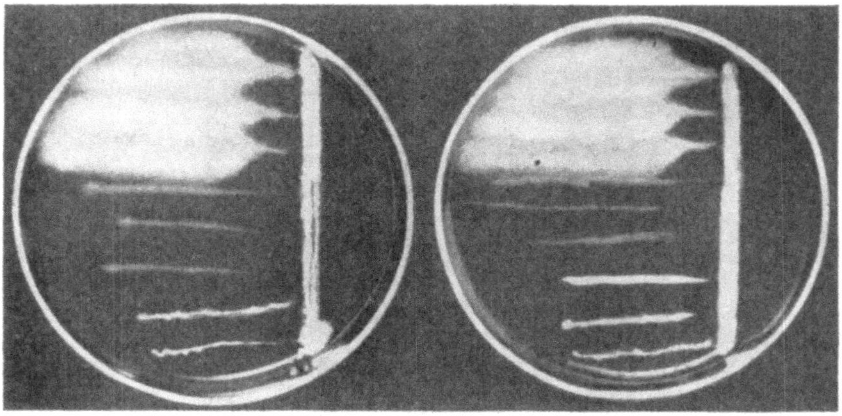

Abb. 5. Strichtest in der klassischen Art; der Antagonist wird in der Kreissekante, die Testorganismen im rechten Winkel dazu aufgeimpft

demzufolge vor dem Test genau zu untersuchen sind. Für die Teste sind Petrischalen die gebräuchlichsten Gefäße, die mit einem geeigneten Nähragar gefüllt sind. Es gibt verschiedene Möglichkeiten, den Testorganismus auf die Platte zu impfen. Man kann ihn mit Hilfe eines Sprühapparates (siehe Abbildung 2 und 3) über die ganze Plattenoberfläche versprühen, wie es vor allen Dingen bei bakteriellen Testorganismen gerne angewandt wird. Bei pilzlichen Organismen mit nicht zu großen Sporen kann man auch nach der gleichen Methode verfahren, oder man überschwemmt die Agaroberfläche mit einer Sporensuspension, gießt die überstehende Flüssigkeit vorsichtig ab, trocknet die Platte unter sterilen Bedingungen und bebrütet sie. Außer diesen mehr allgemeinen Verfahren gibt es noch andere sehr bequeme Testmethoden:

a) Der Strichtest

Ein Impfstrich einer Reinkultur des Antagonisten wird über die Nähragarplatte gezogen. Die Platte wird bis zum Erreichen des optimalen Entwicklungsstandes des Antagonisten unter geeigneten Temperaturen bebrütet. Zu diesem Zeitpunkt werden dann im rechten Winkel zu dem Antagonisten Impfstriche (ein oder mehrere) des oder der Testorganismen gezogen (Abb. 5). Die Platte wird erneut bebrütet, und zwar bei Temperaturen, die für den Testorganismus optimal sind. Die Testplatte kann auch, je nach den erforderlichen Bedingungen, einmal unter aeroben und dann unter anaeroben Verhältnissen gehalten werden.

Wenn ein Antibiotikum gebildet wurde, wird das Wachstum des empfindlichen Testorganismus erst in einer gewissen Entfernung von dem Antagonisten einsetzen. Das Maß der Entfernung ist von der Empfindlichkeit des Testorganismus und der Menge und Diffusionsgeschwindigkeit des gebildeten Antibiotikums abhängig.

Manchmal kann man auf sehr dünnen Nähragarschichten bei diesem Testverfahren auch Hemmerscheinungen beobachten. Diese rühren jedoch weniger

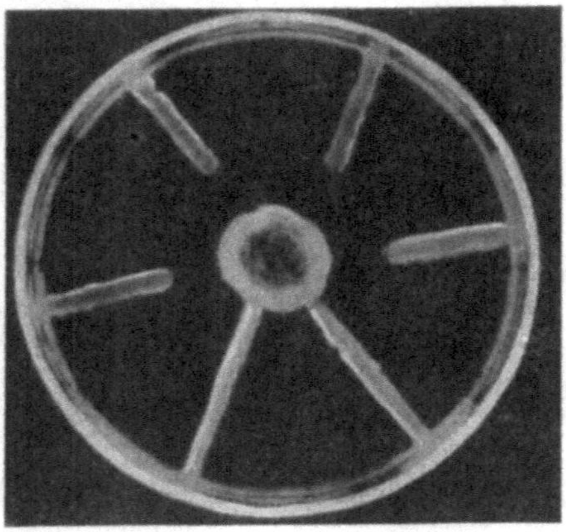

Abb. 6. Strichtest; der Antagonist wird in der Mitte, die Testorganismen in radialer Richtung dazu aufgeimpft

von einer antibiotischen Wirksamkeit als mehr von der lokalen Erschöpfung der Nährsubstrate her. Um Fehldeutungen vorzubeugen, empfiehlt es sich daher, alle Testplatten in mehrfacher Wiederholung anzulegen und immer Doppelstriche der Testorganismen zu ziehen. Ferner kann angeraten werden, mindestens vier bis fünf verschiedene Testorganismen zu einem Versuch zu verwenden.

Eine Variante dieser Methode besteht darin, daß man den Antagonisten in die Mitte der Platte und die Testorganismen in Radialrichtung dazu aufimpft, sonst aber die Platte wie oben bebrütet (Abb. 6). Bei dieser Testmethode besteht allerdings die Gefahr, daß das zentral gelegene Ende der Testorganismen von einem anderen Antibiotikum gehemmt werden kann, das möglicherweise von den nächstgelegenen Testorganismen gebildet wird. Obwohl dieser Fall nicht sehr häufig ist, muß er doch berücksichtigt werden, so daß es sich empfiehlt, bei der Anlage dieser Teste noch eine andere Wiederholungsplatte anzulegen, bei der der Testorganismus und der Antagonist anders angeordnet sind.

Eine weitere Modifikation des Strichtestes liegt darin, daß verschiedene Antagonisten auf eine Testplatte aufgeimpft werden, die dann bebrütet wird. Der Testorganismus wird auf die Platte mit einem Sprühapparat versprüht. In Abbildung 7 wurden die Antagonisten in Quadratform aufgeimpft.

b) Der Scheiben- oder Streifentest

Den Antagonisten impft man auf eine Petrischale mit Nähragar, der alle für das Wachstum des antibiotisch wirkenden Organismus und für die Bildung des Antibiotikums notwendigen Nährstoffe enthält. Aus dem Agar wird, wenn der Antagonist sein Wachstumsoptimum erreicht hat, ein rundes oder rechteckiges

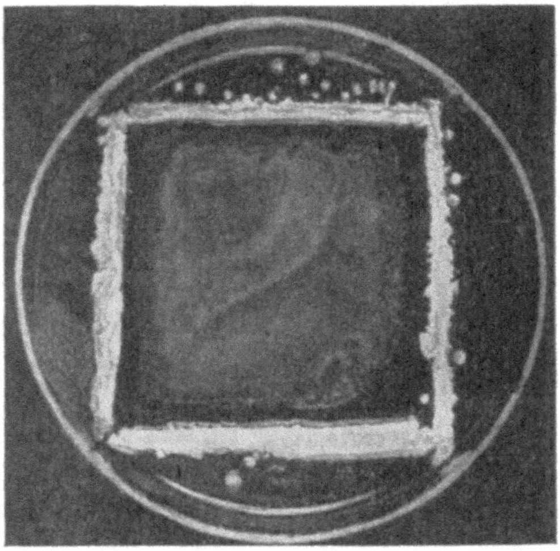

Abb. 7. Strichtest; vier verschiedene Antagonisten wurden in Quadratform aufgeimpft und der Testorganismus in die Mitte des Quadrates gesprüht

Stückchen unter sterilen Bedingungen herausgeschnitten und auf eine andere Agarplatte überführt, die die für die Entwicklung des Testorganismus geeigneten Nährstoffe enthält. Diese Platte wird dann entweder beimpft, indem der Testorganismus zum erkalteten aber noch nicht erstarrten Agar kurz vor dem Plattengießen zugesetzt oder auf die Agaroberfläche aufgetragen wird. WILKINS und HARRIS (1944) setzten diese ausgestochenen Scheibchen in geschmolzenen Agar der Testplatte, so daß sie sich nach der Erstarrung des Agar in einer Ebene mit der Agaroberfläche befanden. Es hat sich als praktisch erwiesen, die Scheibchen mit einem Korkbohrer herauszuschneiden, der vorher in einem Reagenzglas sterilisiert wurde. Wenn man durch diese Methode die Diffusionsquote des Antibiotikums festlegen will, schneidet man die ersten Scheibchen aus der bewachsenen Kolonie heraus und entfernt sich bei den anderen immer weiter zur Peripherie der Platte hin. Durch Vergleiche der Hemmhofgrößen läßt sich dann leicht die Diffusionsrate und die Aktivität des gebildeten Antibiotikums bestimmen

(Abb. 8). Eine eingehende Beschreibung dieser Methode geben HARRIS und RUGER (1953), die diese benutzten, um die verschiedensten Aktinomyceten bezüglich ihrer antibiotischen Wirksamkeit gegenüber bestimmten Testorganismen auszutesten. Die Aktinomyceten wurden strichförmig aufgeimpft, und nach einer Bebrütungsdauer von 5 Tagen bei 28° C wurde aus der Mitte des Impfstriches mit einem sterilen Korkbohrer ein ca. 10 mm großes Stückchen herausgeschnitten, auf die beimpften Testnährboden überführt, 18 Stunden bebrütet und die Größe des Hemmhofes festgestellt. Im vorliegenden Falle wurden Streptomycin- und Terramycin-Bildner untersucht. Während die Anwesenheit von NaCl

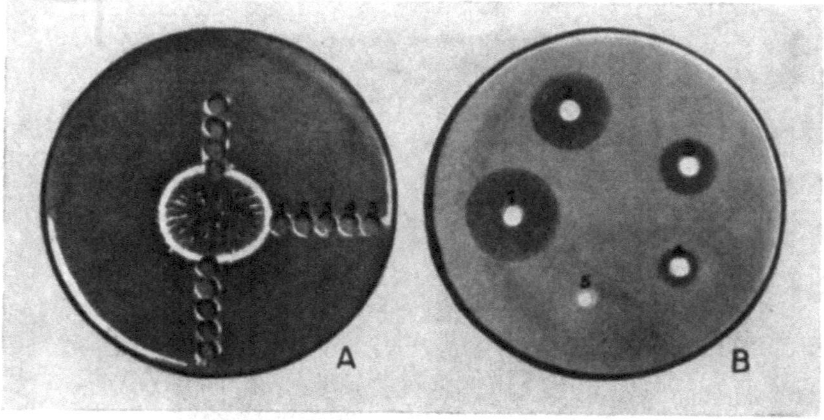

Abb. 8. Der Scheibentest, nach RAPER und THOM

Platte *A* = gewachsener Antagonist; Platte *B* = Scheibchen aus Platte *A* werden auf Platte *B* übergeführt, deren Nähragar mit einem geeigneten Testorganismus angeimpft wurde

im Testnährboden ohne Einfluß auf die Größe des Hemmhofes war, beeinflußte NaH_2PO_4 in Konzentrationen über 1% die Größe des Durchmessers. Wahrscheinlich ist dieser Einfluß auf eine Änderung des Reaktionsvermögens des Testnährbodens zurückzuführen.

WILKINS und HARRIS (1944) konnten die Beobachtung machen, daß Teile einer Pilzkolonie in manchen Fällen keine Hemmwirkung auf einen empfindlichen Testorganismus besaßen, obwohl andere Teile der gleichen Kolonie eine stark hemmende Aktivität aufwiesen. Um Fehldeutungen zu vermeiden, führten die genannten Verfasser an Stelle des Scheibentestes den Streifentest ein: Ein langer schmaler Mycelstreifen der Antagonistenkolonie, der vom Zentrum bis zur Peripherie der Kultur reicht, wird samt dem Agar aus der Platte herausgeschnitten und unter sterilen Bedingungen wie der Scheibentest ausgetestet. Man kann mit Hilfe dieser Testmethode entscheiden, ob der ältere oder der jüngere noch wachsende Teil der Kolonie der stärkere Antibiotikumbildner ist (Abb. 9). Die Vorteile der Scheiben- oder Streifenteste, bei denen der Antagonist bzw. der antibiotikumhaltige Agar auf eine andere Nähragarplatte umgebettet wird, sind gegenüber anderen Testmethoden folgende:

1. Die Methode kann auch dann angewandt werden, wenn Antagonist und Testorganismen nur auf verschieden zusammengesetzten Nährmedien zu wachsen vermögen.

2. Wenn das Scheibchen oder der Streifen den Antibiotikabildner nicht selbst enthält, sondern nur aus dem Agar besteht, in den das Antibiotikum hineindiffundiert ist, und trotzdem ein Hemmhof in Erscheinung tritt, ist die Möglichkeit ausgeschlossen, daß es sich bei der Entstehung des Hemmhofes um Erscheinungen des Nahrungsmangels, ungünstige Beeinflussung des Agarreaktions-

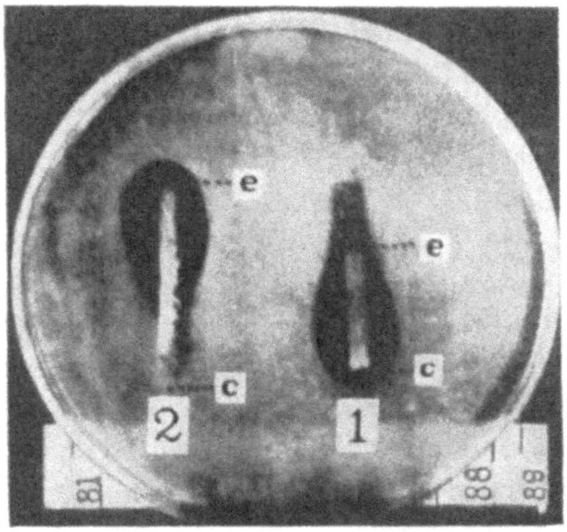

Abb. 9. Streifentest, nach WILKINS und HARRIS

c Zentrum der Kolonie des Antagonisten; *e* Rand der Kolonie des Antagonisten; *1* Pilz, dessen älteres Mycel stärkste Hemmwirkung hervorruft; *2* Pilz, dessen jüngeres Mycel stärkste Hemmwirkung hervorruft

vermögens u. a. handelt, sondern es wird dadurch der einwandfreie Nachweis eines vorliegenden Antibiotikums erbracht.

Den Vorteilen steht der Nachteil gegenüber, daß man bei dieser Testmethode auf einer Platte nur einen Testorganismus benutzen kann; dagegen kann man auf einer Platte verschiedene Streifen oder Scheibchen untersuchen, die entweder von dem gleichen Antagonisten, nur von verschiedenen Stellen oder auch von verschiedenen Antagonisten stammen können.

Van LUIJK (1946) verwendete die umgekehrte Methode, um Antagonisten gegenüber *Pythium debaryanum* zu finden. Er ließ den pathogenen Organismus wachsen, schnitt von der Kultur Scheibchen heraus und übertrug diese auf Platten, die mit verschiedenen antagonistischen Organismen beimpft wurden. An der Stelle, an der *P. debaryanum* gehemmt wurde, zeigte das Koloniewachstum Einbuchtungen. Diese Methode besitzt gegenüber den bisher angeführten keine Vorteile, ist außerdem schwieriger in der Durchführung, so daß sie nicht im einzelnen beschrieben, jedoch der Vollständigkeit halber genannt werden soll.

c) Die Zellophan-Agar-Methode

Sterilisiertes Zellophanpapier wird auf die Agaroberfläche einer Petrischale ausgelegt und getrocknet. Der Antagonist wird anschließend entweder in Strichform oder ins Zentrum auf der Zellophanmembran aufgeimpft und die Platte eine geeignete Zeit bebrütet. Das Zellophanpapier wird dann mitsamt den Antagonisten entfernt und ein oder mehrere Testorganismen werden direkt auf die Agaroberfläche im rechten Winkel oder in Radialrichtung zur ursprünglichen Lage der Antagonisten aufgeimpft, bebrütet und nach dem Erreichen des optimalen Wachstums des Testorganismus die Hemmhofgröße festgestellt.

Es wird angenommen, daß GRATIA (1925) der erste war, der die Zellophanpapiermethode in die Mykologie einführte. HEATLEY (1947) modifizierte diese Methode, indem er auf den Zellophanpapierstreifen viele Antagonisten aufimpfte und dann auf die Agaroberfläche mehrere Testorganismen dagegen impfte.

Will man möglichst viele und gleichmäßige Impfstriche ziehen, dann empfiehlt sich nicht die Verwendung einer Öse, sondern nach HEATLEY (1947) wird wie folgt vorgegangen: Das kapillarförmige Ende einer Pasteur-Pipette wird in Stücke geschnitten. Die Schnittfläche wird mit Hilfe einer Bunsenflamme geglättet und die kurze Pipette sterilisiert. Das kapillarförmige Ende wird bis zu einem Zentimeter vom oberen Rande erhitzt, so daß es sich, bedingt durch sein Eigengewicht, krümmt und dadurch einen rechten Winkel bildet. Nach dem Abkühlen wird das gebogene Ende für wenige Sekunden in die Nährlösung getaucht, die mit dem Testorganismus angeimpft wurde und erst dann zurückgezogen, wenn der Meniskus nicht mehr ansteigt. Die Kapillarenspitze benutzt man nun als Feder und zieht damit einen gleichmäßigen Strich von gewünschter Länge. Nach einiger Übung wird es gelingen, die Glaskapillare geschickt wie eine Feder zu gebrauchen und Striche von gleichmäßiger Dicke zu ziehen. Wenn alle Striche, die mit dem gleichen Organismus angeimpft werden sollen, gezogen wurden, ist die Kapillare an der Stelle abzuschneiden, die bis zu dem Meniskus der Kulturlösung des ersten Organismus reichte, und die Kapillare ist sofort wieder zum Gebrauch für die nächste Kultur fertig.

Ein Nachteil der Zellophanmethode besteht darin, daß Antibiotika, deren Moleküle zum Diffundieren zu groß sind, durch diese Methoden nicht erfaßt werden können. Beschränkte Möglichkeiten, die Durchlässigkeit der Zellophanmembran zu steigern, sind dadurch gegeben, daß man sie mit Zinkchlorid behandelt (SEYMOUR, 1940). Für die Untersuchungen größerer Reihen von Pilzen auf Wirkstoffausscheidungen gab KNÖLL (1946) ein Mikrokulturverfahren an. Er verwandte 5 mm hohe Glasringe mit einem Durchmesser von ca. 9 mm. Diese werden unter sterilen Bedingungen in einer Petrischale mit einem geeigneten Nähragar gefüllt und mit den vermutlich antagonistisch wirkenden Pilzen angeimpft. Nach einer ausreichenden Bebrütungsdauer werden die bewachsenen Glasringe auf einen für den Testorganismus geeigneten Nährboden überführt, der vor der Einfüllung in die Petrischalen beimpft wurde. Nach abermaliger

Bebrütung wird in üblicher Weise auf die Ausbildung von Hemmzonen untersucht. Mit Hilfe dieser Methode können mehrere verschiedene Antagonisten gleichzeitig auf ihre Wirkung gegenüber demselben Testorganismus untersucht werden.

C. DAS AUSTESTEN DER REINKULTUREN IN FLÜSSIGEN KULTURMEDIEN

Diese Methode wird heute relativ wenig angewandt, da sie schwieriger als die eben genannten durchzuführen ist, ihnen gegenüber aber keine Vorteile bietet. Die alten Methoden, bei denen Testorganismus und Antagonist nacheinander oder zusammen in flüssigen Kulturmedien wuchsen und wobei die Hemmwirkung des einen Organismus auf den anderen entweder mit bloßem Auge oder durch die Bestimmung der Trübungsintensität der Nährflüssigkeit des Testorganismus bestimmt wurde, sind sehr weitschweifig in der Anlage und schwierig in der Darstellung. Das gleiche gilt auch für die Bestimmung des Zuwachses oder des Verschwindens des Testorganismus in der Kulturlösung.
Bei den Untersuchungen von PINSCHMIDT und LEVY (1944) wurden diese Methoden noch zur Schnellbestimmung antibiotischer Stoffwechselprodukte der Pilze verwandt. Die Verfasser ließen dabei den fraglichen Pilz auf einer Nährlösung wachsen, die gleichzeitig noch mit dem Testorganismus (Bakterien) angeimpft wurde. Nach einer geeigneten Bebrütungszeit wurde untersucht, ob das Nährmedium klar geblieben war, d. h. ob der Testorganismus in seinem Wachstum und in seiner Entwicklung gehemmt wurde. Diese Methode gibt dann zu Fehlschlüssen Anlaß, wenn nicht-lytische Antibiotika vorliegen, denn hier wird man kein positives Ergebnis erwarten dürfen. Auf der anderen Seite wird man auch zu falschen Ergebnissen kommen, wenn die Lysis bzw. die Entwicklungshemmung der Bakterien davon herrühren, daß die pilzliche Nährlösung für das bakterielle Wachstum nicht geeignet ist.

D. FAKTOREN, WELCHE DIE ENTDECKUNG DER ANTIBIOTIKA ERSCHWEREN KÖNNEN

Außer den rein technischen Schwierigkeiten, die bereits im vorhergehenden Absatz besprochen wurden, müssen noch folgende Hinweise beachtet werden, deren Außerachtlassen Fehlergebnisse nach sich ziehen kann.

a) Ungeeignete Nährmedien

Die Zusammensetzung des Nähragars kann so beschaffen sein, daß das Antibiotikum nicht gebildet wird. Die Ursachen dafür sind in der ungeeigneten Zusammensetzung der Nährstoffe, dem Reaktionsvermögen des Agars, fehlenden Bios- oder Wuchsstoffen und Spurenelementen zu suchen. Ferner kann das Antibiotikum aus den gleichen Gründen reversibel oder irreversibel zerstört werden. Beispiele, bei denen ein Antibiotikum nur auf einem bestimmten Nährboden, nicht aber auf einem anderen gebildet wird, sind aus der angeführten Literatur zu entnehmen. So kann immer wieder beobachtet werden, daß ein bestimmtes Nährmedium zwar dem Organismus ein außerordentlich gutes Wachstum gestattet, aber nicht zur Bildung antibiotischer Stoffwechselprodukte geeignet ist. Immer wieder kommt man zu der Feststellung, daß eine optimale Entwicklung eines Antagonisten nicht mit der optimalen Bildung des Antibiotikums parallel zu laufen braucht. Weiter kann das zum Versuch verwendete Nährsubstrat zwar dem Antagonisten ein gutes Wachstum ermöglichen, nicht aber auch dem Testorganismus und umgekehrt. Um diese Schwierigkeiten zu umgehen, empfiehlt es sich, die Eignung der verschiedenen Nährmedien in Vergleichstesten zu untersuchen und das geeignetste zu den weiteren Versuchen zu verwenden. Den Einfluß des Nährbodens auf die Hemmhofausbildung stellte JOHNSTONE (1947) in der folgenden Tabelle zusammen. Untersucht wurden 100 verschiedene Stämme von *Streptomyces griseus*.

Tabelle 2

Einfluß der Zusammensetzung des Testnährbodens auf die Hemmhofgröße

Aktivität	Durchmesser der Hemmzone in mm	B. subtilis	E. coli	M. avium	M. phlei
		Nähragar			
Stark	20—35	21	6	6	23
Mittel	10—19	46	3	35	35
Schwach	1—9	3	13	29	16
Keine	0	30	78	30	26
		Glukose-Asparaginagar			
Stark	20—35	15	0	0	6
Mittel	10—19	28	6	35	70
Schwach	1—9	35	14	8	10
Keine	0	22	80	57	14

b) Störungen durch Nachbarkolonien

Unter dem Einfluß von Nachbarkolonien — hierbei können die verschiedensten Organismen eine Rolle spielen — kann ein Antibiotikum entweder überhaupt nicht gebildet werden, oder es kann, wenn es zur Bildung gelangt, zerstört bzw. reversibel inaktiviert werden. Diese immer wieder beobachtete Erscheinung läßt sich einmal durch die von der Nachbarkolonie herrührende ungünstige Beeinflussung der Nährbodenreaktion erklären, ferner durch Oxydations-Reduktions-Potentiale, durch Beeinflussung der durch die Nachbarkolonien gebildeten interferierenden Substanzen oder durch Ausscheidung zerstörender extrazellulärer Enzyme, wie Penicillinase, Protease oder Peptidase. Andererseits ist es auch denkbar, daß die Nachbarkolonien während des Wachstums Stoffwechsel-

produkte bilden, die zur Bildung des Antibiotikums der anderen Kolonie dringend notwendig und die sonst nicht in dem zur Verfügung stehenden Nährmedium vorhanden sind. Derartige Tatbestände können zur Folge haben, daß auf einem Nährmedium gleicher Zusammensetzung wie im ersten Versuch, jetzt aber nur mit dem reinen Organismus beimpft, keine antibiotische Bildung mehr nachweisbar ist.
Außerdem können noch weitere dritte Organismen die Wirkung antibiotischer Hemmerscheinungen durch Veränderung des p_H-Wertes oder der Oxydations-Reduktions-Potentiale hervorrufen und somit eine antibiotische Wirksamkeit vortäuschen, die bei einer Überprüfung in flüssigem Nährmedium ausbleibt.

c) Ungeeignete Testorganismen

Die meisten Antibiotika haben eine selektive Wirksamkeit; es kann leicht geschehen, daß Antagonisten nicht erkannt und festgestellt werden können, weil nicht die geeigneten Testorganismen zu den Versuchen verwendet wurden, sondern nur solche, die dem Antibiotikum gegenüber nicht empfindlich waren. Weiteres s. Testorganismen.

d) Austesten der Kulturen in einem ungeeigneten Entwicklungsstadium

Besonders wenn man Pilze auf Bildung antibiotischer Stoffwechselprodukte untersucht, läuft man Gefahr, daß man bereits zu einem Zeitpunkt testet, zu dem das Antibiotikum nur in einer ungenügenden Konzentration vorliegt, da der Pilz erst bei Abbruch des Testes mit der Ausscheidung begonnen hat. Durch Testkurven läßt sich belegen, daß die Antibiotikumkonzentration von einem gewissen Entwicklungszustand des Antagonisten an stetig bis zu einem Maximalwert zunimmt, dann bleibt die Antibiotikumkonzentration für eine kürzere oder längere Zeit gleich, um dann langsamer oder rascher abzunehmen. Manchmal werden auch mehrere Antibiotika von dem gleichen Organismus gleichzeitig oder nacheinander gebildet. Es empfiehlt sich daher immer, wenn man mit Mikroorganismen arbeitet, deren Entwicklung sich über Tage und Wochen hinzieht, Teste in mehreren dicht aufeinanderfolgenden Intervallen anzulegen und auszuwerten.

e) Das Antibiotikum wird nicht in das umgebende Nährmedium ausgeschieden

Viele Autoren gehen bei ihren Versuchsanstellungen nur von der Möglichkeit aus, daß ein Antibiotikum in das umgebende Nährmedium ausgeschieden wird. Es sind mehrere Fälle bekannt geworden, in denen das Antibiotikum in den Zellen der Antagonisten selbst gespeichert wird. Als Beispiel können das Enniatin oder das Tyrothricin genannt werden. Letzteres wird während einer geraumen Wachstumszeit der Organismen in den Bakterienzellen selbst eingelagert (vor allen Dingen bei jungen Kulturen), während es bei den älteren Kulturen erst in das umgebende Nährmedium abgegeben wird. Ferner wäre hier noch das Diplococcin zu nennen, das ein proteinähnliches Antibiotikum darstellt und von *Streptococcus cremoris* gebildet wird. Dieses Antibiotikum wird bei neutraler oder alkalischer Reaktion des Nährsubstrates in den Zellen selbst eingelagert, aber teilweise in eine sauer reagierende Nährlösung ausgeschieden. Chaetomin kann ebenfalls nur in den Pilzmycelien nachgewiesen und daraus gewonnen werden, indem man das Mycel von *Chaetomium cochlioides* mit Aceton extrahiert.

Es kann wohl kein Zweifel darüber bestehen, daß in allen Gruppen von Mikroorganismen Antibiotika gebildet werden, die in den Zellen selbst abgelagert werden und die aus diesem Grunde bis heute unentdeckt geblieben sind.

E. IDENTIFIZIERUNG UND ISOLIERUNG DER ANTIBIOTIKA

Wenn ein reiner Organismus ein Antibiotikum bildet und dieses nach einem der vorher besprochenen Teste nachgewiesen werden konnte, muß der nächste Schritt darin bestehen, entweder die Identität des gefundenen antibiotischen Stoffwechselproduktes mit einem bereits bekannten Antibiotikum nachzuweisen oder es zu bestimmen und zu reinigen, falls es noch unbekannt sein sollte.

Für die Reinigung einer antibiotisch wirkenden Substanz benötigt man eine größere Menge, d. h. der Antagonist ist in größerem Maßstabe auf einer geeigneten Kulturlösung anzuziehen. Wenn man jedoch nur die Bedingungen untersuchen will, unter denen das Antibiotikum gebildet wird, empfiehlt sich eine Vielzahl von Versuchen in kleinstem Maßstabe.

IV. Kultivierung in einem flüssigen Medium

A. ALLGEMEINE RICHTLINIEN

Genaueres über die Natur des gefundenen Antibiotikums läßt sich erst dann aussagen, wenn man es in einer Nährlösung vorliegen hat. Die Nährlösungen, die für das Wachstum der Mikroorganismen benötigt werden, unterscheiden sich in natürliche und synthetische Nährlösungen. Die natürlich zusammengesetzten Nährsubstrate enthalten Produkte wie corn-steep-liquor, Sojabohnenmehl, Hefe- und Fleischextrakte, Destillierrückstände, Mist-, Gemüse- und Obstdekokte usw. Die synthetischen Nährlösungen dagegen sind aus relativ reinen Chemikalien zusammengesetzt, die die geeigneten Stickstoff-, Kohlenstoff- und Mineralsalzquellen enthalten, die zum Wachstum der Mikroorganismen und zur Bildung der Antibiotika notwendig sind. Die in der Antibiotikagewinnung bekanntesten Nährlösungen waren früher für die pilzlichen Antibiotika die Czapek-Dox- und die Raulin-Thom-Nährlösung. Für die Antibiotikabildung der Aktinomyceten und Bakterien, aber heute auch für die der Pilze, finden die verschiedensten Nährlösungen Verwendung, die an entsprechender Stelle nachzulesen sind (S. 29—35, 36—40 u. 45—48).
Die Antibiotika werden in den Kulturlösungen oft nicht zur Zeit der stärksten Enzymtätigkeit gebildet, d. h. wenn das Wachstum der Organismen am stärksten ist, sondern erst dann, wenn der Antagonist zu altern beginnt, d. h. während des Autolysestadiums der Pilzhyphen. Die Antibiotika können in vorliegenden Fällen demzufolge auch als Anti-Enzyme definiert werden.
Die meisten und bekanntesten Nachweismethoden der Antibiotika sind auf dem Vorhandensein der antagonistischen Stoffwechselprodukte in einem flüssigen Medium aufgebaut. Gerade der Nachweis eines Antibiotikums in einem flüssigen Kulturmedium ist außerordentlich wichtig, da man bei dem Arbeiten mit den Antibiotika immer wieder das Ergebnis erhalten kann, daß ein Antibiotikum, das sich leicht in einem festen Kultursubstrat nachweisen ließ, in einem flüssigen nicht gebildet wird, auch wenn die Lösung die gleiche Zusammensetzung wie der feste Nährboden besitzt.
In einigen Fällen läßt sich diese Erscheinung leicht damit erklären, daß der betreffende Organismus nicht gut in einem flüssigen Nährsubstrat zu wachsen vermag; z. B. *Tricholoma nudum* und andere Pilze, bei denen das Pilzmycel in einer Kulturlösung untersinkt. In anderen Fällen wächst der Antagonist zwar sehr gut unter den gegebenen Kulturbedingungen, aber zur Antibiotikumbildung scheinen andere spezielle Bedingungen notwendig zu sein. In manchen Fällen mag auch das Unvermögen der Bildung der Antibiotika in einem flüssigen Medium von der ungenügenden Durchlüftung abhängig sein, oft dagegen läßt sich über die vermutlichen Ursachen nichts aussagen.

Ein Antibiotikum kann zwar aus einem mit Agar versteiften oder auch aus einem anderen festen Nährmedium isoliert werden, jedoch ist es immer weit vorteilhafter, wenn man Bedingungen findet, unter denen der Antagonist auf den Nährlösungen zu wachsen vermag und in diese seine Stoffwechselprodukte ausscheidet. Die Ausbeute an Antibiotika aus der Nährlösung ist von einer ganzen Reihe von Faktoren abhängig, wie Bebrütungstemperatur, p_H, Zusammensetzung der Nährlösung (einschließlich der An- und Abwesenheit von Wachstumsfaktoren und Spurenelementen), Oxydations-Reduktions-Potentialen, Verhältnis der Oberfläche zum Volumen bei Oberflächenkulturen usw.

B. ZUSATZ VON BILDUNGSSTIMULATOREN

Die Antibiotikumbildung hat einen großen Auftrieb erfahren, als man corn-steep-liquor als Bildungsstimulans zu den Kulturlösungen zusetzte. Es stellt ein Nebenprodukt der Maisindustrie dar und wird gewonnen, indem man den Mais mit warmem, SO_2-haltigem Wasser ausziehen läßt und dann den Extrakt konzentriert. MOYER und COGHILL (1946) geben folgendes Rezept zur Selbstherstellung des corn-steep-liquor an: den gemahlenen Mais läßt man 30 Stunden lang mit Wasser ausziehen, das 0,1 bis 0,3% SO_2 enthält. Durch die Zufügung von SO_2 wird die Fermentation gehemmt. Bevor man den Auszug konzentriert, läßt man ihn eine natürliche Milchsäuregärung durchmachen.
Leider besitzen die verschiedenen Auszüge unterschiedliche Zucker- und Milchsäurekonzentrationen. Eine weitere Möglichkeit, corn-steep-liquor unter Laborbedingungen herzustellen, ist die folgende: gekeimter Mais wird bei 65° C und p_H 6,0 für 30 Stunden von Wasser mit einem Zusatz von 0,24% Na_2SO_3 ausziehen gelassen. Auch dieser Auszug wird anschließend konzentriert. Die Handelsprodukte unterscheiden sich stark in ihrer Zusammensetzung, enthalten aber gewöhnlich 50% an Trockensubstanz. Eine Analyse des corn-steep-liquor ergab nach MOYER und COGHILL (1946) folgende Werte: Anteil der festen Bestandteile 52%, Totalstickstoff 4,3%, Asche 7,9%, freier reduzierender Zucker 5,6%, total reduzierender Zucker nach der Säureanalyse, angenommen als Glukose 6,8%, spezifisches Gewicht 1,25, p_H 4,0. Auch WHITE, KRAMPITZ und WERKMAN (1945) beschäftigten sich mit der Analyse des corn-steep-liquors. Es ist in 60%igem Alkohol löslich, durch 30%ige Schwefelsäure oder 30%ige Natronlauge nicht hydrolysierbar, fällbar bei Zugabe von Pikrinsäure und kann während 180 Stunden mit Hilfe von Butylalkohol nicht extrahiert werden. Die im corn-steep-liquor enthaltenen drei Aminosäuren Arginin, Histidin und Glutaminsäure in einer Konzentration von 30, 30 bzw. 400 mg/100 ml können wohl zum großen Teil für die stimulierende Wirkung verantwortlich gemacht werden.
Bei einer Zugabe des corn-steep-liquors zur Nährlösung empfiehlt sich stets die Zugabe von 2% Glukose. Das Nährmedium besitzt eine ganze Reihe wichtiger Aminosäuren wie: Alanin, Arginin, Asparaginsäure, Cystin, Glutaminsäure, Histidin usw. und die Vitamine A, C, D, E und K sowie Riboflavin und Pyridoxin.

Die Asche des corn-steep-liquor enthält wichtige Mineralsalze, manche in relativ hohen, andere in niedrigen Konzentrationen. Einzelne dieser Mineralsalze haben die Funktion von Enzymen (Co-Enzymen), die im Pilzstoffwechsel eine wesentliche Rolle spielen. LIGGETT (1946) untersuchte corn-steep-liquor näher und kam dabei zu der Feststellung, daß bei dem Aufschluß des Maisextraktes Milchsäurebakterien und Hefen beteiligt sind. Er konnte auch viele wesentliche Aminosäuren und die meisten Bestandteile des Vitamin B-Komplexes nachweisen. KNIGHT und FRAZIER (1945) wiesen darauf hin, daß schon Spuren des veraschten corn-steep-liquor die Ausbeute an Antibiotika weitaus mehr erhöhen können, als dies bei dem corn-steep-liquor selbst der Fall ist. Gleichzeitig wird der p_H-Wert durch den Zusatz des veraschten corn-steep-liquor immer im optimalen Bereich gehalten.

Es ist ferner schon seit geraumer Zeit bekannt, daß bestimmte Elemente, die den Nährsubstraten in Spuren zugesetzt werden, wie Kupfer, Zink und Mangan, sehr wichtig für das Mikroorganismenwachstum sind. Es ist demzufolge auch zu erwarten, daß diese Spurenelemente einen wesentlichen Einfluß auf die Bildung der Antibiotika besitzen. Die spezifische Wirkung der Spurenelemente wurde für das Penicillin genauer untersucht, aber auch bei der Bildung der anderen Antibiotika dürften sie wohl gleichartige oder zumindest ähnliche Bedeutung besitzen (FOSTER, WOODRUFF und McDANIEL, 1943). Zink beschleunigt und verstärkt die Penicillinbildung, wenn die Nährlösung braunen (d. h. ungereinigten) Zucker und 2% Glycerin enthält, bei einer optimalen Gabe von 1 bis 3 mg $ZnSO_4 \cdot 7\ H_2O$ pro Liter Nährlösung. Allerdings wurde nicht näher untersucht, wie weit sich der Einfluß des Zinks direkt auf das Pilzwachstum bzw. indirekt auf die Antibiotikumbildung bezieht. Außer Ergebnissen über die Wirkung von Zink ist noch der fördernde Einfluß von anderen Schwermetallen, wie Kupfer und Mangan, bekannt geworden (CLAYTON, HEMS, ROBINSON, ANDREROS und HUNWICKE, 1944; ETTLINGER, 1946).

Mit der Zusammensetzung der Kulturmedien muß des öfteren variiert werden, um sich wechselnden Verhältnissen immer anpassen zu können. Ferner besteht noch eine beträchtliche Abhängigkeit zwischen der Glukosegabe und der Antibiotikumproduktion. Es scheint, daß die sich zersetzenden Kohlehydrate wesentlich an der Antibiotikumbildung beteiligt sind. So konnte u. a. GROSSBARD (1953) die Bildung des Patulins im Boden nachweisen, wenn ihm autoklaviertes Weizenstroh und 2% Glukose zugesetzt wurden. Glukose selbst wirkt in höheren Konzentrationen als 2% bakterizid auf Staphylokokken, Streptokokken, Typhus- und Ruhrbazillen. Während der Fermentation der Antibiotika ist die Kulturlösung einer dauernden Überprüfung zu unterziehen, da man schon an Hand der biologischen und chemischen Teste den günstigen Abbruch des Bebrütungsvorgangs feststellen kann.

Die Veränderung, die die Kulturlösung während des Wachstums des Antagonisten erfährt, sei am Beispiel der Tabelle 3 gezeigt, die die wichtigsten Daten zur Streptomycinproduktion durch *Streptomyces griseus* zeigt:

Tabelle 3

Wachstum und chemische Veränderung unter submersen Bedingungen von Streptomyces griseus

(DULANEY, RUGER und HLAVAG, 1949)

	Festgestellt als Milligramm pro 100 ml Kulturlösung Bebrütung in Tagen					
	0	1	2	3	5	8
PH	7,4	7,3	7,6	7,5	8,3	8,9
Mycelgewicht	—	40	510	580	480	380
Streptomycin	—	0	3,7	19,4	23,1	26,7
Glukose	900	880	800	240	60	—
löslicher Kohlenstoff	1020	860	700	510	440	460
Milchsäure	29,2	32,8	11,4	1,3	1,6	1,5
löslicher Stickstoff	148	130	110	76	73	114
Anorganische Phosphorverbindungen	11,8	10,8	3,4	0,1	0,2	3,4
Ammoniak-Stickstoff	6,6	7,0	7,5	6,3	11,5	26,5

Die Fermentationsverfahren der Antibiotikumgewinnung zerfallen in der Hauptsache in zwei Typen: Oberflächen- und submerses Verfahren. Während das Oberflächenverfahren hauptsächlich zu Beginn der Antibiotikaforschung angewandt wurde, ist man jetzt immer mehr — vor allen Dingen wegen der größeren Rentabilität — zum submersen Verfahren übergegangen.

C. DAS OBERFLÄCHENVERFAHREN

Beim Oberflächenverfahren wachsen die Organismen auf der Oberfläche einer geeigneten Nährlösung, die ungefähr in einer Schichthöhe von 1 bis 2 cm in Gefäße verschiedenster Form eingefüllt werden kann: Große Erlenmeyer- oder Fernbachkolben, rechteckige Porzellangefäße, spezielle runde Glasgefäße mit einem seitlich angebrachten Hals zum Animpfen der Kulturlösung usw. Die Form und Größe der Kulturgefäße ist bei der Produktion pilzlicher Stoffwechselprodukte von großer Bedeutung. Die Abhängigkeit der Antibiotikumbildung von der Oberfläche und dem Volumen kann nach folgendem Koeffizienten ausgedrückt werden:

$$\frac{\text{Oberfläche (cm}^2\text{)}}{\text{Volumen (ml)}}$$

Je dünner die Schichtdicke des Nährmediums ist, desto besser ist die Ausbeute an Stoffwechselprodukten (Antibiotika), da die Zuckerverwertung und der Gasaustausch (Sauerstoff) hier besser ist. Am besten haben sich Kulturgefäße aus Glas oder Porzellan bewährt, da solche aus Schwermetallen während der relativ langen Inkubationszeit die Antibiotika zum Teil inaktivieren. Gut eingeführt haben sich auch Gefäße aus Aluminium, rostfreiem Stahl oder emaillierte Eisengefäße. Zum Teil wurde nach der optimalen Bildung der Antibiotika die Nährlösung unter sterilen Bedingungen entfernt, aufgearbeitet und durch eine frische Nährlösung ersetzt (Oxforder Arbeitskreis). Dieser Vorgang konnte mehrmals ohne frische Sporeneinsaat wiederholt werden. Der begrenzende Faktor war stets eine Infektion durch Luftkeime. Ferner wurden noch weitere Verfahren aus-

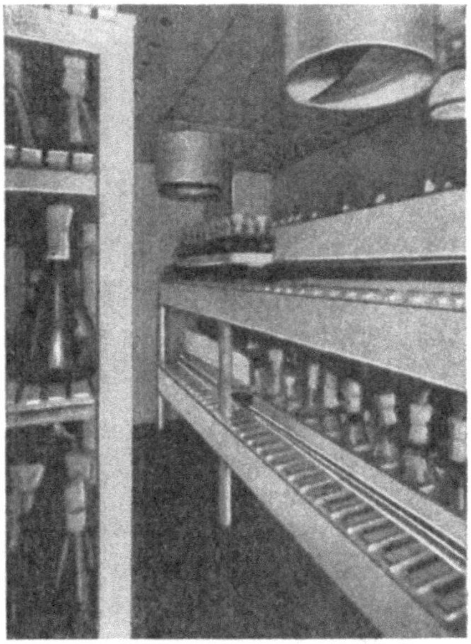

Abb. 10. Schüttelmaschine, nach FLOREY, CHAIN, HAETLEY, JENNINGS, SANDERS, ABRAHAM und FLOREY (1949)

gearbeitet, bei denen die Nährlösung unaufhörlich unter dem Mycel hinwegfloß. Trotz mancher Vorteile dieser Verfahren konnten sie jedoch niemals die wirtschaftliche Bedeutung des submersen Verfahrens erlangen.

D. DAS SUBMERSE VERFAHREN

Das Prinzip des submersen Verfahrens besteht darin, daß der Antagonist in großen Stahlbehältern in einer Nährflüssigkeit wächst, die dauernd gerührt und durchlüftet wird. Diese Methode ist dem Oberflächenverfahren aus rein wirtschaftlichen Gründen weit überlegen. Statt daß Tausende von kleinen Glasgefäßen gewaschen, mit Nährlösung gefüllt, sterilisiert und beimpft werden müssen, geschieht dies hier in wenigen Gefäßen, die sehr viel leichter unter Kontrolle gehalten werden können. Die Bebrütungszeit ist ferner beim submersen gegenüber dem Oberflächenverfahren verkürzt und die Ausbeute an Antibiotika erhöht.

Für die Produktion der Antibiotika unter Laborbedingungen stehen folgende Möglichkeiten zur Verfügung:

1. Schüttelflaschen, d. h. Erlenmeyerkolben, die auf einer Schüttelmaschine stehen (Abb. 10) (GOTTLIEB und ANDERSON, 1947).

Das optimale Volumen Kulturflüssigkeit in den Erlenmeyerkolben auf der Schüttelmaschine muß für jeden Organismus gesondert bestimmt werden. Sein

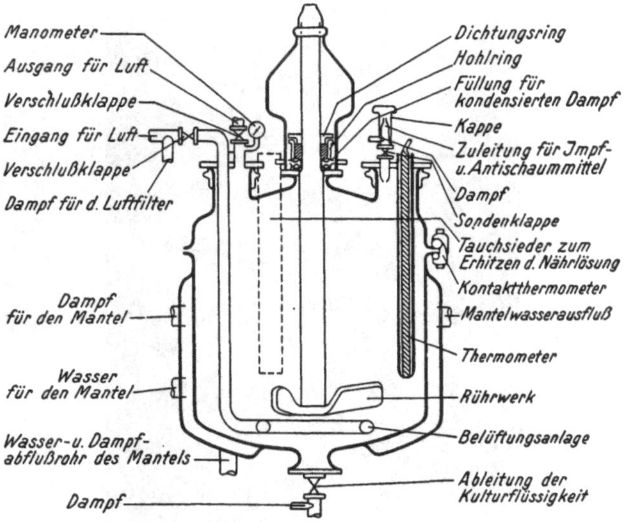

Abb. 11. Rührgefäß für die Penicillinproduktion, nach GORDON, GRENFELL, KNOWLES, LEGGE, MCALLISTER und WHITE (1947)

minimalster Wert wird von folgenden physikalischen Faktoren bestimmt: 1. Evaporation während der Bebrütung. 2. Ist das Volumen an Kulturflüssigkeit zu klein, befinden sich die spezifisch schwereren Organismen im Zentrum der Kulturgefäße und die Flüssigkeit bedingt durch die Zentrifugalkraft an der Peripherie, so daß von einem submersen Wachstum nicht mehr die Rede sein kann. 3. Es muß von vornherein berechnet werden, daß von Zeit zu Zeit Proben entnommen werden müssen und daß auch zum Schluß des Wachstums genügend Flüssigkeitsmenge in den Gefäßen vorhanden sein muß. Für 250 ml-Erlenmeyerkolben haben sich 40 ml Kulturflüssigkeit als optimal gezeigt. Für größere oder kleinere Gefäße ist die entsprechende Menge zu nehmen.

Wenn sich in den Schüttelkulturen auch kaum Schaumbildung zeigt, hat es sich doch als sehr günstig herausgestellt, in jedes Gefäß einige Tropfen eines nicht-toxischen Antischaummittels zuzusetzen. Durch die Herabsetzung der Oberflächenspannung läßt sich das Organismenwachstum und die dadurch bedingte Ausbeute an antibiotisch wirksamen Stoffwechselprodukten steigern.

Ferner muß bei dem Ansatz der Schüttelkulturen darauf geachtet werden, daß die Wattestopfen der Kulturgefäße weder zu fest gedreht noch daß sie feucht werden, da sonst der Gasaustausch (Sauerstoff) erschwert wird. Dieser Vorgang hat dann wieder eine Reduktion des Wachstums und der Antibiotikumbildung zur Folge.

2. Große Gefäße, sogenannte Rührgefäße, in denen die Kulturlösung gerührt und durchgelüftet wird (Abb. 11).

Maßgeblich für das submerse Kulturverfahren ist die unaufhörliche Durchlüftung der Kulturlösung, die bei der Schüttelmaschine durch eine gleichmäßige Bewegung der Kulturkolben ersetzt wird. Allerdings darf sich im letzten Fall nur

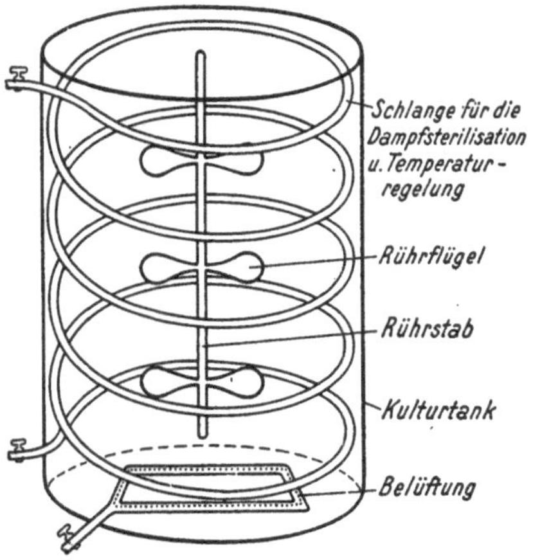

Abb. 12. Schematische Darstellung eines Fermentationstanks, nach PRATT und DUFRENOY (1953)

eine begrenzte Menge Flüssigkeit in den Kolben befinden: 50 ml in 250 ml Erlenmeyerkolben, 150 ml im Literkolben usw.

Schon 1933 wurde von KLUYVER und PERQUIN über das submerse Kulturverfahren berichtet. Schon vom Augenblick des Animpfens an wird die Kulturflüssigkeit mechanisch umgerührt entweder bei oder auch nicht gleichzeitiger Luftzufuhr. Während der ersten Wachstumsphasen ist das Organismenwachstum mit dem bloßen Auge nicht erkennbar und entspricht höchstens einer bakteriellen Trübung. Zu diesem Zeitpunkt kann aber schon ein Ringwachstum an der Gefäßwand in Erscheinung treten. Jede Kolonie in der Nährlösung ist aus einer Spore oder Mycelzelle (-stück) hervorgegangen. Die Menge und Art des submersen Wachstums hängt von mehreren Faktoren ab: Art und Konzentration der verschiedenen Nährsalze, Schüttelgeschwindigkeit, Art des verwendeten Gases zur Durchlüftung, Menge und Dichte der Impfsuspension/Einheit Volumen Nährflüssigkeit usw.

Als Rührgefäße finden meist Metalltanks Verwendung, die 250 bis 1000 l Inhalt besitzen. Ihre Konstruktion ist ähnlich der der größeren Tanks, wie sie zur

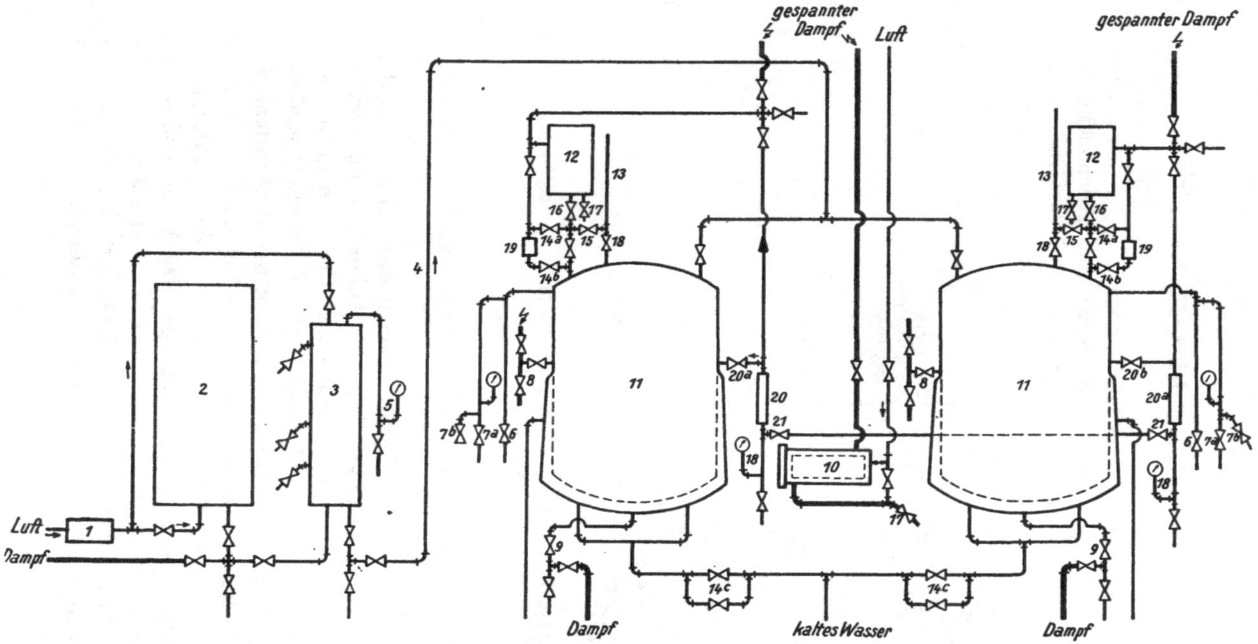

Abb. 13. Schema der Antibiotikumproduktion im Fabrikationsmaßstab, nach STEFANIAK, GAILEY, BROWN und JOHNSON (1946)

1 Dampfmantel zur Luftsterilisation für das Impfgefäß; *2* Impfgefäß; *3* Gefäß zum Ansetzen und Abmessen der Nährlösung; *4* Zuleitung der Impfflüssigkeit zu den Tanks; *5* Druckluftzuleitung zum Hinauspressen der Impfflüssigkeit; *6* Luft-Drosselventile; *7a* Ablaßventil für die Luft; *7b* Sicherheitsventil; *8* Ventil zur Probeentnahme; *9* Ablaßventil; *10* Dampfmantel zur Luftsterilisation für die Kulturtanks; *11* Kulturtanks; *12* Gefäß mit dem Antischaummittel; *13* Standrohr für das Antischaummittel; *14a, 14b, 14c* Automatische Regelventile; *15, 16* Ventile für das Antischaummittel; *17* Ableitungsventile für den kondensierten Dampf; *18* Ausflußventile für das Antischaummittel; *19* Reglergefäß des Antischaummittels; *20a* Strömungsmesser, *20b* Absperrventil; *21* Regulierung für den Luftzustrom

Fermentation der Antibiotika im industriellen Maßstab verwandt werden (Abb. 13, 14).

Für die Verwendung der Rührgeräte oder Tanks müssen folgende Vorschriften beachtet werden:

a) Die Luftsterilisation

Da der Erfolg der Arbeit in großem Maße von der ausreichenden Durchlüftung abhängig ist, muß besonderer Wert auf genügende Luftzufuhr gelegt werden. Die Luft wird sterilisiert, indem man sie durch ein Wattefilter durchstreichen läßt; das Wattefilter muß von Zeit zu Zeit erneuert werden.

b) Verhinderung der Schaumbildung

Während des Wachstums werden von den Organismen höhere Fettsäuren gebildet, die zur starken Schaumbildung der Kulturflüssigkeit führen. Besonders wenn der p_H-Wert des Kulturmediums nahe am Neutralpunkt liegt, bilden diese Fettsäuren mit den anorganischen Kationen zusammen Seifen. Die dadurch bedingte sehr störende Schaumbildung kann nach folgender Methode unterbunden werden: man setzt zu der Nährlösung Antischaummittel zu, die die Oberflächenspannung herabsetzen. Die Antischaummittel dürfen jedoch nicht flüchtig sein. Allgemein wirksame Antischaummittel sind: Sojabohnenöl, Rizinusöl, Schmalz, Mineralöle, Olivenöl, höhere Alkohole wie Octadecanol, Oleinsäure oder andere pflanzliche Öle. Mischungen dieser Fette sind meist wirksamer als eines allein. Bei der Penicillingewinnung hat sich z. B. eine Mischung von Schmalz und 3% Octadecanol bestens bewährt. Da die Antischaummittel toxisch auf verschiedene Organismen wirken können, muß ihre Eignung für den jeweiligen Organismus vor dem Ansatz überprüft werden. Es empfiehlt sich ferner, 0,1—0,5% Antischaummittel vor der Sterilisation der Kulturlösung zuzusetzen.

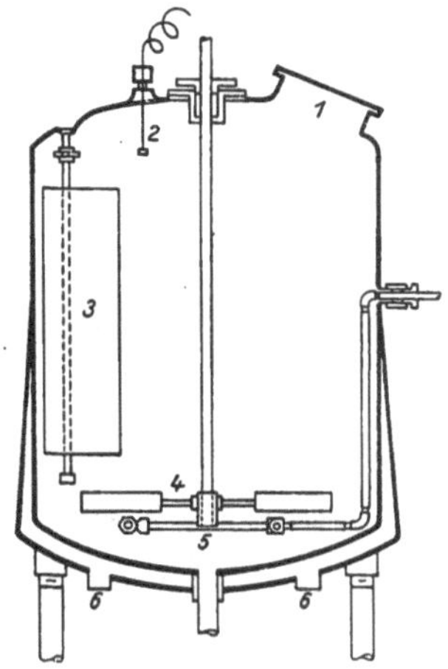

Abb. 14.
Zeichnung eines Rührgefäßes, nach STEFANIAK, GAILEY, BROWN und JOHNSON (1946)

1 Öffnung zum Einfüllen der Nährlösung; *2* Elektrode zur automatischen Zuleitung des Antischaummittels; *3* Eine Platte zur Verhütung zusammengeballten Organismenwachstums während der Fermentation; *4* Rührwerk; *5* Durchlüftung; *6* Kaltwasserzuleitung

Die Eignung des Antischaummittels kann nach folgendem Index berechnet werden, wobei das Antischaummittel am wirksamsten ist, das den höchsten Index aufweist:

$$\frac{\text{Minimalste Konzentration des Antischaummittels, die das Organismenwachstum hemmt}}{\text{Minimalste Konzentration des Antischaummittels, die die Schaumbildung unterdrückt}}$$

Jeder Organismus wird dabei mit jedem Antischaummittel einen anderen Index zeigen.

Während in den ersten Wachstumsphasen sich die Schaumbildung relativ einfach unterdrücken läßt, wird es späterhin schwierig, so daß laufend neue sterile Antischaummittelmengen zur Kultur zugesetzt werden müssen. Zum Teil kann die Schaumbildung durch eine Drosselung des Luftstromes und der Größe der einzelnen Luftblasen vermindert werden. Allerdings ist oft diese Luftzufuhrreduktion mit einer Wachstumsverminderung und der davon abhängigen Antibiotikumbildung verbunden. Manchmal macht sich die kritische Schaumbildung nur während einer bestimmten Wachstumszeit bemerkbar, so daß dann später der Luftstrom im verstärkten Maße durchgeleitet werden kann. Die notwendigen Versuchsbedingungen müssen deshalb für jeden Organismus genauestens festgestellt werden.

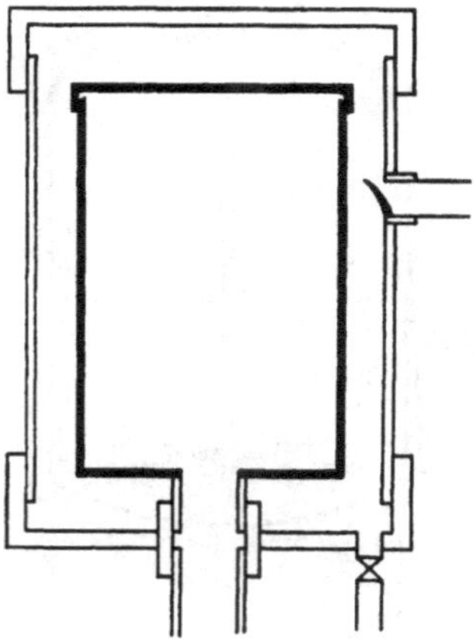

Abb. 15. Zeichnung des Standgefäßes für das Antischaummittel, nach STEFANIAK, GAILEY, BROWN und JOHNSON (1946)

Die Schaumbildung wird durch automatischen Zusatz eines Antischaummittels verhütet; es wird durch ein Standgefäß in das Kulturgefäß geleitet (Abb. 15). Das Antischaummittelgefäß wird durch durchströmenden Dampf sterilisiert (mindestens 4 Stunden). Die Zuleitung des Antischaummittels (3%iges Octadecanol in tierischen Ölen) wird zusammen mit dem Rührgefäß sterilisiert. Während der Fermentation wird das Antischaummittelgefäß unter Überdruck gehalten. Nach ROLINSON und LUMB (1953) vermag *Penicillium chrysogenum*, wenn es im submersen Kulturverfahren angezogen wird, die Fette des Antischaummittels, die vornehmlich aus Glycerin der Ölsäure bestehen, anzugreifen und als Kohlenstoffquelle auszunützen. Das trifft besonders dann zu, wenn die Kulturen stark belüftet werden. Bei verhältnismäßig geringer Durchlüftung werden dagegen die in den Kulturlösungen befindlichen Kohlehydrate bevorzugt.

c) Sterilisation des Kulturgefäßes und der Luftfilter

Die Sterilisation wird mit gespanntem Dampf vorgenommen. Der Dampf wird durch den Mantel des Gefäßes, durch die innere Öffnung des Luftfilters, an dem Rührer vorbei und durch die Zuführungen der Luft und des Antischaummittels gepreßt. Um das Feuchtwerden der Watte in dem Luftfilter zu vermeiden, empfiehlt es sich, einen höheren Dampfdruck im Mantel der Luftfilter als im Innern einzuhalten.

d) Probeentnahme

Die Probeentnahme muß unter Einhaltung aller nur denkbarer Vorkehrungen vor sich gehen, um eine Verbindung des Kulturgefäßes mit der Außenwelt und dadurch eine Infektion zu verhüten. Am besten hat sich dabei das „Drei-Röhren-System" bewährt: Während des Kulturverfahrens sind Zu- und Abflüsse des Kulturgefäßes verschlossen zu halten, nur die Zufuhr des gespannten Dampfes ist offen, so daß der Dampf ununterbrochen durch die äußeren Röhrensysteme laufen kann und sie dadurch steril erhält. Bei der Probeentnahme wird gleichzeitig das Dampfrohr geschlossen und der dazu bestimmte Hahn geöffnet, die Probe entnommen, der Hahn wieder geschlossen und die Dampfzuleitung sofort wieder geöffnet. Eine gleichartige Sterilisationsmöglichkeit befindet sich auch bei allen anderen Röhrensystemen, die mit der äußeren Atmosphäre in Verbindung stehen.

e) Vorkulturtank oder Impfgefäß

Der Tank, in dem die Kultur zum Beimpfen des eigentlichen Fermentationsgefäßes angezogen wird, faßt meistens 100—120 l Nährflüssigkeit. Er ist ferner mit einem zweiflügeligen Rührer von 24 cm Durchmesser mit 360 Umdrehungen in der Minute ausgestattet. Um die Höhe der eingefüllten Nährlösung festzustellen, ist das Kulturgefäß mit einem Zylinder verbunden, der Markierungen besitzt, so daß die Standhöhe jederzeit abgelesen werden kann.

f) Sterilisation der Nährflüssigkeit

Die festen Bestandteile des Nährmediums (siehe die Rezepte der Nährbodenzusammensetzung oder Medium III und IV der Tabelle 4) werden in das Rührgefäß eingeschüttet und das Wasser wird bis zum gewünschten Volumen aufgefüllt. Das Medium wird dann durch direkte Durchleitung mit Dampf sterilisiert, der sich dadurch teilweise kondensiert, so daß das Kulturmedium in seinem Volumen von 150 l auf 200 l ansteigen kann. Dieser Umstand muß bei der Nährstoffzugabe mit berücksichtigt werden. Die Sterilisation wird mit Dampf von 1,5 Atü durchgeführt. Sie dauert ca. 42 Minuten, bis der gewünschte Druck erreicht wird, den man dann ca. 25 Minuten konstant erhält. Während der Sterilisation läßt man durch den Gefäßmantel keinen gespannten Dampf durchstreichen. Nach dem Abstellen des Dampfes durch das Nährmedium wird Kühlwasser durch den Mantel gepreßt, während man im Kulturgefäß den Druck von 1 Atü aufrecht erhält. Das Rührwerk setzt man vom Augenblick der Sterilisation an in Bewegung, es läuft dann ununterbrochen bis zur Beendigung des Fermentationsverfahrens. Bei einer richtigen und gut arbeitenden Anlage dauert es 112 Minuten von Beginn der Sterilisation bis zur vollständigen Abkühlung.

g) Vorbereitung der Impfmenge

Um eine maximale Ausbeute an Antibiotika in einem flüssigen Kulturmedium zu erzielen, sind folgende Hinweise zu beachten: 1. Zum Animpfen darf stets nur eine reine Kultur verwendet werden (sie soll von einer Einspor- bzw. -zellkultur abstammen); 2. Das Kulturmedium muß vor dem Animpfen vollständig steril sein; 3. zum Animpfen der Kulturgefäße muß eine genau abgemessene Menge des Impfmediums verwendet werden. Besser als eine Beimpfung mit Sporen von einem festen Nähragar ab, hat sich die Beimpfung mit gut gewachsenen flüssigen Kulturen bewährt. Da das Wachstum aus jedem lebensfähigem Partikel einsetzt, ist die Entwicklung der Kulturen um so rascher und intensiver, je mehr lebensfähige Partikel eingeimpft werden. Zur gründlichen Zerkleinerung der Impfflüssigkeit hat sich der „warning-blendor" bewährt. Ein begrenzender Faktor der Antibiotikagewinnung nach dem Tankverfahren liegt mit darin, daß die Impfmenge zu klein war. Beste Ergebnisse konnten erzielt werden, wenn die Impfmenge 5—10% der Kulturflüssigkeit betrug. Ein Nährmedium, auf dem die Vorkultur angezogen werden soll (Medium II der Tabelle 4), wird auf die gleiche Weise sterilisiert, wie das eigentliche Kulturgefäß. Das Endvolumen soll nach Möglichkeit 68 l nicht übersteigen. Das Kulturmedium der Vorkultur differiert nur insofern von der eigentlichen Kulturlösung, als es Glukose statt Lactose und die Hälfte der dort angegebenen Menge an „corn-steep-liquor" enthält. Die Kulturflüssigkeit wird mit dem Inhalt zweier Schüttelflaschen beimpft, die je 1000 ml des bewachsenen Kulturmediums enthalten (Medium I der Tabelle 4). Die Schüttelkölbchen werden mit einer wäßrigen Sporensuspension von Agarplatten beimpft. Die Beimpfung der Agarplatten erfolgt mit einer frischen aktiven Vorratskultur. Sie werden bei 23°C für 4 Tage bebrütet. Die Schüttelkolben werden dagegen nur für 24 Stunden bei 23°C gehalten. Nach der Beimpfung der Kulturflüssigkeit des Vorkulturgefäßes läßt man die Organismen für 36 Stunden bei einer Durchlüftung von 100 l Luft/Minute wachsen. Nach diesen 36 Stunden

Tabelle 4

Zusammenstellung von Nährmedien für Vorkultur und Hauptkultur

Nährboden-Zusammensetzung	Medium I	Medium II	Medium III	Medium IV
Dextrin	60	—	—	—
Glukose	—	40	—	—
Lactose	—	—	30	20
corn-steep-liquor	20	20	40	20
$NaNO_3$	—	3	—	3
KH_2PO_4	—	0,5	—	0,5
$MgSO_4 \cdot 7\,H_2O$	—	0,125	—	0,125
$CaCO_3$	—	5	10	1,8

Die Menge der einzelnen Nährstoffe ist in Gramm je Liter Flüssigkeit angegeben.

sind bereits 50% der Glukose aufgebraucht und das Wachstum der Organismen ist so weit fortgeschritten, daß die Kulturlösung die Konsistenz eines Papierbreies angenommen hat. Zwanzig Liter dieser Pilzsuspension werden nun durch ein Meßgefäß in das eigentliche Kulturgefäß unter sterilen Bedingungen eingeleitet. In Tabelle 4 sind die Zusammensetzungen der Nährlösungen für Vorkultur und Kulturgefäß zusammengestellt (STEFANIAK, GAILEY, BROWN und JOHNSON, 1946, Abb. 11). Sie sind zwar in erster Linie für die Gewinnung der Antibiotika aus Penicillien geeignet, können jedoch unter Berücksichtigung der besonderen Wachstumsansprüche der jeweiligen vorliegenden Antagonisten auch für diese verwandt werden. Die dafür notwendigen Modifikationen müssen dann von Fall zu Fall erarbeitet werden, da die hier angegebenen Werte und Vorschriften nur Anhaltswerte abgeben können.

h) Bebrütung bzw. Fermentation

Sowie die Impfflüssigkeit in das Rührgefäß eingeleitet worden ist, beginnt die Durchlüftung. Um die Schaumbildung während der ersten 6 Stunden herabzusetzen, nimmt man die Durchlüftung der obengenannten Rührgefäße mit 60 Liter Luft in der Minute vor; nach dieser Anlaufzeit läßt man die Durchlüftung auf 200 Liter in der Minute ansteigen. Nach dem Zufügen von 300 ml Antischaummittel wird die erste Schaumbildung zwar anfänglich unterdrückt, es ist aber ausgeschlossen, sie während des ganzen Fermentationsvorgangs zu beseitigen. Nach dem 6stündigen Anlaufwachstum ist die automatische Antischaummittelzufuhr einzuschalten. Während der Fermentation ist der Luftdruck auf 1 Atü einzustellen; dieser ist ausreichend, um einer Infektion von außen vorzubeugen. Um einen Wachstumsvorgang abzuschließen, genügt meist eine Zeit von 72 Stunden; dazu kommen dann nochmals 12 Stunden, die man benötigt, um das Gefäß zu entleeren und zu säubern. Es empfiehlt sich, das Gefäß mit dem Antischaummittel bereits wieder zu sterilisieren, wenn das Rührgefäß gesäubert und das Impfmaterial wieder für den nächsten Ansatz vorbereitet wird.

i) Temperaturregelung

Die Temperatur der Kulturflüssigkeit ist mit Hilfe eines Thermoelementes konstant zu erhalten. Das Thermoelement steht mit der Zufuhr des Kühl- bzw. Warmwassers für den Mantel in Verbindung. Meist wird für die ersten Wachstumsphasen Warmwasser benötigt, späterhin dagegen Kühlwasser. Bei allen Arbeiten mit Antibiotika muß man sich genau an die angegebenen optimalen Temperaturen halten, da die Antibiotika sehr rasch mit ansteigenden Temperaturen inaktiviert werden können.

Wird trotz Innehaltung der genannten Bedingungen kein Antibiotikum in dem gegebenen Nährsubstrat nachgewiesen, müssen in erster Linie andere Nährböden auf ihre Eignung untersucht werden. Notfalls müssen gewisse Modifikationen bezüglich der Temperatur, des Reaktionsvermögens des Nährbodens, der Bildungsstimulatoren u. a. vorgenommen werden. Sollte auch dies nicht von

Erfolg gekrönt sein, müssen folgende Varianten der Kulturmöglichkeiten auf bessere Eignung geprüft werden:

1. Man läßt den Antagonisten in geringeren Schichthöhen im Oberflächenverfahren wachsen.
2. Die Kulturgefäße müssen mit einer höheren Umdrehungszahl des Rührwerkes bewegt werden, bzw. der Schüttelapparat ist auf eine größere Geschwindigkeit einzustellen.
3. Sterilisierter Sauerstoff, Luft oder andere geeignete Gasgemische müssen in verschiedenen Geschwindigkeiten und Stärken durch die Kulturgefäße gepreßt werden. Von manchen Antibiotika ist bekannt, daß sie (wahrscheinlich durch Oberflächenwirkung) durch hindurchströmende Gase oder Gasgemische inaktiviert werden. In einem solchen Falle empfiehlt es sich, den Sauerstoff- oder Luftstrom nur über die Kulturoberfläche streichen zu lassen.
4. Das Antibiotikum wird manchmal nur dann gebildet, wenn der Antagonist auf einer Zellophanmembran wächst, die mit ihrer Unterseite in die Nährlösung hineintaucht. Diese Methode hat zwar gewisse Vorteile, ist aber zur Gewinnung der Antibiotika im größeren Maßstabe nicht geeignet.

E. KULTIVIERUNGSMETHODEN DER ANTAGONISTEN AUF EINER PERMEABLEN MEMBRAN

FROST (1904) schlug für diese Zwecke Kollodium vor, und GRATIA und DATH (1925) empfahlen Zellophan. Die sterile Membran liegt auf der Nährlösung, der Antagonist wird auf die Scheibe aufgeimpft, so daß zwar das Antibiotikum in die Nährlösung hineindiffundieren kann, diese selbst aber steril bleibt, da der Antagonist sich nicht in ihr befindet. Das mit dem Antibiotikum angereicherte Nährmedium kann nach der optimalen Wachstums- und Bildungszeit durch ein frisches ersetzt werden, ohne daß sich die Notwendigkeit einer Neubeimpfung ergibt. Man erzielt durch diese Methode nicht nur eine regelmäßige, wenn auch kleine Ernte, sondern man kann auch mit ihrer Hilfe eine ganze Reihe der verschiedensten Nährlösungen auf ihre Eignung untersuchen. Manchmal muß man feststellen, daß sich Nährlösungen, die sich gut zur Ersteinsaat eignen, die gleich gute Eignung nach einem mehrmaligen Wechsel der Nährlösung nicht mehr besitzen und umgekehrt, daß Nährlösungen erst dann besonders gut zur Hemmstoffbildung geeignet sind, wenn der Organismus auf anders zusammengesetzten Nährlösungen gewachsen war. Wahrscheinlich sammeln sich in der einen Nährlösung mehr ungünstige Stoffwechselprodukte an als in der anderen. Fragen der Reaktion und der Pufferung eines Nährmediums mögen dabei ebenfalls eine Rolle spielen.

LEWIS und LUCAS (1945) benutzten ein langes Zellophanrohr für die Gewinnung der Antibiotika während eines größeren Zeitraums. Das Rohr, das innen mit dem Antagonisten angeimpft wurde, lag in einer sich ständig erneuernden Nährlösung. Einschränkend wird bemerkt, daß das Zellophan leicht von *Penicillium notatum* angegriffen wird; auch andere Antagonisten dürften sich ähnlich

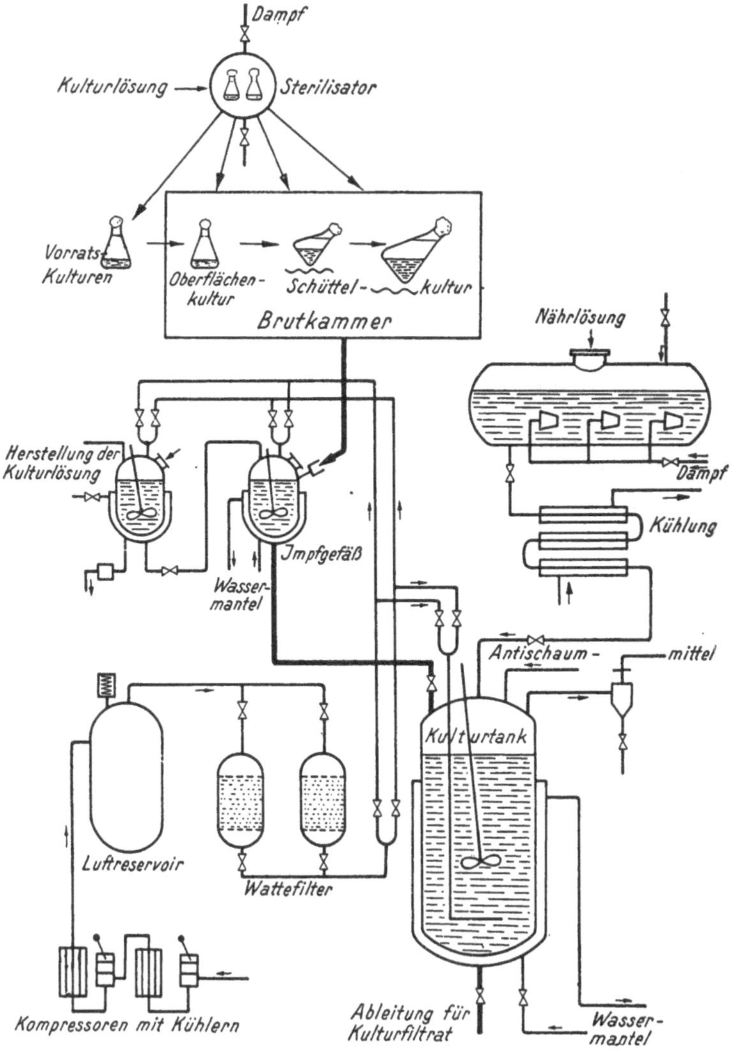

Abb. 16. Schematische Darstellung des Fabrikationsganges der Antibiotikumproduktion nach dem submersen Verfahren vom Ansetzen der ersten Impfkultur bis zur fertigen antibiotikumhaltigen Kulturlösung im Tank, nach FLOREY, CHAIN, HEATLEY, JENNINGS, SANDERS, ABRAHAM und FLOREY (1949)

verhalten. Sie schlugen deshalb vor, statt Zellophan einen Zellulose-Nitrat-Film zu verwenden. HARMSEN und KOLFF (1947) züchteten mit bestem Erfolg auch antagonistisch wirkende Bakterien auf Zellophanmembranen.

In Abb. 16 ist die Fermentation der Antibiotika von der Röhrchen- bis zur Tankkultur schematisch zusammengestellt worden.

V. Die Bestimmung bekannter Antibiotika in ungereinigten Kulturlösungen

Bestimmte gut definierte Antibiotika werden von spezifischen Organismen gebildet. Zeit und Mühe kann man sich ersparen, wenn man diese Antibiotika identifizieren kann, ohne sie erst vorher reinigen zu müssen, wenn auch eine chemische Bestimmung erst dann möglich sein wird, wenn das Antibiotikum vollständig gereinigt vorliegt. Andererseits können überzeugende Begleiterscheinungen eines Antibiotikums bereits in dem ungereinigten Kulturfiltrat nachgewiesen werden, so daß seine Unterscheidung von einer ganzen Reihe anderer Antibiotika verhältnismäßig leicht getroffen werden kann. Nachweise für ein vorliegendes Antibiotikum können nach folgenden Untersuchungsmethoden erbracht werden:

A. DURCH VERGLEICH DER ANTIMIKROBIELLEN FÄHIGKEITEN DER KULTURFILTRATE MIT DENEN DER BEKANNTEN ANTIBIOTIKA

Verschiedene Stämme einer gegebenen Organismenspezies können sich in bezeichnender Weise gegenüber einem bestimmten Antibiotikum unterscheiden. Es wird in einem solchen Falle, wenn man ein Antibiotikum allein auf seine Wirksamkeit untersuchen will, eine dieser Spezies als Testorganismus verwandt werden. Man benutzt dann nur solche Stämme, deren physiologische Eigenschaften genau bekannt sind. Sind solche Stämme nicht vorhanden, legt man Parallelteste mit verschiedenen bekannten Antibiotika und mit dem unbekannten zu bestimmenden an. Es erweist sich dabei als notwendig, eine ganze Reihe von Organismen auf ihre Empfindlichkeit hin zu untersuchen, da sich die empfindlichen Spezies verschiedenen Antibiotika gegenüber oft nur wenig unterscheiden können (EISMAN, MARSH und MAYER, 1946; KAVANAGH, 1947). Mit Hilfe dieser Teste stellt man ein genaues Spektrum des Antibiotikums auf. Das Spektrum drückt man meist in Mikrogramm oder Einheiten/ml gegenüber einer ganzen Reihe von Mikroorganismengattungen aus.

B. DURCH BIOLOGISCHE NACHWEISMETHODEN DER ANTIBIOTIKA

Um die Bestimmung der von Aktinomyceten gebildeten Antibiotika zu beschleunigen, hat TEILLON (1953) ein Verfahren ausgearbeitet. Er bezeichnet es als „antibiose croisee“. Es baut auf der Beobachtung auf, daß unter bestimmten Bedingungen Aktinomyceten, die das gleiche Antibiotikum zu bilden vermögen, sich in gemeinsamer Kultur nicht hemmen, daß aber Hemmungserscheinungen sofort dann auftreten, wenn unterschiedliche Verbindungen gebildet werden.

Die Aktinomyceten, deren antibiotisch wirksame Stoffwechselprodukte identifiziert werden sollen, werden auf einer Nähragarplatte, einem Testorganismus, der ein bekanntes Antibiotikum zu bilden vermag, gegenübergeimpft (gekreuzt). Es hat sich in der Folge als günstig herausgestellt, um Nebenwirkungen (Erschöpfung des Nährsubstrates, p_H-Veränderungen u. a.) auszuschalten, statt des Testorganismus das von ihm gebildete Antibiotikum direkt zu verwenden. Das Antibiotikum wird auf ein Filterpapierblättchen aufgetropft und dieses auf die Agaroberfläche gelegt, die dann mit den zu untersuchenden Stämmen beimpft wird. Es gelingt dann die gebildete Substanz in die Gruppe der bekannten Antibiotika (Streptomycin, Streptothricin, Neomycin, Terramycin, Aureomycin, Chloromycetin u. a.) einzuordnen oder als neu bzw. selten nachzuweisen.

C. DURCH IHRE WIRKUNG GEGENÜBER SPEZIFISCHEN RESISTENTEN STÄMMEN VON TESTORGANISMEN

Stansly (1946) nahm eine vorläufige Bestimmung des Antibiotikums in den Kulturfiltraten vor, indem er es gegen zwei verschiedene Stämme austestete: a) gegen einen empfindlichen Organismus, b) gegen einen Stamm des gleichen Organismus, der durch langsame Gewöhnung an ein Antibiotikum resistent geworden war, und zwar an ein Antibiotikum, dessen Identität mit dem vorliegenden man vermutete. Eisman, Marsh und Mayer (1946) lehnten diese Beweisführung allerdings ab, wiesen aber darauf hin, daß noch zu wenig darüber bekannt ist, wie weit die Resistenz eines Testorganismus sich auch auf andere ähnlich gebaute, aber nicht miteinander identische Antibiotika ausdehne. Es ist auf diesem Wege z. B. nicht möglich, allein durch Austesten mit verschiedenen resistenten Stämmen von *Staphylococcus aureus* die verschiedenen Penicilline nachzuweisen, da ein *Staphylococcus*, der gegenüber dem einen Penicillin resistent geworden ist, die gleiche Erscheinung auch gegenüber den anderen zeigt. Diese Testmethoden empfehlen sich demnach mehr als bestätigende Teste (besonders im negativen Sinne) als für eine vorläufige Bestimmung. In letzter Konsequenz müßten für jedes Antibiotikum zwei Standardkulturen (Elternkultur und resistente Abkömmlinge) vorhanden sein. Dies läßt sich jedoch praktisch niemals durchführen. Als erschwerend kommt noch hinzu, daß es bei einigen Antibiotika bis heute noch nicht gelungen ist, Resistenzerscheinungen bei empfindlichen Testorganismen nachzuweisen.

D. DURCH DEN GEBRAUCH SPEZIFISCHER ENZYME

Die beste, oder vielleicht richtiger ausgedrückt, die heute einzig anwendbare relativ sichere Methode der direkten Bestimmung der Antibiotika ist der Nachweis bzw. ihre Inaktivierung durch spezifisch wirkende Enzyme, wie es beim Penicillin durch die Penicillinase bekannt geworden ist. Obwohl sie ein ganz spezifisch wirkendes Enzym für das Penicillin darstellt, gelingt es mit ihrer Hilfe auch nicht, die verschiedenen Penicilline voneinander zu unterscheiden. Die

Tabelle 5 *Identifikationsteste* (Nach HEATLEY und PHILPOT, 1947)

Antibiotikum	1 Stabilität[1]) bei p_H 2,0		bei p_H 9,5		2 in Äther löslich bei p_H			3 Vgl. Test[2])	4 optisch aktiv	5 Schmelzpunkt (°C)	6 Zylinderplattenmethode bei einer Verdünnung, die eine Zone von 20 mm Ø ergibt[3])	
	20°	100°	20°	100°	2,0	6,0–7,0	9,0				*Staph. aureus*	*Bact. coli*
Hemmen nur *Staphylococcus aureus*												
Penicillin	±	—	±	—	++	—	—	a	+	—	1 : 106	..
Helvolinsäure	+	+	+	—	++	—	—	..	—	212	1 : 160000	1 : 1000
Mycophenolsäure	+	+	+	+	++	—	—	c	0	141	1 : 32000	1 : 200
Proactinomycin	+	±	—	—	—	—	++	..	+	..	1 : 5000	1 : 100
Citrinin	+	±	+	±	++	—	—	c, e	—	166—170	1 : 16000	1 : 500
Gliotoxin	+	+	—	—	++	++	—	..	—	221	1 : 32000	1 : 500
Puberulinsäure	+	+	+	+	++	—	—	c	0	316—318	1 : 5000	1 : 500
Fumigatin	+	+	+	..	++	—	—	b	0	116	1 : 1000	1 : 1000
Spinulosin	+	+	+	—	++	—	—	b	0	200—201	1 : 250	1 : 250
Hemmen beide: *Staphylococcus aureus* und *Bacterium* (*Escherichia*) *coli*												
Anhydro-3-hydroxymethylen-tetrahydropyron-2-carboxylin-Säure[4])	+	+	±	—	+	+	—	..	0	111	1 : 10000	1 : 10000
Aspergillinsäure	+	+	+	+	++	—	—	f	+	96	1 : 1000	1 : 1000
Penicillinsäure	+	+	+	+	++	—	—	d	0	65	1 : 1000	1 : 1000
Kojisäure	+	+	+	+	++	—	—	c	0	150	1 : 150	1 : 150
Streptomycin	+	+	+	—	—	—	—	..	0	..	1 : 2000	1 : 2000

[1]) In Spalte 1 bezeichnet + keine oder nur wenig Hemmung; ± zeigt nur etwas Hemmung an; — bezeichnet meist vollständige Hemmung.

[2]) Die Vergleichsteste bezogen auf Spalte 3 sind: (*a*) Empfindlichkeit für Penicillinase; (*b*) wenn hinreichend oxydiert, gibt die zu bestimmende Konzentration (bei den Mitteln angewandt) purpurfarbene Lösungen mit neutralem oder alkalischem p_H; (*c*) Farbreaktionen mit Eisenchlorid; (*d*) Farbreaktionen mit starkem Ammoniak; (*e*) gelbe Farbe und vielleicht beginnende Ansäuerung; (*f*) flüchtig bei 100° C.

[3]) Plattenoberfläche besprüht mit 1 : 1000 verdünnter, 16 bis 24 Stunden alter Kultur von *Staphylococcus aureus* „NCTC 6571" oder *Bacterium* (*Escherichia*) *coli* „NCTC 86".

[4]) Verschieden benannt: Expansin, Clavatin, Clavacin, Claviformin, Patulin, Penicidin.

Colicine und eine ganze Anzahl anderer Antibiotika, die von sporenbildenden Bakterien gebildet werden, können durch verschiedene proteolytische Enzyme zerstört werden. Da aber auch diese nicht spezifisch wirken, besitzen sie keinen diagnostischen Wert. Bei weiteren Untersuchungen wird man aber sicher noch für viele Antibiotika streng spezifisch wirkende Enzyme nachweisen können.

E. DURCH VERGLEICH VON GEWISSEN LEICHT FESTSTELLBAREN PHYSIKALISCHEN UND CHEMISCHEN EIGENSCHAFTEN

Zur Versuchsanstellung benötigt man neben dem ungereinigten Kulturfiltrat mehrere bekannte Antibiotika. Bei diesen Methoden werden die Antibiotika verschiedenen chemischen und physikalischen Behandlungen unterworfen, und anschließend wird die Aktivität wieder mit Hilfe biologischer Teste wertmäßig bestimmt: Man untersucht die Stabilität der Antibiotika, indem man sie den verschiedensten Temperaturen aussetzt. Man untersucht ferner die Äther- und Wasserlöslichkeit bei verschiedenen p_H-Stufen und den Einfluß auf zwei oder mehrere bekannte Teststämme, wie *Staphylococcus aureus* Stamm „NCTC 6571" und *Escherichia coli* Stamm „NCTC 86". Außerdem können noch andere Teste vorgenommen werden, wie sie in Tabelle 5 zusammengestellt wurden.

VI. Extraktion und Reinigung der Antibiotika

Unter den Antibiotika sind Vertreter der verschiedensten chemischen Verbindungen vorhanden. Zum Teil sind es organische Basen oder Säuren, Polypeptide oder Proteine. Die Mehrzahl von ihnen besitzt ein relativ geringes Molekulargewicht. In weitem Maße unterscheiden sie sich bezüglich ihrer chemischen und physikalischen Eigenschaften. Sie können neutral, basisch, sauer oder amphoter reagieren, können löslich oder unlöslich in Wasser oder bestimmten organischen Lösungmitteln sein. Es ist deshalb verständlich, daß beinahe alle biochemischen Methoden zu ihrer Extraktion und Reinigung herangezogen werden müssen. Auch hier machen die Antibiotika keine Unterschiede zu den Isolierungen anderer natürlich vorkommender organischer Verbindungen.
Die Methoden, die zur Extraktion und Reinigung notwendig sind, zerfallen grob gesehen in zwei Gruppen. Einige befassen sich mit der Bestimmung der chemischen Zugehörigkeit des Antibiotikums. Ist das Antibiotikum z. B. ein Protein, sind in erster Linie solche Methoden anzuwenden, wie sie zur Reinigung eines Proteins notwendig sind. Bei den Methoden der zweiten Gruppe, die sich mit der Reinigung und Extraktion direkt befassen, ist als wichtigste Frage zuerst die nach der Stabilität des vorliegenden Antibiotikums zu klären. Manchmal ist es nur innerhalb ganz enger p_H-Grenzen stabil, oder es verträgt nur den Einfluß ganz bestimmter Temperaturen oder Lösungsmittel usw. Diese Fragen müssen geklärt sein, bevor man die ersten Reinigungsschritte unternimmt; d. h. es ist an Hand biologischer Testmethoden vor Beginn der eigentlichen Untersuchungen zu klären, ob das Antibiotikum eine Hitzebehandlung, Lösen bei tiefen oder hohen p_H-Werten, Behandlungen mit einem oder mehreren bekannten organischen Lösungsmitteln verträgt.
Manchmal werden von einem gegebenen Antagonisten gleichzeitig verschiedene Antibiotika gebildet. Man kann mehrere Antibiotika in einem Kulturfiltrat nachweisen, indem man die Untersuchungen auf unterschiedliche Löslichkeit der Komponenten oder auf verschiedene Stabilität der aktiven Substanzen aufbaut. Letzteres liegt vor, wenn die Anzahl der Einheiten nach spezifischen Behandlungen des Kulturfiltrates nicht mehr der ursprünglich ausgetesteten entspricht. Ferner kommt es des öfteren vor, daß das Antibiotikum in der Kulturlösung in Verbindung mit einer nicht aktiven Komponente vorliegt und dadurch den Reinigungsprozeß erschwert.
Seltener ist das Antibiotikum auch an den Produzenten direkt gebunden. Auch hier wird man es nach einer geeigneten Vorbehandlung des Antagonisten mit einem organischen Lösungmittel extrahieren können. Als Beispiel sei hier das Endosubtilysin genannt, das von *Bacillus subtilis* gebildet wird. Es kann aus den

Bakterienzellen gewonnen werden, indem man diese mit sterilem Sand und Alkohol zerreibt und diese Mischung dann weiter verarbeitet. Chaetomin wird mit Aceton aus dem Mycel eines Aktinomyceten extrahiert.
Gewöhnlich wird jedoch das Antibiotikum in das Nährsubstrat abgeschieden, so daß der Reinigungsprozeß bei den Kulturfiltraten beginnen kann. Auch bei der Gewinnung der Antibiotika aus höheren Pflanzen geht man meist so vor, daß man die Pflanzenteile mit Sand und Wasser zerreibt und das aktive Prinzip aus dieser Mischung gewinnt.
Die Reinigung bzw. Isolierung der Antibiotika wird nach folgenden drei Schritten vorgenommen:

A. Gewinnung des Antibiotikums aus dem Kulturmedium.
B. Einfache, allgemein übliche Extraktionsbehandlungen des rohen Extraktes.
C. Spezielle Methoden der weiteren und endgültigen Reinigung.

A. GEWINNUNG DES ANTIBIOTIKUMS AUS DEM KULTURMEDIUM

Ein Antibiotikum kann im allgemeinen aus einem Kulturmedium nach folgenden drei Möglichkeiten gewonnen werden: durch Extraktion mit einem organischen Lösungsmittel, das nicht vollständig mit Wasser mischbar ist, durch Adsorption an ein geeignetes Adsorptionsmittel oder durch Fällung. Vor der Reinigung eines unbekannten Antibiotikums sind immer Vorversuche anzulegen, welche dieser drei vorhandenen Möglichkeiten sich im vorliegenden Fall am besten bewähren.

a) Extraktion mit einem organischen Lösungsmittel

Die Frage, ob sich ein Lösungsmittel zur Extraktion eignet oder nicht, kann durch Bestimmung des folgenden Koeffizienten festgestellt werden:

$$= \frac{\text{Konzentration des Antibiotikums im Lösungsmittel}}{\text{Konzentration des Antibiotikums in der Kulturflüssigkeit}}$$

Das Lösungsmittel ist nur dann brauchbar, wenn der errechnete Koeffizient sehr hoch ist, da sich sonst die Aktivitätsverluste zu stark fühlbar machen. Die Extraktion des Antibiotikums aus der Kulturlösung nimmt man entweder durch Mischung mit dem organischen Lösungsmittel oder durch Extraktion im Gegenstromverfahren beider Flüssigkeiten vor. Die letzte Methode hat gegenüber der ersten zwar große Vorteile, zumal sie auch in einem größeren Maßstabe angewandt werden kann, besitzt aber dann große Nachteile, wenn sich durch unterschiedliche spezifische Gewichte der beiden Flüssigkeiten nur eine unbefriedigende Durchmischung ergibt. Will man diese Schwierigkeiten vermeiden, verwendet man Gegenstrom-Extraktoren-Zentrifugen, die sich sehr gut bewährt haben; sie verbrauchen allerdings große Mengen des organischen Lösungsmittels. Ein Ausschütteln der antibiotischen Stoffwechselprodukte mit einem organischen Lösungsmittel ergibt starke Emulsionen mit großer Schaumbildung, wobei beide Phasen durch Zentrifugieren getrennt werden können.

Wenn das vorliegende Antibiotikum nicht neutral reagiert, ist der Löslichkeitskoeffizient stark von dem p_H-Wert der wäßrigen Lösung abhängig. Die Unterschiede sind so groß, daß man aus ihnen schließen kann, ob das Antibiotikum neutral, sauer oder alkalisch reagiert. Im allgemeinen besitzen die freien organischen Säuren eine größere Löslichkeit als ihre Salze in dem gleichen organischen Lösungsmittel, so daß ein Antibiotikum, das bei Abnahme des p_H-Wertes des organischen Lösungsmittels immer leichter extrahierbar wird, bestimmt Säurecharakter besitzen muß. Das umgekehrte Verhalten deutet dagegen darauf hin, daß es sich bei der vorliegenden Substanz um eine organische Base handeln muß.

Das Überführen eines Antibiotikums von wäßriger Lösung in eine Lösung in einem organischen Lösungmittel darf nur (oder möglichst nur) innerhalb eines ganz engen p_H-Bereiches geschehen, um größere Verluste bei der Extraktion zu vermeiden. Durch einen Wechsel des p_H-Bereiches der Antibiotikumlösung kann man manchmal die Antibiotika von inaktiven Verbindungen trennen. Voraussetzung ist hier allerdings, daß diese ein von den Antibiotika unterschiedliches Reaktionsvermögen besitzen.

Gelegentlich kommt es vor, daß ein Antibiotikum sehr leicht in einem bestimmten p_H-Bereich extrahiert werden kann, in dem es aber in wäßrigen Lösungen sehr labil ist. Um hier größere Aktivitätsverluste zu vermeiden, empfiehlt es sich, bei tieferen Temperaturen in einem Kühlraum zu arbeiten.

Reagiert ein Antibiotikum neutral, so erhält man es am leichtesten in roher, ungereinigter Form durch Fällung, d. h. man fügt ein zweites Lösungsmittel hinzu, in dem das Antibiotikum unlöslich ist, das erste Lösungsmittel beseitigt man dann durch Destillation. Saure und basische Antibiotika werden direkt von der wäßrigen Lösung in Lösung im organischen Lösungsmittel übergeführt, indem man vorher den entsprechenden p_H-Wert einstellt. Aus dem Lösungsmittel werden sie dann in Form geeigneter Salze gefällt.

Gliotoxin, Penicillin und Proactinomycin können als Beispiele der neutral, sauer und basisch reagierenden Antibiotika genannt werden, bei denen der erste Reinigungsschritt mit einem organischen Lösungsmittel durchgeführt wird und zwar mit Äther, Amylacetat oder Chloroform.

b) Adsorption

Unter den vielen bekannten Adsorptionsmitteln haben sich zur Adsorption der Antibiotika aus den Kulturfiltraten Aktivkohle und Ionen-austauschende Harze am besten bewährt.

α) Aktivkohle

Viele Antibiotika werden mit Hilfe der Aktivkohle aus den Kulturfiltraten gewonnen. Die Eluierung von der Aktivkohle geschieht mit absolutem oder wäßrigem Alkohol oder Aceton, weniger häufig auch mit anderen Lösungsmitteln, wie Pyridin, Äther oder Eisessig. Die Eignung des Eluierungsmittels muß vorher genau untersucht werden. Die Leichtigkeit, mit der ein Antibiotikum an ein

Adsorptionsmittel angelagert werden kann, hängt von verschiedenen Faktoren ab, von denen das Reaktionsvermögen des Antibiotikums wieder der wichtigste sein dürfte. Schwierigkeiten ergeben sich gelegentlich dadurch, daß manche Antibiotika mit der Aktivkohle irreversible Verbindungen eingehen können, so daß sie dann nicht mehr zu eluieren sind. Dies läßt sich in einzelnen Fällen verhindern, wenn man die Aktivkohle mit Kaliumcyanid, Essigsäure oder anderen Reagentien vorbehandelt (TISELIUS, 1941; SCHRAMM und PRIMOSIGH, 1943). Viele Faktoren, die die Adsorption der Antibiotika an die Aktivkohle beeinflussen, sind noch vollständig unbekannt. So ist man sich darüber noch völlig im unklaren, woher das unterschiedliche Adsorptionsvermögen der verschiedenen Aktivkohlenchargen herrührt. Ferner ist noch ungeklärt, warum eine bestimmte Aktivkohle sehr gut für die Adsorption des einen Antibiotikums geeignet ist, nicht aber für irgendein anderes. Welche Charge oder Art der Aktivkohle für das vorliegende Antibiotikum am besten geeignet ist, kann immer nur nach den Ergebnissen vieler Vorversuche entschieden werden. Es empfiehlt sich daher, immer größere Mengen der verschiedensten Chargen von Aktivkohle vorrätig zu haben.

Unter den Antibiotika werden besonders das Streptomycin und das Streptothricin durch Adsorption an Aktivkohle aus den jeweiligen Kulturfiltraten ihrer Antagonisten gewonnen.

β) Ionen-austauschende Harze

Synthetische Ionen-Austauscher-Harze treten bei der Reinigung organischer Substanzen immer mehr in den Vordergrund. Sie haben sich in einigen Fällen auch gut zur Adsorption der Antibiotika aus den Kulturmedien bewährt.

Die Harze werden in zwei verschiedenen Typen geliefert: solche, die Kationen austauschen (sulfonisierte Formaldehyd-Harze) und solche, die Säuren aufnehmen (Polyamin-Formaldehyd-Harze). Die adsorbierten Substanzen werden mit Hilfe elektrostatischer Kräfte festgehalten und können dann mit Säuren, Alkali- oder Salzlösungen wieder eluiert werden. Das Arbeiten mit den Ionen-Austauscher-Harzen wurde von BAXTER und SPRING (1945) genau beschrieben. Nach DJURFELDT und SAMUELSON (1950) spielt die Teilchengröße des Ionenaustauschers für die quantitative Adsorption und Elution der Kationen eine wesentliche Rolle. Das Optimum der Teilchengröße liegt bei 0,2 bis 0,4 mm, feinere und gröbere Teilchen sind zu entfernen.

c) Fällung

Die direkte Fällung eines Antibiotikums in der Kulturflüssigkeit ist die einfachste Gewinnungsmethode. Auch hier sind verschiedene Möglichkeiten gegeben:

1. Die Fällung ist oft von dem p_H-Wert des Kulturfiltrates abhängig. Ein sauer reagierendes Antibiotikum, das zwar lösliche Salze bildet, im freien Zustand dagegen nur sehr schwer löslich ist, kann oft durch Ansäuern der Kulturflüssigkeit gefällt werden. Auf diese Weise kann u. a. das Citrinin gewonnen werden. In

anderen Fällen (Gramicidin, Tyrocidin) findet man die aktive Substanz in Verbindung mit einem Protein. Dieser Antibiotikum-Protein-Komplex kann ebenfalls durch ein schwaches Ansäuern der Kulturflüssigkeit gefällt werden.

2. Die Fällung eines sauer oder alkalisch reagierenden Antibiotikums kann auch dadurch geschehen, daß man geeignete Kationen oder Anionen zu der Kulturflüssigkeit zugibt, mit denen die aktive Substanz unlösliche Salze bildet. Auf diese Weise werden die Antibiotika Puberulin- und Puberuloninsäure aus der Kulturflüssigkeit gefällt, indem man ihr Nickelsulfat zufügt.

3. Eine dritte Möglichkeit steht noch insofern zur Verfügung, als man zu dem Kulturfiltrat ein mit Wasser mischbares organisches Lösungsmittel, wie Alkohol oder Aceton zufügen kann. Wenn die Löslichkeit des Antibiotikums in dieser organischen Verbindung nur sehr gering oder praktisch Null ist, wird dadurch seine Fällung herbeigerufen.

Mit kleinsten Mengen angestellte Vorversuche ergeben, für welche der drei angegebenen Methoden (Extraktion, Adsorption oder Fällung) man sich am besten entscheidet. Man wird die einfachste und erfolgversprechendste Methode immer einer jeden anderen vorziehen.

Da manche Antibiotika in den Kulturfiltraten nur in außerordentlich geringen Konzentrationen vorliegen, muß man mit dem Material, das für die biologischen und chemischen Untersuchungen in relativ größerem Maße zur Verfügung stehen muß, sparsam umgehen, d. h. man kann nur eine Extraktionsmethode verwenden, die die höchste Ausbeute verspricht.

Eine Extraktion eines Antibiotikums direkt aus der Kulturflüssigkeit schließt meist einen hohen Verbrauch des organischen Lösungsmittels ein, wenn nicht der Teilungskoeffizient außerordentlich günstig ist. Es wird deshalb angestrebt, tunlichst Lösungsmittel wie z. B. Butylalkohol nicht zu verwenden, da diese wegen ihrer beträchtlichen Löslichkeit in wäßrigen Verbindungen schwer zurückzugewinnen sind. Ebenfalls ist die Verwendung von Lösungsmitteln mit hohen Siedepunkten nicht anzuraten, da ihre Rückgewinnung ebenfalls schwierig ist.

Allein durch einen Wechsel des p_H-Wertes kann man einen Teilungskoeffizienten erreichen, der sehr günstig für das organische Lösungsmittel ist; durch abermalige p_H-Änderung ist es dann möglich, unmittelbar einen für die wäßrige Phase geeigneten Teilungskoeffizienten herbeizuführen. Allerdings trifft dies nur für sauer oder alkalisch reagierende Antibiotika zu. In einem solchen Falle dient dann das organische Lösungsmittel nicht nur als Extraktions-, sondern gleichzeitig als Konzentrationsmittel. Eine Adsorption der aktiven Substanzen ist vor allen Dingen dann anzuraten, wenn große Mengen Kulturflüssigkeit bei einem relativ geringen Gehalt an aktiven Substanzen zur Verfügung stehen. Die Eluierung ist bei manchen Antibiotika sehr schwierig, da gewisse irreversible Verbindungen eingegangen werden, so daß große Verluste an aktiven Substanzen entstehen können. Die Fällung der aktiven Substanzen durch Einstellung eines geeigneten p_H-Wertes des Kulturmediums oder durch Zufügen bestimmter Ionen, mit denen das Antibiotikum unlösliche Salze bildet, wird immer die einfachste

Extraktions- und Konzentrationsmethode sein, zumal wenn man ein sehr voluminöses Kulturmedium vorliegen hat. Leider kann diese Methode nur in den wenigsten Fällen angewandt werden, da sich die meisten Antibiotika besonders im ungereinigten Zustande sehr schwer fällen lassen. Die Fällung durch Zugabe eines zweiten mit Wasser mischbaren organischen Lösungsmittels hat einen starken Verbrauch desselben zur Folge und wird daher meist vermieden, wenn eine andere Methode anwendbar ist.

B. EINFACHE, ALLGEMEIN ÜBLICHE EXTRAKTIONSBEHANDLUNGEN DES ROHEN EXTRAKTES

Wenn ein Antibiotikum aus der Kulturflüssigkeit gewonnen werden konnte und in der ersten konzentrierten, aber relativ unreinen Form vorliegt, müssen bei der Weiterbehandlung andere in der Chemie übliche Reinigungsmethoden angewandt werden. Alle in der organischen Chemie bekannten Methoden, wie Destillation, Sublimation, Lösen, Fällen, wird man je nach den vorhandenen Möglichkeiten und nach der Natur des vorliegenden Materials verwenden können.

Saure und alkalisch reagierende Antibiotika können meist leichter von den ihnen anhaftenden Verunreinigungen befreit werden, wenn sie in Salzform vorliegen, als wenn sie sich im freien Zustand befinden. Bei der Reinigung der Helvolinsäure geht man z. B. von der Tatsache aus, daß ihr Bariumsalz löslicher in Wasser ist, als die Bariumverbindungen der ihr anhaftenden organischen Verbindungen. Penicillin G wird ebenfalls in Kristallform aus dem ungereinigten Konzentrat gewonnen, indem man es als Tri-Äthylaminsalz durch ein organisches Lösungsmittel fällt. Die alkalisch reagierenden Antibiotika Streptomycin und Streptothricin werden von den ihnen anhaftenden Verunreinigungen befreit, indem man sie als Picrate, Picrolonate oder Helianthate fällt.

Manche Antibiotika bilden ihre Kristalle sehr gut in einem geeigneten organischen Lösungsmittel, manchmal direkt oder nach einer oder mehreren der Manipulationen, wie sie bereits beschrieben wurden. Sie können dann oft schon nach einer Umkristallisation in homogener Form vorliegen. Als Beispiele können hier Antibiotika wie Gliotoxin, Expansin, Helvolinsäure und Gramicidin angeführt werden.

Viele Antibiotika zeigen dagegen nur eine geringe Tendenz zur Kristallisation, auch wenn sie in reinem Zustande vorliegen. Sie gehen dann nur unter ganz eng umrissenen Verhältnissen zur Kristallbildung über, deren Bedingungen meist nur rein empirisch gefunden wurden bzw. gefunden werden können. Im Falle der sauren oder alkalischen Antibiotika wird man manchmal Erfolg haben, wenn man einige ihrer Salze auf die gewünschte Eigenschaft hin untersucht. Zum Beispiel kristallisiert das Calcium- und Bariumsalz des Penicillins niemals aus, während dies beim Kaliumsalz ohne Schwierigkeiten erfolgt.

Die den Antibiotika anhaftenden Verunreinigungen sind nicht selten biologisch vollständig inaktiv, dagegen sind sich die chemischen und physikalischen Eigenschaften der Antibiotika und ihrer Beistoffe oft außerordentlich ähnlich, so daß sich eine Reinigung sehr schwierig gestaltet. Immer wieder kann man die Beobachtung machen, daß ein bestimmtes Antibiotikum, dessen Produzent auf einem gewissen Nährmedium gewachsen war, leicht von seinen ihm anhaftenden Verunreinigungen befreit werden kann, während es bedeutend mehr Schwierigkeiten macht bzw. vollständig unmöglich geworden ist, wenn der Organismus auf einem anders zusammengesetzten Nährmedium gewachsen war. Um die Produktion dieser inaktiven und störenden Substanzen zu vermindern, empfiehlt es sich, entweder andere aktive Stämme zur Gewinnung der Antibiotika zu benutzen, die weniger Beistoffe bilden oder den Nährboden bzw. auch die Kulturbedingungen so weit zu modifizieren, daß es möglich ist, die Antibiotika in homogener Form zu erhalten. Notfalls muß man, um dieses Ziel zu erreichen, auf eine höhere Aktivität im Kulturmedium verzichten.

Mit einem Wechsel der Kultur- und Nährbodenbedingungen wird man oft eher zum Ziele kommen als mit Hilfe umständlicher und verlustreicher Aufarbeitungsmethoden. Mancher wird es natürlich auch vorziehen, nach noch besseren Reinigungsmethoden zu suchen und wird auch dadurch Erfolg haben. Welchen Weg man einschlägt, wird letzten Endes für das erreichte Ziel ohne Bedeutung sein.

C. SPEZIELLE METHODEN DER WEITEREN UND ENDGÜLTIGEN REINIGUNG

Die Instabilität vieler Antibiotika bedingt, daß zu ihrer weiteren Reinigung nur relativ milde Prozesse angewandt werden können. Einige dieser Methoden haben sich besonders bewährt, um schwer zu behandelnde Mischungen in ihre einzelnen Komponenten zu zerlegen. Unter ihnen werden am häufigsten und immer wieder mit bestem Erfolg die Adsorption und die Trennung mit Hilfe zweier Lösungsmittel angewendet. Diese beiden Methoden wurden bereits bei der Gewinnung der Antibiotikum-Rohpräparate direkt aus der Kulturflüssigkeit beschrieben. Da jedoch zur weiteren Reinigung der antibiotischen Rohprodukte oft kompliziertere Methoden notwendig waren, suchte man nach weiteren Möglichkeiten, die Mischung durch Adsorption oder verschiedene Löslichkeit der Antibiotika und ihrer Beistoffe in ihre einzelnen Komponenten zu zerlegen. Hier erfüllt nun die Chromatographie mit ihren verschiedenen Modifikationsmöglichkeiten am besten die an sie gestellten Ansprüche. Unter Chromatographie versteht man eine allgemein gebräuchliche Methode, nach der es möglich ist, eine Mischung in ihre einzelnen Komponenten zu zerlegen. Man läßt diese Mischung durch eine Kolonne eines geeigneten Substrates passieren; bevorzugt wird dabei Aluminiumhydroxyd nach BROCKMANN. Ein fertiges Chromatogramm weist dann eine der Komponentenzahl entsprechende farbig voneinander abweichende Bandenzahl auf. Für analytische Trennungen empfiehlt sich auch die Verwendung von Filtrierpapierstreifen, d. h. man arbeitet dann mit Hilfe der Papierchromatographie. Die Methoden, die jetzt behandelt werden sollen, müssen etwas ausführlicher besprochen werden, da sie erst in neuerer und neuester Zeit ausgearbeitet wurden und man deshalb erst wenig über sie in den einschlägigen Lehrbüchern nachlesen kann, während die oben besprochenen ersten Reinigungsschritte der Antibiotika in ihrer Anlage meist bekannt sein dürften, so daß sich eine eingehende Behandlung erübrigte.

a) Adsorptionschromatographie

In den letzten Jahren wurde die Adsorptionschromatographie immer stärker zur Reinigung natürlicher oder auch synthetischer organischer Verbindungen eingesetzt. Eine allgemeine Einführung in dieses Gebiet wurde von ZECHMEISTER (1953), ZECHMEISTER und CHOLNOKY (1941) und von STRAIN (1942) gegeben.

Wenn man die Flüssigkeit, die man in ihre einzelnen Komponenten zu zerlegen wünscht, durch die Kolonne des Adsorptionsmittels durchlaufen läßt, werden im günstigsten Fall die verschiedenen Substanzen an einzelne Bänder adsorbiert, die in verschiedenen Geschwindigkeitsverhältnissen die Kolonne hinabwandern. Wenn man nun eine klare Sichtbarmachung der einzelnen Bänder erreichen will, „entwickelt" man das Chromatogramm, indem man anschließend ein geeignetes Lösungsmittel durch die Kolonne durchlaufen läßt. Unter idealen Umständen kommt die adsorbierte Substanz mit dem Lösungs- und dem Adsorptionsmittel sofort ins Gleichgewicht und eine Diffusion tritt nicht auf.

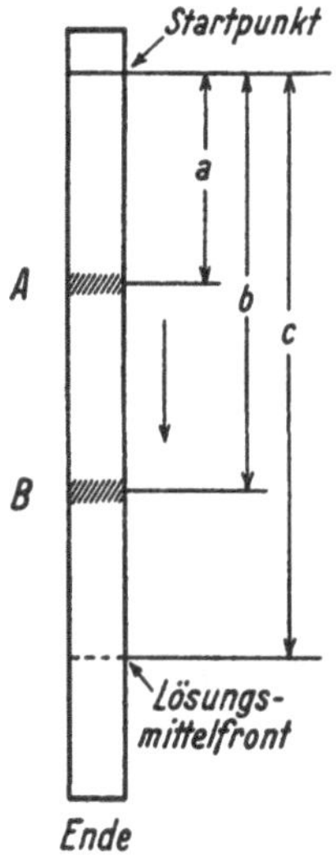

Abb. 17. Schematische Darstellung des Chromatogramms zur Berechnung der R_f-Werte, nach CRAMER (1953)

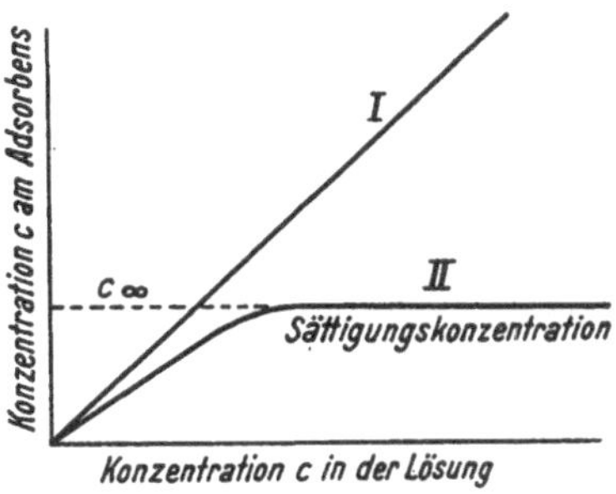

Abb. 18. Ideale und reale Adsorptionsisothermen, nach CRAMER (1953)

Jede chromatographisch analysierbare Verbindung hat bei Verwendung eines bestimmten Lösungsmittels ihre bestimmte Wanderungsgeschwindigkeit, z. B. wandern längerkettige Aminosäuren schneller als Glykokoll, Monosaccharide schneller als Disaccharide usw. Man kann daher eine Substanz durch ihre Wanderungsgeschwindigkeit charakterisieren. Sie wird als R_f-Wert ausgedrückt.

$$R_f = \frac{\text{Entfernung der Substanz vom Ausgangspunkt}}{\text{Entfernung der Lösungsmittelfront vom Ausgangspunkt}}$$

(Abb. 17). Der R_f-Wert der Substanz A ist gleich $R_fA = \frac{a}{c}$, der Substanz $B = R_fB = \frac{b}{c}$. Die R_f-Werte müssen also stets kleiner oder gleich 1 sein und sind unabhängig von der Länge der Kolonne. Scharfe Trennungen erhält man in der Regel nur mit R_f-Werten $< 0{,}90$.

Der R_f-Wert wurde von CONSDEN, GORDON und MARTIN (1944) definiert. In dem einfachsten Falle, der theoretisch von WILSON (1940) beschrieben wurde, bildet jede Substanz ein scharf von den anderen abgetrenntes Band. Diese separaten Bänder bewegen sich in der Kolonne in einem Maße abwärts, das proportional ihrem R_f-Verhältnis ist. Dieses verhältnismäßig einfache Bild wird nun in der Praxis durch Faktoren technischer und theoretischer Art sehr kompliziert. Da das Gleichgewicht nicht sofort erreicht wird, findet zu Beginn eine gewisse Diffusion statt, so daß die sich bildenden Bänder ihre scharfen Grenzen verlieren, wenn sie sich abwärts bewegen. Zur Verständigung der physikalischen Grundlagen der Chromatographie kann nach CRAMER (1953) folgendes angegeben werden: Ein gelöster Stoff wird aus einer Lösung heraus an einen festen Stoff adsorbiert. Beim Entwickeln des Chromatogramms, d. h. beim Durchlaufenlassen von geeigneten Lösungsmitteln wird der adsorbierte Stoff herausgelöst, weitergeführt und wieder adsorbiert usw. Ein Teil des Stoffes findet sich also adsorbiert am festen Adsorbens, ein Teil in Lösung. Das Gleichgewicht zwischen adsorbierter und gelöster Phase hängt von der Adsorbierbarkeit des betreffenden Stoffes ab und kann durch eine Adsorptionsisotherme beschrieben

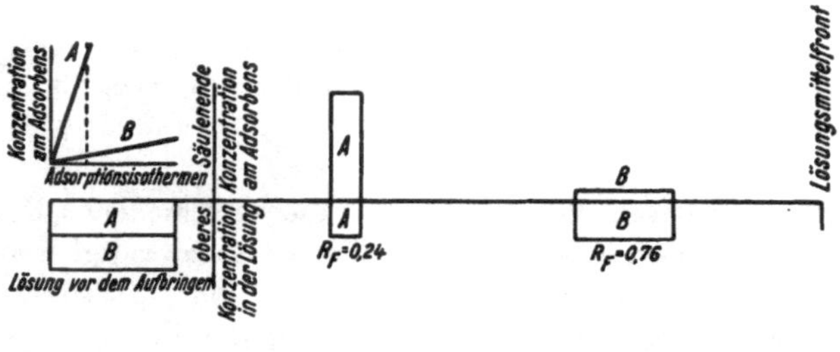

Abb. 19. Schematische Darstellung eines idealen Chromatogramms, nach MARTIN und SYNGE (1947)

werden. Ein stark adsorbierbarer Stoff wandert verhältnismäßig langsam und ein weniger stark adsorbierbarer selbstverständlich rascher. Die Trennung wird auch bei wenig verschiedenen Adsorptionsisothermen dadurch erreicht, daß der chromatographische Prozeß eine Folge zahlreicher Adsorptions- und Elutionsprozesse darstellt.

Im idealen Fall ist die Adsorptionsisotherme eine Gerade (Abb. 18). Ein ideales Chromatogramm, bei dem keine Diffusion stattfindet, da sich das Adsorptionsgleichgewicht sofort eingestellt hat, ist in Abb. 19 dargestellt: Komponente A wird stärker adsorbiert und hat eine steilere Adsorptionsisotherme. Die Stoffe sind in gleichen Mengen auf die Säule aufgebracht worden. Dann ist für Komponente *A* die Konzentration im Adsorbens stets größer als für Komponente *B*. *A* wandert langsamer, d. h. sein R_f-Wert ist kleiner. In diesem idealen Falle sind die Zonen vollkommen scharf und innerhalb der Zonen bestehen keine Konzentrationsunterschiede.

Wenn sich das Adsorptionsgleichgewicht nicht vollständig einstellt oder wenn der gelöste Stoff in der Lösung diffundiert — beide Abweichungen wirken sich

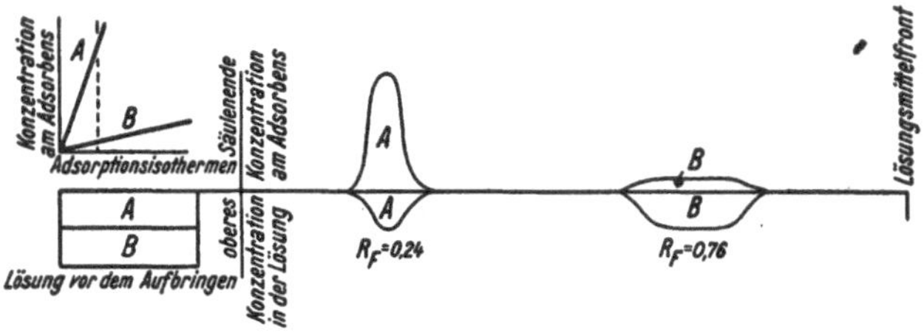

Abb. 20. Schematische Darstellung eines Chromatogramms mit linearen Isothermen bei Diffusion oder langsamer Einstellung des Gleichgewichts, nach MARTIN und SYNGE (1947)

in gleicher Weise aus — so nimmt das Chromatogramm die Form von Abb. 20 an. Die Bandränder sind hier etwas verwaschen, die Bänder sind als solche doch symmetrisch.

Eine gerade Adsorptionsisotherme besagt, daß das Adsorbens stets den gleichen Bruchteil der gelösten Komponente adsorbiert, d. h. daß also keine Sättigung

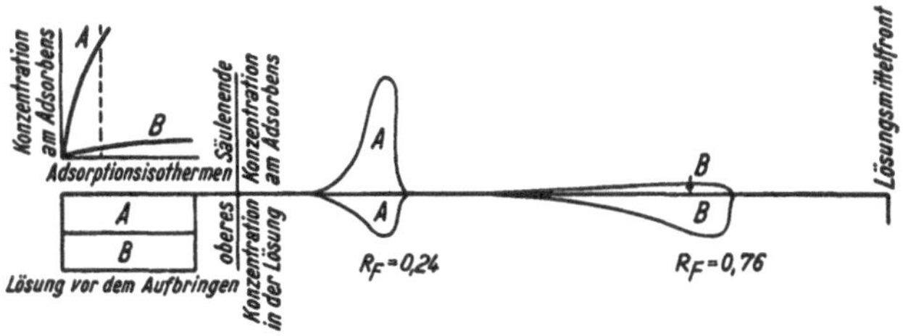

Abb. 21. Schematische Darstellung eines realen Adsorptionschromatogramms, nach MARTIN und SYNGE (1947)

der Adsorbensoberfläche eintritt. Tatsächlich kann jedoch das Adsorptionsmittel nur begrenzte Mengen aufnehmen, da die Sättigungskonzentration meist schon bei einer noch nicht unimolekularen Bedeckung der Adsorbensoberfläche erreicht wird. Die Isotherme bekommt dann die Gestalt *II* der Abb. 18, d. h. daß von einer gewissen Konzentration *c* an die Kapazität der Oberfläche erschöpft ist. Die Gestalt der Kurve *II* kann durch die Langmuirsche Formel wiedergegeben werden. Im Falle einer solchen Adsorptionsisotherme zeigen die einzelnen Zonen eines Chromatogramms an ihrer Rückseite Verbreiterungen oder sogenannte Schwänze (Abb. 21).

Die Adsorption der einen Substanz kann außerdem noch außerordentlich stark von der Adsorption einer anderen Substanz beeinflußt werden. Wenn eine Mischung der verschiedensten Substanzen durch eine Kolonne läuft bzw. ein großes Flüssigkeitsvolumen, das sehr viele Substanzen enthält, so sind diese nicht nur gegenüber der normalen Auswaschung durch das Lösungsmittel empfindlich, sondern eine Substanz kann von der anderen teilweise oder vollständig wieder eluiert werden, so daß die anfänglich scharf ausgeprägten Bandengrenzen vollständig verwischt erscheinen können.

Von den Adsorptionsmitteln, die zur Chromatographie verwandt werden, ist das Aluminiumhydroxyd eines der gebräuchlichsten Agentien, das besonders zur Reinigung vieler Antibiotika einschließlich Penicillin und Streptomycin verwandt wird. Diese Substanzen können mit Hilfe des Aluminiumhydroxydes gereinigt werden, gleichgültig ob sie sich in wäßrigen oder in organischen Lösungen befinden. Die Kolonne wird nach beendeter Adsorption in ihre einzelnen Bänder zerschnitten, oder das Chromatogramm wird mit einem geeigneten Lösungs- oder Eluierungsmittel so lange behandelt, bis die Bänder einzeln ausgewaschen und unten aufgefangen werden können (Abb. 22). Die Stellung der verschiedenen Bänder manifestiert sich meist durch verschiedene Färbungen, die im sichtbaren oder ultravioletten Licht festgestellt werden können. Bei farblosen und nicht fluoreszierenden Bändern oder bei Adsorptionsmitteln wie z. B. der Aktivkohle ist die Totalreflektionsmethode von CLAESSON (1947) anwendbar. In anderen Fällen läßt sich die Stellung der aktiven Bänder auch dadurch feststellen, daß man die Kolonne in mehr oder minder willkürliche Stücke zerschneidet, die man dann austestet und die Lage des Antibiotikums danach bestimmt.

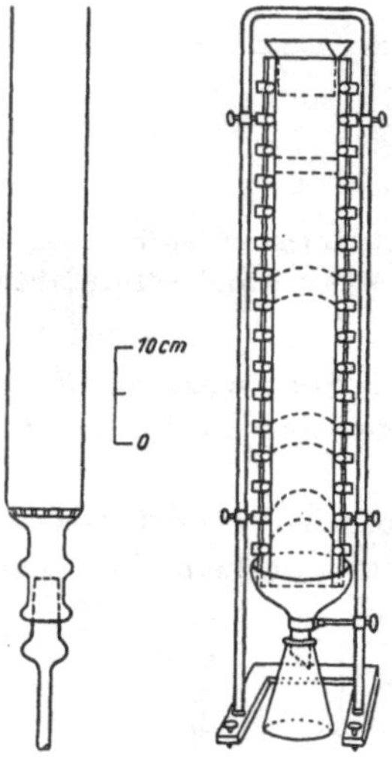

Abb. 22. Kolonne für die Chromatographie, nach ZECHMEISTER (1953)

Die Adsorptionsfähigkeit des Aluminiumhydroxydes beruht auf verschiedenen Vorbehandlungen, insbesondere auf einer spezifischen Hitzebehandlung. Aluminiumhydroxyd, das nach der Methode von BROCKMANN und SCHODDER (1941) vorbereitet wurde („Aluminiumhydroxyd nach BROCKMANN“), hat sich besonders gut bewährt. Da jedoch dieses und auch das nicht vorbehandelte Aluminiumhydroxyd alkalisch reagieren, sind sie nicht zur Reinigung solcher Antibiotika geeignet, die unter dem Einfluß alkalischer Bedingungen inaktiviert werden. Durch Auswaschen des Aluminiumhydroxyds mit Säure und dann wieder mit Wasser, bis ein p_H von 4 bis 5 erreicht ist, kann diese Schwierigkeit überwunden werden. Rücksicht ist dann allerdings darauf zu nehmen, daß die spezifische Adsorptionsfähigkeit des nach der Säurebehandlung entstandenen Produktes beträchtlich von der Originalcharge differieren kann. Die Adsorption ionisierender Substanzen an Aluminiumhydroxyd beruht ohne Zweifel auf einem Ionen-Austausch-Phänomen. WIELAND (1942) fand, daß basische Aminosäuren an das gewöhnliche „Aluminiumhydroxyd nach BROCKMANN" adsorbiert werden, während saure Aminosäuren nur dann adsorbiert werden, wenn das Aluminiumhydroxyd vorher mit Salzsäure vorbehandelt wurde.

Außer den hier genannten Adsorptionsmitteln wurden auch noch andere zur chromatographischen Reinigung verwendet. So wurde die Helvolinsäure ursprünglich mit Hilfe einer Magnesiumoxyd-Kolonne chromatographiert. Die Aktivität der rohen Präparate des Streptomycin-hydrochlorids nimmt beträchtlich bei einer Passage durch eine Mischung von Aktivkohle und Papierbrei zu.

b) Verteilungschromatographie

Eine neue Art der Chromatographie wurde 1941 durch MARTIN und SYNGE eingeführt. Die fraktionierte Teilung wird dabei auf einer Säule durchgeführt, die als Träger einer stationären Phase dient. Die beiden Autoren verwenden wasserhaltiges Silicagel und als Lösungsmittel wasserhaltiges Chloroform, Chloroform-Butanol, Propanol-Cyclohexan, Äther-Ligorin und andere Lösungsmittel. Die R_f-Werte ließen sich auf Grund theoretischer Annahmen genau vorausberechnen.

HOPPE-SEYLER und THIERFELDER (1953) erläutern ihn theoretisch wie folgt: „Um eine Beziehung zwischen dem R_f-Wert und dem Verteilungskoeffizienten des Adsorbendum im Phasensystem auszustellen, müssen die Flächenanteile der Bestandteile einer ‚theoretischen Flächeneinheit' der Säule berücksichtigt werden. Die theoretische Flächeneinheit ist, in Anlehnung an den Begriff der ‚theoretischen Böden' eines Extraktionsapparates, einem Geldstück in der Geldrolle zu vergleichen.

Die Theorie der Verteilungschromatographie (MARTIN und SYNGE, 1941) bezeichnet:

A = Querschnittsfläche der Säule,
A_{St} = Querschnittsflächenanteil der stationären Phase,
A_M = Querschnittsflächenanteil der mobilen Phase,
A_T = Querschnittsflächenanteil des Trägermaterials.

Folglich ist $A = A_{St} + A_M + A_T$

Weiterhin $$k_S = \frac{C_{St}}{C_M},$$

d. h. der Verteilungskoeffizient ist das Verhältnis der Volumenkonzentrationen des Adsorbendum in der stationären Phase (St) und in der mobilen Phase (M).

Dann ist:

$$R_f = \frac{\text{Wanderung der Position der maximalen Konzentration}}{\text{Wanderung der Oberfläche der mobilen Phase}}$$

und es gilt:

$$R_f = \frac{A}{A_M + k_S A_{St}} \quad \text{oder} \quad k_S = \frac{A}{R_f A_{St}} - \frac{A_M}{A_{St}}.$$

Die Formel gibt eine sehr einfache Beziehung zwischen dem Verteilungskoeffizienten einer Substanz im reinen Phasensystem und der relativen Wanderung auf der Säule. Um die Trennbarbeit zweier Substanzen in einem Gemisch voraus berechnen zu können, bedient man sich des Ausdrucks der Trennkonstanten. Zu seiner Berechnung muß man allerdings die einzelnen Verteilungskoeffizienten kennen, was in den wenigsten Fällen möglich sein wird, wenn es sich um eine präparative Trennung eines Gemisches zur Reindarstellung einer Komponente handelt. Hier hilft der Vorversuch mit einer Verteilungssäule.

$$\text{Trennungskonstante } k_s = \frac{x_2 c_1}{x_1 c_2}$$

x_2/x_1 ist das Verhältnis der molaren Bruchteile der beiden Ionen 1 und 2 in der festen Phase im Gleichgewicht mit der entsprechenden Konzentration c_1 und c_2 in der wäßrigen Phase. Im günstigsten Falle ist die Trennungskonstante unabhängig von der Gesamtkonzentration.

Die Anzahl der theoretischen Flächeneinheiten je Säule liegt in der Größenordnung von Tausenden. Keine Extraktionsapparatur kann deshalb so wirksam sein wie eine Verteilungssäule. Die Anzahl der wirksamen Flächeneinheiten hängt von der Partikelgröße des Trägers und der Oberfläche der stationären Phase ab. Je schneller sich das Verteilungsgleichgewicht einstellen kann, d. h. je größer die austauschenden Oberflächen und je kleiner die Abstände sind, die die Adsorbensmolekel durchwandern müssen, desto größer ist die Anzahl der theoretischen Flächeneinheiten."

Die Bereitung des geeigneten Silicagels, einer Substanz, die am häufigsten in der Verteilungschromatographie verwandt wird, ist nicht ganz einfach und muß unter genau standardisierten Bedingungen erfolgen. Daraus ergibt sich, daß die Verteilungschromatographie unter Umständen kein reiner Verteilungsvorgang ist, sonst müßten die R_f-Werte vom Phasenträger weitgehend unabhängig sein. Offenbar spielen als Nebenwirkungen noch Adsorptionseffekte eine Rolle. Außer Silicagel ist auch Stärke als Träger der stationären Phase geeignet und hat sich in vielen Fällen noch besser bewährt als Silicagel. Die theoretische Behandlung des Problems der fraktionierten Verteilung bzw. Verteilungschromatographie schließt sich eng an die Theorie der fraktionierten Destillation an. Je leichter ein Stoff in der organischen Phase löslich ist, um so schneller wandert er. Je größer die Zahl der Verteilungsvorgänge, d. h. je vielstufiger die Kolonne ist, desto schmaler sind die Bänder und um so schärfer ist die Trennung.

Die Verteilungschromatographie kommt hauptsächlich dann zur Anwendung, wenn eine Mischung sehr schwierig voneinander zu trennender Verbindungen vorliegt. Gern verwandt wird sie u. a. zur Reinigung der verschiedenen Penicilline und bei ihrer Trennung voneinander. Da die Penicilline im freien Zustand sehr unstabil sind, versetzt man das Silicagel mit einem Phosphatpuffer von p_H 5 bis p_H 7. Das Chromatogramm „entwickelt" man wieder mit einem organischen Lösungsmittel, wie z. B. Äther. Das Maß der Geschwindigkeit, mit der sich die Bänder in der Kolonne abwärts bewegen, kann auf der einen Seite durch das Lösungsmittel und auf der anderen Seite durch den p_H-Wert des Puffers stark beeinflußt werden, da beide auf den Verteilungskoeffizienten von Einflüß sind. Die Methode hat auch Erfolg, wenn man sie zur Reinigung des Gramicidins einsetzt; als Lösungsmittel findet hier nur Isopropanol-Cyclohexan Verwendung.

Trotz des großen Vorzuges dieser Methode, eine Mischung organischer Verbindungen in alle ihre Komponenten zerlegen zu können, hat sie den Nachteil, daß sie relativ lange Röhren zur Entwicklung des Chromatogramms notwendig macht und somit auch große Mengen des Materials verbraucht. Allein 3 g Silicagel sind notwendig, um 1 mg verschiedener Aminosäuren in ihre einzelnen Komponenten zu zerlegen. Dadurch wird es ziemlich unmöglich gemacht. Antibiotika in größeren Mengen mit ihrer Hilfe zu reinigen.

c) Methoden zur speziellen Chromatographie der Antibiotika

Abschließend noch einige Angaben zur speziellen Chromatographie der einzelnen Antibiotika:

Streptomycin: CARTER, CLARK, DICKMAN, LOO, SKELL und STRONG (1945) fanden, daß das Streptomycin aus einer leicht angesäuerten wäßrigen Methanollösung (70 bis 80%) gewonnen werden kann, indem man es mit LiOH auf p_H 6,3 bringt und von Aluminiumhydroxyd (Merck oder Harshaw) adsorbieren läßt, das mit Schwefelsäure vorbehandelt wurde. Die Kolonne wird dann mit 80%igem Methanol gewaschen. In diesem Adsorptionsmittel wird aus dem Streptomycinhydrochlorid das Streptomycin-sulfat gebildet. Die antibiotische Aktivität erreicht bei den aufeinanderfolgenden Filtrat-Fraktionen einen optimalen Wert, der aber langsam wieder abnimmt, wie dies auch schon von SAKAGUCHI für die Guanidino-Gruppen nachgewiesen werden konnte. In der besten Fraktion wurden 600 bis 900 Einheiten/mg gefunden, im Gegensatz zu dem Ausgangswert von 150 bis 300 Einheiten/mg. Eine 490 ml fassende Kolonne (Durchmesser 3,2 cm) ist notwendig, um 8 bis 10 g des Konzentrates zu erhalten, d. h. es können 100 ml Flüssigkeit durchfiltriert werden. Bevor die durch die Sakaguchi-Reaktion bedingte Abnahme der Aktivität eintreten kann, wäscht man die Kolonne mit Wasser aus. Man bekommt 80% der ursprünglichen Einheiten durch diese Reinigungsmethode zurück.

VAN DER BROOK, WICK, DE VRIES, HARRIS und CARTLAND (1946) benutzten zur Reinigung des Streptomycins Aluminiumhydroxydkolonnen, die mit Salzsäure vorbehandelt wurden.

Streptothricin: Eine kurze Veröffentlichung über die Reinigungsmöglichkeiten des Streptothricins wurde von VAN DER BROOK, WICK, DE VRIES, HARRIS und CARTLAND (1946) herausgegeben, während eingehendere Beschreibungen der

Methode von PECK, WALTI, GRABER, FLYNN, HOFFHINE, ALLFREY und FOLKERS (1946) veröffentlicht wurden. Nach den ersten Reinigungsschritten liegt das Streptothricin genau wie das Streptomycin in Hydrochloridform vor und wird dann nach der folgenden Methode an Aluminiumhydroxyd oder Darco adsorbiert:

1. Aluminiumhydroxyd: Die Röhren werden mit 10 bis 30 g Aluminiumhydroxyd pro Gramm des Konzentrates gefüllt und anschließend mit Methanol behandelt. Von dem Lösungsmittel wurde soviel in die Röhren eingefüllt, daß das ganze Adsorptionsmittel, das vorher mit Säure ausgewaschen wurde, durchtränkt war. Eine 10- bis 15%ige methanolische Lösung des Antibiotika-Konzentrates wird dann durch die Kolonne passiert, die anschließend mit Methanol unter Anwendung leichten Druckes ausgewaschen wurde. Bilden sich im Filtrat beim probeweisen Hinzufügen von Aceton und Äther Niederschläge, wird gerade das aktive Prinzip eluiert und das Filtrat muß gesammelt und weiterbehandelt werden.

2. Darco: Die Kolonne wird mit trockenem Darco plus Papierbrei-Mischung angefüllt. Das Methanol wird unter Anwendung von Druck eingeleitet, und sonst wird nach der oben beschriebenen Technik weitergearbeitet.

Patulin: Die gekühlte und filtrierte Kulturflüssigkeit (p_H 5,5 bis 6) wird an Norit adsorbiert (das vorher mit verdünnter HCl ausgewaschen und getrocknet wurde). 3 bis 10 Millionen Einheiten Patulin können an 1 kg Norit A adsorbiert werden. Ist die Adsorptionsfähigkeit des Norits erschöpft, erscheint das Patulin im Filtrat, indem dieses plötzlich gefärbt erscheint. Das Norit wird auf Filtrierpapier getrocknet und im Soxhletapparat mit Chloroform extrahiert. Nach der Abdampfung des Lösungsmittels liegt dann das Antibiotikum in kristallisierter Form vor.

Versuche ergaben, daß das Norit auch mit Aceton extrahiert werden kann. Dieser Extrakt wird dann im Vakuum verdampft, in einer möglichst kleinen Menge von warmem Äthylalkohol aufgenommen und in der Kälte (unter 0° C) mit Aceton gefällt. Der sich bildende Niederschlag ist inaktiv. Nach wiederholten Fällungen und Extraktionen wird die verbleibende Lösung konzentriert, während dabei noch vorhandene Verunreinigungen in Form von nicht aktiven Ölen ausfallen. Die Lösung wird dann bis zur vollständigen Trocknung eingedampft. Der Rückstand wird mit warmem, wasserfreiem Chloroform (10 bis 50 ml pro 0,5 bis 0,7 g Konzentrat) gelöst und an Permutit chromatographiert (Röhren: 25 cm lang und 1 cm Durchmesser bis 50 cm lang und einem Durchmesser von 2,5 cm). Wenn man dann die Kolonne mit Chloroform mit einem Zusatz von 0,25 bis 0,5 % Äthylalkohol auswäscht, kann man das Patulin wieder eluieren. Wenn es im Filtrat konzentriert genug vorliegt, kristallisiert es aus. Es besitzt einen Schmelzpunkt von 109—111° C.

Actinomycin: Das orangefarbene bis rote Antibiotikum, das sehr stark antibakteriell wirkt, wurde von WAKSMAN und TISHLER (1942) mit Äther extrahiert. Nach der Abtrennung der farblosen Komponente mit Petroleum wird der Rückstand mit Benzol aufgenommen und an Aluminiumhydroxyd nach BROCKMANN chromatographiert und das Chromatogramm mit einer Mischung von Aceton und

Benzol (15:85) „entwickelt". Die aktive Zone wird wieder mit einer Mischung beider Lösungsmittel (30:70) eluiert. Das Eluat wird eingedampft. Das aktive Prinzip kristallisiert dann aus, nachdem der Rückstand mit Äthylacetat aufgenommen wurde.

d) Fraktionierte Teilung

Die fraktionierte Extraktion von Mischungen der verschiedensten Substanzen durch organische Lösungsmittel ist ein längst bekannter Prozeß, ebenso wie die fraktionierte Destillation längst für die Trennung organischer Verbindungen

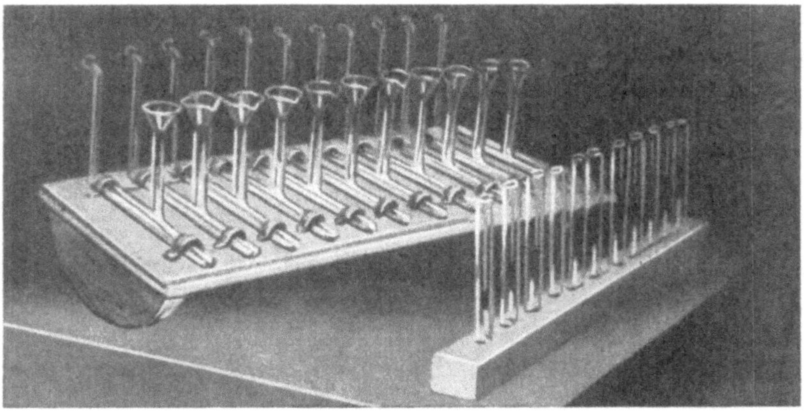

Abb. 23. Einzelelemente zu einer Wippe zusammengebaut, nach WEYGAND (1950)

voneinander bekannt ist. Diese Methoden werden auch zur Reinigung und Trennung verschiedener Antibiotika angewandt.

Die Verteilung eines Stoffes zwischen zwei nicht mischbaren flüssigen Phasen läßt sich nach dem Nernstschen Verteilungssatz beschreiben

$$\frac{c_1}{c_2} = \text{const.}$$

Auf Grund ihres verschiedenen Verteilungsgrades reichern sich zwei Stoffe in den Phasen eines zweiphasigen Lösungsmittelsystems in verschiedener Konzentration an. Dies ist der altbekannte Prozeß des Ausätherns, eine einstufige Verteilungsoperation.

1941 wurde das Problem von englischen Autoren aufgegriffen (MARTIN und SYNGE). Sie trennten Aminosäuren in einer von ihnen konstruierten Verteilungsapparatur. Zur brauchbaren Methode wurde die fraktionierte Verteilung erst durch die Arbeiten von CRAIG (1949, 1950). Sie diente zur Trennung zahlreicher wichtiger organischer Verbindungen.

Als Beispiel sei die Apparatur von WEYGAND (1950) angegeben: Sie besteht aus einer Reihe von Einzelelementen, wie sie in Abb. 23 zu ersehen sind. Der Aufbau eines Einzelelementes ergibt sich aus Abb. 24. Zur Füllung und zum Ausguß des Lösungsmittels B dient ein trichterförmig erweitertes Rohr, das nicht genau in der Mitte angebracht ist. Das Rohr am linken Ende dient zur Luftzufuhr beim Abgießen des Lösungsmittels B und zum Ausguß der Gesamtmenge am Ende der Verteilung. Als Gefäße zur vorübergehenden Aufnahme der Phasen B dienen oben erweiterte Reagenzgläser, die in Reagenzglasständern mit Paraffin befestigt wurden. Diese einzelnen Elemente werden zu mehreren hintereinander auf einer Wippe befestigt.

Arbeitsweise: Eine Serie derartiger Elemente wird mit einem gegebenen Volumen des Lösungsmittels A gefüllt. Das Material, das man in seine einzelnen Komponenten zerlegen will, wird in dem Lösungsmittel des Röhrchens 1 gelöst. Ein

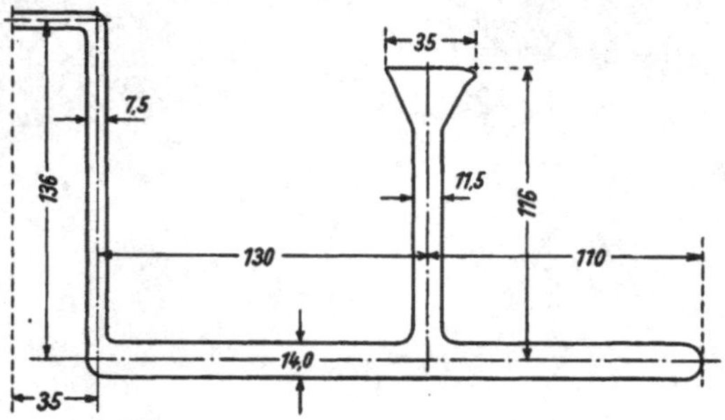

Abb. 24. Einzelelement einer Verteilungsapparatur, nach WEYGAND (1950)

gegebenes Volumen des Lösungsmittels B (B ist nicht vollständig mischbar mit A, und beide Lösungsmittel sind miteinander gesättigt) wird zu Röhrchen 1 zugegeben und das Material durch Schütteln des Röhrchens (20 bis 25 auf der Wippe) von den beiden Lösungsmitteln in seine Bestandteile zerlegt. Wenn sich beide Phasen voneinander getrennt haben, wird davon Lösungsmittel B in Element 2 überführt und eine neue Quantität B wird zu Röhrchen 1 zugefügt. Die Elemente 2 und 1 werden dann wieder ausgeschüttelt. Lösung B wird von 2 nach 3 überführt und von 1 nach 2 usf. Diese Methode ist auf ähnlicher Grundlage wie die Verteilungschromatographie aufgebaut.

Die fraktionierte Verteilung einer bestimmten Substanz zwischen zwei Lösungsmitteln gleicher Volumina hängt von dem Verteilungskoeffizienten ab.

Wenn

$$P = \frac{\text{Konzentration des gelösten Stoffes in dem beweglichen Lösungsmittel}}{\text{Konzentration in dem ruhenden Lösungsmittel,}}$$

N = die Anzahl der Elemente, die das sich bewegende Lösungsmittel durchläuft,

n = die Anzahl der Elemente, die die maximale Konzentration des gelösten Stoffes enthalten,

ist, dann kann folgende Gleichung aufgestellt werden:

$$n = N \frac{(P)}{(1 + P)}.$$

Nach dieser Gleichung ist es möglich, den Verteilungskoeffizienten zweier Substanzen zu errechnen. Wenn das Verhältnis des Verteilungskoeffizienten 4 beträgt, ist die Mischung leicht in ihre Komponenten zu zerlegen, beträgt es aber nur 1, wird eine Trennung auf diesem Wege unmöglich sein. Abb. 25 zeigt die Verteilungskurve eines Stoffes mit $\alpha = 1$, $R_f = 0{,}5$ bei 10, 100 und 1000 Verteilungsschritten.

Wenn die Substanz, die getrennt werden soll, sauer oder alkalisch reagiert, kann der Verteilungskoeffizient sich stark verändern, wenn mit dem p_H-Wert ge-

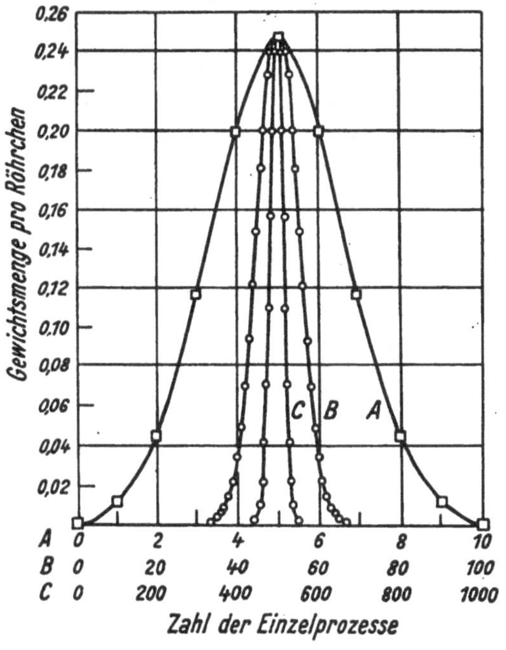

Abb. 25. Verteilungskurve, nach CRAIG (1950)

wechselt wird und die Substanz sich in Wasser und einem organischen Lösungsmittel gelöst befindet. Es empfiehlt sich daher, einen geeigneten Puffer zuzusetzen.

Nach der hier angeführten Reinigungsmethode gelang es HOGEBOOM und CRAIG (1946), zwei kristalline Antibiotika und eine dritte teilweise kristalline aktive Fraktion von einem rohen Extrakt zu gewinnen, der aus dem Kulturmedium von *Aspergillus ustus* gewonnen werden konnte. Die fraktionierte Trennung wurde hier zwischen einem Phosphatpuffer und einem organischen Lösungsmittel vorgenommen.

Die fraktionierte Teilung ist dann immer gut und erfolgversprechend anwendbar, wenn der Teilungskoeffizient des Antibiotikums und der ihm anhaftenden Verunreinigungen sehr unterschiedlich ist.

e) Ionophorese in Silicagel

Die Tatsache, daß die Substanzen sich im elektrischen Feld stark durch ihre Beweglichkeit voneinander unterscheiden, wurde auch zu Reinigungsprozessen benutzt. Ein gut bekanntes Beispiel ist die Trennung von sauren, alkalischen oder neutralen Aminosäuren. CONSDEN, GORDON und MARTIN (1946) beschrieben einen Apparat, in welchem die ionophoretische Trennung auf Platten von Silicagel durchgeführt wurde. Die Substanzen, die in ihre einzelnen Komponenten zerlegt werden sollen, werden in einer Röhre im rechten Winkel zu der Längsachse der Platte zugefügt. Dadurch wird eine Übertragung der Elektrolyte verhindert und die Substanz, die analysiert werden soll, kommt nicht mit den Elektroden in Berührung. Eine Zersetzung der sauren Fraktionen an der Anode wird somit vermieden. Der Raum zwischen dem Gel und den Elektroden wird mit einem passenden Puffer angefeuchtet, so daß sich die Elektrolyte der Substanz über die ganze Platte hinweg selbständig einstellen und sich in voneinander abgesonderte Bänder trennen können.

Wenn man nun annimmt, daß zwei Säuren, HA und HB, untersucht werden sollen und daß sie die Dissoziationskonstante K_a und K_b besitzen und ihren Ionen die Bewegungsfähigkeit von u_a und u_b zukommt, wird man nachfolgende Gleichung aufstellen können. Das Beweglichkeitsverhältnis jeder Säure wird, außer noch von verschiedenen anderen Faktoren, hauptsächlich von dem Grade der Ionisation abhängen. Die Beweglichkeit von HA wird bestimmt als Beweglichkeit in einem bestimmten Band, das gegeben wird durch

$$U = \frac{u_a(A^-)}{(HA) + (A^-)} \quad (1)$$

$$(H)(A^-) = K_a(HA) \quad (2)$$

$$(HA) = \frac{(H)(A^-)}{K_a} \quad (3)$$

$$U = \frac{u_a(A^-)}{\dfrac{(H)(A^-) + (A^-)}{K_a}} \quad (4)$$

$$U = \frac{u_a K_a}{(H^+) + K_a} \quad (5)$$

Diese Beweglichkeit wurde von CONSDEN, GORDON und MARTIN (1946) als „net mobility" definiert. Ob nun zwei Säuren voneinander getrennt werden können, hängt von ihren unterschiedlichen „net mobilities" ab, die man nach folgender Formel ausrechnen kann:

$$U_a - U_b = \frac{u_a K_a}{(H^+) + K_a} - \frac{u_b K_b}{(H^+) + K_b} \quad (6)$$

Die gleichen Abhängigkeitsverhältnisse ergeben sich auch für Basen.

f) Analytische Methoden

Mit ihrer Hilfe gelingt es, kleine Substanzmengen auf ihre Homogenität zu untersuchen. Sehr gut hat sich hierbei die Papierchromatographie bewährt. Die Papierchromatographie ist in erster Linie eine qualitative Untersuchungsmethode, die mit Mengen von 5 bis 50 γ Substanz (einzelne Komponente) arbeitet (KARNOVSKY und JOHNSON 1949).

Die zu untersuchende Substanzlösung soll etwa 1%ig in bezug auf jeden zu bestimmenden Stoff sein. Die Konzentration kann aber innerhalb weiter Grenzen schwankend sein und die Lösung muß von Ionen weitgehend befreit sein. Die Lösung wird auf einen Filtrierpapierstreifen von ungefähr 50 cm Länge und mindestens 3 cm Breite mit einer Mikropipette an einer markierten Stelle aufgebracht. Der kleine Tropfen breitet sich dann auf dem trockenen Papier zu einem kreisrunden Fleck aus, den man kurz eintrocknen läßt. Der so präparierte Streifen wird über den Rand eines Troges oder einer Schale gehängt, die mit einem wasserhaltigen organischen Lösungsmittel, z. B. wassergesättigtem Butylalkohol, wasserhaltigem Phenol oder anderem, gefüllt ist. Das Lösungsmittel wird vom Papier aufgesogen und wandert langsam vorwärts über den Fleck mit dem Substanzgemisch hinaus. Die einzelnen Substanzen werden mit verschiedenen Geschwindigkeiten, je nach den Löslichkeitsverhältnissen, vom Lösungsmittel mitgeführt und wandern daher auf dem Papier verschieden schnell wie die Zonen eines Chromatogramms. Wenn die Front des Lösungsmittels das Ende des Streifens nahezu erreicht hat, nimmt man den Papierstreifen aus dem Trog heraus, markiert die Front des Lösungsmittels und läßt das Papier trocknen. Je nach der Art des Lösungsmittels beträgt die Laufzeit eines ungefähr 40 cm langen Papierchromatogramms 12 bis 24 Stunden. Zweckmäßig setzt man ein Papierchromatogramm abends an, so daß man es am nächsten Vormittag auswerten kann.

Das so behandelte und getrocknete Chromatogramm muß noch, außer bei der Papierchromatographie mit gefärbten Stoffen, mit einem geeigneten Reagenz besprüht werden, das die den einzelnen Stoffen zugehörigen Flecke farbig hervortreten läßt.

Zweidimensionale Chromatogramme gewinnt man, indem man das erste entwickelnde Lösungsmittel in der einen Richtung und dann das zweite im rechten Winkel zum ersten auf dem Papierstreifen hochsteigen läßt.

GOODALL und LEVI (1946, 1947) wandten die Methode zur Trennung der verschiedenen Penicilline an. Das Filtrierpapier wurde mit Phosphatpuffer von p_H 6 bis 7 behandelt, und die in wassergesättigtem Äther gelösten Penicilline ließ man bei Temperaturen von 0 bis 5° C hochsteigen. Das Filtrierpapier wurde dann auf Nähragar gelegt, der mit einem empfindlichen Testorganismus beimpft wurde (vorzugsweise *Bacillus subtilis*). Nach einer geeigneten Bebrütungsdauer entwickelten sich dann voneinander getrennte Hemmhöfe, die durch die Lage der verschiedenen Penicilline bestimmt wurden. Mit Hilfe der Papierchromatographie gelingt es zu untersuchen, ob die von den verschiedenen Organismen gebildeten

Antibiotika homogene Substanzen darstellen oder ob sie aus einer Mischung verschiedener aktiver Substanzen bestehen.

Man kann auch die Antibiotika mit Isotopen markieren; so konnte mit ^{35}S markiertes Penicillin durch Autoradiographie entwickelt werden (LESTER-SMITH, 1949).

Streptomycine können papierchromatographisch bestimmt werden, indem man sie mit Collidin/Piperidin, Lutidin/Piperidin oder Butanol/Piperidin, das 2% p-Toluolsäure (wassergesättigter Butylalkohol 98 g, Piperidin 2 g, p-Toluolsulfonsäure 2 g) enthält, über den Papierstreifen laufen läßt. Das Papier wird auch hier wieder mit einem geeigneten Phosphatpuffer von p_H 6 bis 7 durchtränkt. Als Testbakterium findet entweder *Staphylococcus aureus* oder *Bacillus subtilis* Verwendung (REGNA und SOLOMONS, 1950).

Mit Hilfe der Papierchromatographie konnten folgende Antibiotika getrennt werden: Penicilline, Streptomycin, Mannosido-Streptomycin, Circulin, Aureomycin, Chloromycetin, Dihydrostreptomycin, Neomycin A, Neomycin B, Actinorubin, letzteres mit *Escherichia coli* als Testbakterium (PETTERSON und REINEKE, 1950; REGNA und MURPHY, 1950).

Eine Methode zur analytischen Bestimmung der antibiotischen Stoffwechselprodukte wird auch von DIETZEL, BEHRENBRUCH und EUKEN (1951) angegeben. Sie ist besonders dann geeignet, wenn mit Mycelhydrolysat gearbeitet wird. Das Mycelhydrolysat wurde in einem Phenol-Wasser-Gemisch unter Zusatz von Ammoniak über den Papierstreifen von einer Länge von 45 bis 50 cm und einer Breite von 4 cm laufengelassen. Die Dauer des Chromatogramms betrug ca. 20 Stunden. Die Trocknung des Streifens wurde bei 110° C durchgeführt, danach wurde der Streifen mit einer 0,1%igen butanolischen Ninhydrinlösung besprüht und erneut getrocknet. Die durch diese Behandlung sichtbar gewordenen Farbstoffe wurden mit denen eines entsprechenden Kontrollstreifens verglichen und die Lage des Farbflecks genau bestimmt.

VII. Wertbestimmungsmethoden der Kulturflüssigkeiten sowie der Reinigungsend- und -zwischenprodukte

Einführung in die biologische Wertbestimmung

Ob sich das erwartete Antibiotikum in der Nährlösung befindet oder nicht oder ob die einzelnen Aufarbeitungsschritte erfolgreich verlaufen, kann nur durch geeignete und zuverlässige Testmethoden beantwortet werden. Zunächst ist zu klären, wieweit zu der Durchführung dieser Teste eine absolute Sterilität der Testproben notwendig ist. Wenn der Antibiotikumproduzent nicht von der Nährlösung durch eine permeable Membran getrennt ist, kann der Test unter Umständen, bedingt durch die Anwesenheit des Antagonisten, nicht ganz zuverlässig sein. Abgesehen von einigen Schwierigkeiten bei den Verdünnungstesten (Antagonisten können zu wachsen beginnen und dadurch Trübungen der Testflüssigkeit hervorrufen, die von denen des Testorganismus nicht unterschieden werden können) ergeben sich unter bestimmten Umständen auch Schwierigkeiten bei der Durchführung der Diffusionsteste, wenn die Antagonisten auf der Testplatte zu wachsen beginnen und ihre frisch gebildeten antibiotischen Stoffwechselprodukte nicht mehr von denen der eigentlichen Kulturflüssigkeit unterschieden werden können. Folgendes ist bei der Sterilität der Testproben zu beachten:

1. Keine besonderen Vorkehrungen sind notwendig, wenn Antagonist und Testorganismus verschiedene Nährboden- und Temperaturansprüche besitzen. So können verschiedene pilzliche Kulturmedien direkt gegen ein geeignetes Testbakterium ausgetestet werden, wie z. B. *Staphylococcus aureus* oder *Escherichia coli* usw. Hier macht es sich nicht störend bemerkbar, daß das Kulturmedium oft noch eine Unzahl von Pilzsporen oder Mycelfragmenten enthält.

2. Eine sterile Probe der Kulturflüssigkeit gewinnt man in der Regel durch eine Filtration. Wurden Actinomyceten oder Pilze als Antagonisten verwendet, genügt meist eine einfache Filtration durch sterile Glas- oder Baumwollwatte (EMERSON, WHIFFEN, BOHONOS und DE BOER, 1946). Bei bakteriellen Antagonisten empfiehlt es sich dagegen, die Kulturlösung durch ein Bakterienfilter G 5 zu filtrieren. Um die Filter nicht von vornherein zu verstopfen und dadurch die Filtriergeschwindigkeit unnötig zu verlangsamen, ist es ratsam, die Kulturlösung vor der Filtration von Bakterien abzuzentrifugieren.

3. Zum Erzielen einer Sterilität der Probe hat sich auch folgende Methode bewährt, die für das Testen von Aureomycin und Dihydrostreptomycin ausgearbeitet wurde (PRATT und DUFRENOY, 1953). Die Probe wird mit sterilem Kaolin aufgeschüttelt und die überstehende Flüssigkeit abzentrifugiert. In der Probe vorhandene Organismen werden durch dieses Verfahren an das Kaolin

angelagert, und die Flüssigkeit wird steril. Das Sediment muß dann solange ausgewaschen werden, bis keine antibiotische Wirksamkeit mehr nachgewiesen werden kann.

4. Die Testproben können ferner durch Hitze, chemische Einwirkungen oder durch ultraviolettes Licht desinfiziert werden. Diese Methoden dürfen nicht kritiklos angewandt werden, da die Antibiotika selbst durch derartige Einwirkungen inaktiviert werden können und außerdem positive Testergebnisse dadurch entstehen können, daß noch Reste der desinfizierenden Substanzen in der Testprobe verblieben sind, die nun ihrerseits das Wachstum der Testorganismen verhindern und positive Testergebnisse vortäuschen können.

Testmöglichkeiten der Antibiotika

Die bisher ausgearbeiteten Testmethoden sind niemals für die Wertbestimmung aller Antibiotika und für alle Zwecke gleichmäßig gut zu verwenden, so daß man selbst mit Geschick die für die vorliegende Arbeit geeignete heraussuchen muß. In diesem Zusammenhang sollen nun hauptsächlich die biologischen Wertbestimmungsmethoden besprochen werden. Sie weisen gegenüber den chemischen Bestimmungsmethoden, von denen auch eine ganze Reihe ausgearbeitet wurde, folgende Vorteile auf:

1. Der biologische Test ist meist die empfindlichste Nachweismethode.
2. Der biologische Test kann bei bekannten wie auch bei unbekannten Antibiotika angewandt werden.
3. Das Material, das bestimmt werden soll, ist oft chemisch inhomogen, d. h. es besteht aus einer Mischung verschiedener chemischer Verbindungen, so daß nur eine biologische Methode eine Wertbestimmung ohne vorherige Fraktionierung erbringen kann.

Auf der anderen Seite gelingt es nicht, nur mit Hilfe einer biologischen Methode zu entscheiden, ob ein oder mehrere Antibiotika in dem Kulturfiltrat bzw. in den Reinigungs- und Konzentrationsprodukten vorliegen. Einen Hinweis auf eine solche Möglichkeit kann man nur dann erhalten, wenn Antibiotika mit stark verschiedenen Wirkungsspektren vorliegen und man gleichzeitig eine Vielzahl von Testorganismen austestet.

Zusammenfassend läßt sich sagen, daß die biologische Nachweismethode während der Biosynthese des Antibiotikums und während der ersten Aufarbeitungsschritte, bei denen das wirksame Agens noch durch mannigfache andere biologisch aktive und inaktive Substanzen verdünnt sein kann, oft die einzig mögliche Methode darstellt. Liegt dann die Substanz in reiner kristalliner Form vor, sind sehr oft chemische und physikalische Nachweismethoden anwendbar. So haben sich allgemeine physikalische Methoden, wie charakteristische Infrarot- oder Ultraviolett-Adsorptionsspektren für eine ganze Anzahl von Antibiotika als brauchbar erwiesen. Auch chemische Nachweismethoden sind für bestimmte Antibiotika ausgearbeitet worden.

Allgemein biologische Methoden

Viele der bekannten Testmethoden wurden zwar zur Wertbestimmung des Penicillins ausgearbeitet, können aber bis auf gewisse Einschränkungen ohne weiteres auch für die Aktivitätsbestimmung anderer Antibiotika Verwendung finden. Einschränkend soll noch einmal festgestellt werden, daß eine Methode, die für die Bestimmung der Aktivität eines Antibiotikums ausgearbeitet wurde, nicht immer ohne weiteres auch für die Bestimmung eines anderen Antibiotikums angewandt werden kann. Diese Einschränkung bezieht sich besonders auf die Diffusions- und Trübungsmethoden. Allgemeine Testmethoden, die sowohl zum Austesten der Kulturflüssigkeiten, wie auch für die Produkte der Extraktionen und der verschiedenen Reinheitsgrade des vorliegenden Antibiotikums verwandt werden, zerfallen in folgende vier Hauptmethoden:

1. Verdünnungsmethoden,
2. Diffusionsmethoden,
3. Trübungsmethoden,
4. Verschiedene biologische Aktivitätsbestimmungen.

Wenn auch Trübungsmethode und Verdünnungsmethode infolge ihrer ähnlichen Methodik oft als einzige Möglichkeit zur Aktivitätsbestimmung aufgefaßt werden, kann man sie mit gutem Recht als zwei verschiedene Methoden ansehen, da bei der ersten der Endpunkt durch einen „Alles-oder-Nichts"-Effekt bestimmt wird, während der Endpunkt der letzten Methode gradmäßige Unterschiede aufweist.

A. VERDÜNNUNGSMETHODEN

a) Einführung in die Verdünnungsmethode

Bei diesen Methoden wird mit Hilfe von Serienverdünnungen die minimalste Konzentration des Antibiotikums bestimmt, bei der gerade noch eine Wachstumshemmung oder die Hemmung einer sonst noch wahrnehmbaren Funktion des Testorganismus zu bemerken ist. Der genaue Endpunkt wird durch Interpolation zwischen der Konzentrationsstufe, die das Wachstum vollständig unterdrückt hat und der, bei der das Wachstum des Testorganismus gerade beobachtet werden kann, bestimmt. Diese kritische Verdünnungsstufe wird vielerorts auch als „Hemmverdünnung" bezeichnet. Ausgedrückt wird sie meist in Verdünnungsstufen der anfänglich unverdünnten antibiotikumhaltigen Lösung. Die genaue Festlegung der Konzentrationsstufen ist vor allen Dingen dann unumgänglich notwendig, wenn die anfängliche Konzentration des Antibiotikums nicht bekannt ist, wie das sehr oft der Fall sein dürfte. Man nimmt dann eine der üblichen vorgeschriebenen oder auch eine willkürliche Verdünnungsreihe der antibiotikumhaltigen Lösung vor. Beobachtet man bei einer Konzentrationsstufe von $\frac{1}{10000}$ gerade noch eine Wachstumshemmung, so drückt man dann die Hemmverdünnung als 1:10000 aus. Findet bei den Testen ein in fester und mehr oder minder gereinigter Form vorliegendes Antibiotikum Verwendung, so wird die Verdünnungsstufe in mg ausgedrückt. Eine Verdünnung von 1:10000 wäre dann einer Menge von 100 γ/ml äquivalent.

Im Prinzip ist die Verdünnungsmethode so aufgebaut: Einer bestimmten Zahl von Gefäßen, die gleiche Volumina des festen oder flüssigen Nährmediums enthalten, werden vor deren Einfüllung verschiedene Mengen des wertmäßig nur annähernd bekannten oder unbekannten Materials in genau festgelegten Konzentrationsstufen zugefügt. Jedes Gefäß wird dann mit einem dem Antibiotikum gegenüber empfindlichen Testorganismus beimpft, und nach einer geeigneten Bebrütungsdauer wird festgestellt, welche Konzentrationsstufe als die kritische

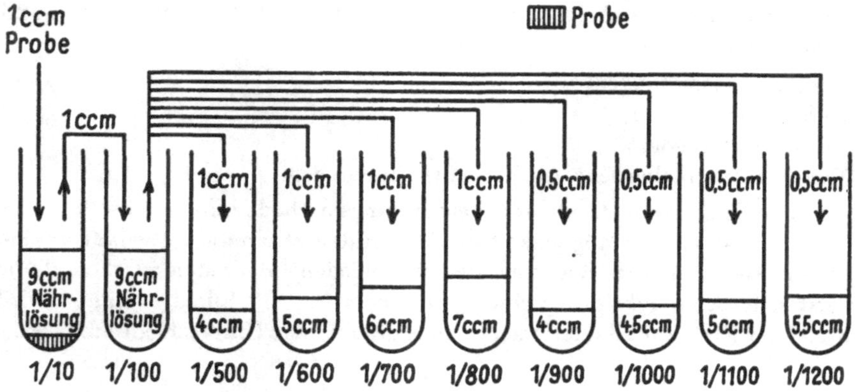

Abb. 26. Schematische Darstellung der Verdünnungsmethode, nach SCHMIDT und MOYER (1944)

Hemmverdünnung zu bezeichnen ist. Da der Endpunkt oft von mehreren Faktoren abhängig ist, empfiehlt es sich, Vergleichskonzentrationsstufen einer wertmäßig genau bekannten Substanz, dem sogenannten Standard anzulegen.

Die Aktivität der wertmäßig unbekannten Lösung wird nach folgender Formel bestimmt:

$$\frac{Ax}{Ac} = \frac{Vc}{Vx}.$$

Dabei ist

Ax der Wert der unbekannten Lösung in Einheiten oder Microgramm/ml,

Ac der Wert des Standards in Einheiten oder Microgramm/ml,

Vx das Volumen der unbekannten Lösung, die gerade noch die Hemmung des Testorganismus verursacht,

Vc das Volumen des Standards, das gerade noch die Hemmung des Testorganismus verursacht.

Die Verdünnungsmethode stellt die bestbekannte bakteriologische und die am meisten angewandte Wertbestimmungsmethode dar. Eine Grundlage der Einführung und der Fragestellung soll in kurzen Zügen gegeben werden.

Alle Teste werden mit mindestens einer Wiederholung angelegt. Das Material, das wertmäßig bestimmt werden soll, wird mit einem geeigneten Nährmedium bei Innehaltung besonderer Vorsichtsmaßregeln verdünnt, um Verunreinigungen oder Infektionen von außen zu vermeiden. Man füllt ein Reagenzglas mit x-ml der zu testenden Lösung und vermischt diese mit x-ml der Nährlösung. Man pipettiert aus dem ersten Röhrchen x-ml dieser Verdünnung in das zweite Röhrchen, das wieder x-ml der Nährlösung enthält, mischt gut durch, pipettiert davon x-ml in das dritte Röhrchen mit Nährlösung usw. Das letzte Röhrchen der Serie bleibt meist als Kontrolle stehen, indem man von dem vorletzten Röhrchen keine Mischung in das letzte überführt, so daß dieses nur die später angeimpfte Nährlösung enthält. Das Kontrollröhrchen dient zum Nachweis, ob der Testorganismus unter den gebotenen Bedingungen gut wächst. Jedes Röhrchen wird nun mit einem Tropfen, einer Öse oder einer anderen abgemessenen Menge der gleichen Nährlösung versetzt, die außerdem den Testorganismus enthält (Abb. 26). Die Aufschwemmung des Testorganismus kann man verdünnen, wenn es sich als notwendig erweist; man kann sie aber auch unverdünnt verwenden. Meistens benutzt man für den Verdünnungstest eine Organismenaufschwemmung, die man durch eine frische Suspension des Testorganismus von einem festen Nähragar hergestellt hat. Die Röhrchen werden bei einer Temperatur bebrütet, die für den Testorganismus optimal ist. Die Testgefäße werden nach einer bestimmten Zeit — meistens nach 16 bis 24 Stunden — auf ihre Trübung untersucht. Der Endpunkt wird als die höchste Verdünnung bezeichnet, die gerade noch das Wachstum des Testorganismus zu hemmen vermochte.

Auf dieser klassischen Methode aufbauend sind noch viele Varianten der Verdünnungsmethode entstanden, die jedoch alle gewisse Übereinstimmungen besitzen. Mit Ausnahme von solchen Methoden, bei denen die Bebrütungsdauer nur 3 bis 4 Stunden währt, müssen die Testproben steril sein, und während des ganzen Testes müssen aseptische Vorkehrungen getroffen werden. Es muß noch berücksichtigt werden, daß der Endpunkt durch den „Alles-oder-Nichts"-Standpunkt gegeben wird. Er stellt infolgedessen keinen Wert, sondern eine Potenz dar und kann nicht weniger als zwei Einheiten, aber mehr als x-Einheiten ausmachen. Wählt man nur sehr eng aufeinanderfolgende Verdünnungsstufen, so kann man die Aktivität des Antibiotikums ziemlich genau definieren. Ist jedoch die in Frage kommende Potenz nicht ganz genau bekannt, müßte eine große Anzahl von Verdünnungsstufen mitgetestet werden, so daß es oft vorteilhafter ist, wenn man an den ersten Test noch einen zweiten anfügt, der die betreffenden Verdünnungsstufen im engsten Maßstabe enthält. Alle ausgearbeiteten Varianten des Verdünnungstestes sind in der Hauptsache darauf gerichtet, den Endpunkt schärfer abzugrenzen.

Die einfachen Verdünnungsmethoden werden als Grundlage vieler Laborarbeiten verwendet. Während die Verdünnungsmethode mit Zuverlässigkeit für die Wertbestimmung von Penicillin, Aspergillinsäure und vielen anderen Antibiotika verwendet werden kann, stößt man jedoch bei Streptomycin und Streptothricin auf Schwierigkeiten (MAY, VOUREKA und FLEMING, 1947), da hier mit Fehlergebnissen gerechnet werden muß. Dafür können die Zusammensetzung und die Konzentration des Nährmediums, die Salzkonzentration und die Natur des Testorganismus verantwortlich sein, sowie Faktoren, die man nicht immer in der Hand behalten kann.

b) Durchführung der Verdünnungsmethoden

Verschiedene Faktoren, mit denen der Verdünnungstest arbeitet und die im höchsten Maße zum Gelingen und zur Zuverlässigkeit der Wertbestimmung beitragen, verdienen stärkste Beachtung. Im einzelnen sei dabei folgendes erwähnt:

α) Testorganismus

Er muß dem Antibiotikum gegenüber empfindlich sein. Er soll widerstandsfähig, leicht zu kultivieren und zu konservieren sein. Er darf ferner nicht wählerisch in seinen Ansprüchen sein, nicht zu Änderungen in seinem Kulturverhalten und seiner Sensibilität neigen, soll möglichst nicht humanpathogen und durch ein gleichmäßiges, gutes und leicht wahrnehmbares Wachstum ausgezeichnet sein.
Wenn der Endpunkt nicht durch bestimmte Wachstumsfaktoren festgelegt werden soll, sondern von solchen, die durch andere gewisse Lebensäußerungen des Testorganismus ausgedrückt werden, müssen diese auch so deutlich ausgeprägt sein, daß der Endpunkt genau bestimmt werden kann, z. B. durch die Hämolyse roter Blutkörperchen oder die Vergärung bestimmter Kohlehydrate mit Säure- oder Alkoholbildung usw.

β) Bebrütungstemperatur

Sie ist meist für den jeweils verwendeten Testorganismus streng spezifisch. Im allgemeinen läßt sich die Regel aufstellen: je höher die Bebrütungstemperatur, desto kürzer die Bebrütungszeit. Es konnte nachgewiesen werden, daß *Staphylococus aureus* beim Penicillinnachweis bei 40° C einen viel schärfer abgegrenzten Endpunkt ergibt als bei 37° C. Im Gegensatz dazu stehen die Untersuchungsergebnisse bei dem Wertnachweis des Streptomycins mit *Escherichia coli* als Testorganismus. Dabei zeigte der Testorganismus in den Röhrchen um den Endpunkt herum bei einer Inkubationstemperatur von 37° C vollständig anormales Wachstum; es konnten aber relativ gleichmäßige Ergebnisse erhalten werden, wenn die Bebrütungstemperatur bei 28° C lag (BROWN und YOUNG, 1947).

γ) Inkubationsdauer

Sie kann einerseits von 60 bis 90 Minuten (RAKE und JONES, 1943) bis zu drei Tagen währen (WATTS und MCLEOD, 1946); aber andererseits ist oft noch ein längerer Zeitraum üblich, da bei sehr langsam wachsenden Organismen immer auf das Erreichen optimalen Wachstums Rücksicht genommen werden muß (Tuberkelbacillus). Bei den meisten Testorganismen dürfte jedoch eine Nacht als Inkubationszeit genügen. Als Regel muß gelten, daß die Teste — um Vergleichsmöglichkeiten zu haben — nach der gleichen Bebrütungszeit abgelesen werden müssen.

SCHMIDT und MOYER (1944) bestimmten den Endpunkt ihrer Teste nach 18 oder 44 Stunden, zogen aber die letzte Zeit vor.

Manchmal sind die Röhrchen beim ersten Mal der Wertbestimmung vollständig klar, zeigen also kein Organismenwachstum, trüben aber die Nährlösung, wenn die Bebrütungszeit verlängert wird. Das Vermögen, nach einem längeren Zeitraum in weit stärkeren Antibiotikumkonzentrationen als zu Beginn der Untersuchung wachsen zu können, kann immer weiter gesteigert werden. Dafür können verschiedene Dinge verantwortlich gemacht werden: es können sich im vorliegenden Falle resistente Bakterien entwickeln, die zwar schon zu Beginn des Versuches in geringem Maße vorhanden sind, sich aber nun in verstärktem Umfange entwickeln. Ferner können die Testbakterien bzw. -organismen Enzyme bilden, die die Antibiotika langsam zu zerstören beginnen. Nach BONET-MAURY (1946) spielen auch noch andere Faktoren eine Rolle (Witterungs- und Luftdruckverhältnisse). Wenn ein Standardpräparat mitgetestet wurde, dessen Wertbestimmung nach der gleichen Zeit vorgenommen und das unter den gleichen Bedingungen getestet und bebrütet wurde, lassen sich diese Faktoren relativ leicht ausgleichen.

Dagegen müssen andere Faktoren mehr beachtet werden, die erstmalig von BIGGER (1944) gezeigt wurden. Manchmal kann ein Röhrchen in den Konzentrationsstufen um den Endpunkt vollständig getrübt sein, also ein deutliches Wachstum des Testorganismus zeigen, während das nächstfolgende mit der niedrigeren Konzentration des Antibiotikums einwandfrei klar erscheint. Diese Beobachtung kann nicht immer auf Testfehler geschoben werden, sondern ist darauf zurückzuführen, daß der Zyklus Wachstum—Anschwellen—Lysis des Testorganismus gerade bei den vorliegenden Verdünnungsstufen erfaßt wurde. Diese Vermutung konnte durch Wachstumskurven bestätigt werden.

δ) Konzentration des Testorganismus und Art der Impfung

Will man Antibiotika austesten, die pro Wirkungseinheit nur eine bestimmte Menge des Testorganismus zu hemmen vermögen, muß der Gleichmäßigkeit des Impfmaterials und der genau definierten Menge der geimpften Nährflüssigkeit größte Beachtung geschenkt werden. Entweder wird ein Tropfen, eine Öse voll oder noch besser ein genau abgemessenes Volumen einer geeigneten Verdünnung des Testorganismus verwandt. Von manchen Forschern wurde auch vorgeschlagen, mit einem ungebogenen Impfdraht an dem Boden der Organismensuspension entlangzufahren und das so erhaltene Material als Impfmenge zu benutzen. Man bekommt zwar hier eine gleichmäßigere Menge, als wenn man nur eine Öse voll nimmt, deren Menge sich nie genau definieren läßt, aber auch hier kann man nicht allen Anforderungen gerecht werden. So kann man diese Art der Organismenentnahme nicht für den Nachweis von Streptomycin verwenden (BROWN und YOUNG, 1947), da es bei dieser Aktivitätsbestimmung notwendig ist, Tag für Tag die gleiche Impfmenge aus möglichst der gleichen Vorratsmenge zu

verwenden. Nach HEILMANN (1944) hebt man die Vorratskulturen am besten in festem Kohlendioxyd auf, oder man verwendet sporenbildende Testorganismen, wie *Bacillus subtilis*, dessen pasteurisierte Sporensuspension für Monate im Kühlschrank aufbewahrt werden kann (FOSTER und WOODRUFF, 1943).
Man erhält auch ein gleichmäßiges Impfmedium, wenn man den Testorganismus nicht einzeln auf die Röhrchen verteilt, sondern von vornherein der Nährlösung zusetzt. Diese Modifikation der oben beschriebenen Methodik wurde von FLEMING (1942), SCHMIDT und MOYER (1944) u. a. eingeführt.

ε) Bestimmung des Endpunktes

Der Endpunkt wird meist als die geringste Konzentration des Antibiotikums beschrieben, die das Wachstum oder eine andere wahrnehmbare Funktion des Testorganismus noch sichtbar zu hemmen vermag. HOOGERHEIDE (1943) (zitiert von FOSTER und WOODRUFF, 1943) schlug vor, bei der Wertbestimmung des Penicillins nicht das suspendierte Wachstum, sondern das sedimentierte als Kriterium zu verwenden, d. h. die in Frage kommenden kritischen Röhrchen müssen aufgeschüttelt werden. (Der gewachsene *Staphylococcus* läßt sich als „Bäumchen" aufschütteln.) POPE und STEVENS (1945/46) nahmen im Anfang der Penicillinforschung als Endpunkt das Röhrchen an, das 50% der Trübung des Kontrollröhrchens aufwies, verbesserten aber die Bestimmung des Endpunktes insofern, als das Röhrchen als Endpunkt bezeichnet werden sollte, das noch kleine, aber bestimmbare Spuren von Wachstum bzw. Trübung aufweist. Auch hier sollte das letzte Röhrchen aufgeschüttelt werden. Von anderer Seite wurde dagegen vorgeschlagen, daß im Endpunkt keine Trübung, kein noch so geringer Bodensatz, auch nicht bei Aufschütteln, vorhanden sein darf. Dieser Auffassung schloß sich auch HENNEBERG (1949) an. Er wies darauf hin, daß das Verdünnungsschema in den einzelnen Laboratorien zwar nach verschiedenen Gesichtspunkten gewählt werden kann, daß es aber zur Bestimmung des genauen Endpunktes immer wesentlich ist, die Intervalle zwischen den einzelnen Verdünnungsstufen möglichst klein zu wählen und daß Pipetten- und Pipettierfehler bei der Anlage der Verdünnung möglichst auszuschalten sind. Durch gleichzeitig vorgenommene Kontrolluntersuchungen der Lösungen eines Standardpräparates und die genaue Beachtung aller Vorsichtsmaßregeln wird es dann möglich sein, die Genauigkeit des Verdünnungstestes mit $\pm$ 20% bis zu $\pm$ 10% festzusetzen. Einen Wechsel des p_H-Wertes benutzte FLEMING (1942) zur Bestimmung des Endpunktes, indem er Glukose-Peptonwasser als Nährmedium und Andrade's Indikator verwendete. Diese Bestimmung ist heute nicht mehr üblich, da man zu besseren und zuverlässigeren Methoden übergegangen ist. Zur damaligen Zeit war die Verwendung eines mitgetesteten Standardpräparates noch nicht allgemein üblich, und die heute gebräuchlichen Testmedien waren noch nicht eingeführt. WATTS und MCLEOD (1946) bestimmten den Endpunkt bei der Aktivitätsbestimmung des Penicillins mit der Farbänderung der Lackmusmilch, indem sie empfindliche Stämme von *Streptococcus agalactiae* als Testorganismen verwendeten. HAYS, WELLS, KATZMAN, CAIN, JACOBS, THAYER, DOISY, GABY,

ROBERTS, MUIR, CARROLL, JONES und WADE (1945) benutzten zur Wertbestimmung der von Pseudomonasarten gebildeten antibiotischen Stoffwechselprodukte auch die Verdünnungsmethode mit *Staphylococcus aureus* als Testorganismus in einer Nährflüssigkeit, die Brom-Kresolrot als Indikator enthielt. Der Farbumschlag wurde als Indikator bestimmt, und zwar in der Verdünnung, die die Säurebildung um 50% hemmte. Der Farbumschlag wurde dabei mit einem Indikatorstandard verglichen. Die gleichen Autoren nahmen auch andere wahrnehmbare Wachstumsäußerungen des Testorganismus, die durch die Antibiotikawirkung unterdrückt wurden, zur Endpunktbestimmung.

KNOWLES, PEARSON und WHITE (1947) fanden, daß auch die Aktivität des Tyrothricins leicht durch einen Farbumschlag bestimmt werden kann; ein Milchstreptococcus wurde alsTestorganismus in einem Nährboden verwandt, der aus Ochsenherzen hergestellt war, die man durch Papain verdauen ließ, und dem Glukose und Brom-Kresolrot zugesetzt wurde. Der Endpunkt ist bei dieser Methode sehr genau gegenüber den anderen Röhrchen abgegrenzt. Er wird als die Verdünnungsstufe des Antibiotikums bezeichnet, die bei einer Bebrütungsdauer von 4 Stunden bei 37° C noch rot gefärbt bleibt. Der gleiche Nährboden wurde auch bei den Versuchen von GRENFELL, LEGGE und WHITE (1947) für die Aktivitätsbestimmung des Penicillins verwandt; als Testorganismus wurde *Staphylococcus aureus* benutzt. In den verschiedenen Verdünnungsstufen zeigt der Indikator alle Farbübergänge von rot zu gelb. Der Endpunkt wurde wieder mit einem Standardindikatorröhrchen verglichen, das eine genau definierte Menge Penicillin enthielt.

SANCHEZ und LAMENSANS (1947) gaben eine weitere schnelle und zuverlässige Bestimmungsmethode für Penicillin und Streptomycin bekannt, wobei *Lactobacillus bulgaricus* als Testorganismus benutzt wird. Als Nährlösung wird bei dieser Methode Magermilch verwendet, die mit dem vierfachen Volumen aqua dest. verdünnt und auf 100 ml mit 1 ml einer 24 Stunden alten Kultur des Testorganismus im ganzen angeimpft wurde. Die Verdünnungen des Antibiotikums und des Standardpräparates wurden anschließend im Wasserbad von 45° C für 2½ Stunden bebrütet und zu jedem Röhrchen 2 Tropfen einer Mischung äquivalenter Mengen Methylrot und -blau zugefügt. Der Indikator bleibt in den Röhrchen grün, in denen das Wachstum des Testorganismus vollständig unterdrückt wurde, wird grau, wenn leichtes Wachstum des Testorganismus vorhanden ist, rosa bei stärkerem Wachstum. Der Endpunkt — also das Auftreten der grauen Färbung — wird durch ein Vorhandensein von 0,04 IE/ml Penicillin und 0,2 Einheiten/ml Streptomycin angezeigt. Der kritische Endpunkt wird durch Wechsel des p_H- und des E_h-Wertes beeinflußt.

MAY, VOUREKA und FLEMING (1947) benutzten zur Streptomycinwertbestimmung einen Glukose-Phenolrot-Serumwasser-Nährboden, der mit *Bacterium friedländeri* geimpft wurde und ebenfalls einen Farbumschlag im kritischen Endpunkt zeigt.

Ebenso bildet die Gegenwart oder Abwesenheit von Hämolyse die Grundlage mancher Wertbestimmungsmethoden, die auf der Methodik der Verdünnungsteste aufgebaut sind. Da diese Methoden für unsere Zwecke mehr am Rande liegen, seien sie nur der Vollständigkeit halber erwähnt, aber nicht näher beschrieben.

Unter dem Einfluß der Antibiotika kann ein E_h-Indikator nicht mehr reduziert werden. Auch dieser Faktor wurde zur genauen Endpunktbestimmung verwandt. Genauere Beschreibungen dieser Methodik liegen von PRÉVOT (1946, 1947) und von REID und BREWER (1946) vor. In dem ursprünglichen Prévotschen Verfahren wurde *Welchii perfrigens* als Testorganismus benutzt, Janusgrün als Indikator. Für diesen Test ist nur eine Stunde Inkubationszeit notwendig. Wegen dieser kurzen Bebrütungsdauer ist die Innehaltung besonderer Sterilitätsmaßnahmen nicht erforderlich. Ein beliebiger Nährboden (p_H 7,4), der aber 0,2% Glukose und 0,0025% Janusgrün enthalten muß, wird in „Hall-Röhrchen" eingefüllt, und diese werden für 30 Minuten bei 110° C sterilisiert. Hierbei muß beachtet werden, daß man die Röhrchen vorher 30 Minuten langsam erwärmt, ehe man sie bis zum Siedepunkt bringt, damit die Luft entweichen kann. In die Röhrchen werden beliebige Mengen der Verdünnungsstufen des Antibiotikums eingefüllt mit Ausnahme des Kontrollröhrchens, das nur die Nährlösung enthält. Anschließend wird in jedes Röhrchen 1 ml einer 2 Stunden alten Kultur des Testorganismus pipettiert. Man läßt den Testorganismus auf einem Glukosenährboden wachsen und nimmt ihn mit einer sterilen Kugelpipette auf, so daß er kurz von seinem von ihm gebildeten Gas befreit wird und dadurch leichter pipettiert werden kann, da die Gasblasen das genaue Ablesen der Pipette unnötig erschweren. Die Teströhrchen werden bei 37° C eine Stunde lang bebrütet. Als Endpunkt wird das letzte Röhrchen bezeichnet, dessen Inhalt die Farbe nicht gewechselt hat. Die äußerste Konzentration, die das Wachstum des Testorganismus gerade noch zu hemmen vermag, beträgt beim Penicillin 0,6 IE/ml.

Diese Methode wurde etwas über 5 Monate lang mit den besten und zuverlässigsten Ergebnissen zur Antibiotikumwertbestimmung angewandt. Plötzlich wurden die Testergebnisse ungenau. Untersuchungen ergaben, daß der Testorganismus Mutanten gebildet hatte, die zur Aktivitätsbestimmung nicht mehr geeignet waren. Seitdem sind durch PRÉVOT, PEYRÉ und DIGEON (1946) zwei andere Anaerobier als Testorganismen eingeführt worden, und zwar *Clostridium butyricum* und *C. septicum*. Diese benötigen zur Reduktion des Farbstoffes nur eine Bebrütungszeit von zwei bis drei bzw. fünf bis sechs Stunden. Mit diesen beiden Organismen kann der Test wieder ohne Schwierigkeiten und ohne Gefahr von unsicheren Testergebnissen angewandt werden. Streptomycin hemmt in einer Menge von 0,4 Einheiten/ml *C. butyricum* vollständig.

Manchmal wird der Endpunkt auch danach bestimmt, ob der Inhalt des Röhrchens mit der kritischen Antibiotikumverdünnung steril bleibt. Dabei wird entweder der ganze Inhalt des Röhrchens auf eine Nähragarplatte ausgegossen oder nur eine Probe der Röhrchen auf Nähragar übergeführt. Die Platten werden bebrütet und auf Organismenwachstum untersucht. Mit Hilfe dieser Methode kann gleichzeitig entschieden werden, ob das vorliegende Antibiotikum bakterizid (fungizid) oder bakteriostatisch (fungistatisch) wirkt.

JENSEN, MØLLER und OVERGAARD (1945) führten eine weitere Modifikation in der Endpunktbestimmung ein: Es wurde wieder eine bestimmte Verdünnung der antibiotikumhaltigen Lösung angelegt und 6 Stunden lang bebrütet. Alle Röhrchen, die zu dieser Zeit bereits ein makroskopisch sichtbares Organismenwachstum aufwiesen, wurden entfernt; ausgenommen wurde dabei nur das Röhrchen, das die stärkste Antibiotikumkonzentration enthielt, aber noch Wachstum zeigte.
Von allen verbliebenen Röhrchen werden genau abgemessene Mengen (meistens jedoch eine Öse voll) auf eine Agarplatte von 20 mal 20 mm Größe (Deckgläschen oder Objektträger in steriler Petrischale) aufgestrichen. Nach einer Bebrütung über Nacht wird die Verdünnungsstufe, die weniger als 10 Organismenkolonien aufweist (mikroskopische Überprüfung!), als der kritische Endpunkt bestimmt. Der Vorteil dieser Methode besteht darin, daß sie empfindlicher als alle eben besprochenen Endpunktbestimmungen ist, da das Kolonienwachstum sehr leicht makroskopisch oder mikroskopisch bestimmt werden kann, so daß Interpolationen nicht notwendig sind.

ζ) Methode der Verdünnungsreihen-Herstellung

Eine Methode, Verdünnungsreihen herzustellen, wurde bereits erwähnt. Hierbei mischt man x-ml Material mit x-ml Verdünnungsmittel, überträgt dann x-ml dieser Mischung in x-ml Verdünnungsmittel usw. Durch eine geeignete Auswahl der Volumina von Verdünnungsmittel und antibiotikumhaltiger Lösung kann man jede gewünschte Verdünnungsstufe erreichen. Überträgt man z. B. 1 ml der Lösung in 9 ml Verdünnungsmittel, so erhält man eine Verdünnung von 1:10. Bei geringeren Verdünnungsstufen empfiehlt es sich, die Verdünnungen in Röhrchen vorzunehmen, während sonst Meßkolben vorzuziehen sind. Eine gute Verdünnungsmethodik wurde von SCHMIDT und MOYER (1944) angegeben, die in Abb. 26 wiedergegeben ist. Die gesamte Nährlösung wurde beimpft und dann in verschiedenen Verdünnungsstufen in die einzelnen Teströhrchen übertragen. Obgleich das Volumen der Nährlösung von Röhrchen zu Röhrchen wechselt, bleibt die Anzahl der Bakterien pro Kubikzentimeter Nährlösung konstant. An Stelle der sonst üblichen Wattestopfen werden die randlosen Röhrchen bei diesen Testen mit Glas- oder Metallkappen verschlossen, da sich diese leichter handhaben lassen. Die hier beschriebene Methode wurde in erster Linie für die Aktivitätsbestimmung des Penicillins ausgearbeitet. Eine vollständige Beschreibung der Wertbestimmung des Streptomycins und Streptothricins wurde von DONOVICK, HAMRE, KAVANAGH und RAKE (1945) erbracht: In jedes sterile Röhrchen einer bestimmten Serie werden je 2 ml einer 1%igen Tryptonlösung (p_H 7,2) gefüllt, die vorher in ihrer Gesamtheit mit einer 6 Stunden alten Kultur von *Bacterium friedländeri*, das auf einem Hefe-Fleischextrakt-Nährboden gewachsen war, beimpft wird. In die Röhrchen werden dann folgende Volumina der wertmäßig unbekannten oder der Standardlösung pipettiert (empfehlenswert ist es, wenn die Röhrchen ca. 1 bis 3,5 Einheiten/ml Antibiotikum enthalten): 0,1, 0,09, 0,08, 0,07, 0,06, 0,05, 0,045, 0,04, 0,035 und 0,03 ml. Andere Versuche ergaben, daß man noch bessere Ergebnisse erhält, wenn man folgende Verdünnungsstufen wählt: 0,1, 0,088, 0,077, 0,068, 0,059, 0,052, 0,046, 0,040, 0,035 und 0,030 ml. Die einzelnen Röhrchenständer werden sofort nach dem Einfüllen der Konzentrationsstufen in den Kühlschrank gestellt und nach Fertigstellung des ganzen Versuches gleichzeitig in den Brutschrank bei 37° C gebracht, wo sie 15 bis 17 Stunden stehenbleiben. Sie werden dann wieder auf die Trübungsintensität der Nährflüssigkeit untersucht. Als Endpunkt wird die Konzentrationsstufe bestimmt, die vollständig klar geblieben ist, d. h. wo das Antibiotikum das Wachstum des Testorganismus vollständig unterdrückt hat.

In der von WILSON, POPE und STEVENS (1948) angegebenen Methode wird das Kulturmedium nicht auf ein einheitliches Volumen gebracht, so daß die Konzentration des beimpften Substrates und damit die der Testorganismen von Röhrchen zu Röhrchen leicht schwankt, jedoch ist der Testfehler, der dadurch entstehen kann, so gering, daß er außer acht gelassen werden kann. Eine Verdünnungsmethode, bei der das Volumen der Nährlösung bei jedem Röhrchen konstant ist, wird von JACKSON (1945/46) beschrieben. Hier können halbautomatische Pipetten zum Einfüllen der Nährlösung verwandt werden. Diese Methoden besitzen gegenüber den erstgenannten keine Vorteile, so daß sie sich nicht durchsetzen konnten.

η) Kulturmedien

Beinahe jeder Forscher hat zu seinen Arbeiten eine anders zusammengesetzte Nährlösung verwandt. So kann man die Erfahrung machen, daß manche bei ihrer Wahl nur dadurch beeinflußt wurden, ob die einzelnen Komponenten der Nährlösungen leicht erreichbar waren. Später mußte man die Feststellung treffen, daß die Zusammensetzung der Nährlösung den Endpunkt entscheidend mit bestimmte, d. h. daß er bei den einzelnen Nährbodenzusammensetzungen mehr oder minder scharf ausgeprägt war. Man war nun gezwungen, der Nährbodenzusammensetzung mehr Aufmerksamkeit zu schenken. Schon POPE und STEVENS (1945/46) stellten die genaue Abgrenzung des Endpunktes als eine Wirkung des verwendeten Nährmediums hin. Sie benutzten zu ihren Testen, um gute und scharf abgegrenzte Endpunkte zu erhalten, folgenden, durch Papain verdauten Pferdefleischnährboden:

1. *Testnährboden.* Gehacktes Pferdefleisch (9000 g) wird mit 9 Liter Leitungswasser vermischt und auf 60° C erhitzt. Das p_H wird mit HCl auf 5,2 bis 6,5 eingestellt und Papain in Mengen von 10 bis 30 g stündlich zugegeben. Während des Verdauungsprozesses wird die Temperatur zwischen 58 und 62° C gehalten. Nach einer vierstündigen Verdauung wird der p_H-Wert wieder mit HCl auf 5,0 bis 5,5 eingestellt. Das so entstandene Produkt wird aufgekocht und filtriert. Das Filtrat wird wieder auf 90° C erhitzt und über Nacht stehengelassen. Am nächsten Tag wird das Filtrat mit NaOH auf p_H 8,0 eingestellt, 10 Minuten gekocht und wieder filtriert. Mit HCl wird dann das Filtrat auf p_H 6,8 bis 7,0 eingestellt. Will man diesen Nährboden für längere Zeit aufheben, empfiehlt sich eine sterile Filtration durch ein Bakterienfilter oder ein Berkefeldfilter direkt in

sterile Gefäße, die nochmals im strömenden Dampf auf 100° C 10 Minuten erhitzt werden und dann im Kühlraum aufbewahrt werden müssen.
Zum Gebrauch wird dieses Medium mit aqua dest. verdünnt, indem man es auf einen Gehalt von totalem Stickstoff von ca. 5 mg/ml bringt (ungefähr auf ein Drittel bis ein Viertel verdünnen) und den p_H-Wert genau auf 6,8 bis 7,0 einstellt. In jedes Röhrchen werden 20,6 ml dieses Mediums gefüllt und 10 Minuten autoklaviert, so daß die Röhrchen schließlich je 20 ml enthalten. Es hat sich als günstig herausgestellt, die Röhrchen nicht sofort am Tage des Autoklavierens zu benutzen, sondern erst einen Tag oder mehrere Tage später, da sonst sehr leicht Testfehler entstehen können. POPE und STEVENS (1945/46) kamen noch zu dem Untersuchungsergebnis, daß die Zugabe von Glukose zu diesem Nährboden ein noch besseres und intensiveres Wachstum des Testorganismus zeitigt. Einschränkend muß bemerkt werden, daß bei der Penicillin-Aktivitätsbestimmung der Endpunkt etwas hinausgeschoben wird, was vielleicht auf die Tatsache zurückzuführen ist, daß das Penicillin bei Gegenwart von Glukose leicht von den Enzymen zerstört werden kann, die von den Testorganismen (besonders *Bacillus subtilis*) gebildet werden können.
JACKSON (1945/46) führte den Nachweis, daß das Papainverdauungsmedium von Charge zu Charge verschieden ausfällt, so daß die genaue Bestimmung des Endpunktes dadurch Mühe macht. Sie schlug deshalb folgendes Kulturmedium (nach TAYLOR, 1943) vor:
2. *Testnährboden*. 100,0 g Pepton (Evans), 15,0 g Marmit, 30,0 g Lab Lemco, 35,0 g NaCl, 10 Liter aqua dest. Die einzelnen Nährstoffe werden in Wasser aufgelöst und das p_H mit NaOH auf 8,0 eingestellt. Der Nährboden wird eine Stunde lang im strömenden Dampf erhitzt und dann durch ein Seitzfilter E. K. filtriert. Er wird anschließend in 2-Literkolben für 20 Minuten autoklaviert und bei Zimmertemperatur bis zum Gebrauch aufbewahrt.
Auch dieser Nährboden weist von Ansatz zu Ansatz mehr oder minder große Unterschiede auf, die hauptsächlich auf Veränderungen und Veränderlichkeiten des Peptons zurückzuführen sind. Stellt man sich von den Nährböden stets einen größeren Vorrat her, kann die Auswirkung dieser Variabilität weitgehend ausgeglichen werden.
Für die Teste werden auch noch andere Nährbodenzusammensetzungen verwendet, wie

Fleischwasserbouillon	(siehe Nährboden 1, Seite 36) und
Peptonwasser	(siehe Nährboden 2, Seite 36).

3. *Ochsenherzbouillon*. Anstelle des Pferdefleisches werden Ochsenherzen verwendet. Man bereitet den Nährboden sonst genau wie die Fleischbouillon zu.
4. *Traubenzuckerbouillon*. Man setzt dem Fleisch- oder Peptonwasser 2% Glukose zu.
5. *Wickerham's-Antibiotikum-Testmedium*. (RAPER und THOM, 1949) 2,0 g Hefeextrakt, 3,0 g Pepton, 2,0 g Dextrose, 30,0 g Rohrzucker, 5,0 g corn-steep-Konzentrat, 2,0 g $NaNO_3$, 1,0 g K_2HPO_4, 0,5 g $MgSO_4$, 0,2 g KCl, 0,01 g $FeSO_4 \cdot 7\,H_2O$, 1000 ml aqua dest.; der p_H-Wert wird vor dem Autoklavieren auf 7,0

eingestellt. Mit 20,0 g Agar versteift, gibt die Nährlösung einen Nährboden, der vorzüglich für die Durchführung der Diffusionsteste geeignet ist.

6. *Lackmusmilch.* Es wird so viel von der alkoholischen Lackmuslösung zu entrahmter Milch zugefügt, bis diese eine bläulich-rote Färbung angenommen hat. Diese Mischung wird dann in Röhrchen abgefüllt und je 30 Minuten an drei aufeinanderfolgenden Tagen sterilisiert.

7. *Brom-Kresol-Milch.* Dieser Nährboden wird heute gern an Stelle der Lackmusmilch verwendet. Man rechnet hierbei auf 1000 ml entrahmte Milch 10 ml einer 0,5%igen Brom-Kresol-Rotlösung.

Gelegentlich werden auch andere Nährlösungen genannt, die oft rein empirisch gefunden wurden. Die Forderung, daß in einer Nährlösung der Endpunkt scharf zu erkennen sein muß, wurde oft nicht beachtet, so daß viele dieser Nährlösungen nicht brauchbar sind.

Wichtig für die Auswahl der Nährlösung ist auch die Forderung, daß das Wachstum der Testkeime in ihr gut, aber nicht allzu üppig und ohne zu starke Säurebildung vonstatten gehe und daß immer eine Gleichmäßigkeit der Qualität des Nährbodens gewährleistet sei.

Die einfache Pferdefleischbouillon, eingestellt auf p_H 7,2, hat sich bei den meisten Verdünnungstesten als Nährlösung bewährt. Sie wird in möglichst großen Ansätzen hergestellt, kühl aufbewahrt, vor Gebrauch nochmals im Säurewert bestimmt, wenn nötig, wieder auf p_H 7,2 eingestellt, abgefüllt, im Kochschen Dampftopf nachsterilisiert und vor der endgültigen Verwendung mit der Qualität des vorher verwendeten Bouillonansatzes im Antibiotikatestversuch verglichen. Es muß immer beachtet werden, daß die Testflüssigkeit vollständig klar und ohne Bodensatz ist (HENNEBERG, 1949).

ϑ) Sterilität des Verdünnungstestes

Wenn nur eine kurze Bebrütungszeit für den Test notwendig ist, wie bei den Methoden von WILSON (1943), RAKE und JONES (1943) und PRÉVOT (1946), ist eine vollständige Sterilität der Probe nicht unbedingt erforderlich. Steht der Test dagegen über Nacht, dürfen zumindest die Röhrchen um den kritischen Endpunkt nicht mit Bakterien infiziert sein, da diese sich auch vermehren und dann makroskopisch nicht von der Wachstums- und Trübungsintensität der Testbakterien in der Nährlösung unterschieden werden können. Die Sterilität der Kulturflüssigkeit, d. h. also der Probe, die wertmäßig bestimmt werden soll, kann nach folgenden Methoden erreicht werden:

aa) Durch Filtration durch ein Bakterienfilter

RAMMELKAMP (1942) wies darauf hin, daß manche Antibiotika ohne einen Aktivitätsverlust zu erleiden, durch ein Seitz-Filter filtriert werden können, während andere sehr stark an die Seitz-Filter adsorbiert werden, so daß diese dann nicht zu einer sterilen Filtration zu gebrauchen sind. Man verwendet in einem solchen Falle ein Glasbakterienfilter oder eine Graducol-Membran, wenn auch starke Adsorptionswirkungen der Membran nicht unbekannt sind. BUSH (1946) beschreibt eine Zusammenstellung verschiedener Filter, die zur Filtration vieler Proben nacheinander benutzt werden können, ohne daß zwischendurch eine Sterilisation notwendig wird.

bb) Durch Kochen, Autoklavieren oder Pasteurisieren

Nur wenige Antibiotika können ohne empfindliche Aktivitätseinbuße autoklaviert werden; in bestimmten Fällen büßen sie ihre Wirksamkeit vollständig ein. Wenn jedoch eine Hitzestabilität nachgewiesen werden konnte, kann man die Proben ohne besondere Sterilitätsmaßnahmen entnehmen und sie anschließend autoklavieren. Eine derartige Behandlung erträgt z. B. das Subtilin (JANSEN und HIRSCHMAN, 1944). Das Erhitzen in einem kochenden Wasserbad (2 Minuten) wird von DONOVICK, HAMRE, KAVANAGH und RAKE (1945) für Streptomycin und Streptothricin vorgeschlagen, wenn der Verdacht vorliegt, daß die Testproben infiziert sein könnten. FOSTER und WOODRUFF (1943) wiesen darauf hin, daß das Penicillin, das zwar durch Kochen vollständig zerstört wird, ein Pasteurisieren auf 60° C für 30 Minuten ohne größere Inaktivierung ertragen kann, wenn auch manchmal mit Verlusten bis zu 30% der Aktivität gerechnet werden muß. Um zu einwandfreien Testergebnissen zu kommen, muß auch das Standardpräparat, wenn es sich um eine Penicillinlösung handelt, pasteurisiert werden, sonst muß man eine in ihrer Wirksamkeit genau bekannte Penicillinlösung mittesten, die man 30 Minuten auf 60° C erhitzt. PULVERTAFT und YUDKIN (1946) kamen zu der Feststellung, daß bei Gegenwart von Phosphatpuffer mit p_H 7,0 die Aktivitätsminderung des Penicillins außerordentlich gering ist, wenn die Lösung nur 10 Minuten auf 60° C erhitzt wird. Um zu untersuchen, wieweit die Hitzebehandlung selbst und nicht möglicherweise die Organismen, die die Probe infiziert haben und deretwegen die Sterilisation der Probe vorgenommen wurde, für einen Aktivitätsverlust verantwortlich zu machen ist, setzt man eine einwandfrei sterile Probe kurzfristig höheren Temperaturen oder langfristig etwas niedrigeren Temperaturen aus und vergleicht die Aktivität dieser behandelten Probe mit einer unter normalen Bedingungen aufgehobenen Antibiotikumlösung.

cc) Durch Aussetzen in bestimmte organische Lösungs- oder Desinfektionsmittel

Bei einer Sterilisation der Probe mit Desinfektionsmitteln läuft man Gefahr, daß durch die Wirkung dieser Mittel das Testergebnis gefälscht sein kann; jedoch wird die Wirkung der Desinfektionsmittel oft überschätzt, da sich das Desinfektionsmittel in den letzten Verdünnungsstufen in so geringen Konzentrationen anfindet, daß es den Test weder in direkter noch in synergetischer Weise mit dem Antibiotikum zusammen beeinflussen kann. POPE und STEVENS (1945/46) fanden, daß die Testprobe (im vorliegenden Fall Penicillin) durch Zugabe von Chloroform sterilisiert werden kann, da die Endkonzentrationen des Desinfektionsmittels viel zu gering sind, als daß der Test irgendwie beeinflußt werden könnte. Auch Äther wurde für den gleichen Zweck verwendet, doch man muß Äther eine relativ lange Zeit einwirken lassen. BJERKNESS und HUTNER (1946) schlugen die Verwendung einer Mischung von n-Butylchlorid und Tetrachloräthylen oder Tetrachlorkohlenstoff vor. In manchen Fällen — dies trifft besonders für die Produkte der Reinigung und Extraktion zu, in denen sich das Antibiotikum in Alkohol oder einem anderen organischen Lösungsmittel gelöst befindet — bleibt der Rückstand auch nach dem Verdampfen des Lösungsmittels steril. Wenn der Gehalt an Alkohol oder einem Lösungsmittel nicht sehr hoch ist, so daß er bei den letzten Verdünnungsstufen in außerordentlich niedrigen und nicht mehr wirksamen Konzentrationen vorliegt und deshalb auch die Testergebnisse nicht beeinflussen kann, können derartige antibiotische Lösungen ohne Evaporation wertmäßig bestimmt werden.

dd) Spezifische Reinigungsmethoden

In besonderen Fällen, bei denen nur eine bestimmte Organismenart die Infektion der Testprobe bewirkt hat, wählt man die Testbedingungen so, daß nur der Testorganismus zu wachsen vermag. Schon FLEMING (1929) berichtete, daß es nicht notwendig sei, die Kulturflüssigkeit von *Penicillium notatum* vor dem Testen zu sterilisieren, wenn sie auch große Mengen der Penicilliumsporen enthält, da sich diese bei der Bebrütungstemperatur des Testes von 37° C nur äußerst langsam entwickeln, bzw. ihre Entwicklung vollständig sistiert sei. APPLEBY, KNOWLES, MCALLISTER, PEARSON und WHITE (1947) testeten die tyrothricinhaltigen Kulturfiltrate des *Bacillus brevis* auch ohne Sterilisation aus. Das Wachstum des Antagonisten ließ sich unterdrücken, indem dem Kulturmedium 0,1% Cystein zugesetzt wurde, ohne daß durch diesen Zusatz das Wachstum und die Entwicklung des Testorganismus (Milchsäurestreptokokken) beeinträchtigt wurde.

ι) Genauigkeit der Verdünnungsteste

Wie bei einer anderen Methode, hängen auch bei der Verdünnungsmethode die Zuverlässigkeit und Genauigkeit der Testergebnisse von der Sorgfalt und der Geschicklichkeit des Experimentierenden ab. Wenn man bedenkt, daß das Antibiotikum von Verdünnungsstufe zu Verdünnungsstufe in immer geringeren Konzentrationen vorliegt und daß Fehler, die bei der ersten Verdünnungsstufe gemacht werden, sich bei der letzten ins Unermeßliche steigern können, wird es deutlich werden, mit welcher Genauigkeit und Sorgfalt die einzelnen Verdünnungsstufen angelegt werden müssen. Es ist unrichtig, wie von manchen Seiten behauptet wird, daß in starken Verdünnungen auftretende Übereinstimmungen der Endpunkte Hinweise auf außerordentliche Genauigkeiten ergeben, da sich die Antibiotikakonzentrationen in den letzten Röhrchen bei dicht aufeinanderfolgenden Verdünnungsstufen außerordentlich wenig voneinander unterscheiden, so daß schon grobe Verdünnungsfehler vorliegen müssen, wenn die Ergebnisse große Unterschiede aufweisen. Es empfiehlt sich immer, den Test mit einer oder mehreren Wiederholungen anzulegen, die Ergebnisse miteinander zu vergleichen

und Mittelwerte auszurechnen, wenn auch KIRBY und RANTZ (1944) feststellen mußten, daß der Testfehler der Verdünnungsmethode immer noch höher ist, als ursprünglich angenommen wurde.
RAKE und RICHARDSON (1946) stellten nachfolgende Zusammenstellung der Testfehler bei dem Verdünnungstest zum Nachweis des Penicillins auf. Die Verdünnungsstufen nahmen jeweils um 10% ab, und die Teste wurden mit größtmöglicher Sorgfalt durchgeführt:

Tabelle 6

Zuverlässigkeit des Verdünnungstestes

Zahl der Wiederholungen	Reproduzierbarkeit
1	±8,9% der Standard-Abweichung
3	±6,3% ,, ,, ,,
5	±4,5% ,, ,, ,,
8	±3,4% ,, ,, ,,
16	±2,3% ,, ,, ,,

Die Abweichung ist auch bei 16 Wiederholungen immer noch beträchtlich, obwohl die Ergebnisse von Forschern erzielt wurden, die große Erfahrung in der Wertbestimmung des Penicillins besaßen und die Technik beherrschten. Es kann angenommen werden, daß die Testfehler in anderen Fällen, wo diese Bedingungen nicht in gleichem Maße erfüllt werden können, weit größere sein werden.
Um die Testfehler im Rahmen des Erträglichen zu halten, muß darauf geachtet werden, daß nur mit geeichten Pipetten gearbeitet wird.

κ) Mikromethoden

Die in der Mikrobiologie gut bekannte Objektträger-Zellenmethode sowie die Kapillarröhrchen-Verdünnungsmethode sind gut zum Nachweis der Antibiotika in tierischen und pflanzlichen Organismen geeignet. Sie sind sehr empfindlich und können gleichermaßen für den Nachweis geringster Konzentrationen wie auch größerer Mengen verwandt werden. Sie müssen sehr sorgfältig angelegt werden, da ihre Genauigkeit und Zuverlässigkeit von der Art ihrer Durchführung abhängig sind. Bei diesen Methoden werden die angeimpften Verdünnungsstufen auf sterile Objektträger aufgetropft. Diese werden in Petrischalen bebrütet und dann mikroskopisch auf Organismenwachstum untersucht. Da diese Teste in erster Linie zum Nachweis des Penicillins in tierischen Körpern ausgearbeitet wurden, werden meist hämolytisch wirkende Organismen als Testkeime benutzt. Zum Teil ließ man auch die Tropfen der einzelnen Verdünnungsstufen in Kapillarröhrchen hochsteigen, befestigte die Röhrchen mit einem Klebstoff und bebrütete sie in horizontaler Lage. Wenn die Röhrchen mit kleinsten Mengen des Testorganismus beimpft wurden, kann das Wachstum der Testorganismen nach geeigneter Bebrütungsdauer zahlenmäßig bestimmt werden (FLEMING, 1943, 1944, 1945, 1946; FIELDING, 1947; FLEMING und SMITH, 1947).

λ) Testmodifikationen

Besonders bekannt wurden die Verdünnungsteste auf festen Kulturmedien. Sie sind auf dem gleichen Prinzip aufgebaut wie die Verdünnungsteste in flüssigen Medien. Die hier angewandten Methoden sind umständlicher in der Anlage, und ihre Ergebnisse sind weniger genau als bei oben beschriebenen Methoden. Sie haben jedoch ihnen gegenüber folgende Vorteile: eine vollkommene Sterilität der Testproben ist nicht notwendig, verschiedene Organismen oder Organismenstämme können gleichzeitig in jeder Verdünnungsstufe des Antibiotikums auf ihre Empfindlichkeit und nicht in wäßriger Lösung befindliche Antibiotika können oft direkt ausgetestet werden. Die Verdünnungsmethode auf festen Medien wurde sehr oft von WAKSMAN und Mitarbeitern angewandt, die sie Agarstrich- oder Plattenverdünnungsmethode nannten. Die folgende grundlegende Beschreibung stammt von WAKSMAN und REILLY (1945):

Folgendes Nährmedium wird verwandt:

Testnährboden. 5,0 g Pepton (Difco), 5,0 g NaCl, 3,0 g Fleischextrakt (Difco) und 15,0 g Agar, 1000 ml Leitungswasser.

Der Nährboden wird wie üblich sterilisiert, dann auf 45° C abgekühlt und in Mengen von je 10 ml in sterile Petrischalen gefüllt, die in mehrfachen Wiederholungen je 1,0 , 0,3, 0,03 und 0,01 ml der Lösung enthalten, die ausgetestet werden soll. Man kann auch andere geeignete Mengen des Antibiotikums verwenden. Der Agar wird sehr gut mit der antibiotischen Lösung verrührt. Nachdem er vollständig erstarrt ist (meistens nach 20 Minuten), werden auf der Agaroberfläche Striche mit dem Testorganismus gezogen. Man nimmt zum Beimpfen meist eine gebogene Nadel, mit der sich Striche von 1 cm Dicke ziehen lassen. Jeder Organismus wird in dreifacher Wiederholung aufgeimpft. Die Impfsuspension stellt man her, indem man eine 24 Stunden alte Bakterienkultur auf Nähragar mit 5 bis 10 ml sterilem Wasser aufschwemmt oder indem man eine Pilzkultur auf Nähragar, die je nach Art des Pilzes 4 bis 8 Tage alt ist, ebenfalls mit sterilem Wasser aufschwemmt oder notfalls die Pilzsporen mit einer sterilen Impföse oder -nadel losstößt.

Zu diesem Test läßt sich jedes beliebige Bakterium oder auch ein empfindlicher Pilz verwenden, während die Verwendung von Pilzen im Verdünnungstest in flüssigen Kulturmedien nicht angebracht ist. Allerdings ist der obige Nährboden nur für Bakterienwachstum geeignet; wenn man Pilze als Testorganismen wählt, so empfiehlt sich die Verwendung eines ihnen zusagenden Nährbodens (siehe S. 29—35).

Als Endpunkt wird bei dieser Methode die höchste Verdünnung angenommen, die vollständig oder nahezu vollständig das Wachstum eines oder mehrerer bzw. aller Testorganismen zu hemmen vermochte. Das Ergebnis wird in „Verdünnungseinheiten" ausgedrückt. Eine „Verdünnungseinheit" ist demzufolge die Menge, die das Wachstum der Testorganismen in einer Menge von 1 ml dem Testmedium zugefügt, gerade noch zu hemmen vermag. Tritt nur eine teilweise Hemmung der stärksten Verdünnungsstufen auf, so hilft man sich durch eine Interpolation, um das Antibiotikum richtig wertmäßig bestimmen zu können.

Eine weitere Modifikation der Verdünnungsteste auf festen Medien stellen die Agarschrägröhrchen dar. Der Nähragar, der in verschiedenen Konzentrationsstufen mit dem Antibiotikum vermischt wurde, wird statt in Platten in sterile Röhrchen eingefüllt und diese schräg gelegt. Man kann allerdings bei dieser Modifikation das Antibiotikum immer nur gegen einen Testorganismus austesten.

Für Antibiotika, die nur eine sehr beschränkte Wasserlöslichkeit besitzen oder die nicht in die Nährlösung ausgeschieden, sondern im Organismus selbst gespeichert werden, müssen für den Verdünnungstest bestimmte Vorbereitungen getroffen werden. GÄUMANN, NAEF-ROTH und ETTLINGER (1950) gehen bei der Bestimmung des Enniatins wie folgt vor: Das Mycel wird von der Nährlösung abfiltriert, im Mörser mit Na_2SO_4 zerrieben, mit Äther überschüttet und während 24 Stunden bei 3° C stehengelassen. Der Verdampfungsrückstand des Ätherextraktes (bei Labortemperatur im Vakuum) wird in Aceton aufgenommen und mit sterilem aqua dest. verdünnt und dann nach einer der üblichen Methoden ausgetestet.

Bei Antibiotika, die auch im Organismus selbst gespeichert werden, muß eine den jeweiligen Verhältnissen angepaßte Modifikation vorgenommen werden.

B. DIFFUSIONSMETHODEN

a) Einführung in die Diffusionsmethoden

Bei diesen Methoden wird ein festes Kulturmedium entweder in seiner Gesamtheit, solange es noch flüssig ist oder später nur oberflächlich mit dem Testorganismus beimpft. Die Lösung, die auf ihre Aktivität untersucht werden soll, oder die Substanz, die das Antibiotikum enthält, wie Agarstückchen, bestimmte Quantitäten einer Paste oder Creme, werden in engen Kontakt mit der Agaroberfläche gebracht und entweder bei Zimmertemperatur oder einer anderen, für den Testorganismus entsprechend optimalen Temperatur, für eine bestimmte geeignete Zeit bebrütet. Der Abstand von der Stelle, von welcher die antibiotikumhaltige Substanz in den Agar hineindiffundiert, bis zum Ende des Wirkungsbereiches wird durch die Unterdrückung des Wachstums des Testorganismus deutlich sichtbar gemacht. Das Maß der Entfernung ist gleichzeitig ein Maß der Konzentration des Antibiotikums in der Lösung oder in der festen Substanz. Das Ausmaß der wirkungsvollen Diffusion hängt von vielen Faktoren ab. Wenn bestimmte antibiotikumhaltige, wertmäßig bekannte Lösungen bzw. Substanzen gleichzeitig mit wertmäßig unbekannten eingefüllt bzw. aufgesetzt und die Hemmwerte kurvenmäßig erfaßt werden, können diese Faktoren weitgehend ausgeglichen werden. Durch den kurvenmäßigen Vergleich kann gleichzeitig die Aktivität der wertmäßig unbekannten Lösung festgestellt werden.

Die Theorie der Diffusionsmethoden wurde von COOPER und WOODMAN (1946) und von MASUYAMA (1947) festgelegt.

Die Diffusionsteste in der klassischen Form haben zwar viele Modifikationen erfahren, zerfallen im Prinzip jedoch nur in zwei Hauptgruppen:

1. Vertikale Diffusionsmethoden durch ein in der Gesamtheit angeimpftes Nährmedium in Röhrchen.
2. Horizontale Diffusionsmethoden, die in Petrischalen oder anderen flachen Gefäßen angelegt werden.

b) Durchführung der vertikalen Diffusionsmethode

Bei dem Test wird der Gleichgewichtszustand zwischen zwei Faktoren gemessen: der Diffusion des Antibiotikums durch den Nährboden hindurch und dem Wachstum des Testorganismus, der bestrebt ist, die Oberfläche des Nährbodens zu bewachsen. Diese Methodik wurde das erstemal von GARDNER (1940) angewandt. Der Testorganismus muß hierbei selbstverständlich ein fakultativer Anaerobier sein. Die Methode wird im einzelnen wie folgt durchgeführt:
Kleine Röhrchen von ca. 8 mm Durchmesser werden mit 1,5 ml geschmolzenem, gepuffertem Lemco-Pepton-Agar (s. S. 113) und einem Tropfen einer 1 : 300000 verdünnten Kultur eines empfindlichen *Staphylococcus aureus* gefüllt. Die Lösung, die getestet werden soll, wird mit Peptonwasser soweit verdünnt, daß sie ca. 0,5 bis 2 Einheiten/ml Antibiotikum enthält. Von dieser Lösung werden dann 0,25 ml auf den inzwischen festgewordenen Agar in die Röhrchen gefüllt. Nach einer bestimmten Bebrütungszeit wird die Entfernung von der Stelle des hineindiffundierenden Antibiotikums bis zu der, wo durch das Antibiotikum das Wachstum des Testorganismus verhindert wurde, gemessen. Gleichzeitig werden Standardteste zu Vergleichszwecken angelegt; man mißt auch hier wieder die Hemmzonen der Testorganismen, erfaßt diese Ergebnisse kurvenmäßig und liest die Werte der zu bestimmenden Lösung an Hand der Standardkurve ab.
Die Methodik von ASHESHOV und STRELITZ (1945) ist ähnlich wie die eben beschriebene aufgebaut. Das Nährmedium, das nur relativ wenig Agar enthält, wird mit dem Testorganismus beimpft, solange es warm und noch nicht erstarrt ist und dann sofort in sterile Röhrchen eingefüllt (bis zu einer Höhe von 5 cm), ohne Rücksicht auf evtl. verschiedene Durchmesser der Röhrchen, so daß bei diesen Röhrchen nicht die Menge des Nährmediums, sondern nur das Maß der Schichthöhe übereinstimmt. Die Größen der Hemmzonen werden mit einem Tastzirkel nach einer geeigneten Bebrütungsdauer gemessen.
Obgleich diese Methode in ihrer Anlage verhältnismäßig einfach ist, wird sie in Amerika und in Europa selten angewandt. Etwas häufiger wird die antibiotische Wertbestimmung nach der Vertikal-Diffusionsmethode in Japan vorgenommen, in der Hauptsache zum Nachweis des Penicillins. Diese Methoden können bei entsprechenden Modifikationen auch zur Aktivitätsbestimmung anderer Antibiotika verwandt werden. Die Japaner verwenden nur zwei anders zusammengesetzte Nährmedien:

1. *Testnährboden.* 20 ml eines 1,5%igen Nähragars (s. S. 46) werden mit 2 ml defibriniertem Ziegen- oder Menschenblut versetzt.

Als Testorganismus wird pro Röhrchen 0,01 ml einer 24 Stunden alten Kultur von *Streptococcus haemolyticus* verwendet, der auf Blutagar gewachsen war.

2. *Nährboden*. 100 ml eines 1,5%igen Nähragars (s. S. 46) werden mit 2 ml einer 1%igen NaCl-Lösung, 3,8 ml einer 1%igen Methylenblaulösung und 0,02 ml einer 24 Stunden alten Kultur von *Staphylococcus aureus* versetzt, der auf Fleischextrakt gewachsen war (KAWAKAMI, 1947).

Der beimpfte Nähragar wird in kleine Röhrchen gefüllt, in denen man den Agar erstarren läßt. Ein genau abgemessenes Volumen der Flüssigkeit, die getestet werden soll, wird auf den Agar gefüllt, die Röhrchen werden 16 Stunden bei 37° C bebrütet, und die Größe der Hemmzone wird gemessen. Bei beiden Nährmedien ist die Hemmzone besonders gut und scharf abgesetzt zu erkennen, wobei im ersten Fall die Strecke der nicht hämolysierten roten Blutkörperchen und im zweiten Fall die Strecke des nicht reduzierten Methylenblaues gemessen wird.

Das Zufügen von Methylenblau zum Nähragar wurde von HOLLOW und MACFARLANE (1947) als Maßnahme zum Kenntlichmachen der Hemmzonen eingeführt. Auch bei dieser Methode ermöglicht eine mitgetestete Standardlösung, deren Hemmwerte kurvenmäßig erfaßt werden, die Wertigkeit der unbekannten Lösung zu bestimmen.

c) Modifikationen der horizontalen Diffusionsmethode

Von einem beliebigen Nähragar, der mit einem empfindlichen Testorganismus geimpft und in sterile Petrischalen oder andere flache Gefäße gefüllt wurde, werden ein oder mehrere Löcher ausgestanzt (oder es werden Zylinder aufgelegt), in die die antibiotikumhaltige Lösung gefüllt wird, bzw. es werden Filterpapierblättchen aufgelegt und nachher durchtränkt. Der Durchmesser der Hemmzonen wird mit dem eines Standardpräparates verglichen und an Hand der hier aufgestellten Kurven der Aktivitätsgehalt des wertmäßig unbekannten Antibiotikums bestimmt. Bei diesen Methoden diffundiert das Material, dessen Aktivität wertmäßig bestimmt werden soll, durch eine Schicht eines festen Mediums hindurch. Diese Methode wurde von BEIJERINCK (1889) beschrieben. Weitere Varianten dieser Methode wurden von RUEHLE und BREWER (1931) und von REDDISH (1928/29) zur qualitativen Bestimmung der Antiseptika ausgearbeitet. Auch FLEMING (1932) verwandte diese Methode zur Demonstration der Wirkung des Penicillins und der Lyozyme. Die gleiche Versuchsanstellung benutzte auch FLOREY (1930) zur Aktivitätsbestimmung der von Bakterien gebildeten Hemmstoffe.

Folgende Modifikationen der Horizontal-Diffusionsmethoden werden angewandt:

α) Zylinder-Platten-Methode

Diese Methode ist auch unter dem Namen Ring-, Ring-Platten-, Plattenring-, Kamin-, Loch-, Agarloch- oder Lochplattentest bekannt geworden. Sie stellt eine der gebräuchlichsten Horizontal-Diffusionsmethoden dar. Folgender Aufbau liegt ihr zugrunde: Eine Nähragarplatte wird entweder in ihrer Gesamtheit, bevor der Agar in die Platte gegossen wurde oder an ihrer Oberfläche mit einem empfindlichen Testorganismus beimpft. Man kann die Beimpfung mit der vegetativen Form wie auch mit den Sporen des Organismus vornehmen. Die

Platte wird dann gewöhnlich getrocknet, und kleine sterilisierte, beiderseitig offene Glas-, Porzellan- oder Metallzylinder werden auf die Agaroberfläche gestellt und mit einer festgesetzten Menge der Lösung, die getestet werden soll, möglichst ohne störende Luftblasen gefüllt. Die Platten werden eine gewisse zeitlang bebrütet. Die Bebrütung kann abgebrochen werden, wenn ein gleichmäßiges Wachstum des Testorganismus auf der Platte beobachtet wird, aus-

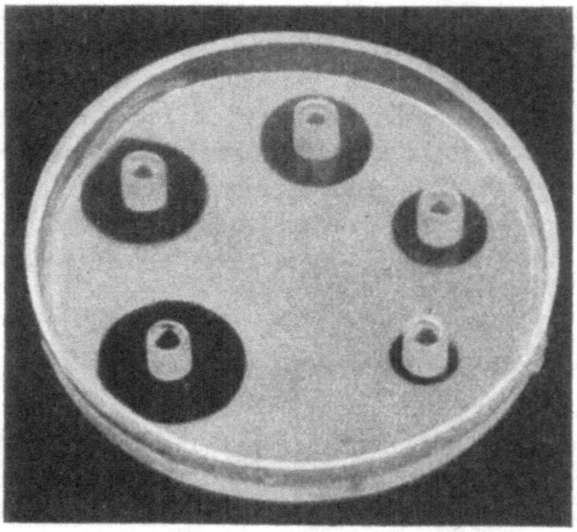

Abb. 27. Zylindertest, nach FLOREY

genommen eine runde Zone um jeden Zylinder herum, von dem aus das Antibiotikum in den Agar hineindiffundiert war und dadurch das Wachstum des Testorganismus verhinderte (Abb. 27).

Der Durchmesser der Hemmzonen wird gemessen und mit dem der Hemmzonen verglichen, die von den verschiedenen Konzentrationsstufen eines bekannten Standardpräparates gebildet wurden, das gleichzeitig mitgetestet wurde. Die Zylinderplattenmethode wurde von ABRAHAM, CHAIN, FLETCHER, GARDNER, HEATLEY, JENNINGS und FLOREY (1941), FOSTER und WOODRUFF (1944) und von SCHMIDT und MOYER (1944) ausgearbeitet und näher beschrieben.

Folgende Faktoren müssen bei der Zylinderplattenmethode näher beachtet werden:

Die Zylinder wurden ursprünglich aus Plexiglas hergestellt; später ging man dann zu einer Anfertigung aus Glas oder Porzellan über. Ihre Maße sind in nachfolgender Tabelle zusammengestellt.

Die Zylinder werden meist innen abgeschrägt; dadurch reduziert sich die Fläche, mit der sie auf der Agaroberfläche aufsitzen, das Gewicht nimmt pro Flächeneinheit zu. Ein festerer Sitz des Zylinders wird dadurch gewährleistet, daß die Zylinder durch den Flüssigkeitsdruck festgehalten werden. Das abgeschrägte

Tabelle 7

Zusammenstellung der verschiedensten Zylinder

Autor	Länge mm	Innerer Durchmesser mm	Äußerer Durchmesser mm	Wanddicke mm	Material
Abraham & Mitarb., 1941	9,6 ± 0,2	5,1 ± 0,1	7,2 ± 0,1		Glas, Porzellan, innen abgeschrägt
Heatley, 1946					
Atkinson, 1943			über 20		Glas
Foster und Woodruff, 1943	6—12	7,0	9	1,0	Glas
Foster und Woodruff, 1944	12,0	6,0	8,0	1,0	Glas
Schmidt und Moyer, 1944	10,0	0,79 ± 0,01			Glas oder Porzellan, außen geschrägt
Oswald und Randall, 1945	10,0	6,0	7,9	0,9	Hitzefestes Aluminium, Nr. 24 ST, geschrägt
Schmidt, 1946	10,0 ± 0,1	5,4 ± 0,1	8,0		Hitzefestes Aluminium, Nr. 24 ST, nicht geschrägt
Food and Drug Administration, 1946	10,0		8,0 ± 0,1	Ein Standardröhrchen ± 0,1	Pyrex-Glas, Porzellan oder Aluminium, innen geschrägt, oder rostfreier Stahl, nicht geschrägt
Eimer und Amend „Penicillinzylinder"	10,0		8		Porzellan, innen geschrägt

Ende des Zylinders, das auf der Agaroberfläche aufsitzt, muß vollständig frei von Kratzern, kleinen Zacken usw. sein. Man muß besonders beim Desinfizieren der Zylinder darauf achten, daß man diese nicht beschädigt. Die Zylinder werden noch stärker auf dem Agar befestigt, wenn man sie vor dem Aufsetzen erwärmt, und zwar entweder durch Hindurchziehen durch eine Flamme — wenn sich auch hier Beschädigungen der Zylinder nicht ganz vermeiden lassen — oder durch Erhitzen auf einer gleichmäßig erwärmten Platte (FOSTER und WOODRUFF, 1943). BRUCE und WHITE (1946) tauchten die Zylinder kurz in kochendes Wasser, bevor sie sie auf die Agaroberfläche aufsetzten.

Bei der ursprünglichen Methode wurden die Zylinder nur auf die Agaroberfläche aufgesetzt; WILKINS und HARRIS (1943) und REILLY, SCHATZ und WAKSMAN (1945) stellten fest, daß es vorteilhafter ist, wenn die Zylinder leicht in die Agaroberfläche hineingedrückt werden, während WIEDLING (1944, 1947) keinen Druck anwandte, aber die Zylinder leicht erwärmte, damit diese etwas in den Agar hineinsinken konnten. Der Agar darf jedoch nicht zerreißen, und die Zylinder dürfen nicht bis zum Glasboden durchgestoßen werden.

Für die genaue Versuchsanstellung ist es wichtig, daß alle Zylinder gleichmäßig behandelt werden. Sie sollen alle kurz erhitzt werden, um dann so schnell wie möglich auf dem Agar in die richtige Stellung gebracht zu werden. Man kann auch die Zylinder auf die Agaroberfläche aufsetzen, sie ganz kurz erhitzen, in die richtige Stellung rücken und dann etwas länger und stärker erhitzen, damit sie jetzt etwas einsinken können. Manche Forscher setzen die kalten Zylinder auf die Agarplatte und befestigen sie mit einem Tropfen geschmolzenem Agar.

Nach dem Gebrauch werden die Zylinder in Lysol oder einem anderen geeigneten Desinfektionsmittel gekocht. Wenn man nicht mit pathogenen Testorganismen arbeitet, genügt auch meist schon ein Hineintauchen der Zylinder in ein solches Mittel. Werden Porzellanzylinder benutzt, können diese auch mit Säure gereinigt werden. Hier hat sich besonders die Chromschwefelsäure bewährt. Die Zylinder werden anschließend mit Leitungswasser und danach mit aqua dest. gut abgespült, getrocknet und trocken sterilisiert. Man schichtet sie zu diesem Zweck meist in Petrischalen ein, worin sie dann bis zum Gebrauch aufbewahrt werden können. Besonders bewährt haben sich bei den Versuchen Glas- oder Porzellanzylinder, da die Metallzylinder, deren Verwendung in manchen Arbeiten empfohlen wird, sich nur schlecht desinfizieren lassen, da sie meist von den Desinfektionsmitteln angegriffen werden. Auch Aluminiumzylinder lassen sich nur einige Male verwenden, da sie nach der Reinigungsprozedur verbeult und die Ränder uneben geworden sind. Außerdem hat sich bei den Versuchen von NILSSON und NILSSON (1954) gezeigt, daß Aluminiumzylinder, je nach der Art der Sterilisation und Reinigung, selbst auf den Agarplatten Hemmzonen von 15 bis 35 mm bilden können, und zwar mit *Staphylococcus aureus* als Testorganismus, so daß diese Aluminiumzylinder schon aus diesem Grunde unbrauchbar sein dürften. Zylinder aus rostfreiem Stahl sind besser geeignet. Anstelle der Zylinder hat man auch andere Möglichkeiten erprobt, das Antibiotikum in Kontakt mit dem Nährboden zu bringen.

β) Lochtest-Platten-Methode

Anstatt das Material in Zylinder zu füllen, die man auf den Agar aufsetzt, kann man die Lösung, die man wertmäßig bestimmen möchte, auch direkt in den Agar füllen: Ein Stück des Nähragars wird mit Hilfe eines sterilen Korkbohrers herausgeschnitten und das Loch vom Glasboden her mit 2 bis 3 Tropfen geschmolzenem Nähragar abgedichtet. Anstelle eines Korkbohrers kann man die Löcher mit einer sterilen flachbodigen Glasröhre oder -murmel bilden, die in den Agar, wenn dieser gegossen, hineingebettet wird und die man wieder herausnimmt, wenn der Agar erstarrt ist. Dieses Prinzip wurde von CHOLDEN (1944) mit Gummistopfen und von CHRISTIAN und NEUROTH (1946) mit Glasstäbchen angewandt.

GOLDSWORTHY und FLOREY (1930) wiesen jedoch darauf hin, daß von eingebetteten Gummistopfen aus eine antibakterielle Substanz in den Agar diffundieren kann. Man kann diese Diffusion unterbinden, wenn man die Gummistopfen vor dem Einbetten in den schon stark abgekühlten Agar mit sterilem Paraffin überzieht.

Wenn auch die Lochplattentestmethode seit langer Zeit zur qualitativen Bestimmung bestimmter Antiseptika bekannt ist, so ist die erste diesbezügliche Arbeit erst 1928/29 erschienen (REDDISH); ferner wurde sie noch in den Arbeiten von RUEHLE und BREWER (1931) genannt.

Die Lochplattentestmethode kann zur wertmäßigen Bestimmung derjenigen antibiotischen Substanzen dienen, die auch durch die Zylindermethode wertmäßig bestimmt werden können. Ferner kann sie zur Aktivitätsbestimmung antibiotikumhaltigen Agars dienen, wofür die Zylindermethode nicht geeignet ist. Bei der Lochmethode bleiben auch die Substanzen suspendiert, die die Antibiotika an der Diffusion hindern könnten. ABRAHAM, CHAIN, FLETCHER, FLOREY, GARDNER, HEATLEY und JENNINGS (1941) wiesen auf die Gefahr hin, daß bei Flüssigkeiten, die z. B. rote Blutkörperchen enthalten, sich diese an die Agarinnenwand legen und somit die Moleküle der Antibiotika am Diffundieren hindern können, so daß die Testergebnisse hier nicht mehr zuverlässig sind.

Die Lochplattenmethode wurde zuerst zur quantitativen Bestimmung des Penicillins angewandt, und zwar mit *Staphylococcus aureus* als Testorganismus. Eine eingehendere Beschreibung liegt von VESTERDAL (1946) vor:

Um genaue Ergebnisse zu erhalten, müssen die Löcher vollständig senkrecht in den Agar hineingeschnitten werden. Anschließend werden sie mit der antibiotikumhaltigen Lösung bis zum Rande gefüllt. Die dazu notwendige Menge muß vorher festgestellt werden. Die Löcher müssen so gleichmäßig sein, daß mit der einmal festgestellten Menge alle Löcher gleich hoch gefüllt werden, da sich bei ungleichem Flüssigkeitsspiegel sonst ungenaue Testergebnisse zeigen. Um das zu erreichen, ist es notwendig, daß der Nähragar in einer gleichmäßigen Schichtdicke gegossen wird, nur vollständig flachbodige Petrischalen benutzt werden und die Tischplatte absolut waagerecht steht. Nach dem Einfüllen der Löcher läßt man die Platten noch ca. 15 Minuten auf dem Arbeitsplatz stehen. In dieser Zeit ist der Flüssigkeitsspiegel bereits etwas gefallen und die Gefahr des Überfließens geringer geworden. Die Wirkung der optimalen Schichtdicke des Agars, die der verzögerten Bebrütung, des Wechsels des Agar-Reaktionsvermögens usw. ist genau die gleiche wie auch bei der Zylinderplattenmethode und wird anschließend besprochen. Von Interesse ist hier, daß der Logarithmus der Konzentrationsstufen, ausgedrückt in dem Hemmzonendurchmesser, keine gerade Linie darstellt (wie es bei den anderen Diffusionsmethoden der Fall ist), sondern eine konvexe Kurve, die einer Parabel ähnelt. Dem Lochtest fehlt allerdings ein wesentlicher Vorteil des Zylindertestes, welcher diesem Testverfahren bei gewissen Untersuchungsaufgaben den Vorrang vor dem Verdünnungstest gibt: Die in dem Zylinder eingefüllte Flüssigkeit kann unsteril sein, da bei dem vorschriftsmäßigen Aufsetzen der Zylinder auf die Agaroberfläche der untere Zylinderrand mit dem Agar einen bakteriendichten Verschluß bildet, so daß die Keime im Zylinder zurückbleiben, während dies bei der Lochtestmethode nicht der Fall ist. Die Lochtestmethode gibt ähnlich genaue und zuverlässige Ergebnisse wie die Zylindermethode (Abb. 28).

γ) Die Auftropfmethode

Von BEIJERINCK (1889) wurde eine Methode angewandt, bei der man die Lösung, die untersucht werden soll, auf die Agaroberfläche auftropfte. Hierdurch

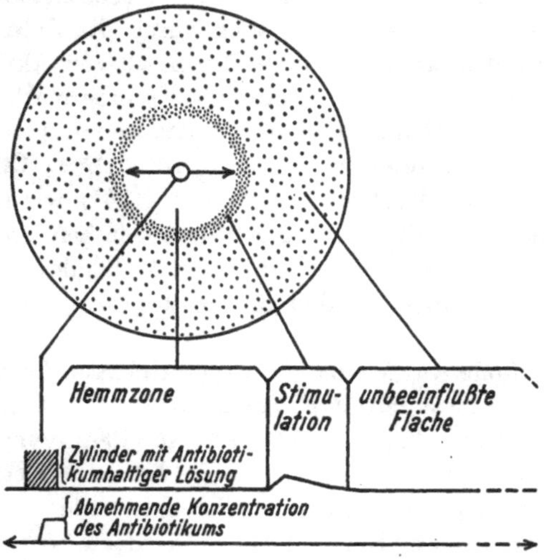

Abb 28. Schema des Lochtestes, nach PRATT und DUFRENOY

entstehen aber Testfehler von 20%. Dieser verhältnismäßig hohe Testfehler bleibt auch bestehen, wenn man Mikropipetten zum Auftropfen verwendet, so daß diese Methode zur genauen Aktivitätsbestimmung nicht geeignet ist.

δ) Die Papierstückchenmethode

Sie stellt eine weitere Abwandlung der Zylinderplattenmethode dar. Gleichmäßig große Filtrierpapierstückchen werden auf den beimpften Nähragar aufgelegt und die zu untersuchende Antibiotikalösung aufgetropft. Man kann auch die Papierblättchen in die Lösung tauchen und dann auflegen (EPSTEIN, FOLEY, PERRINE und LEE, 1944), während die erstgenannte Möglichkeit hauptsächlich von SHERWOOD, FALCO und DE BEER (1944) angewandt wurde. KLEIN und SOUS (1953) geben ebenfalls eine eingehende Beschreibung der Papierstückchenmethode.

Das Hineintauchen der Blättchen scheint von großem Vorteil zu sein, denn von den gleich großen Blättchen werden überraschend gleichmäßige Mengen der Lösung aufgenommen.

Innerhalb ziemlich weiter Grenzen stellen hier die Logarithmen der Konzentrationsstufen, ausgedrückt in dem Hemmzonendurchmesser, eine gerade Linie dar. Die absolute Größe der Durchmesser nimmt mit der Konzentration des Antibiotikums zu. Der Kurvenverlauf wird nur etwas von der Dichte des Testorganismus beeinflußt. EHRLICH (1949) gibt folgende nähere Ausführungsbestimmungen, die er beim Austesten des Streptomycins erarbeitet hat:

Als Testmedium fand ein Bactostreptomycin-Agar Verwendung, der außerdem noch Pepton, Fleisch- und Hefeextrakt enthielt und der auf ein p_H von 7,9 ± 0,1 eingestellt war. *Bacillus subtilis* wurde als Testorganismus benutzt. Die flachbodigen Gefäße wurden mit einer automatischen Pipette mit 20 ml Nähragar gefüllt. Auf den erstarrten, aber noch warmen Agar wurden 4 ml eines noch flüssigen, mit dem Testorganismus angeimpften Nähragars über die Plattenoberfläche gleichmäßig verteilt. Ein Milliliter dieses beimpften Agars muß ca. 250000 lebende Sporen enthalten, was mikroskopisch zu überprüfen ist. Nur wenn man diese Zahl annähernd erreicht, kann man mit scharf abgegrenzten Hemmhöfen rechnen. Die Sporen von *Bacillus subtilis* können dem Agar bereits zugefügt werden, wenn dieser noch eine Temperatur von 60° C besitzt, so daß die Testorganismen gut verteilt werden können. Die Platten werden bis zum Auflegen der Papierblättchen bei 2 bis 4° C aufbewahrt, da der Testorganismus bei dieser Temperatur nicht zu wachsen vermag. Das Antibiotikum, das wertmäßig bestimmt werden soll, wird nicht mit Wasser, sondern mit einem geeigneten 0,2 mol. Phosphatpuffer verdünnt. Die Papierstückchen (1,2 cm groß, SCHLEICHER und SCHUELL) werden dann auf die beimpfte Agaroberfläche aufgelegt. Innerhalb 5 Sekunden sollen möglichst auf jedes Papierblättchen 0,08 ml der gewünschten Konzentrationsstufe aufgetropft und mit der Pipettenspitze festgedrückt werden. Dieser Vorgang muß so rasch erfolgen, damit keine Verdünnungen der antibiotikumhaltigen Lösung mit dem Kondenswasser vorkommen. Auf einer Petrischale von ca. 10 cm Durchmesser können 4 bis 6 symmetrisch um den Mittelpunkt und nicht weiter als 10 mm vom Rande entfernte Papierblättchen aufgelegt werden. Auf jeder Platte wird tunlichst ein Papierblättchen aufgelegt, das mit einem Standardpräparat betropft worden ist. Außerdem ist es notwendig, täglich einen Standardtest mit 4 bis 8 Wiederholungen anzulegen, deren Ergebnisse kurvenmäßig erfaßt werden. Der Kurvenverlauf wird dann mit den Ergebnissen der unbekannt-wertigen Antibiotikumlösung verglichen.

Die Konzentration der unbekannten Lösung wird mit Phosphatpuffer so weit verdünnt, daß die Durchmesser der Hemmhöfe nicht mehr als 30 mm betragen. Zur Genauigkeit und Zuverlässigkeit der Testergebnisse trägt mit bei, daß nie mehr als 4 oder 6 Platten gleichzeitig aus dem Kühlschrank entnommen werden, so daß die Platten höchstens 15 Minuten zwischen Kühl- und Brutschrank auf dem Arbeitstisch stehen.

Für *Bacillus subtilis* ist eine Bebrütungsdauer von 15 Stunden bei 30° C optimal. Bei einer Bebrütungstemperatur von 37° C verringert sich zwar der Durchmesser der Hemmhöfe, aber die Bebrütungsdauer beträgt dafür auch nur 4 bis 6 Stunden. Die Menge der Probe, die aufgetropft wird, richtet sich nach dem Papier und muß bei der Verwendung einer jeden neuen Papiersorte kurvenmäßig festgestellt werden. Während bestimmte Salze die Testergebnisse beeinflussen (Na-chlorid, Na-acetat, Na-bicarbonat, Na-sulfat, K-chlorid, K-bicarbonat, Li-chlorid und Li-sulfat), haben dagegen organische Verbindungen (Eiter, 60%iger Methylalkohol, 40%iger Äthylalkohol, 40%iges Aceton) nur geringfügigen oder überhaupt keinen Einfluß auf das Testergebnis, so daß der Papierblättchentest vorzüglich zum Austesten der verschiedenen Extraktions- und Reinigungsprodukte geeignet ist. Die Papierblättchenmethode hat gegenüber der Zylinder- und Lochtestmethode den Vorteil, daß organische Beimengungen, die manchmal selbst sehr große und dadurch irreführende Hemmhöfe ergeben, ihre Ergebnisse nicht beeinflussen können. Die hier erzielten Werte sind unabhängig von den verschieden raschen und möglichen Diffusionsgeschwindigkeiten durch den Agar

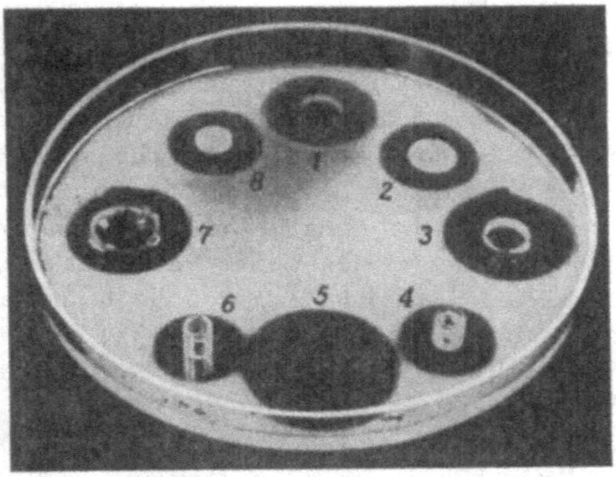

Abb. 29. Verschiedene Modifikationen der Lochtestmethode, nach FLOREY

1 Lochtestmethode; *2* und *8* Papierblättchenmethode; *3* Loch vorbereitet, indem ein Glasstab mit in den Agar eingebettet wurde, der dann herausgezogen wird; *4* und *6* Zylindermethoden; *5* Auftropfmethode; *7* Loch vorbereitet, indem ein Gummistopfen in den Agar eingebettet wurde, der dann herausgezogen wird

hindurch entstanden, da sich das antibiotikumhaltige Mittel nur an der Agaroberfläche ausbreitet. Als Vorzug dieser Methode muß noch ihre relativ einfache Versuchstechnik genannt werden. Sie hat den Nachteil, daß sie gegenüber niedrigen Konzentrationsstufen nicht so empfindlich wie die Zylinder- oder Lochtestmethode ist. Während bei diesen Methoden allein die Konzentration der antibiotikumhaltigen Lösung den Durchmesser des Hemmhofes bestimmt, wirkt bei der Papierblättchenmethode auch manchmal die Größe der aufgetropften Menge. Bei dem Austesten des Penicillins zeigte es sich, daß bei gleichmäßig großen Stücken, bei denen immer die gleiche Menge aufgetropft wurde, gleiche Hemmhofdurchmesser festgestellt werden konnten, gleichgültig, ob das Blättchen hinterher getrocknet wurde oder nicht (MORLEY, 1945). Dadurch hat man eine Methode, auch wasserunlösliche Antibiotika wertmäßig zu erfassen.

Das Antibiotikum wird in einem organischen Lösungsmittel gelöst, ein abgemessenes Volumen wird auf ein Blättchen aufgetropft, das Lösungsmittel läßt man abdampfen, und das wieder getrocknete Stückchen Papier wird auf die angeimpfte Nähragarplatte aufgelegt (Abb. 29). HOEHNE und THOMSEN (1953) arbeiteten eine Methode aus, um den Papierblättchentest schon nach 3 bis 5 Stunden auswerten zu können. Die Testorganismen werden nach dieser kurzen Bebrütungszeit mit einem Vitalfarbstoff, wie Acridinorange, gefärbt und anschließend mit dem Phasenkontrast- oder Lumineszenzmikroskop untersucht. Das hierdurch ermittelte Testergebnis kann noch durch eine Weiterbebrütung der Platten makroskopisch überprüft werden.

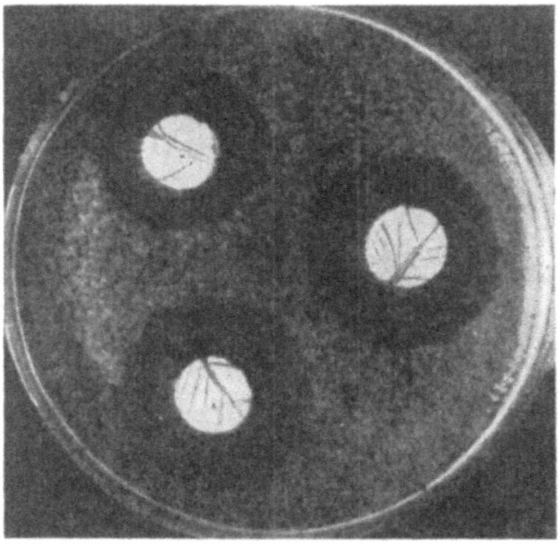

Abb. 30. Blattmethode, nach LEBEN und KEITT. Von Pflanzen, die mit Antibiotika behandelt wurden, werden Blattstückchen auf Platten mit Nähragar aufgelegt, der mit einem geeigneten Testpilz angeimpft worden ist

ε) Die modifizierte Papierstückchenmethode

Eine Modifikation der Papierblättchenmethode besteht in der Verwendung von Blättern und Samen anstelle der Papierblättchen, die auch mit den Antibiotika durchtränkt werden. Durch diese Variante erfaßt man evtl. auftretende Inaktivierungsvorgänge durch diese Pflanzenorgane, wenn man als Kontrolle ein Papierblättchen verwendet (Abb. 30). Eine genaue Beschreibung der Methode wurde von LEBEN und KEITT (1948), von LEBEN (1949) und von THORNBERRY (1950) gegeben. Im vorliegenden Falle sollte die fungizide Aktivität des Antimycins wertmäßig bestimmt werden. Die Pflanzen wurden mit einer Antimycinsuspension (Antimycin wird von nicht näher beschriebenen Streptomycesarten gebildet) überspritzt und die Blätter dann mit Hilfe des Diffusionstestes auf ihre Aktivität untersucht. Nachdem die Blätter getrocknet waren, wurden aus der Nähe des Blattrandes Stückchen von ca. 1 cm Durchmesser geschnitten. Diese Stückchen wurden auf einer Nähragarplatte (Kartoffel-Dextrose-Agar, s. S. 31) von p_H 3,8 bis 4,2 angeordnet, so daß die gespritzte Blattseite auf der Agaroberseite lag. Vergleichsweise wurden unter gleichen Bedingungen Papierblättchen getestet. Der Agar wurde vor dem Auflegen der Blattstückchen mit den Sporen des Testpilzes *Colletotrichum circinans* beimpft. Die Platten wurden bei 28° C für 40 bis 48 Stunden bebrütet, die Durchmesser der Hemmhöfe festgestellt, die erhaltenen Werte mit der gleichzeitig aufgestellten Standardkurve verglichen und durch Interpolation die Definition der „Blatt-Einheit" getroffen. Das saure Medium verhindert das Überwachsen der Hemmzonen durch die Bakterien von den Blattstückchen her. Es besteht bei diesem Test nur die

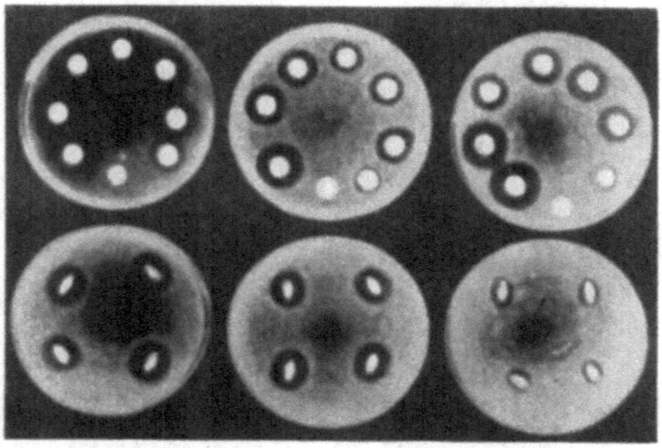

Abb. 31. Gurkensamen, der in Streptomycinlösung gebadet und dann ausgelegt wurde. Testorganismus: *Pseudomonas lachrymans*, nach Waksman

Gefahr, daß pilzliche Infektionen die genaue Bestimmung der Hemmhofgröße erschweren. Die Verfasser verwandten für ihre Testmethode mit gleich gutem Erfolg die Blätter von Apfel, Ulme, Tomate, *Vicia faba* und *Lonicera tatarica* (Tartarengeißblatt).

Durch diese Methode gelingt es auch, die Stabilität und die Regenbeständigkeit der verwendeten Antibiotika festzustellen. Um eine gleichmäßig dichte Beimpfung des Agars zu erreichen, ließ man erst 15 ml Kartoffel-Dextrose-Agar in den Petrischalen erstarren. Dieser Agar wurde mit 5 ml einer Agarsporensuspension überschichtet. Die Suspension stellt man sich her, indem man ein Volumen einer mit sterilem Wasser hergestellten Sporensuspension des Testpilzes (*Colletotrichum circinans* oder *C. lindemuthianum*) mit vier Volumina angesäuertem Kartoffel-Dextrose-Agar bei 38 bis 40° C mischt. Wenn der angeimpfte Agar erstarrt ist, legt man die Blattstückchen auf, die mit der Pipettenspitze leicht angedrückt werden.

Die „Blatt-Einheit“ wird wie folgt definiert: Eine Menge des aktiven Materials auf einem Blattstückchen, das eine Hemmzone von der gleichen Größe besitzt, wie eine Einheit auf einem Filtrierpapierstückchen.

ARK (1949) wandte eine weitere Modifikation der Papierblättchenmethode an (veröffentlicht in WAKSMAN, 1949): Gurkensamen wurden in verschiedene Streptomycin-Konzentrationen getaucht, bei Zimmertemperatur getrocknet und auf Nähragarplatten angeordnet, die vorher nach den üblichen Methoden mit pflanzenpathogenen Bakterien beimpft wurden. Nach Bebrütung bei geeigneten Temperaturen wurde dann die Hemmhofgröße festgestellt und mit den Werten eines Standardpräparates verglichen, das auf Papierblättchen aufgetropft wurde (Abb. 31).

Wenn die Substanz, die wertmäßig bestimmt werden soll, nur eine ganz spezielle Wirksamkeit besitzt, kann bei der Papierblättchenmethode ein nicht empfindlicher Organismus (Luftinfektion) die ganze Platte überwachsen und dadurch verderben, während dies bei der Zylindertestmethode ausgeschlossen bleibt. Die Proben können bei der Papierblättchenmethode mit Organismen infiziert sein, wie penicillinhaltige Lösungen mit penicillinasebildenden Organismen oder bei anderen Antibiotika ähnlich wirkende Enzyme, die das Antibiotikum während des Testes zerstören können, so daß sich dadurch kleinere oder überhaupt keine Hemmhöfe mehr bilden können.

Nach den einzelnen Modifikationen der Diffusionsmethode sollen nun Faktoren besprochen werden, die bei den Diffusionstesten zu beachten sind.

d) Durchführung der Diffusionsmethode

α) Das Füllen der Zylinder oder der Löcher

Für diese Zwecke ist am besten die Pasteurpipette geeignet, mit der die jeweiligen Verdünnungsstufen genau hergestellt und eingefüllt werden können.

β) Das Gießen und Impfen der Platten

Für qualitative Zwecke wird die Oberfläche eines beliebigen Nähragars mit einer Suspension des Testorganismus übergossen, oder die Aufschwemmung wird mit einer sterilen Öse oder einem gebogenen Draht gleichmäßig verteilt. Die Hemmwirkung bestimmter Antibiotika ist manchmal von der Zahl der Testorganismen abhängig, so daß man ungenaue Testergebnisse erhält, wenn man die Testorganismen nur oberflächlich und dadurch bedingt ungleichmäßig aufstreicht. Um diesen Faktor zu beseitigen, wurden bestimmte Impfmethoden ausgearbeitet:

1. Das Überschwemmen der Agaroberfläche mit einer Suspension des Testorganismus: Eine Pasteurpipette voll mit der Organismensuspension, die in einer geeigneten Verdünnung vorliegt, wird auf die Agaroberfläche pipettiert und gleichmäßig darauf verteilt, indem man die Platte nach den verschiedenen Seiten neigt. Die Platte wird dann in einem bestimmten Winkel gehalten, die

abfließende Suspension wird wieder mit einer Pipette aufgenommen und auf eine nachfolgende Platte übertragen. Dieser Vorgang wird so oft wiederholt, wie noch eine gleichmäßige Verteilung der Organismen möglich erscheint. Eine andere Methode (WILSKA, 1947) besteht darin, daß man die Agaroberfläche mit der Organismensuspension gleichmäßig besprüht (siehe Abb. 2 und 3 des Sprühapparates, S. 9 und 10).

2. Man beimpft den Agar in dem Kolben, in dem er angesetzt wurde und gießt dann erst die Platten. Man kann auch eine kleine Menge der Organismensuspension auf den Boden einer sterilen Petrischale pipettieren und dann den geschmolzenen Agar überschichten und gut mit den Organismen vermischen. FRISK (1945) und WIKÉN (1946) benutzten für ihre Arbeiten die letztgenannte Möglichkeit, während die erste Möglichkeit von FOSTER und WOODRUFF (1943, 1944) vorgeschlagen wurde.

3. Das Gießen einer dünnen Schicht beimpften Nähragars auf eine dickere unbeimpfte Schicht haben SCHMIDT und MOYER (1944) zum ersten Male beschrieben:

In eine gewöhnliche sterile Petrischale werden nach dieser Methode 22 ml Nähragar gegossen, und wenn dieser erstarrt ist, werden 3 ml geschmolzener Agar, der auf 48 bis 50° C abgekühlt und mit 1 ml einer 24 Stunden alten Kultur des Testorganismus geimpft wurde, überschichtet. Man rechnet einen Milliliter der Kultur auf 100 ml Nähragar. In einer weiteren Arbeit von SCHMIDT (1945/46) wird vorgeschlagen, daß der beimpfte Nähragar statt 1,5% nur 1% Agar enthalten soll. Dieser geringere Agargehalt hat gleichzeitig einen festeren Sitz der Testzylinder zur Folge, die dann allerdings kalt aufgesetzt werden müssen.

Diese dritte Modifikation bietet die meisten Vorteile. Sie besitzt den Vorzug einer gleichmäßigen Verteilung des Testorganismus, wie sie sonst beim Impfen des gesamten Nähragars gewährleistet wird, ebenso den der scharfen Hemmzonenbildung, die die Vorteile einer Oberflächenimpfung darstellen.

Impft man den Agar in größerer Menge, so ist dies mit Schwierigkeiten verbunden. Ist der geschmolzene Agar schon zu weit abgekühlt, erstarrt er zu rasch, und eine gleichmäßige Verteilung der Testorganismen sowie ein gleichförmiges Gießen in die Petrischalen ist dann nicht mehr möglich. Wenn aber der Agar noch zu warm ist, kann der Testorganismus in seiner Vitalität sehr stark beeinträchtigt, wenn nicht sogar abgetötet werden. So konnten GRENFELL, LEGGE und WHITE (1947) nachweisen, daß bei dem Austesten einer Penicillinlösung mit *Staphylococcus aureus* als Testorganismus die Durchmesser der Hemmhöfe größer sind, wenn der Agar bei einer Temperatur von 56° C geimpft wurde, als bei einer Temperatur von 47° C. Das bedeutet, daß eine Temperaturspanne von 9° ausreichend ist, um die Testorganismen bereits in ihrer Vitalität stark zu beeinflussen. Man kann infolgedessen daraus schließen, daß bei einer großen Agarmenge, die im ganzen geimpft wurde, sich in den letzten gegossenen Platten ein kleinerer Anteil an lebenden Zellen befindet als in den erst gegossenen, da die Organismen hier viel länger der kritischen Temperatur ausgesetzt waren.

Für das genaue Abmessen des Agars verwendet man am besten weitlumige oder noch besser vollautomatische Pipetten, die gesondert sterilisiert und dann nur auf die Vorratsflaschen aufgesetzt zu werden brauchen. Man kann mit diesen automatischen Pipetten eine beträchtliche Zahl von Platten gießen, ohne Gefahr zu laufen, daß Infektionen von außen her auftreten.

HAYES (1945) untersuchte den Einfluß der Dicke der Agarschicht auf die Genauigkeit der Testergebnisse. Er kam zu dem Ergebnis, daß Schichten von 8 mm die am besten reproduzierbaren Werte ergeben. Dies trifft besonders für die Loch- und Zylindertestmethode zu, während sich für die Papierblättchenmethode nach DEBEER und SHERWOOD (1945) eine mittlere Agarschichtdicke von 2 bis 4 mm als optimal herausgestellt hat, da dünnere oder dickere Schichtdicken ungenaue Werte ergeben. Die Empfindlichkeit des Testes nimmt hingegen bei abnehmender Schichtdicke zu. Um eine extrem dünne Agarschicht in den Petrischalen zu erreichen, ließen FORGACS und KUCERA (1946) den gegossenen Agar nur 5 Sekunden in der Platte, um dann die überstehende Flüssigkeit sofort abzugießen, so daß am Plattenboden nur ein außerordentlich dünner Film zurückblieb. Die Platten blieben dann auf einem waagerechten Tisch stehen, bis sich der Agar verfestigt hatte, wurden in der üblichen Weise beimpft und mit Papierblättchen beschickt.

γ) Das Trocknen der Platten

Bei den meisten Diffusionsmethoden werden die Platten nach dem Impfen mit dem Testorganismus getrocknet, besonders, wenn nur die Agaroberfläche beimpft wurde. Eine unzulängliche Trocknung verursacht ein streifiges Wachstum des Testorganismus. Dies ist unerwünscht, da gleichmäßiges Wachstum des Testorganismus Voraussetzung für das gute und einwandfreie Gelingen der Diffusionsmethode ist. Ferner trägt eine unvollständige Trocknung dazu bei, die Testergebnisse ungenau werden zu lassen, so daß die Hemmhöfe besonders bei niederen Konzentrationen des Antibiotikums viel kleiner als erwartet bzw. errechnet werden, da sich das überstehende Wasser rund um die Zylinder ansammelt und als Verdünnungsflüssigkeit wirkt.

WIEDLING (1947) hat eine Impfmethode ausgearbeitet, bei der eine Trocknung vermieden wird und deren Hauptvorschriften hier wiedergegeben werden sollen:

Die Zylinder zum Zylinderplattentest werden vorgewärmt und soweit wie möglich in den nicht beimpften Nähragar, der in eine sterile Petrischale gegossen wurde, hineingepreßt. Die Platten bleiben bei Zimmertemperatur mindestens 2 Stunden stehen. Jede Platte wird dann einzeln beimpft, indem zwischen die Zylinder 0,3 ml einer 1 : 1000 verdünnten eintägigen Kultur des Testorganismus, der in einer Nährlösung angezogen wurde, verteilt wird. Wenn die Verteilung gleichmäßig gelungen ist (durch Neigen der Platte nach allen Seiten hin), bleibt kein überstehendes Wasser zurück. Die Platten brauchen nach dieser Animpfmethodik nicht getrocknet zu werden. Die Grenzen der Hemmzonen sind so klar und deutlich ausgeprägt, wie es sonst nur nach einer vorherigen Trocknung der Platten erreicht werden konnte.

ABRAHAM, CHAIN, FLETCHER, FLOREY, GARDNER, HEATLEY und JENNINGS (1941) und HEATLEY (1944) benutzten zwei verschiedene Methoden, um die Platten zu trocknen (Abb. 32). Der Deckel der Petrischale liegt auf zwei Glasstäben (*a*) und die gegossene Petrischale auf dem Boden des Gestells; bei (*b*) liegt die Schale mit der Öffnung nach unten auf den Glasstäben und der Deckel auf dem Gestellboden. Die Gefahr einer Infektion von außen ist jedoch immer gegeben, wenn offene Schale und Deckel übereinander liegen, so daß es besser sein dürfte, wenn beide nebeneinander liegen (*c*).

Die gebräuchlichste Art des Trocknens ist die, daß man die gegossene Platte umkehrt bzw. gegen den Deckel lehnt. Diese Methode weist jedoch den Nachteil

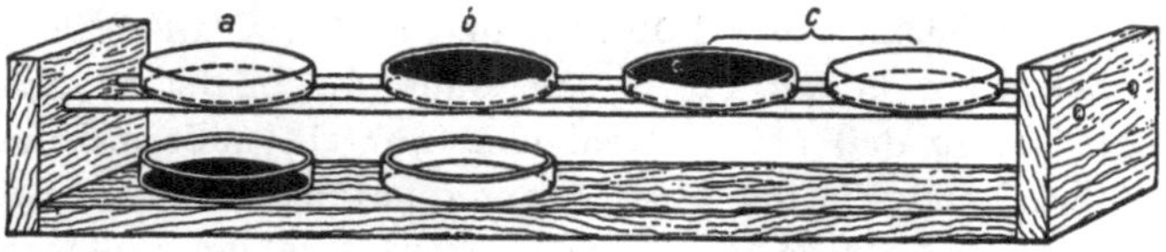

Abb. 32. Gestell zum Trocknen der gegossenen Platten, nach ABRAHAM, CHAIN, FLETCHER, FLOREY, GARDNER, HEATLEY und JENNINGS

a gegossene Platte mit der Öffnung nach oben und Deckel; übereinanderliegend *b* Deckel und gegossene Platte mit der Öffnung nach unten; übereinanderliegend *c* Deckel und gegossene Platte mit der Öffnung nach unten; nebeneinanderliegend

auf, daß der Agar etwas verrutschen kann. Es empfiehlt sich daher, die Platten in einer waagerechten Lage zu belassen, damit die Agarschicht vollständig gleichmäßig erstarren kann. SCHMIDT und MOYER (1944) ließen die Innenseite der Petrischalen mit einer Porzellanmasse auskleiden, die das Kondenswasser absorbieren soll. Ferner kann man auch die offenen Schalen mit einem sterilen Tuch bedecken. Man stellt die Platten zu diesem Zweck, bis sie vollständig getrocknet sind, in einen vorher desinfizierten Raum (Wasserdampf, ultraviolettes Licht oder Ausdampfen mit Formaldehyd). Das Trocknen der Platten kann bei Zimmertemperatur oder auch in einem Brutschrank vorgenommen werden. Die Dauer der Trocknung ist einmal von der gebildeten Feuchtigkeit, ferner noch von der Agartemperatur und anderen Faktoren abhängig.

Obgleich manche Forscher nicht mit vorher getrockneten Platten arbeiteten und trotzdem gute Erfolge erhielten, ist eine Trocknung der Platten immer anzuraten, da manchmal eine Streifenbildung der Testorganismen nicht zu vermeiden ist. Letzten Endes wird sich aber jeder eigene Methoden erarbeiten müssen, die ihm ein sicheres und erfolgreiches Arbeiten gestatten. Die hier angegebenen Versuchsmethoden können und wollen immer nur Anhaltspunkte geben.

In manchen Arbeiten finden sich Hinweise, daß die Platten nach dem Animpfen möglichst einige Tage im Kühlschrank verbleiben sollen, damit das Kondenswasser verdunsten kann. Unter Kühlschranktemperatur setzt das Testorganismenwachstum nicht ein. Auch dies ist eine leicht zu handhabende Methode. Es empfiehlt sich aber, hier einen relativ widerstandsfähigen Testorganismus, wie *Bacillus subtilis*, zu verwenden.

Eine weitere Methode, die das Trocknen der Platte und damit auch ohne Zweifel eine Infektionsgefahr vermeidet, ist die folgende: In den Nähragar werden Löcher gemacht, indem man paraffinierte Gummistopfen in den geschmolzenen Agar einbettet und diese dann herausnimmt, wenn der Agar erstarrt ist. Von der Lösung, die getestet werden soll, füllt man 1 ml oder 0,5 g einer das Antibiotikum enthaltenden Paste oder eine andere Substanz in die Löcher hinein. Die Platte wird dann mit einer in ihrer Gesamtheit beimpften Agarschicht bedeckt, die gleichzeitig die Testproben in ihren Löchern überdeckt und befestigt. Somit ist es möglich, die Platten auf dem Deckel liegend trocknen zu lassen. Dadurch kann das gesamte Kondenswasser verdunsten, und gleichzeitig wird die Gefahr von Verschmierungen aufgehoben. Gute Resultate bekommt man nach dieser Methode jedoch nur dann, wenn beim Austesten fester Präparate eine Einheit im Gramm enthalten ist, während es dagegen unmöglich ist, Präparate zwischen 200 und 1000 Einheiten/g mit Hilfe der eben beschriebenen Plattentestmethode ohne die Anlegung geeigneter Verdünnungsstufen auszutesten. Ferner muß noch darauf hingewiesen werden, daß das Befestigen von flüssigen Proben durch geschmolzenen Agar zum Teil Schwierigkeiten bereitet, so daß man diese Möglichkeit hauptsächlich beim Austesten fester Präparate wahrnehmen wird.

δ) Zusammensetzung des Nährmediums

Alle Nährmedien, die ein gutes Wachstum des Testorganismus versprechen, können zu diesem Zweck verwendet werden, wenn auch manche Forscher spezifizierte Zusammensetzungen ihrer Nährlösungen verwenden. So fügte FRISK (1945) zu seinen gewöhnlichen Fleischextrakt-Peptonnährböden (s. S. 46) 5% Ascitin hinzu. Er erzielte dadurch ein gleichmäßigeres Wachstum des Testorganismus *Staphylococcus aureus*, während andere Forscher mit der gleichen Zielsetzung die Zugabe von Hefeextrakten bevorzugten.

Die Zugabe von Pufferlösungen ist besonders in zwei Fällen notwendig: 1. bei p_H-empfindlichen Antibiotika, wie z. B. beim Penicillin; hier können nur durch Zugabe von Pufferlösungen reproduzierbare Ergebnisse erwartet werden; 2. wenn die Aktivität der Antibiotika sich bei stark wechselnden p_H-Werten verändert (LOO, SKELL, THORNBERRY, EHRLICH, MCGUIRE, SAVAGE und SYLVESTER, 1945; ABRAHAM und DUTHIE, 1946). Da man im letzten Falle den p_H-Wert des Nähragars nicht während des ganzen Testvorganges kontrollieren kann, wird hier der Zusatz eines Puffers besonders angebracht sein, da ein Verschieben des Reaktionsvermögens nach der einen oder der anderen Seite hin immer zu Fehlergebnissen führen muß. STOLL, BRACK und RENZ (1952) wiesen besonders auf die p_H-Abhängigkeit einiger Antibiotika im Plattentest hin. In ihren Untersuchungen konnten sie auch bei anderen Antibiotika die vom Penicillin und Streptomycin bekannte Tatsache bestätigen, daß die Säuren unter ihnen im schwach sauren und die Basen im schwach alkalischen Bereich ihr Aktivitätsoptimum zeigen. Diese Abhängigkeit läuft etwa mit der Verteilung dieser Antibiotika zwischen Äther und Wasser bei verschiedenem p_H-Wert parallel. Nach Ansicht der Verfasser sprechen die erhaltenen Untersuchungsergebnisse dafür, daß die untersuchten Verbindungen in lipoidlöslicher Form in die Bakterienzellen bzw. Zellen der Pilzsporen oder des -mycels gelangen. Nur in wenigen Fällen ist die Zusammensetzung der Nährlösung selbst für die Aktivität der getesteten Antibiotika entscheidend und zwar immer dann, wenn bestimmte Substanzen die Durchmesser der Hemmhöfe durch ihren Einfluß auf die Antibiotika vergrößern oder verkleinern können. LOO, SKELL, THORNBERRY, EHRLICH, MCGUIRE, SAVAGE und SYLVESTER (1945) berichten über den Einfluß bestimmter Verbindungen auf die Ergebnisse des Streptomycintestes. Zu diesen Substanzen gehören verschiedene Natrium-, Kalium- und Lithiumverbindungen, die an anderer Stelle (s. S. 128) genannt wurden.

Zum Wertnachweis des Notatins (auch bekannt als Penicillin B oder Penatin) muß das Nährmedium Glukose enthalten. Das Antibiotikum stellt ein Enzym dar und zwar eine Glukose-Dehydrase, die sich nur dann auswirken kann, wenn sich Glukose im Nährmedium befindet. Die Aktivität des Notatins beruht auf einer Bildung von Wasserstoffsuperoxyd, das während der Oxydation der Glukose gebildet wird.

Die Behauptung, daß Antibiotika, die sehr große Moleküle besitzen, zum Beispiel Proteine, wie das Notatin, nicht durch den Diffusionstest erfaßt werden können, trifft nur teilweise zu (SCHMIDT und MOYER 1944). Die großmoleküligen Antibiotika diffundieren zwar langsam, nicht weil sie durch den Agar behindert werden, sondern weil die Diffusionsgeschwindigkeit dieser Verbindungen so langsam ist. Bei dem Notatin, das selbst große Moleküle besitzt, diffundiert das gebildete Wasserstoffsuperoxyd, das schließlich die Hemmerscheinungen verursacht, sehr schnell, doch es bleibt mehr als zweifelhaft, ob Verbindungen mit derartigen Wirkungen wie das Notatin überhaupt durch die Diffusionsteste erfaßt werden sollten.

ε) Puffersubstanzen

Der Grad der Ionisation der schwachen Säuren kann als ihre Ionisationskonstante ausgedrückt werden (K_a). Mischungen schwacher Säuren oder Basen mit ihren Salzen in einem bestimmten Verhältnis werden als Puffer bezeichnet. Die Ionisationskonstante dient dazu, den p_H-Wert der Mischung nach folgender Gleichung auszurechnen:

$$p_H = pK_a + 10\,g \frac{(\text{Salz})}{(\text{Säure})}$$

pK_a ist äquivalent log $(1/K_a)$. Wenn die Mol-Konzentration der schwachen Säure gleich der der Salze ist, wird

$$p_H = \log\frac{1}{K_a} = pK_a.$$

Die Dissoziationskonstanten einiger schwacher Säuren sind:

Essigsäure $= 1{,}8 \cdot 10^{-5}$
Kohlensäure $= 3{,}5 \cdot 10^{-7}$
Phosphorsäure $= 1{,}1 \cdot 10^{-2}$

In der folgenden Tabelle werden die p_H-Werte einer ganzen Anzahl von Puffersystemen zusammengestellt. An Hand der Tabelle kann man die geeigneten Pufferlösungen wählen — genaue Anweisungen zur Herstellung der Pufferlösungen finden sich bei GORTNER (1949). Die Kultur- und Testmedien werden mit diesen Pufferlösungen versetzt.

In den Nähr- und Testnährböden dürfen nur vollkommen untoxische Pufferlösungen verwendet werden. Phosphate können zwar z. B. in bestimmten Konzentrationen als Nährstoffe verwertet werden, wirken aber dann in höheren Konzentrationen auf den niederen Organismus toxisch. Der p_H-Wert in den Kulturmedien kann innerhalb gewisser Grenzen durch Calciumkarbonat geregelt werden, das bei neutraler oder alkalischer Reaktion unlöslich ist, aber als neutralisierendes Agenz in sauren Medien wirkt.

Tabelle 8 *Zusammenstellung der verschiedensten Puffersysteme* (LILLY und BARNET, 1951)

Säure oder Base	Gleichgewichtsreaktion	p_H	pK_a oder pK_b
Essigsäure	CH_3—COOH $\rightleftarrows$ CH_3—COO⁻	3,7 bis 5,7	4,7
Phosphorsäure	$H_3PO_4 \rightleftarrows H_2PO_4^-$	1,0 bis 3,0	2,0
	$H_2PO_4 \rightleftarrows HPO_4^-$	5,7 bis 7,7	6,7
Kohlensäure	$H_2CO_3 \rightleftarrows HCO_3^-$	5,5 bis 7,5	6,5
Fumarsäure	HOOC—CH=CH—COOH $\rightleftarrows$ HOOC—CH=CH—COO⁻	2,0 bis 4,0	3,0
	HOOC—CH=CH—COO⁻ $\rightleftarrows$ ⁻OOC—CH=CH—COO⁻	3,5 bis 5,5	4,5
Äpfelsäure	HOOC—CH_2—CHOH—COOH $\rightleftarrows$ HOOC—CH_2—CHOH—COO⁻	2,4 bis 4,4	3,4
	HOOC—CH_2—CHOH—COO⁻ $\rightleftarrows$ ⁻OOC—CH_2—CHOH—COO⁻	4,1 bis 6,1	5,1
Ammoniak	$NH_4OH \rightleftarrows NH_4^+ + OH^-$	8,3 bis 10,3	9,3

Nun noch eine Zusammenstellung verschiedener Pufferlösungen (PAECH und SIMONIS, 1952).

Tabelle 9

Citratpuffer nach SÖRRENSEN

I Citronensäure, reinst 21,0 g + 200 ml 1 n NaOH mit aqua dest. auf 1 l auffüllen
II 0,1 n HCl
III 0,1 n NaOH (CO_2 frei)

Die Zahlen bedeuten ml der betreffenden Stammlösung

p_H	I	II	III	p_H	I	II	III
1,4	2,0	8,0	—	4,7	8,0	2,0	—
1,9	3,0	7,0	—	5,2	8,5	—	1,5
2,4	3,5	6,5	—	5,6	7,0	—	3,0
2,9	4,0	6,0	—	6,0	6,0	—	4,0
3,7	5,0	5,0	—	6,8	5,2	—	4,8
4,2	6,0	4,0	—				

Weitere Mischungsverhältnisse ergeben schlecht reproduzierbare p_H-Werte. Für den alkalischen Bereich ist Boratpuffer geeignet.

Tabelle 10

Boratpuffer I

Bereich 7,6 bis 10,0

Stammlösungen: „Borat" = 12,4 g Borsäure pro analysi + 100 ml n NaOH mit aqua dest. auf einen Liter auffüllen. „Salzsäure" = 0,1 n HCl. „Natronlauge" = 0,1 n NaOH

5,2 ml Borat	4,8 ml Salzsäure	p_H 7,6
5,6 „ „	4,4 „ „	p_H 8,0
6,4 „ „	3,6 „ „	p_H 8,5
8,4 „ „	1,6 „ „	p_H 9,0
6,0 „ „	4,0 „ Natronlauge	p_H 10,0

Tabelle 11

Boratpuffer II

Bereich 7,0 bis 9,0

a) m/20 Borax (19,108 g $Na_2B_4O_7 \cdot 10\ H_2O$ im Liter)
b) m/5 Borsäure + m/20 NaCl (12,45 g H_3BO_3 + 2,925 g NaCl im Liter)

p_H	*a* ml	*b* ml	p_H	*a* ml	*b* ml
7,0	0,45	9,55	8,2	3,5	6,5
7,2	0,75	9,25	8,4	4,45	5,55
7,4	1,10	8,90	8,6	5,5	4,5
7,6	1,50	8,50	8,8	6,7	3,3
7,8	2,05	7,95	9,0	8,2	1,8
8,0	2,70	7,30			

Tabelle 12

Acetatpuffer

Stammlösungen: 0,1 n Essigsäure
0,1 n Na-Acetat (4,1 g Na-Acetat auf 500 ml auffüllen)

p_H	ml 0,1 n Essigsäure	ml 0,1 n Na-Acetat	p_H	ml 0,1 n Essigsäure	ml 0,1 n Na-Acetat
3,19	9,7	0,3	5,0	3,3	6,7
3,3	9,4	0,6	5,3	2,0	8,0
3,8	8,9	1,1	5,6	1,1	8,9
4,1	8,0	2,0	5,9	0,6	9,4
4,4	6,7	3,3	6,2	0,3	9,7
4,7	5,0	5,0			

Tabelle 13

Phosphatpuffer

Stammlösungen: 0,1 n HCl
0,15 m KH_2PO_4 (9,078 g im Liter)
0,15 m $Na_2HPO_4 \cdot 2\,H_2O$ (11,876 g im Liter)
0,15 m K_3PO_4 (14,156 g im Liter)

Die Zahlen bedeuten ml der betreffenden Stammlösung

p_H	HCl 0,1 n	KH_2PO_4 0,15 m	Na_2HPO_4 0,15 m	K_3PO_4 0,15 m
2,1	9,5	0,5	—	—
3,6	0,5	9,5	—	—
4,7	—	10,0	—	—
5,6	—	9,5	0,5	—
5,9	—	9,0	1,0	—
6,2	—	8,0	2,0	—
6,5	—	7,0	3,0	—
6,6	—	6,0	4,0	—
6,8	—	5,0	5,0	—
7,0	—	4,0	6,0	—
7,2	—	3,0	7,0	—
7,4	—	2,0	8,0	—
7,7	—	1,0	9,0	—
8,0	—	4,5	—	5,5
9,8	—	5,0	—	5,0
10,7	—	3,0	—	7,0
11,2	—	—	3,0	7,0

Innerhalb gewisser Grenzen kann der p_H-Wert einer Nährlösung mit einem Indikatorfarbstoff bestimmt werden, wenn auch für genauere Messungen die Calomelelektrode vorzuziehen ist. Die folgende Tabelle 14 bietet eine Zusammenstellung des Farbwechsels verschiedener Indikatoren.

Tabelle 14 *Einige p_H-Indikatoren* (PAECH und SIMONIS, 1952).

p_H-Bereich	Indikator	Farbumschlag	Zusammensetzung
1,2 bis 2,8	Thymolblau	rot-gelb	0,1 g + 21,5 ml n/100 NaOH + Wasser auf 250 ml
1,9 bis 3,3	Benzylorange	rot-gelb	0,1 g in 1 Liter Wasser
3,0 bis 4,6	Bromphenolblau	gelb-violett	0,1 g + 14,9 ml n/100 NaOH + Wasser auf 250 ml
3,8 bis 5,4	Bromkresolgrün	gelb-blau	
4,4 bis 6,2	Methylrot	rot-gelb	0,1 g in 300 ml Alkohol (95%) + 200 ml Wasser
4,8 bis 6,8	Chlorphenolrot	gelb-rot	
5,2 bis 6,8	Bromkresolpurpur	gelb-purpur	0,1 g + 18,5 ml n/100 NaOH + Wasser auf 250 ml
6,0 bis 7,6	Bromthymolblau	gelb-blau	0,1 g + 16,0 ml n/100 NaOH + Wasser auf 250 ml
6,4 bis 8,2	Phenolrot	gelb-rot	0,1 g + 28,2 ml n/100 NaOH + Wasser auf 250 ml
7,0 bis 8,8	Kresolrot	gelb-purpur	0,1 g + 26,2 ml n/100 NaOH + Wasser auf 250 ml
8,0 bis 9,6	Thymolblau	gelb-blau	0,1 g + 21,5 ml n/100 NaOH + Wasser auf 250 ml
9,3 bis 10,5	Thymolphthalein	farblos-blau	0,1 g + 125 ml Alkohol + Wasser auf 250 ml
10,0 bis 12,1	Alizaringelb R	hellgelb-rotbraun	0,025 g in 250 ml Wasser

Alle colorimetrischen Methoden setzen eine Vergleichsuntersuchung mit einem Standardpuffer voraus.

ζ) Vorbereitung der Lösung, die getestet werden soll

Da man mit relativ unlöslichen Antibiotika immer anomale Testergebnisse erhält, ist es das erste Ziel, das Material vollständig in Lösung zu bekommen. Diese Hauptbedingung trifft selbstverständlich nicht nur für die Diffusionsteste zu, sondern gilt auch für alle anderen Testmethoden. Schütteln mit Wasser oder einem wäßrigen organischen Lösungsmittel, manchmal auch über eine längere Zeitdauer hinweg, ist oft angebracht und von Erfolg gekrönt. Die folgende Methode wird angewandt, wenn es gilt, schwer lösliche Substanzen in Lösung zu bringen:

Eine bestimmte Gewichtsmenge einer schwer löslichen Substanz wird in kleine Röhrchen gebracht, in denen sich geringe Mengen Alkohol befinden. Gleich gut haben sich auch Propylen-Glykol und andere organische Lösungsmittel erwiesen, die mit Wasser mischbar sind. Das Material wird nun vollständig aufgelöst, indem man es eventuell vorsichtig erwärmt (dabei muß allerdings auf thermolabile Antibiotika Rücksicht genommen werden). Die Lösung wird rasch mit einem großen Volumen Wasser oder Puffer verdünnt. Voraussetzung ist, daß die kleine Menge Lösungsmittel keinen Einfluß auf das Testergebnis besitzt und zwar weder allein, noch synergetisch mit dem Antibiotikum zusammen.

Auch nach dieser Methode sind noch Testfehler möglich; besonders dann, wenn sich die Lösung nicht nach Wunsch vollzieht, so daß bei der Verdünnung mit dem großen Volumen Wasser sich ein Niederschlag bildet und die antibiotische Substanz sich in diesem Niederschlag und nicht mehr gelöst im Wasser befindet. Ein derartiger Vorgang kann bei jedem Antibiotikum beobachtet werden, auch bei solchen, die an und für sich im freien Zustand löslich sind. In diesem Fall lassen sich kaum Hilfsmittel angeben; entweder muß man den Versuch erneut beginnen oder versuchen, das Antibiotikum weiter zu reinigen.

Wenn man über die Werteinheiten der unbekannten Lösung überhaupt noch nichts aussagen kann, die Verdünnungsstufen also rein empirisch wählen muß, wird man es sich zum Grundsatz machen müssen, die Testproben, d. h. bekanntes Standardpräparat und unbekannte Probe, vollständig gleichmäßig zu behandeln. Das gleiche Medium, möglichst gepuffert, soll als Verdünnungsflüssigkeit verwandt werden. Andere Faktoren, wie Salzkonzentrationen oder der Einfluß der organischen Lösungsmittel, sollen so weit wie möglich ausbalanciert sein. Immer haben sich bestimmte Pufferlösungen als Verdünnungsflüssigkeiten bewährt, da p_H-empfindliche Antibiotika auf Säure- oder Alkalispuren in einem der Testgefäße äußerst empfindlich reagieren können, so daß dann Fehlergebnisse durch Aktivitätsverluste der Antibiotika während des Testvorganges unvermeidlich sind. Diese Verluste können auch auftreten, wenn ungepuffertes Leitungswasser als Verdünnungsflüssigkeit verwendet wurde. Bei der Aktivitätsbestimmung des Streptomycins stellten LOO, SKELL, THORNBERRY, EHRLICH, MCGUIRE, SAVAGE und SYLVESTER (1945) fest, daß große Wertunterschiede beobachtet wurden, wenn Salz- oder Pufferkonzentrationsunterschiede vorhanden waren. Derartige Erscheinungen verschwinden bei zunehmender Pufferkonzentration, so daß von den Verfassern vorgeschlagen wurde, in diesem Falle unbekannte Lösung und Standard mit einem 0,1 n Phosphatpuffer von p_H 7,9 zu verdünnen. REGNA, WASSELLE und SOLOMONS (1946), die eingehende Untersuchungen über die Stabilität des Streptomycins anstellten, kamen zu dem Ergebnis, daß zur Erzielung reproduzierbarer Testergebnisse jede Streptomycinlösung vor dem Testen mit Puffer von p_H 7,9 bis 8,0 versetzt werden müsse. BERKMAN, HENRY und HOUSEWRIGHT (1947) wiesen auf den hemmenden Einfluß des NaCl auf die Aktivität des Streptomycins hin und bemerkten, daß auch andere Salze, wie Kaliumchlorid, Ammoniumacetat, Natriumsulfat, Natriumtartrat und Natriumphosphat, auf die gleiche Weise wirkten. Als bemerkenswert muß in diesem Zusammenhang auf die Tatsache hingewiesen werden, daß die gleichen Salze, wenn sie sich im Blut oder Urin gelöst anfinden, nicht den gleichen hemmenden Einfluß auf die Aktivität der Antibiotika besitzen.

η) Bebrütung

Bebrütungsdauer und -temperatur sollen so bemessen sein, daß ein gutes Wachstum des Testorganismus gewährleistet wird. Wird *Staphylococcus aureus* als Testorganismus verwendet, können die Hemmzonen der Testplatten bereits nach 12 Stunden oder noch weniger gemessen werden, und zwar bei einer Bebrütungstemperatur von 37° C. Meistens läßt man die Platten über Nacht stehen. Die Platten mit *Bacillus subtilis* als Testorganismus können auch bequem nach einer nächtlichen Bebrütungsdauer bei 30° C oder bei 37° C gemessen werden. Ein sehr rasch wachsender Stamm von *B. subtilis* wurde bei den Versuchen von POPE (1942) verwendet. Hier konnten die Ergebnisse bereits nach 3½ Stunden abgelesen werden, und zwar bei einer Bebrütungstemperatur von 37° C. Man kann

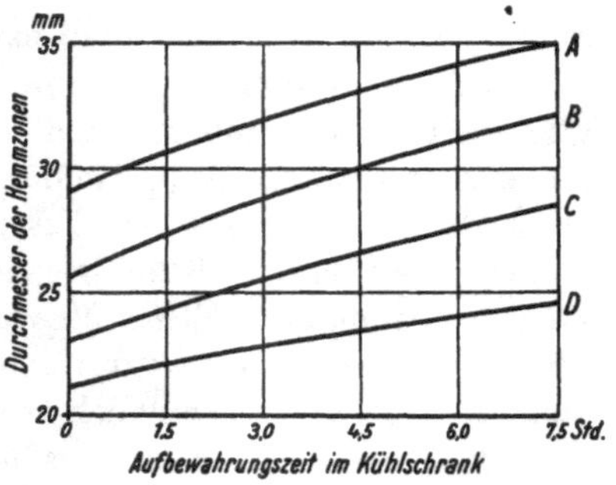

Abb. 33. Einfluß der Zeit, in der die Platten nach dem Aufsetzen der Zylinder im Kühlschrank belassen wurden. Die vier Kurven (*A*—*D*) stellen vier verschiedene Penicillinkonzentrationen dar, nach SCHMIDT und MOYER

die mit diesem Organismus beimpften Platten nach Wunsch auch über Nacht stehenlassen, allerdings muß dann eine Temperatur von 25° bis 28° C innegehalten werden. Auf den Einfluß der Bebrütungstemperatur auf die Hemmhofausbildung wiesen auch COOPER und GILLESPIE (1952) hin. Da Wachstums- und Vermehrungsgeschwindigkeit der Testorganismen auch von der Bruttemperatur mit abhängen, wird die Abhängigkeit der Hemmhofausbildung von der Temperatur verständlich.

Da die Größe der Durchmesser der Hemmzonen von dem Maß der Diffusion der Substanz und der Dauer der Diffusionszeit abhängig ist, so daß die Größe der Hemmzonen der gegebenen Substanz von dem Zeitfaktor innerhalb bestimmter Grenzen abhängig ist, empfiehlt es sich oft, die Flüssigkeit erst eine bestimmte Zeit in den Agar hineindiffundieren zu lassen, ehe man die Platten in den Brutschrank stellt. Diese Methode, die Platten nach der Zugabe der antibiotikumhaltigen Lösungen erst eine gewisse Zeit unter Kühlraumtemperaturen stehenzulassen, wird besonders dann gern angewandt, wenn Substanzen wertmäßig bestimmt werden sollen, die das Antibiotikum nur in niederen Konzentrationen enthalten. SCHMIDT und MOYER (1944) gaben Kurven (Abb. 33) an, die sie erhielten, wenn sie penicillinhaltige Lösungen erst eine gewisse Zeit in den Agar hineindiffundieren ließen, bevor die Platten bebrütet wurden. Die Platten blieben wieder eine bestimmte Zeit im Kühlschrank stehen, bis sie in den Brutschrank gebracht wurden.

Auch KLEIN (1953) untersuchte den Einfluß der Einwirkungszeit der Antibiotika (im vorliegenden Fall wieder das Penicillin) auf die Hemmhofausbildung. Mit Hilfe einer selbst erarbeiteten Technik konnte festgestellt werden, daß die Geschwindigkeit der Bewegung gleicher Konzentrationsorte bei der Papierblättchenmethode innerhalb der ersten fünf Stunden groß ist und dann schnell abnimmt. Die Größe eines Hemmhofes ist als die Resultante zwischen der Diffusionsgeschwindigkeit und der Größe der Latenzzeit des Impf(Test)-stammes zu verstehen. Schwankungen in der Durchmessergröße bei Organismen gleicher Empfindlichkeit sind durch verschieden große Latenzzeiten bestimmt. Je kürzer die Latenzzeit ist, um so kleiner ist der Hemmhof und umgekehrt. Um diese Schwankungen zu vermeiden, erweist es sich als zweckmäßig, zwischen Blättchenauflage und Hineinstellen in einen Brutschrank fünf Stunden verstreichen zu lassen. Die Genauigkeit der Empfindlichkeitsschätzung ist durch Variation der Agarschichtdicken und durch den Gehalt der Blättchen an Antibiotika nicht zu erhöhen. Es ändert sich nur der Umfang des Meßbereiches, aber nicht die Genauigkeit innerhalb der interessierenden Sensibilisierungsstufe.

Bei der Anlage der Versuche empfiehlt sich sehr die Verwendung eines Holztabletts, auf dem alle Platten erst in den Kühl- und dann in den Brutschrank gestellt werden. Dieses Tablett soll aus Holz gefertigt sein, denn wenn die Platten ohne eine derartige Unterlage aus dem Kühlschrank in den relativ warmen Brutschrank kommen, bildet sich sofort Kondenswasser, das sich in den Deckeln ansammelt, auf die Agaroberfläche herabtropft und den Test verdirbt.

ϑ) Messungen der Durchmesser der Hemmzonen

Die Meßmethoden erstrecken sich von der einfachen Messung mit Millimeterpapier auf einem Tisch über die Messung mit dem Tastzirkel bis zur Spezialmessung mit einem Projektionsapparat.

Die verschiedensten Meßvorrichtungen sind wohl in allen Untersuchungslaboratorien konstruiert worden. Meist besteht eine derartige Vorrichtung aus einer Kiste mit einem Glasdeckel, der eine Meßskala enthält. Diese Skala wird von unten durch diffus reflektiertes Tageslicht oder durch kleine Lampen beleuchtet. Die Platten werden auf den Glasdeckel gestellt und so eingerichtet, daß man den Durchmesser der Hemmzonen gut mit der Skala messen kann. Eine derartige Meßvorrichtung beschreiben FOSTER und WOODRUFF (1944). Auch BEADLE, MITCHELL und BONNER (1945) benutzten bei ihren Arbeiten eine ähnliche Meßeinrichtung; sie ordneten die Meßskala nur nicht gradlinig an, sondern sie bestand aus einer Serie von Kreisen, deren Durchmesser sich immer um einen Millimeter unterschieden. Mit einer derartigen Meßvorrichtung ließen sich eindeutige Ergebnisse erzielen.

Da sich die Größen der Hemmhöfe besser vor einem dunklen als vor einem hellen Hintergrund feststellen lassen, besteht die einfachste Methode darin, daß man auf einem schwarzen Stück Papier oder Pappe ein Stück Millimeterpapier befestigt. Die Platte wird dann so auf das Papier gestellt, daß der Durchmesser des Hemmhofes gut mit dem Millimeterpapier gemessen werden kann. Die Hemmzonen heben sich bei dieser Methode sehr gut von dem dunklen Untergrund ab, so daß Fehlbeurteilungen ausgeschlossen sind.

Bei dem Meßapparat von SCHMIDT (1945/46) wird die Petrischale auf eine Glasscheibe gestellt, die von unten her beleuchtet wird. Zwei parallele Zeiger sind auf diesem Apparat vorhanden, von denen der eine festgestellt und der andere frei beweglich ist, so daß der Abstand beider zu- und gegeneinander verschoben werden kann. Die Petrischale wird so eingestellt, daß der Rand der Hemmzone mit dem Schatten des befestigten Zeigers übereinstimmt. Der frei bewegliche Zeiger wird so eingerichtet, daß dessen Schatten gerade den gegenüberliegenden Rand der Hemmzone begrenzt und die Entfernung mit Hilfe eines Tasterzirkels bestimmt.

Bei den einfachen Messungen des Durchmessers der Hemmzonen mit dem Projektionsapparat wird die projizierte Größe des Hemmhofes mit einem Tastzirkel gemessen. Eine etwas kompliziertere Meßvorrichtung wurde von DAVIS (1947) und eine sehr gut und genau arbeitende Apparatur von WELCH, RANDALL und KNUDSEN (1946) beschrieben. Da man aber mit den oben beschriebenen Apparaten zu sehr guten Meßergebnissen kommen kann, seien die komplizierten nur am Rande erwähnt.

Nach ATKINSON (1943) muß darauf geachtet werden, daß man immer nach der gleichen Art und Weise mißt. Es ist dabei gleichgültig, für welche Meßmethode man sich entschließt, man muß nur immer nach der gleichen messen, um Vergleichsmöglichkeiten zu haben. Der Bestimmung der Größe des Hemmhofes können folgende Meßstrecken zugrunde gelegt werden: der Durchmesser des Hemmhofes, des Radius oder auch die Distanz zwischen dem Zylinder und dem Ende des Hemmhofes.

WALLHÄUSER und RIPPEL-BALDES (1950) machten die Hemmhöfe dadurch besonders gut sichtbar, daß sie die Testplatten nach dem Ende der Bebrütung mit einer 1%igen Lösung von Triphenyltetra-zoliumchlorid (TTC) übergossen. Diese Lösung ist im oxydierten Zustand farblos, sie geht im reduzierten Zustand in das rote Formazan über. In dem nicht geschädigten Bereich der Testplatte tritt eine intensive Rotfärbung auf, während der geschädigte Bereich farblos bleibt.

Es wurde bereits berichtet, daß bei Verwendung eines schnell wachsenden Teststammes von *Bacillus subtilis* der Penicillinnachweis bereits nach $3^1/_2$ Stunden geführt werden kann (POPE, 1942). Eine andere Methode, die Bebrütungsdauer abzukürzen, besteht darin (GOYAN, DUFRENOY, STRAIT und PRATT, 1947), die Hemmzonen von *Staphylococcus aureus* oder *Bacillus subtilis* als Testorganismen, die nach einer Bebrütungsdauer von drei Stunden noch nicht sichtbar sind, dadurch kenntlich zu machen, daß man die Platten mit Silbersalzen behandelt und sie dann dem Lichte aussetzt. Die unterschiedliche Empfindlichkeit der normalen und der durch das Antibiotikum geschädigten Zelle gegenüber dem Silber entspricht genau der Größe der eigentlichen Hemmhofbildung, die aber sonst erst später in Erscheinung tritt. Wenn man die Hemmwerte kurvenmäßig erfaßt, erhält man wieder eine linear verlaufende Kurve. Mit Hilfe dieser Methode können Werte von 1,0 bis 8,0 Einheiten/ml erfaßt werden. PRATT und DUFRENOY (1947) berichteten über eine weitere Möglichkeit, kurzfristig zu relativ zuverlässigen Testergebnissen zu kommen, indem die latenten Hemmzonen größenmäßig festgelegt wurden. Die Testplatten wurden mit Farbstoffen, wie Bromkresolrot, Phenolsulphophthalein, Nilblau, Janusgrün, Methylgrün oder Safranin 0 oder auch mit bestimmten anderen Reagenzien, wie Cadmiumacetat, Cobaltnitrat, Schiffs-Reagenz, Azo-Coupling-Reagenz, Ferricyanid-Ferrisulfat behandelt. Dadurch gelang es, die latenten Hemmzonen sichtbar werden zu lassen. Die Platten wurden mit *Staphylococcus aureus* oder mit *Bacillus subtilis* beimpft, drei Stunden lang bebrütet und mit einer der eben genannten Verbindungen behandelt. Anschließend läßt man die Platten nochmals zwei Stunden, wenn als Testorganismus *Staphylococcus aureus*, und drei Stunden, wenn *Bacillus subtilis* verwendet wurde, stehen. Innerhalb einer bestimmten Testfehlergrenze ist die gebildete Hemmzonengröße nicht von dem gewählten Reagenz oder Farbstoff abhängig. Die Kurve der Durchmesser der Hemmstoffwerte des Penicillins verläuft nur etwas flacher, als man es sonst bei den normal bebrüteten Testen gewöhnt ist. Somit können mit Hilfe dieser Behandlungsmethode größere Konzentrationen des Antibiotikums ausgetestet werden, als es sonst üblich ist. Wahrscheinlich geht jedoch diese Möglichkeit auf Kosten der Genauigkeit.

ι) Ersatz für Petrischalen

Von manchen Forschern wurde aus platz- und zeitsparenden Erwägungen Ersatz für die normal große Petrischale gesucht. EPSTEIN, FOLEY und LEE (1944) benutzten für ihre Untersuchungen aus Pyrex geformte Tische, die mit Glasscheiben bedeckt waren. Bei anderen Versuchen wurde die Verwendung von rostfreiem Stahl, Duraluminium oder Bakelit empfohlen. Jedoch stellten alle diese Vorschläge keinen vollwertigen Ersatz für die Petrischalen dar, so daß diese immer noch die geeignetsten Gefäße für die Diffusionsteste sein dürften.

κ) Testorganismen

Der verwendete Organismus muß wieder in erster Linie dem Antibiotikum gegenüber empfindlich sein. Ferner soll er widerstandsfähig und leicht zu kultivieren sein, darf nicht zur Bildung von Mutanten neigen oder auf irgendeine Weise unterschiedliche Empfindlichkeit zeigen. Unter den hauptsächlich verwendeten Testorganismen seien die folgenden genannt: *Staphylococcus aureus*, *S. albus*, *Streptococcus pyogenes*, *Pneumococcus spez.*, *Bacillus subtilis*, *Escherichia coli*, *Salmonella typhi*, *Bacillus adhaerens*, *B. mycoides*, *B. anthracis*, *Sarcina lutea*, *Micrococcus spec.*, *Chromobacterium prodigiosum*, *Serratia marcescens*, *Mycobacterium phlei*, *Corynebacterium xerosis*, *Haemophilus influenzae* und ein gut wachsender Stamm von *Mycobacterium tuberculosis* (BUSH, DICKISON, WARD und AVERY, 1945). Ferner kommen noch verschiedene pathogene und nichtpathogene Pilze zur Anwendung: *Trichophyton mentagrophytes*, *Candida albicans*, *Cryptococcus neoformans*, *Penicillium luteum-purpurogenum*, *Dematium spec.*, *Fusarium spec.* und *Aspergillus clavatus* (REILLY, SCHATZ und WAKSMAN, 1945).

Bevorzugt hat sich die Verwendung von *Bacillus subtilis* als Testorganismus eingebürgert; hier impft man nur mit Sporen. Die vegetativen Zellen werden nach der Methodik von FOSTER und WOODRUFF (1943, 1944) wie folgt entfernt: eine geeignete Nährlösung wird mit *Bacillus subtilis* angeimpft und bei 30° C oder 37° C für 4 bis 6 Tage oder auch noch länger unter ständigem Rühren oder unter ständiger Belüftung bebrütet. Die Bebrütungszeit richtet sich danach, ob die Sporen bereits in optimaler Menge gebildet worden sind. Die Kulturlösung wird dann pasteurisiert (60° C für 30 Minuten), damit alle in der Nährlösung enthaltenen vegetativen Zellen abgetötet werden. Unter einer optimalen Dichte der Organismen versteht man im allgemeinen 15000 lebende Sporen pro Milliliter Nährlösung. FORGACS, KORNEGAY und HENLEY (1946) gaben eine gleichlautende Beschreibung der Anzucht der Testorganismen an, forderten aber — zumindest für die Wertbestimmung des Streptomycins — 400000 lebende Sporen im Milliliter. In einer späteren Veröffentlichung von FORGACS und KUCERA (1946) wurde darauf hingewiesen, daß der entscheidende Faktor nicht mehr die Anzahl der lebenden Sporen darstelle, wenn erst einmal eine gewisse Mindestzahl überschritten ist, sondern von anderen Testfaktoren bestimmt wird. WAKSMAN (1949) gab folgende Beschreibung zur Herstellung geeigneter Testkulturen an, die sich besonders zur Wertbestimmung des Streptomycins bewährt hat: Es wurde ein Nährboden benutzt, der aus 0,5% Pepton, 0,3% Fleischextrakt und 1,5% Agar zusammengesetzt war. Die Nährstoffe wurden in aqua dest. gelöst und der Nährboden nach der Sterilisation auf p_H 7,8 bis 8,0 eingestellt und in Rouxgefäße gefüllt, die dann mit *Bacillus subtilis* beimpft wurden. Den Organismus ließ man eine Woche bei 37° C wachsen. Die Sporen wurden mit sterilem Wasser suspendiert und für 30 Minuten auf 65° C erhitzt, dreimal mit sterilem Wasser ausgewaschen und wieder 30 Minuten auf 65° C erhitzt und in aqua dest. erneut suspendiert. Die Kultur kann dann bei 15° C aufgehoben werden.

FOSTER und WOODRUFF (1943, 1944) hoben folgende Vorteile des *Bacillus subtilis*, die er gegenüber den anderen Testorganismen besitzt, hervor:

1. Die Sporen sind weitaus thermostabiler als die vegetativen Zellen. Es besteht deshalb auch keine Gefahr, daß die Testorganismen allmählich abgetötet werden, wenn sie in ein größeres Volumen heißen Agars hineingeimpft werden. Der Agar muß deshalb auch nicht auf eine so niedrige Temperatur abgekühlt werden, die notwendig ist, wenn vegetative Zellen als Testorganismen verwandt werden. Hier besteht dann immer die Gefahr, daß der Agar bereits erstarrt, bevor man mit der gleichmäßigen Verteilung der Testorganismen und dem Plattengießen fertig ist.
2. Da die Sporen von *B. subtilis*, im Kühlschrank aufbewahrt, monatelang ihre Vitalität beibehalten, erhält man Tag für Tag vollständig gleichmäßig angeimpfte Platten.

3. Lange Zeit ist es nicht notwendig, neue Vorratskulturen anzulegen.

Wegen dieser unbestreitbaren Vorteile verwenden viele Forscher *B. subtilis* zur biologischen Aktivitätsbestimmung der Antibiotika. Eine Einschränkung muß auch hier gemacht werden: Bei dem Austesten des Penicillins hat sich z. B. herausgestellt, daß die verschiedenen Penicilline sich *Bacillus subtilis* mit seinen verschiedenen Teststämmen gegenüber anders verhalten, so daß stets darauf geachtet werden muß, welches Penicillin und welcher Stamm bei den Untersuchungen verwendet werden. Ferner produzieren bestimmte Stämme von *B. subtilis* im größeren Maßstabe die Penicillinase (DUTHIE, 1944); eine Tatsache, auf die besonders dann geachtet werden muß, wenn das Penicillin ausgetestet werden soll. *B. subtilis* gibt jedoch sehr gute und zuverlässige Ergebnisse bei den Streptomycintesten.

λ) Grundlagen der Hemmzonenbildung

Für das Ablesen und damit die Aktivitätsbestimmungen der Antibiotika sollen die Grenzen der Hemmzonen so scharf wie möglich markiert sein. Dies ist jedoch nicht immer der Fall, vor allen Dingen nicht bei der Wertbestimmung des Penicillins mit *Staphylococcus aureus* als Testorganismus, wenn auch manche Forscher darauf hingewiesen haben, daß bei genauer Innehaltung aller Testvorschriften immer scharfe Hemmzonengrenzen zu beobachten sind. COOPER und WOODMAN (1946) wiesen darauf hin, daß schon aus theoretischen Gründen sich eine schmale Zone nicht so scharf von dem gewachsenen Teil der Platte abhebt wie der übrige Teil. Es wurde festgestellt, daß die Gegenwart von Glukose im Nährboden für unscharfe und verschwommene Grenzen verantwortlich zu machen wäre, während andere Forscher wiederum behaupteten, daß gerade durch einen Zusatz von Glukose viel deutlicher ausgeprägte Grenzen erzielt werden könnten. GRENFELL, MEANS und BROWN (1947) hatten bei ihren Versuchen scharfe Hemmgrenzen, wenn sie einen Difco-Hefeextrakt zum Nährboden zufügten, während bei einem Zusatz anderer Hefeextraktpräparate die Hemmzonengrenzen nur unscharf ausgebildet wurden. CHOLDEN (1944) konnte eine Abhängigkeit der mehr oder minder scharfen Grenzbildung von der Art des verwendeten Testorganismus nachweisen, da bei der Verwendung von *Staphylococcus aureus* (Norsenski) schärfer abgegrenzte Hemmzonen auftraten als bei *St. aureus* No. 209 der „U.S. Food and Drug Administration". Ein stimuliertes Wachstum der Testorganismen tritt dann in Erscheinung, wenn die Lösung, deren Aktivität untersucht werden soll, Stoffe enthält, die in bestimmten Konzentrationen stimulierend, in anderen dagegen hemmend wirken. In solchen Fällen können dann Hofwirkungen oder auch die Bildung konzentrischer Ringe beobachtet werden. Derartige Erscheinungen können vor allen Dingen bei der Wertbestimmung roher Lösungen oder Präparate auftreten. Über solche Beobachtungen berichten BURKHOLDER (1944), PULVERTAFT, GREENING und HAYNES (1947) und DUFRENOY und PRATT (1947), die gleichzeitig die Vermutung äußerten, daß diese Ringbildung nicht davon herrühre, daß in dem rohen Präparat noch stimulierende Substanzen nachgewiesen werden könnten, sondern daß das vorliegende

Antibiotikum selbst einen stimulierenden Effekt besitze, wenn es in sub-bakteriostatischen Konzentrationen vorliegt. Die Erscheinung des stimulierten Wachstums, die bei der Loch- und Zylinderplattenmethode beobachtet werden kann, wurde von HARRIS und JACOBS (1953) näher untersucht. Sie ist einmal auf die in den Agar hineindiffundierenden Nährstoffe, die noch in der Testprobe vorhanden sind, zurückzuführen, ferner auf die diffusiblen Produkte der abgetöteten bzw. lysierten Zellen und auf die Antibiotika selbst, die in einer bestimmten Konzentration stimulierend wirken können.

Bei einigen Substanzen, über die OSBORN (1943) berichtete, tritt nur eine teilweise Hemmung auf, bei der keine scharfe Zonenbildung beobachtet wird, sondern es finden sich auf der Testplatte alle Übergänge von wenig oder überhaupt keinem Wachstum in der Nähe des Zylinders bis zu normalem Wachstum der Testorganismen, das dann in einer gewissen Entfernung auftritt. Es ist natürlich unmöglich, solche Antibiotika durch die Diffusionsmethode wertmäßig genau zu bestimmen, jedoch kann man durch Anwendung einer anderen Testmethode auch hier zu klaren Ergebnissen kommen. Manchmal hilft es bereits, wenn man die Testplatte weniger dicht impft. Die Schärfen der Hemmhofgrenzen können oder können auch nicht bei wachsender Inkubationsdauer zunehmen (WAKSMAN und REILLY, 1944; FOSTER und WOODRUFF, 1944; KNOX, 1945), jedoch hängt dies von der Art des Testorganismus und dem Material, das getestet werden soll, ab. Ferner mögen dabei noch andere unbekannte Faktoren eine Rolle spielen, so daß es immer notwendig ist, zur gleichen Zeit und unter gleichen Bedingungen verschiedene Konzentrationsstufen eines Standardpräparates mitzutesten. Manchmal läßt sich schon allein aus dem Ergebnis des Standardtestes entscheiden, welcher der Faktoren für die unterschiedlichen Testergebnisse verantwortlich zu machen ist.

Wenn Pilze als Testorganismen verwendet werden (REILLY, SCHATZ und WAKSMAN, 1945), sind die Hemmzonen meist hinlänglich scharf genug ausgebildet, um genaue Aktivitätsbestimmungen vornehmen zu können, wenn auch manchmal das Pilzmycel in die Hemmzonen hineinwächst.

μ) Standardkurven und Bestimmung der Aktivität

In den ersten Arbeiten des Oxforder Kreises, der zur Wertbestimmung des Penicillins auch die Zylinderplattenmethode benutzte, wurde die Hoffnung ausgesprochen, daß es ausreichend sein dürfte, einmal eine Standardkurve anzulegen, die dann zum Vergleich aller später nachfolgender Teste dienen könne. Man stellte jedoch bei späteren Arbeiten fest, daß die Größe des Durchmessers des Hemmhofes ein und derselben Antibiotikumlösung täglichen Schwankungen unterworfen ist, so daß es sich als notwendig erweist, täglich eine oder mehrere Lösungen mit bekannter Aktivität mitzutesten und die hier erhaltenen Ergebnisse mit denen der unbekannt-wertigen Lösungen zu vergleichen. Um zu zuverlässigen Arbeitsergebnissen zu kommen, stellt man täglich eine neue Standardkurve auf, die in folgenden Verdünnungsstufen in mindestens vierfacher Wiederholung getestet werden soll: 2,0, 1,0, 0,5 (und manchmal noch 0,25) Einheiten/ml. Diese Ergebnisse werden dann kurvenmäßig erfaßt (Abb. 34). Die Kurven nehmen meist annähernd den gleichen Verlauf, nur der Neigungswinkel wird von Tag zu Tag etwas verschieden sein. An Hand dieser aufgestellten Standardkurven läßt sich dann die Aktivität der unbekannten Lösung bestimmen.

Für die täglichen Gestalts- und Neigungsänderungen der Standardkurve ist das Verhalten der Testorganismen und der Lösung, die getestet werden soll, verantwortlich zu machen. Ein wesentlicher Faktor dürfte dabei auch der „BORTELSsche Wetterfaktor" sein.

ν) Anordnung der Proben auf der Platte

Die Anzahl der Zylinder, die auf einer Platte Platz finden, hängt von der Hemmhofgröße ab. In den Arbeiten des Oxforder-Kreises wird in der Regel die etwa 10 cm große Petrischale angewandt. Die Zylinder werden meist in der Nähe des

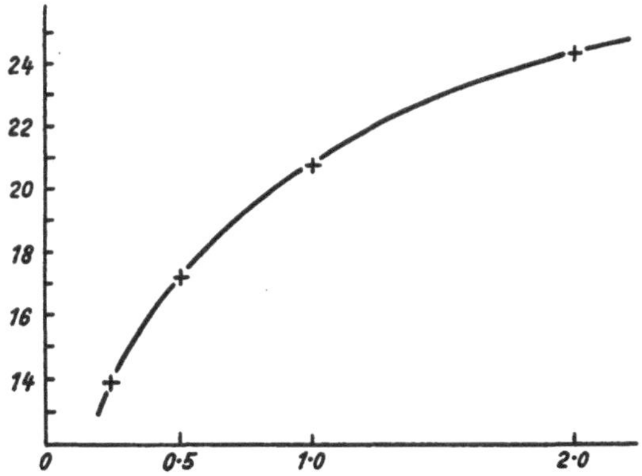

Abb. 34. Standardkurve, nach FLOREY (1949)
Abzisse = Einheiten; Ordinate = Größe des Hemmhofes in mm

Schalenrandes der Petrischale angeordnet, da man zur genauen Bestimmung der Größe des Hemmhofdurchmessers auch dessen Radius messen bzw. den Durchmesser vervollständigen kann, wenn sich ein Teil auch außerhalb der Platte gedacht befindet. SCHMIDT und MOYER (1944) benutzten pro Platte 5 Zylinder, von denen zwei eine Standardlösung (gewöhnlich 1,0 Einheiten/ml) und die anderen drei die wertmäßig unbekannte Lösung enthielten. Die Standardwerte einer jeden Platte werden nach der geeigneten Bebrütungsdauer festgestellt und mit den Werten der gesondert, aber unter gleichen Bedingungen getesteten verschiedenen Konzentrationsstufen des Standardes verglichen. Wenn in den Kurven keine Übereinstimmung erzielt werden kann, wird die Kurve so lange in ihrer X-Achse verschoben, bis diese vorhanden ist. Die Aktivität des Antibiotikums wird an Hand dieser neuen Kurve festgelegt.

FOSTER und WOODRUFF (1944) schlugen vor, zu jeder Versuchsserie eine Standardtestung vorzunehmen. Von jeder Serie wurden jeweils fünf Platten mit je sechs Zylindern beschickt, die das Standardpräparat in folgenden Verdünnungsstufen enthielten: 2,0, 1,2, 1,0, 0,8, 0,5 und 0,2 Einheiten/ml. Die anderen Platten enthalten dann die gleichen Verdünnungsstufen der unbekanntwertigen Lösung.

Manche Forscher gehen von dem Gesichtspunkt aus, die Zylinder konzentrisch auf dem Agar anzuordnen. Da der Agar im Zentrum der Platte oft unterschiedlich dick ist, wird empfohlen, hier nur solche Proben auszutesten, deren Wertbestimmung annähernd interessiert. SHERWOOD, FALCO und DE BEER (1944) beschrieben ein Vier-Punkte-System für die Papierblättchenmethode, das aber genau so gut für die Zylinderplattenmethode, aber wahrscheinlich nicht (VESTERDAL, 1946) für die Lochtestmethode angewandt werden kann: Das System ist auf der Tatsache aufgebaut, daß der Logarithmus der Hemmzonendurchmesser der verschiedenen Konzentrationsstufen der Antibiotika eine nahezu gerade Linie darstellt (DAVIES, 1945/46). Die Teste werden in vierfacher Wiederholung angelegt. Jede der Wiederholungsplatten enthält vier Proben, und zwar je zwei Standardverdünnungen und Verdünnungen der unbekannt-wertigen Lösung. Bei dem Standardpräparat beträgt die stärker verdünnte Lösung ein Viertel der ersten Verdünnungsstufe. Bei der wertmäßig unbekannten Lösung versucht man, annähernd auf das gleiche Verdünnungsschema zu kommen. Die Hemmzonen werden nach einer geeigneten Bebrütungszeit gemessen. Die gefundenen Werte setzt man in eine einfache Gleichung ein, so daß die Potenz der unbekanntwertigen Lösung als ein Prozentsatz der Standardlösung in Erscheinung tritt. Die Formel, die direkt angewandt werden kann, beträgt dann 4 : 1 für die konzentriertere zur schwächeren Lösung. Die mathematische Behandlung irgend eines Testes wurde schon von BLISS und RANDALL (1945) angeregt und bereits hier für die Penicillinwertbestimmung benutzt.

Die gleichen Prinzipien wurden auch von KNUDSEN (1945) und von KNUDSEN und RANDALL (1945) angewandt. Sie stellten ein Nomogramm auf, mit welchem die Potenz der unbekannten Lösung und die entstandenen Testfehler leicht bestimmt werden konnten. Dieses Prinzip wurde darauf von der „U.S. Food and Drug Administration" für die Penicillinwertbestimmung vorgeschrieben. Es wird vielerorts angewandt, vor allen Dingen dann, wenn in großer Anzahl Teste durchzuführen sind, bei denen große Genauigkeit und Zuverlässigkeit Voraussetzung sind. Eine genaue Testvorschrift wurde von der „U.S. Food and Drug Administration" für den Penicillin- und Streptomycinnachweis ausgearbeitet (s. S. 181—187). Andere, einfachere Berechnungsformeln werden auch von SHERWOOD (1947) angegeben.

Bisher wurde noch nicht von der statistischen Sicherung der Teste gesprochen. Bei einem einfachen Test ist es unsinnig, z. B. x Wiederholungen des Standardpräparates und drei Wiederholungen der wertmäßig unbekannten Lösung anzusetzen oder umgekehrt. Wenn andererseits viele wertmäßig unbekannte Lösungen in einem Testvorgang ausgetestet werden müssen, ist es oft nötig, mehrere Wiederholungen der Wertbestimmung des Standardpräparates vorzunehmen, als von irgendeiner wertmäßig unbekannten Substanz. Es empfiehlt sich immer, jedoch zumal, wenn eine Vielzahl von Testen vorliegt, eine statistische Sicherung der Ergebnisse vorzunehmen.

ξ) Spezielle Vorsichtsmaßregeln bei Platten, die nur auf der Oberfläche angeimpft wurden

Befinden sich auf einer Testplatte sechs oder acht Zylinder, die alle mit der gleichen Konzentration eines Antibiotikums gefüllt sind, so ist anzunehmen, daß die Durchmesser bei allen Hemmhöfen die gleichen sind. Gewöhnlich wird jedoch eine Platte darunter sein, die abweichende Ergebnisse zeigt. Meistens sind die Hemmhöfe der Zylinder, die am Ende stehen, wo die Impfflüssigkeit gerade noch hinreichte, kleiner (oder größer) als der Durchschnitt. Die Ursachen dieser Erscheinungen sind sehr komplexer Natur, ein Teil dieser auftretenden Fehlermöglichkeiten kann durch eine entsprechende Versuchsanordnung beseitigt werden. Eine Methode wurde von HEATLEY (1944, 1945/46) erarbeitet:
Bei den ersten Arbeiten über die Diffusionsteste wurde vorgeschlagen, die Wiederholungsteste immer nur in der gleichen Stellung der Zylinder, Papierblättchen bzw. Löcher bei den aufeinanderfolgenden Platten vorzunehmen. Bei dieser Anordnung konnte immer eine gute Übereinstimmung der Ergebnisse der verschiedenen Wiederholungen festgestellt werden, die aber nicht beobachtet werden konnte, wenn die Stellung der einzelnen Zylinder auf den Platten vertauscht wurde. Man kam hierbei zu der Ansicht, daß die Durchmesser der Hemmhöfe jeder Probe von der Stellung abhängig sind, die sie auf der Testplatte einnehmen. Um die dadurch entstehenden beträchtlichen Testfehler zu vermeiden, ist es nach HEATLEY (1944, 1945/46) angebracht, die einzelnen Wiederholungen so anzulegen, daß die Testprobe jedesmal eine andere Stellung auf den einander folgenden Platten einnimmt. Wenn ein Test in vierfacher Wiederholung angelegt werden soll, sind die Proben in der gleichen Weise auf allen vier Platten anzulegen; die Probe wird immer nur um 90° nach der Seite weiter verlegt, wo die Flüssigkeit des Testorganismus wieder mit einer Pipette aufgenommen wurde. Durch diese Versuchsanlage bekommt man zwar größere Meßunterschiede der einzelnen Wiederholungen, aber das Durchschnittsergebnis besitzt eine größere Sicherheit.
Wenn man nach dieser Methode auch die verschiedenen Standardkonzentrationsstufen austestet, stimmen die Kurven nach FINNEY (1946) viel besser überein. Durch diese Testmodifikation konnten auch viele Fragen gelöst werden, warum bei einer gleichbleibenden Probenanordnung größere Unterschiede auch der Standardpräparate auftraten.

o) Genauigkeit der Diffusionsmethoden

Die Genauigkeit und die Zuverlässigkeit des Diffusionstestes hängen zum großen Teil von der Geschicklichkeit und der Sorgfalt des Experimentierenden ab, dann aber auch von verschiedenen anderen Faktoren, die entweder gar nicht oder nur unvollständig in der Hand behalten werden können. Es kann nicht erwartet werden, daß die Sorgfalt und die Genauigkeit, die der eine Forscher anwendet genau die gleiche ist, die auch der andere Forscher aufbringt, ganz ohne Rücksicht darauf, wie sorgfältig diese auch ihre Arbeiten durchführen werden. Ebenso wird auch ein Forscher nie in der Lage sein, zu verschiedenen Zeiten die Arbeit unter vollständig gleichbleibenden Bedingungen und Voraussetzungen durchzuführen (HEATLEY, 1944). Da man sich längst über diese menschliche Unzulänglichkeit im klaren ist, haben KNUDSEN und RANDALL (1945) eine Methode ausgearbeitet, die diesen Unzulänglichkeiten Rechnung trägt. Diese Vorschriften wurden mit in die amtlich vorgeschriebenen Testvorschriften der „U.S. Food and Drug Administration" aufgenommen (s. S. 181—187).

Angaben über die Reproduzierbarkeit der Testergebnisse werden von den verschiedensten Forschern gemacht; oft wird auch in den Arbeiten eine statistische Sicherung der erhaltenen Werte beigefügt. Andere Angaben dagegen sind höchst ungenau und deshalb auch nur von sehr geringem Wert.

Folgende Tabelle wurde über die Reproduzierbarkeit der Diffusionsteste zusammengestellt.

Tabelle 15 *Genauigkeit der Diffusionsteste*

Anzahl der Hemmzonen, die pro Test untersucht wurden	*A* (*a*)	*A* (*b*)	*A* (*c*)	*B*	*C* (*a*)	*C* (*b*)	*D*	*E*
2	± 24,9	± 15,5	± 13,8	± 26,8				± x
3	± 20,3	± 12,6	± 11,3		± 22,6		± 22	± 0,82 x
4	± 17,6	± 11,0	± 9,8	± 17,0				± 0,71 x
5					± 16,0			± 0,63 x
8				± 11,6	± 11,4	± 20		± 0,5 x
16				± 8,2	± 8,2			± 0,35 x
32				± 5,6				± 0,25 x

Der mittlere Fehler wird als 0,05% angenommen.

A Penicillin, Zylinderplattenmethode. Die Platten wurden an der Oberfläche mit *Staphylococcus aureus* angeimpft. Drei Testserien, (a), (b) und (c), die jeweils 27, 10 und 10 Werteinheiten enthielten, wurden zu verschiedenen Zeiten aber unter vollständig gleichen Bedingungen von dem gleichen Autor angesetzt (HEATLEY, 1947).

B Streptomycin, Papierblättchenmethode. Ein Nähragar wurde mit einer dünnen Schicht von mit *Bacillus subtilis* angeimpftem Agar überschichtet. Die Werte wurden von einer Kurve abgelesen, die nach drei verschiedenen typischen Ergebnissen aufgestellt und die in drei verschiedenen Laboratorien erarbeitet wurden (LOO, SKELL, THORNBERRY, EHRLICH, MCGUIRE, SAVAGE und SYLVESTER, 1945).

C Penicillin. Zylinder-Platten-Methode. Es wurden keine Einzelheiten über die Methode angegeben. Die Ergebnisse (a) wurden von geübten Forschern erzielt, die mit der Methode vertraut waren. Die Ergebnisse (b) wurden in zwei anderen Laboratorien unter weniger sorgfältig kontrollierten Maßnahmen durchgeführt (RAKE und RICHARDSON, 1946).

D Streptomycin. Zylinder-Platten-Methode. Der Agar wurde in seiner Gesamtheit mit *Staphylococcus aureus*, Stamm SM angeimpft. Der große Streuungsgrad kann dadurch erklärt werden, daß bestimmte, bekannte Mengen von Streptomycin zu Serum oder Urin zugefügt wurden (ADCOCK und HETTIG, 1946); als Methode wurde dabei die von STEBBINS und ROBINSON (1945) ausgearbeitete angewandt.

E Die relative Genauigkeit der Teste, die auf der Voraussetzung beruht, daß der mittlere Fehler proportional der Quadratwurzel der Anzahl der Zonen ist, die pro Test gemessen werden.

BROWNLEE, DELVES, DORMAN, GREEN, GRENFELL, JOHNSON und SMITH (1948) gaben noch folgende Beschreibung der Anlage eines Diffusionstestes: Die

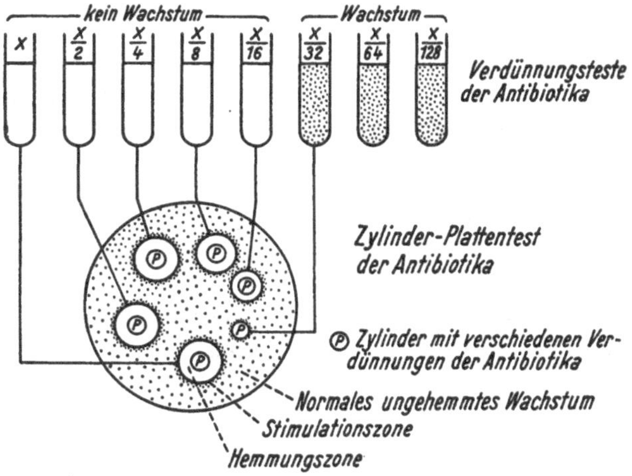

Abb. 35. Vergleich der Werte von Verdünnungs- und Zylinderplattentest, nach PRATT und DUFRENOY (1953)

Arbeit wird so durchgeführt, daß alle Untersuchungsergebnisse statistisch gesichert werden können. Auf einer Glasplatte mit dem Ausmaß von 27,5 × 27,5 cm wird eine einzige Agarschicht gegossen, die im ganzen mit den Sporen von *Bacillus subtilis* beimpft worden ist. In diese Platte werden 64 Löcher hineingeschnitten. Die Lösung, die wertmäßig bestimmt werden soll, sowie die verschiedenen Konzentrationsstufen des Standardpräparates werden unter Innehaltung der bereits beschriebenen Methode in die Löcher eingefüllt. Das Füllen muß rasch hintereinander ohne Unterbrechung vor sich gehen. Auch das Tempo des Einfüllens darf nicht geändert werden, da die Hemmhofgröße beträchtlich von der Zeit abhängt, in der die zu untersuchende Lösung sich in den Löchern befindet. Diese eben beschriebene Methode wurde in erster Linie für den Nachweis des Streptomycins ausgearbeitet, kann aber auch zur Aktivitätsbestimmung aller anderen Antibiotika dienen. Ferner hat sie noch den Vorteil einer absoluten Genauigkeit, auch wenn Teste in größerer Anzahl durchgeführt werden müssen.

In der Abb. 35 werden die erhaltenen Werte des Zylinder-Plattentestes zu denen des Verdünnungstestes schematisch in Beziehung gesetzt.

C. TRÜBUNGSMETHODEN

a) Einführung in die Trübungsmethoden

Bei diesen Methoden wird das Wachstum eines geeigneten Testorganismus in flüssigen Kulturmedien, die verschiedene Konzentrationsstufen des Antibiotikums enthalten, durch die Messung der Trübungsintensität als Indikator bestimmt. Die hier erhaltenen Ergebnisse werden kurvenmäßig erfaßt. Eine oder mehrere Verdünnungen der wertmäßig unbekannten Antibiotikumlösung werden mit der Trübungsintensität einer Standardlösung verglichen, die zur gleichen Zeit und unter gleichen Bedingungen mitgetestet wurde. Die Trübungsintensität oder besser ausgedrückt die Lichtabsorption, wird meistens photoelektrisch gemessen, während die Standardkurve direkt mit Hilfe eines Galvanometers aufgestellt werden kann. FOSTER (1942) gab einen ersten umfassenden Überblick über diese Testmethode. Wenn er dabei auch in erster Linie auf die Wertbestimmung des Penicillins Rücksicht nahm, wobei *Staphylococcus aureus* als Testorganismus Verwendung fand, können theoretisch wieder alle Antibiotika mit entsprechenden empfindlichen Bakterien als Testorganismen wertmäßig bestimmt werden.

An Hand der ersten Untersuchungsergebnisse konnte festgestellt werden, daß diese Methode, trotzdem sie etwas umständlich zu handhaben ist, die weitaus exakteste aller verfügbaren Testmethoden ist (FOSTER und WOODRUFF, 1943). Später mußten FOSTER und WILKER (1943) jedoch die Einschränkung machen, daß bei der Auswertung der hier erhaltenen Ergebnisse Vorsicht walten muß. Vor allen Dingen ist die Form der Trübungsintensitätskurve starken Veränderungen unterworfen. Im einzelnen gibt die Anwesenheit von Glukose im Testmedium solche Abweichungen in der Trübungsintensität, daß von genauen, von der Konzentration des Antibiotikums abhängigen Lichtabsorptionen nicht mehr gesprochen werden kann. Diese Einschränkung trifft nicht nur für *Staphylococcus aureus*, sondern auch für andere Testorganismen zu. Verbesserungsvorschläge von FOSTER und WILKER (1943) gehen dahin, als Testorganismus nicht mehr *St. aureus* zu verwenden, sondern *Bacillus adhaerens* und außerdem das Testmedium ununterbrochen zu rühren. Werden beide Vorschriften innegehalten, so ist dann nur noch eine Inkubationszeit von 3 bis 5 Stunden notwendig.

Die von FOSTER und WILKER (1943) beobachteten anomalen Testergebnisse mögen zum Teil davon herrühren, daß in den kritischen Konzentrationsstufen des Antibiotikums gerade wieder die Faktoren „Anschwellen der Testorganismen-Lysis- und vollendete Auflösung“ vorliegen. Bessere und gleichmäßigere Ergebnisse können erzielt werden, wenn eine größere Menge des Testorganismus und eine Bebrütungszeit von 4 bis 5 Stunden angewandt werden. Die Trübungsmethode hat überhaupt gegenüber den anderen Testmethoden den Vorteil einer relativ kurzen Bebrütungszeit.

b) Durchführung der Trübungsmethode

JOSLYN (1944) gab nähere Einzelheiten der Trübungsmethode bekannt. Er benutzte *Staphylocococcus aureus* als Testorganismus und legte dem Test eine Bebrütungszeit von 4 Stunden zugrunde:

Als Testgefäße werden Röhrchen benutzt, die ohne Schwierigkeiten im Kolorimeter untersucht werden können. Pro Test legt man eine Serie von 9 Röhrchen an, die das Antibiotikum in Konzentrationsstufen von 0,05 bis 0,35 Einheiten/ml mit allen Zwischenstufen enthalten, einschließlich der unbeimpften Kontrolle. Eine gleichlaufende Serie legt man auch für die Standardlösung an. Wenn die Aktivität der wertmäßig unbekannten Lösung nur sehr ungenau bekannt ist, werden bis zu acht vorläufige Konzentrationsstufen in ziemlich weiten Verdünnungen des Antibiotikums angelegt und dann an Hand der erzielten Ergebnisse festgestellt, auf welcher Verdünnung etwa der Test aufzubauen ist. Wenn die Potenz der unbekannten Lösung fehlbeurteilt wird, besteht die Gefahr, daß die Standardkurve sich mit der Kurve der unbekannten Lösung überschneidet, so daß keine einwandfreien Testergebnisse mehr erwartet werden können. WAKSMAN (1949) gab ebenfalls eine genaue Beschreibung der Trübungsmethode an, die für den Wertnachweis des Streptomycins ausgearbeitet wurde und die bei der Aktivitätsbestimmung eines anderen Antibiotikums jeweils modifiziert werden muß.

Als Testorganismus wurde *Klebsiella pneumonia* benutzt. Alle zwei Wochen werden die Testorganismen überimpft, dann 6 Stunden in den Brutschrank gestellt und in zwei bis drei Röhrchen, die mit Nährlösung gefüllt sind, suspendiert und in Mengen von je 5 ml in Roux-Gefäße gefüllt, die mit Nähragar, *Nährboden 1* (0,5% Pepton, 0,3% Fleischextrakt, 1,5% Agar, aqua dest.; p_H nach der Sterilisation auf 7,8 bis 8,0 eingestellt) beschickt worden sind. Diese Gefäße werden wieder 6 Stunden bei 37° C bebrütet und mit so viel sterilem aqua dest. suspendiert, daß eine Lichtdurchlässigkeit von 80% erzielt wird. Die Lichtdurchlässigkeit mißt man mit Hilfe eines Filters von 6500 Å in einem photoelektrischen Kolorimeter. Diese Suspension bewahrt man im Kühlschrank auf und kann sie zwei Wochen zum Testen benutzen, bevor sich eine Neuanlage der Testkultur als notwendig erweist.

Für die tägliche Impfmenge benötigt man 6 ml dieser Suspension auf 100 ml Nährlösung folgender Zusammensetzung:

2. Nährboden. 5,0 g Pepton, 1,5 g Hefeextrakt, 1,5 g Fleischextrakt, 3,5 g NaCl, 1,0 g Glukose, 3,68 g K_2HPO_4, 1,32 g KH_2PO_4, 1000 ml aqua dest.; p_H 7,0; eingestellt nach der Sterilisation.

Die antibiotikumhaltige Lösung wird mit sterilem Wasser verdünnt. Zu 2,1 ml der Probe füge man 4,8 ml steriles aqua dest. und gebe je einen Milliliter dieser Verdünnung in Röhrchen von 12 bis 14 mm Durchmesser. Man füllt dann auf die Verdünnung 9 ml des angeimpften Nährbodens und stellt die Röhrchen sofort vier Stunden in ein Wasserbad von 37° C. Ein Kontrollröhrchen enthält nur 1 ml steriles aqua dest. + 9 ml der angeimpften Nährlösung. Nach der angegebenen Bebrütungszeit werden jedem Röhrchen vier Tropfen Formalin zugefügt und die Lichtdurchlässigkeit in einem photoelektrischen Kolorimeter mit einem breiten Bandfilter von 5300 Å gemessen. Sie wird dann mit einem unter gleichen Bedingungen mitgetesteten Standardpräparat verglichen und kurvenmäßig festgehalten.

WAKSMAN (1949) weist in diesem Zusammenhang daraufhin, daß der Trübungstest den anderen Testmethoden gegenüber schon allein dadurch große Vorteile besitzt, daß die Ergebnisse nach einer relativ kurzen Bebrütungsdauer vorliegen. Ferner sind bei sorgfältiger Handhabung und Berücksichtigung der Fehlermöglichkeiten der Methode die Ergebnisse sehr genau und stets besser reproduzierbar als die der Diffusionsteste. Ein Nachteil dieses Testes besteht darin, daß relativ große Mengen des Antibiotikums zu der Anlage eines Testes notwendig sind und unter vollständig aseptischen Bedingungen gearbeitet werden muß, da die Testprobe zur genauen Aktivitätsbestimmung einwandfrei steril sein muß.

TRUSSELL, BAIRD, BEALL und GRANT (1947) suchten nach Möglichkeiten, die Inkubationszeit weiterhin abzukürzen. Sie kamen dabei zu der Feststellung, daß der Zusatz von 0,2% KNO_3 zu dem gewöhnlichen Glukose-Fleischextrakt-Peptonnährboden (s. S. 46) das Wachstum des Testorganismus *Staphylococcus aureus* F.D.A. No. 209 so anregt, daß mit seiner Hilfe die Aktivitätsbestimmung des Penicillins schon nach einer Bebrütungszeit von 2½ bis 3 Stunden vorgenommen werden kann.

LEE und EPSTEIN (1944) benutzten eine größere Menge des Impforganismus (0,1 ml einer 2- bis 3stündigen Kultur von B.-Streptococcen, die auf einem Gehirnherznährboden angezogen wurde) pro Teströhrchen. Mit diesen Testorganismen gelang es, den Test bereits nach einer 90minütigen Inkubationszeit (manchmal noch weniger) ablesen zu können. Die Bebrütungstemperatur betrug 37° C. Bedingt durch die sehr kurze Inkubationszeit, sind besondere Vorkehrungen aseptischer Art bei dieser Testmodifikation nicht erforderlich. Für einen Testvorgang wurden Serien von je 6 Röhrchen für den Standardtest und für die wertmäßig unbekannte Lösung angesetzt, die die Konzentrationsstufen mit allen Zwischenstufen von 0,01 bis 0,1 IE/ml Penicillin enthielten. Am Ende der Bebrütungszeit wurde zu jedem Röhrchen wieder ein Tropfen Formalin zugesetzt, so daß eine Änderung der Trübungsintensität während der Messung nicht mehr eintreten konnte.

HOYT, PRATT und LEVINE (1945) stellten fest, daß der Testorganismus *Staphylococcus aureus* bei einer Bebrütungstemperatur von 39° C stärker als bei 37° C und noch mehr bei 41° C durch das Penicillin beeinflußt wird. Bei der letztgenannten Bebrütungstemperatur können noch Penicillinkonzentrationen von 0,005 IE/ml einwandfrei durch die Trübungsmethode erfaßt werden.

MCMAHAN (1944) gab eine weitere eingehende Beschreibung der Trübungsmethode, die in vielen Untersuchungslaboratorien angewandt wird. Ihr liegt folgende Methode zugrunde:

Das Testmedium besteht aus einem 1,6%igen Difco-Bacto-Nährboden und enthält weiterhin 0,4% Hefeextrakt. Durch die Zugabe des Hefeextraktes wird eine gleichmäßigere Ausbildung der Kurve erzielt. Die Zugabe von 0,5% Glukose läßt zwar den Neigungswinkel der Kurve noch stärker ansteigen, aber seit den Ergebnissen der Untersuchungen von FOSTER und WILKER (1943) wird die Verwendung von Glukose für das Testmedium der Trübungsmethode von MCMAHAN (1944) abgelehnt. Die Teste werden wieder in Serien von je 7 Verdünnungsstufen angelegt. Man verwendet eine Vorratsstandardlösung, die im Milliliter 5 Einheiten enthält, und füllt diese in Mengen von 0 bis 0,12 ml in die Röhrchen ein. Außer diesen 7 Verdünnungsstufen legt man von jedem Test noch eine oder mehrere Wiederholungen an. Ähnlich werden auch die Verdünnungsstufen der unbekannt wertigen antibiotikumhaltigen Lösungen angefertigt, und zwar werden 0,02 bis 0,16 ml einer Lösung, die ca. 2 bis 5 Einheiten/ml enthält, in die Röhrchen gefüllt. Es ist empfehlenswert, 8 Verdünnungsstufen anzulegen. In alle Teströhrchen werden genau abgemessene Mengen der Nährlösung (am besten mit einer vollautomatischen Pipette) gefüllt. Hier haben sich 7 ml als optimale Menge erwiesen. Die Nährlösung wurde vorher mit einer 14 bis 18 Stunden alten Kultur des Testorganismus (*Staphylococcus aureus*, Stamm H) beimpft. Man rechnet dabei 6,5 ml der Testkultur auf 100 ml Nährlösung. Alle Röhrchen werden sofort und gleichzeitig in ein Wasserbad von 37° C gestellt und mindestens 3 Stunden oder etwas mehr bebrütet und dann 10 Minuten unter Einwirkung von strömendem Dampf stehengelassen. Durch diese Maßnahme wird auf der einen Seite das Wachstum des Testorganismus und dadurch jede Änderung der Trübungsintensität der Nährlösung während der Messung unterbunden, und auf der anderen Seite werden die Röhrchen gleich sterilisiert. Die Messungen auf Trübungsintensität werden wieder in einem photoelektrischen Apparat vorgenommen und die Ergebnisse der Lichtabsorption der unbekannt wertigen Lösung mit denen des Standardpräparates verglichen.

Vergleicht man die Trübungsmethode mit der Verdünnungs- oder Diffusionsmethode, und zwar auf der Grundlage der Fabrikationsteste, die in größerem Maßstabe durchgeführt werden müssen, und der der reinen Laboratoriumsteste in den gleichen Untersuchungslaboratorien, so kann man feststellen, daß die Dauer der Anlage der Teste bei allen drei Methoden annähernd die gleiche ist, daß aber die Genauigkeit und die Zuverlässigkeit der Trübungsmethoden die größten sind. Die Verdünnungsmethode ist zwar rascher auszuwerten als die anderen Methoden, dafür ist sie nicht ganz so zuverlässig, so daß zur genauen Aktivitätsbestimmung der Antibiotika die Teste mit einer größeren Anzahl von Wiederholungen angesetzt werden müssen.

REGNA, WASSELLE und SOLOMONS (1946) versuchten, die Trübungsmethode zum Nachweis des Streptomycins zu benutzen, indem sie an Stelle des *Staphylococcus aureus* als Testorganismus *Escherichia coli* verwandten. Die dadurch erzielten Testergebnisse waren nicht so zuverlässig wie die der Zylindermethode, so daß diese Testmethode keinen Eingang bei der Aktivitätsbestimmung des Streptomycins gefunden hat.

LEWIS, HUMPHREYS, THOMPSON, DIMICK, BENEDICT, LANGLYKKE und LIGHTBODY (1947) wandten die Trübungsmethode zur Wertbestimmung des Subtilins an, und zwar ist die Methode ähnlich aufgebaut wie die, die von McMAHAN (1944) für die Aktivitätsbestimmung des Penicillins beschrieben wurde. Die Testorganismen waren *Micrococcus conglomeratus*, *Streptococcus faecalis* bzw. *Staphylococcus aureus*.

KIRBY und RANTZ (1944) benutzten ferner den Trübungstest mit Erfolg zum Nachweis des Penicillins im Blut.

GREEN (1946) gab ebenfalls eine vollständige Beschreibung des Trübungstestes. Der Test ist ähnlich aufgebaut wie der von McMAHAN (1944) beschriebene. Er wurde über einen längeren Zeitraum hinweg mit gutem Erfolg zur Überwachung der Penicillinproduktion und der Produktion anderer Antibiotika eingesetzt. Als Testmedium wurde ein Nährboden folgender Zusammensetzung verwandt:

3. Nährboden. 1,0 g Glukose, 5,0 g Evans-Pepton, 1,5 g Lab-Lemco, 3,5 g NaCl, 3,75 g K_2HPO_4, 1000 ml Wasser.

Man läßt den Testorganismus am besten über Nacht in einem Nährboden gleicher Zusammensetzung wachsen. Man überimpft ihn dann in eine frische Nährlösung, die in einem Milliliter Flüssigkeit ca. 5000000 Organismen enthalten sollte. Zum Standardtest werden 10 randlose Röhrchen, die mit Aluminiumkapseln (Kapsenbergkapseln) verschlossen werden, mit folgenden Quantitäten einer Lösung gefüllt, die in einem Milliliter eine Einheit Penicillin enthält: 0, 0,1, 0,2, 0,3, 0,4, 0,5, 0,6, 0,7, 0,8 und 0,9 ml. Es empfiehlt sich, den Test immer in dreifacher Wiederholung anzulegen. Die unbekannt-wertige Lösung wird so weit verdünnt, daß die Verdünnung etwa eine Einheit im Milliliter enthält; sodann wird eine gleiche Verdünnungsreihe wie die des Standardtestes angelegt. In jedes dieser Röhrchen wird so schnell wie möglich (am besten mit vollautomatischer Pipette) 5,0 ml der angeimpften Nährlösung gefüllt. Die Röhrchen werden in ein ständig gerührtes Wasserbad (Höppler-Thermostat) von 37° C gestellt und hier so lange stehengelassen, bis die Kontrollröhrchen ein gutes Wachstum und eine damit verbundene Trübung der Nährlösung zeigen (gewöhnlich kann der Test nach vier Stunden abgebrochen werden). Alle Röhrchen werden zur gleichen Zeit aus dem Wasserbad herausgenommen, und jedem Röhrchen 5 ml einer 5%igen Formalinlösung zugefügt und die Trübungsintensität photoelektrisch gemessen. Die erhaltenen Werte der unbekannt-wertigen Lösung werden kurvenmäßig erfaßt und mit den Werten der Standardkurve verglichen.

Von BERRIDGE und BARRETT (1952) wird eine weitere Modifikation der Trübungsmethode angegeben. Hiernach ist es möglich, das vorliegende Antibiotikum bereits nach sehr kurzer Zeit wertmäßig zu bestimmen. Die antibiotikumhaltige Lösung, die man wertmäßig bestimmen möchte, wird verdünnt, und zwar werden hier die Verdünnungsstufen mit 0,01 n Salzsäure hergestellt, indem zwei Teile der Lösung mit einem Teil der Salzsäure vermischt werden. Die Standardlösung legt man in ähnlichen Verdünnungsstufen an. Die Röhrchen werden mit dem sechsfachen Volumen Impfmaterial der Testkultur *Streptococcus agvlactiae* vermischt und 30 Minuten bei 40° C bebrütet. Nach dieser Zeit wird das Wachstum durch das Zufügen eines beliebigen Antiseptikums gestoppt und die optimale Dichte des Testorganismus bestimmt. Durch einen Vergleich der erhaltenen Werte mit denen des Standardpräparates kann der Antibiotikumgehalt der unbekannten Lösung bestimmt werden. Mit Hilfe dieser Testmodifikation können Penicillin, Streptomycin, Toximycin, Aureomycin und Gramicidin wertmäßig bestimmt werden.

Obgleich die Trübungsmethode Ergebnisse zeitigt, die durch hohe Genauigkeit ausgezeichnet sind und die außerdem nach einer relativ kurzen Bebrütungszeit vorliegen, sind Anlage und Auswertung dieser Methode mit verschiedenen Schwierigkeiten verbunden, so daß ihre Verwendung dadurch zum Teil stark eingeschränkt wird:

1. Die Trübungsmethode ist empfindlicher gegenüber Verunreinigungen des Antibiotikums, die das Wachstum des Testorganismus hemmen oder stimulieren können als die anderen Testmethoden.
2. Die Trübungsmethode ist nicht bei gefärbten oder getrübten Substanzen anwendbar, wenn diese Färbungen oder Trübungen ohne Aktivitätsverlust des Antibiotikums nicht beseitigt werden können.
3. Jeder nichtspezifische Wechsel in der Färbung oder Trübung während der Bebrütungsdauer (z. B. durch eine Veränderung des p_H-Wertes während des Wachstums des Organismus) verursacht mehr oder minder große Testfehlermöglichkeiten.

Dieser letztgenannte Faktor wird natürlich nicht sehr wichtig sein, wenn Nährmedium und Testorganismus sich nicht ständig im Reaktionsvermögen ändern, so daß man bei diesen Komponenten eine Konstante besitzt. Bei getrübten Flüssigkeiten wird man den Trübungstest auch dann ohne Einschränkung anwenden können, wenn die Testproben schon eine geraume Zeit vor dem Testen verdünnt wurden, so daß sie sich absetzen konnten. Wenn diese Faktoren beachtet werden, wie das gerade bei den Überwachungstesten der Antibiotikumfabrikation der Fall sein wird, besitzt die Trübungsmethode große Vorzüge bei den rein automatischen Testen, weniger aber bei den reinen Untersuchungstesten, bei denen bei der Anlage der Verdünnungsstufen rein empirisch vorgegangen werden muß, so daß zum guten Gelingen der Teste große experimentelle Erfahrung vorliegen muß. In größeren Fabrikationsanlagen werden die Trübungsteste immer den Diffusionstesten vorzuziehen sein. Wenn auch der Trübungstest in erster Linie für den Nachweis — wenn auch mit Einschränkung — des Penicillins ausgearbeitet wurde, kann er doch auch zum Nachweis des Streptomycins sowie für die Wertbestimmung anderer bakteriostatischer oder bakterizider Substanzen angewandt werden (OSGOOD und GRAHAM, 1947; OSGOOD und GAMBLE, 1947). Die Methode ist auf dem Vergleich der Trübungsintensität aufgebaut, und zwar beruhend auf einer zunehmenden Trübung nach einer bestimmten Inkubationsdauer in Testkulturen, die nicht mit antibiotisch wirkenden Substanzen versetzt waren, im Vergleich zu anderen Kulturen, die bekannte und unbekannte Mengen des Antibiotikums in einer Nährlösung enthalten. Als Testorganismus wird *Staphylococcus aureus* benutzt. Bei gewissen Schnellmethoden kann die Wachstumstrübungsintensität bereits nach $1^1/_2$ bis $3^1/_2$ Stunden abgelesen werden. Bei der Bestimmung der Aktivität geht man von der Voraussetzung aus, daß die Tangente des Winkels, der von der geraden Linie der Kontrolle (bei der graphischen Darstellung) und der der antibiotikumhaltigen Lösung gebildet wird, unter den angegebenen Verhältnissen direkt proportional der Antibiotikumkonzentration ist.

Bei einer anderen Methode läßt man die Testorganismen 4 bis 30 Stunden wachsen, bevor man die Trübungsintensität feststellt.

Im Falle des Penicillins kann gesagt werden, daß der Unterschied zwischen der Trübungsintensität der Standardlösung und der der wertmäßig unbekannten antibiotikumhaltigen Lösung der Quadratwurzel der Konzentration des Penicillins proportional ist. Bei Streptomycin und anderen bakteriellen Agentien ist die Differenz dagegen der einfachen Konzentration proportional und nicht der Quadratwurzel. Auch für diese Methode wurden Nomogramme aufgestellt, mit deren Hilfe man die erhaltenen Werte rasch umrechnen und die tatsächliche Konzentration des vorliegenden Antibiotikums feststellen kann. Vollständige Beschreibungen sind in der Literatur bisher nur für ganz bestimmte Testvorgänge des Trübungstestes vorhanden und dann auch immer nur nach ganz bestimmten Gesichtspunkten ausgesucht; z. B. nach der kürzesten Inkubationszeit, nach der größtmöglichen Genauigkeit und Zuverlässigkeit, nach der einfachst durchzuführenden Methode usw. Manche vorliegenden Arbeiten befassen sich auch nur mit der Eignung verschiedener Nährböden als Testmedien. Einige in diesen Arbeiten erwähnte technische Gesichtspunkte sind neu, z. B. daß die Lösungen nur noch in randlosen Gefäßen oder Röhrchen aufbewahrt werden, die nicht mehr mit Watte, sondern mit Metallkappen verschlossen werden. Zum Einfüllen der Nährmedien und der Impforganismen verwendet man bei diesen Methoden lieber sterile Spritzen als Pipetten. Beispiele der sofortigen Auswertung der verschiedensten Methoden sind in allen angeführten Arbeiten in zusammenfassenden Übersichten ausführlich behandelt.

Wenn noch keine Erfahrungen über diese Methoden bei den Experimentierenden vorliegen, bzw. wenn sie noch nie praktisch durchgeführt wurden, ist es sehr schwierig, ein abschließendes Urteil über die Eignung dieser Methoden anzugeben. Diese Einschränkung trifft auch für eine ganze Anzahl bestimmter Antibiotika zu. Im Falle des Penicillins, bei dem die größten Erfahrungen vorliegen, sind die Ergebnisse auf jeden Fall gesichert. Wenn auch die Trübungsmethode gewöhnlich sehr sichere und zuverlässige Ergebnisse zeitigt, gibt jedoch die Tatsache, daß nicht immer eindeutige Ergebnisse erwartet werden können, einen Hinweis darauf, daß ein Teil der experimentellen Untersuchungen noch weitgehender Korrekturen bedarf. Es muß deshalb noch das Erscheinen weiterer Arbeiten, die sich mit diesem Nachweis der Antibiotika auf der Grundlage der Trübungsintensität befassen, abgewartet werden.

D. VERSCHIEDENE BIOLOGISCHE AKTIVITÄTSBESTIMMUNGEN

Diese Testmethoden umfassen eine Vielzahl der verschiedensten biologischen Nachweismethoden, die aber in der Hauptsache in drei Gruppen zusammengefaßt werden können:

a) Die Plattentropfmethode

Diese Methode wird in ihren Einzelheiten von BRUCE und WHITE (1945/46) zum Nachweis des Penicillins beschrieben. Sie war jedoch schon geraume Zeit vor der Entdeckung des Penicillins bekannt und ebenso bekannt war, daß sie sehr zuverlässige Ergebnisse bringt. Sie ist mehr für die Aktivitätsbestimmung solcher Präparate geeignet, die wertmäßig annähernd bekannt sind und weniger für die automatischen Teste zur Überwachung der Antibiotikumfabrikation. Diese Einschränkung trifft auch für große Mengen von verschiedensten Proben zu oder für Proben vollständig unbekannter Potenz. Eine Serie von fünf Verdünnungen des Standards und der der unbekannt-wertigen Lösungen wird mit 0,1 n Phosphatpuffer von p_H 7,0 hergestellt. Die einzelnen Röhrchen sollen je ca. 2,2, 2,0, 1,8, 1,6 und 1,4 Einheiten/ml enthalten. Jedes Röhrchen, dessen endgültiger Inhalt 5,0 ml beträgt (d. h. mit Nährlösung auffüllen), wird mit einem kleinen Tropfen einer dicken Suspension des Testorganismus *Staphylococcus aureus* (Stamm NSTC 6571) versetzt, der ebenfalls mit dem Phosphatpuffer von p_H 7,0 aufgeschwemmt wurde. Die Suspension wird direkt von einem bewachsenem Agarröhrchen durch kräftiges Aufschütteln hergestellt. Die Größe der Impfmenge ist bei diesem Test ohne Belang. Nachdem die beimpften Verdünnungsstufen 15 bis 20 Minuten bei Zimmertemperatur gestanden haben, wird aus jedem Röhrchen ein möglichst gleichmäßiger Tropfen entnommen und auf die vollständig ebene Oberfläche von Nähragar getropft. Petrischalen haben sich als Testgefäße am besten bewährt. Nachdem der Tropfen vollständig in den Agar hineingezogen ist, wird die Platte 10 bis 15 Stunden bei 37° C bebrütet. Bei den ersten Arbeiten, die diese Methode anführen, wird eine Platinspirale zum Auftropfen der Verdünnungsstufen verwendet, während man jetzt Mikropipetten benutzt. Nach der Bebrütung wird das Wachstum sorgfältig überprüft. Man vergleicht die Wachstumsintensität der verschiedenen Verdünnungsstufen des unbekannt-wertigen Antibiotikums mit der des in gleichen Verdünnungsstufen vorliegenden Standardpräparates sowie mit der nicht mit dem Antibiotikum versetzten Kontrolle. Man kann von den Platten auch photographische Aufnahmen anfertigen, indem man die Platten auf lichtempfindliches Papier stellt und die auftretenden Schwärzungen miteinander vergleicht. Diese Methode gestattet dann alle Interpolationen von mangelndem Wachstum (Röhrchen mit der höchsten Konzentration des Antibiotikums) bis zu einem vollständig gleichmäßig dichtem Wachstum der Kontrolle mit allen Übergängen. Wenn die Konzentration des Antibiotikums zunimmt, nehmen Intensität und Dichte des Wachstums ab. Ebenfalls beobachtet man vom Zentrum des Tropfens nach außen hin eine zunehmende Wachstumserscheinung, so daß dann am Rande des Tropfens ein schwach angedeuteter Wachstumsring sichtbar ist. Bei dem Anlegen der Verdünnungsreihe geht man meist so vor, daß sich die Verdünnungsstufen um jeweils 10 bis 15% in der Konzentration unterscheiden.

Bei Modifikationen dieser Methode ist man zum Teil dazu übergegangen, die Petrischalen durch rechteckige Tabletten zu ersetzen, die gewöhnlich 25 × 20 cm groß sind. Der Boden dieser Tabletten besteht aus hitzefestem Glas, das durch Bakelit oder Duraluminiumstützen gehalten wird, während der Deckel meist nur aus einem losen Stück Fensterglas besteht. Diese Platten werden trocken sterilisiert, und dann wird in jede 200 ml des sterilen Nähragars gegossen, so daß Schichthöhen von 4,1 bis 4,2 mm entstehen. Bevor der Agar gegossen wird, stellt man die Platten vollständig waagerecht auf (nach Möglichkeit mit Hilfe einer Wasserwaage) und läßt die Platten in dieser Lage stehen, bis der Agar steif geworden ist. Die Seitenteile der Tabletts wählt man meist so hoch, daß die Platten auch zur Zylinder- oder Lochtestmethode verwandt werden können.

b) Titration des Antilumineszenzeffektes

Das Erlöschen der Lumineszenz von *Photobacterium fischeri* wurde als Endpunkt der Nachweismethode der Aspergillinsäure benutzt (RAKE, JONES und McKEE, 1943; JONES, RAKE und HAMRE, 1943). Der Test wird wie der gewöhnliche Verdünnungstest angesetzt. Das Lumineszieren beginnt bereits nach wenigen Minuten und das Optimum der Lumineszenz wird nach 30 Minuten erreicht. Die Testergebnisse sind von der Bakterienvermehrung unabhängig. Der Test wird nach folgender Methode durchgeführt:

Die Verdünnungen der antibiotikumhaltigen Lösung sowie die des Standardpräparates werden mit natürlichem Meerwasser durchgeführt, das noch 0,2% Pepton enthält. Zu diesen Verdünnungsstufen wird ein gleiches Volumen einer 18- bis 26stündigen Kultur von *Photobacterium fischeri*, das in dem gleichen Medium angezogen wurde, zugesetzt und der Inhalt der Röhrchen gut miteinander vermischt. Nachdem die Röhrchen 30 Minuten bei Zimmertemperatur stehengeblieben waren, werden sie nochmals gut aufgeschüttelt und mit einem — an die Dunkelheit adaptierten — Auge beobachtet. Bei diesem Test ist bemerkenswert, daß sich niemals mehr als eine Verdünnungsstufe zwischen voller Lumineszenz und dem völligen Aufhören derselben befindet.

Als Testorganismus kann auch *Achromobacter fischeri* Verwendung finden. Die Testorganismen werden in einem synthetischen Meerwasser-Milieu aufbewahrt, in dem sie bis zu 6 Monaten lebensfähig bleiben können. Die Aufbewahrungstemperatur beträgt 15° C. Die Bakterien zeigen unter den genannten Bedingungen keine Lumineszenz. In einem nach EGOROVA-YARMOLINK (zitiert von KAVANAGH, 1947) hergestellten Nähragar behalten die Bakterien ihre Lumineszenz während der Dauer eines Monats und sind länger als 15 Monate bei 15° C lebensfähig. Der Nährboden wurde von KAVANAGH (1947) modifiziert und hat folgende Zusammensetzung:

4. *Nährboden.* 30,0 g NaCl, 10,0 g Bactopepton, 5,0 g Asparagin, 1,0 g K_2HPO_4, 0,5 g $MgSO_4 \cdot 7H_2O$, 20,0 g Agar, 1000 ml Wasser; der p_H-Wert wird nach der Sterilisation auf 6,9 eingestellt.

Das Testmedium ist aus folgenden Substanzen zusammengestellt:

5. *Nährboden*. 26,7 g NaCl, 0,7 g KCl, 1,15 g $CaCl_2$, 5,11 g $MgCl_2 \cdot 6H_2O$, 6,81 g $MgSO_4 \cdot 7H_2O$, 2,0 Bactopepton, 1000 ml aqua dest.; der p_H-Wert wird nach der Sterilisation auf 6,2 bis 6,6 eingestellt.

Das Kulturmedium wird 15 Minuten bei 120° C sterilisiert. Man füllt es dann in Mengen von 100 ml in Kulturkolben (VOGEL, 1951), beimpft diese mit den Testorganismen und bebrütet sie 48 Stunden bei 15° C. Während der Bebrütung werden die Kulturkolben wiederholt aufgeschüttelt, um eine gute Belüftung der Organismen zu erzielen. Die Kultur zeigt am Ende der Bebrütungszeit eine ausgesprochene Lumineszenz. Vor der Lumineszenzbestimmung ist die Kultur noch einmal gut durchzuschütteln, damit ausreichend Sauerstoff vorhanden ist.

Die Konzentration der Bakterien im Versuch ist nur für ganz wenige Antibiotika von Einfluß. Eine Beachtung der Menge kommt praktisch nur bei dem synthetischen p-Toluchinon in Betracht, wo die minimalste antilumineszente Konzentration des p-Toluchinons der Anzahl der vorhandenen Testbakterien proportional ist.

Der Antilumineszenzeffekt der Antibiotika muß nicht mit ihrem Antagonismus parallel gehen. Diese Einschränkung trifft besonders für bestimmte Testbakterien zu, während in anderen Fällen eine gewisse Übereinstimmung gefunden werden konnte. Als Beispiel kann hier *Streptococcus aerogenes* C 203 genannt werden, der eine sehr gute Übereinstimmung in der Verdünnungsmethode mit dem Erlöschen der Lumineszenz unter dem Einfluß der Aspergillinsäure ergibt. RAKE, JONES und McKEE (1943) schlossen aus ihren Untersuchungen, daß diese Testmethode sehr gut für die Aktivitätsbestimmung einiger Antibiotika geeignet sei, wie Gliotoxin, Clavacin und Actinomycin A, die in ihrer Antilumineszenzwirkung nur geringe Unterschiede zu ihrem Antagonismus zeigen, daß aber wieder andere Antibiotika, wie Penicillin und Gramicidin, derartige große unterschiedliche Testergebnisse aufweisen, die dadurch bedingt sind, daß kleine Mengen von Verunreinigungen, die diesen Antibiotika noch anhaften, einen größeren Einfluß auf das Erlöschen der Lumineszenz besitzen als das Antibiotikum selbst, so daß diese Methode nicht zu ihrer Aktivitätsbestimmung herangezogen werden kann.

Die Antibiotika können nach ihrem Verhalten gegenüber *Photobacterium fischeri* in vier Gruppen eingeteilt werden:

1. Inaktivität: Zu dieser Gruppe gehören die Penicilline, Mycophenolsäure, Kojisäure, *Arctium minus* (Klette) und das aus dem Gliotoxin gewonnene Desthiogliotoxin.
2. Aktivität erst nach einer dreistündigen Inkubationszeit: Cassinsäure, Streptothricin, Tyrothricin, Streptomycin und Dihydro-Streptomycin.
3. Sofortige Aktivität: Citrinin, Gliotoxin, Patulin und die Penicillinsäure.
4. Aktivität nach einer Stunde im Maximalwert, wobei aber
   a) die Aktivität nach 3 bis 24 Stunden gleichbleibt oder nur wenig zunimmt: Aspergillinsäure und Biformin, und
   b) die Aktivität nach einer Stunde wieder abnimmt: Pleurotin, Spinulosin und p-Toluchinon (VOGEL, 1951).

c) Bestimmung der Wirkung der Antibiotika auf die Reduktion der Nitrate zu Nitriten durch Staphylokokken

Bei dieser Testmethode, die von GOTH und BUSH (1944) ausgearbeitet wurde, ist nur eine einstündige Inkubationszeit notwendig, die manchmal sogar noch verkürzt werden kann. Diese Methode hat außerdem den Vorteil, daß sie relativ zuverlässige Testergebnisse ergibt. Der Test ist darauf aufgebaut, daß *Staphylococcus aureus* Nitrate zu Nitriten reduziert und daß die Zugabe von Penicillin oder anderen Antibiotika eine beträchtliche Einschränkung dieser Fähigkeit zur Folge hat. Wahrscheinlich läßt sich diese Erscheinung auf die Hemmung der Vermehrung der Organismen zurückführen. Die Methode beruht im Prinzip auf folgenden Grundzügen:

Von der wertmäßig unbekannten Lösung und dem Standardpräparat wird eine Serie von Verdünnungsstufen mit einem geeigneten Phosphatpuffer hergestellt. Man legt die Verdünnungen so an, daß sie etwa 0,5 bis 1,5 Einheiten/ml enthalten. Zu jeder Verdünnung wird eine gekühlte Mischung von einem Volumen der Nährlösung des Test-Staphylococcus + vier Volumen des Testmediums zugefügt, das aus einem beliebigen Fleisch- oder Peptonwasser und einem Zusatz von 0,02% $NaNO_3$ und 0,05% p-Aminobenzoesäure besteht. Wenn der Inhalt aller Röhrchen gut vermischt ist, werden sie gleichzeitig in ein Wasserbad von 37° C gestellt. Nach 60 bis 90 Minuten, wenn in der Kontrolle ein bestimmter Gehalt an Nitriten nachgewiesen werden kann (man stellt die geeignete Zeit mit Hilfe vorläufiger Teste fest), werden alle Röhrchen aus dem Wasserbad genommen und in Eiswasser gekühlt. Der Nitritgehalt in allen Röhrchen wird photometrisch gemessen, indem man die Diazotierung der p-Aminobenzoesäure durch eine Behandlung der Röhrchen mit N-(1-naphthyl)-äthylen-Diamin bestimmt.

Als allgemeingültige Regel gilt, daß eine Penicillinkonzentration von 0,1 IE/ml einen gut feststellbaren Einfluß auf die Nitratreduktion der Staphylokokken nach 1 oder $1^1/_2$ Stunden besitzt. Geringere Penicillinkonzentrationen können noch gut bestimmt werden, wenn man die Suspension des *Staphylococcus aureus* stärker verdünnt, jedoch ist in diesem Falle eine längere Einwirkungsdauer des Antibiotikums notwendig.

Ähnlich aufgebaute Methoden wurden noch von NIELSEN und FOTER (1946) beschrieben. Hier betrug die Testdauer drei Stunden. Wenn *Escherichia coli* als Testorganismus benutzt wurde, konnten die verschiedensten Antibiotika wertmäßig bestimmt werden. Genau wie *Staphylococcus aureus* kann auch dieser Organismus Nitrate zu Nitriten reduzieren.

d) Messungen der Atmungsintensität der Bakterien

Manometrische Methoden, mit deren Hilfe der Gasstoffwechsel der Bakterien oder auch anderer Testorganismen rasch und genau bestimmt werden kann, werden ebenfalls in vielen Laboratorien für die wertmäßige Bestimmung der Antibiotika verwandt (DIXON, 1943; UMBREIT, BURRIS und STAUFFER, 1946).

Da sehr viele Antibiotika mit der Sauerstoffaufnahme der empfindlichen Testorganismen interferieren, kann auch dieser Einfluß zu ihrer quantitativen Bestimmung dienen. Allerdings ist hier die Situation oft sehr kompliziert. Zum Beispiel stellte HIRSCH (1943/44) fest, daß die antibakteriellen Substanzen die Sauerstoffaufnahme der empfindlichen Testorganismen auf drei verschiedene Arten zu beeinflussen vermögen: 1. Der Zusatz von bakteriziden Substanzen zu jungen, noch aktiv wachsenden Kulturen hat eine sofortige und stetige Verminderung der Sauerstoffaufnahme zur Folge. 2. Bei einem Zusatz von bakteriostatisch wirkenden Substanzen zu jungen, noch wachsenden Kulturen bleibt die Sauerstoffaufnahme auf ein gleichbleibendes Maß beschränkt, d. h. die durch die wachsende Kultur bedingte stetige Steigerung der Sauerstoffaufnahme wird unterbunden. 3. Die dritte Reaktion wird durch zwei Phasen charakterisiert. Bei der ersten Phase finden sich zwischen den Röhrchen mit Antibiotikumzusatz und der unbehandelten Kontrolle keine Unterschiede in der Atmungsintensität. In der zweiten Phase bemerkt man dann eine zunehmende Verminderung der Sauerstoffaufnahme, die ähnlich der der üblichen bakteriziden Substanzen verläuft. Das Penicillin wirkt z. B. nach der dritten Art. Weiter konnte gefunden werden, daß die Dauer der ersten Phase innerhalb bestimmter Grenzen von der Penicillinkonzentration abhängig ist, daß aber über eine gewisse Konzentration hinaus der Beginn der zweiten Phase nicht mehr von der Größe der Konzentration des Antibiotikums bestimmt werden kann. Eine im Anfang rein empirische Methode zum Austesten des Penicillins wurde nun ausgearbeitet: Ein geeigneter Nährboden wird mit dem Testorganismus (*Staphylococcus aureus*) beimpft. Verschiedene Konzentrationsstufen eines Standardpräparates oder auch einer wertmäßig unbekannten Lösung werden zugefügt. Bestimmte Mengen dieser Mischung werden in den Warburg-Apparat überführt. Nach einer Einstellung des Gleichgewichtes bei 37°C werden die Zapfen geschlossen und die Ablesungen während eines Zeitraumes von 5 Stunden halbstündlich vorgenommen. Bei der Aktivitätsbestimmung kommt es dann besonders auf die totale Sauerstoffaufnahme in der vierten bis fünften Stunde an. Eine Kurve des Standardpräparates wird aufgestellt und mit einer der unbekannt-wertigen Lösungen verglichen. Die gehemmte Sauerstoffaufnahme kann unter idealen Verhältnissen so von der Antibiotikumkonzentration abhängig sein, daß man direkt die Einheiten bestimmen kann, ohne erst Umrechnungen vornehmen zu müssen. Mit Hilfe dieser Methode lassen sich u. a. Penicillinkonzentrationen von 0,01 bis 0,05 IE/ml erfassen. Bei jeder neuen Versuchsanlage müssen immer wieder neue Standardkurven aufgestellt werden, da auch hier die Gestalt der Kurve beträchtlichen Änderungen unterworfen ist, wofür die verschiedene Dichte des Impfmaterials, das Alter der Testkulturen usw. verantwortlich zu machen sind.

SCHULER (1945) bestätigte die Ergebnisse von HIRSCH (1943/44) und baute die Versuchsmethode noch weiter aus. Auch er kam zu dem Schluß, daß der Einfluß des Penicillins auf die Sauerstoffaufnahme oder die Kohlendioxydproduktion der Testorganismen sehr kompliziert ist. Bei der Anlage dieser Teste ist man gezwungen, sich mit dem Wirkungsmechanismus der Antibiotika direkt zu

beschäftigen. Alle Faktoren über die Hemmwirkung der Antibiotika auf die atmenden Organismen müssen hierbei bekannt sein, um diesen Test voll und ganz ausschöpfen zu können. So ist man sich vollständig im unklaren, warum Penicillin in Gegenwart von geeigneten Nährmedien die Bakterien sofort abtötet, bei anderen dazu aber nicht in der Lage ist. Die Frage, warum Penicillin nur auf die sich noch vermehrenden Kulturen hemmend einwirkt aber nicht auf Organismen, die sich im Ruhestadium befinden, konnte von ZAPF (1953) dahingehend geklärt werden, daß Penicillin zwar die Zellteilungen hemmte, jedoch nicht die Teilung der Kernäquivalente der Bakterien. Dagegen ist noch ungeklärt, warum manche Antibiotika, die den Charakter von gesättigten Fettsäuren besitzen, bei wachsender Konzentration die Sauerstoffaufnahme stetig stark herabsetzen, während bei den ungesättigten Fettsäuren unter den gleichen Versuchsbedingungen nur der „Alles- oder Nichts-Effekt" beobachtet wird (BERGSTRÖM, THEORELL und DAVIDE, 1946). Obgleich manometrische Bestimmungsmethoden rein empirisch auch als Aktivitätsmessungen für andere Antibiotika ausgearbeitet werden können, wird man davon meist Abstand nehmen, — wenigstens im größeren Maßstab —, da ihre Anlage sehr zeitraubend ist. Sie können deshalb weit mehr als die bisher beschriebenen Methoden nur im Labormaßstab angewandt werden; unter ganz speziellen Bedingungen sind sie jedoch sehr wertvoll.
BERGSTRÖM, THEORELL und DAVIDE (1946) untersuchten eine große Anzahl von Bakterien, die das Antibiotikum Pyolopinsäure in mehr oder minder großer Konzentration bilden. Um diese Fähigkeit wertmäßig zu bestimmen, wurde als Testorganismus eine bestimmte Variante des Tuberkel-Bacillus benutzt. Man konnte den nach dieser Methode aufgebauten Test bereits nach einem Tag ablesen und nicht, wie bei anderen Methoden mit dem Tuberkel-Bacillus als Testorganismus, erst nach 5 bis 15 Tagen.

e) Lytische Testmethoden

Diese Methoden können nur mit solchen Antibiotika durchgeführt werden, die lytische Fähigkeiten besitzen. Die eigentliche bakterizide Wirkung schließt nicht die lytische Wirksamkeit als solche ein. Wenn diese Methoden anwendbar sind, so sind sie bequem und rasch durchzuführen.
STOKES and WOODWARD (1943) benutzten die bakteriolytischen Eigenschaften des Tyrothricins zu seiner quantitativen Bestimmung. Eine Reihe von Verdünnungsstufen des Materials, das getestet werden soll, wird hergestellt. Man fügt zu jedem Röhrchen das gleiche Volumen einer 5 Stunden alten Testkultur (*Micrococcus conglomeratus*, Stamm MV) in Nährlösung hinzu. Die Röhrchen werden zwei Stunden bei 37° C bebrütet. Als Endpunkt wird die Konzentration bestimmt, die gerade noch eine vollständige Lysis der Testorganismen bewirkt.
Im Kulturfiltrat des *Bacillus brevis* (dem Bildner des Tyrothricins) befinden sich eine große Anzahl der Zellen des Antagonisten im lebenden Zustand. Da sie den Test sehr störend beeinflussen können, muß das Kulturfiltrat unbedingt vorher steril filtriert werden. STOKES und WOODWARD (1943) gingen etwas anders

vor; sie filtrierten die Kulturflüssigkeit und suspendierten dann die Zellen 24 Stunden in einem gleichen Volumen Alkohol. Mit dieser Suspension abgetöteter Zellen wurden die entsprechenden Verdünnungen angesetzt, und die Lösung konnte direkt ausgetestet werden. DIMICK (1943) schüttelte ein Volumen der Kulturflüssigkeit mit 9 Volumen Alkohol aus und zentrifugierte diese Mischung, nachdem er sie erst eine halbe Stunde stehengelassen hatte. Die überstehende Flüssigkeit wurde mit 95%igem Alkohol verdünnt, bis sie den gewünschten Aktivitätsgrad besaß und konnte dann sofort nach der obigen Methode ausgetestet werden.

f) Gewebekulturmethoden

Sie seien nur der Vollständigkeit halber angeführt. Sie haben nur in der Human- und Veterinärmedizin Bedeutung; deshalb wurde in diesem Rahmen auf eine Beschreibung verzichtet. Verwiesen sei auf FLOREY u. a. (1949).

g) Die fungistatische Titrationsmethode

Manche Antibiotika, wie Viridin, Gladiolinsäure und Glutinosin, sind weit aktiver gegenüber Pilzen als gegenüber Bakterien. Für diese Antibiotika sind demzufolge andere Bestimmungsmethoden zutreffend. Man unterscheidet hier:
Die Sporenkeimungsmethode. Diese Methode ist auf der Grundlage des Verdünnungsprinzips aufgebaut. Die antibiotische Aktivität wird durch die minimalste Konzentration des Antibiotikums bestimmt, die die Sporenkeimung eines geeigneten, empfindlichen Testpilzes gerade noch zu verhindern vermag.
„Stunting" oder „Curling". Auch hier liegt wieder eine Modifikation des Verdünnungsprinzips vor. Bei dieser Methode wird die antibiotische Aktivität durch den Grad der Mißbildung der wachsenden Hyphen des Pilzmycels unter der Einwirkung des in den verschiedensten Konzentrationsstufen vorliegenden Antibiotikums bestimmt.

α) Die Sporenkeimungsmethode

Eine eingehende Beschreibung der Sporenkeimungsmethode, die eine bequeme und rasche quantitative Bestimmung der fungistatischen Aktivität der Antibiotika gestattet, liegt von BRIAN und HEMMING (1945) vor.
Man stellt sich von dem Testpilz eine Sporensuspension her, indem man die Sporen in den Kulturröhrchen mit einer Nährlösung aufschwemmt. Als Testorganismus findet *Botrytis allii* Verwendung, der 7 Tage lang bei 25° C auf einem Czapek-Dox-Agar (s. S. 32) gewachsen war. Die verwendete Nährlösung besitzt folgende Zusammensetzung:
1. *Nährboden.* 12,5 g Dextrose, 1,0 g Ammoniumtartrat, 1,0 g Kalium-dihydrogentartrat, 0,5 g $MgSO_4 \cdot 7\,H_2O$, 1000 ml aqua dest.
Nach einer Filtration durch sterile Baumwollgaze wird die Sporensuspension so weit verdünnt, daß sich im Milliliter rund 50000 Sporen befinden. Die Auszählung der gekeimten Sporen wird am günstigsten in Blutzählkammern vorgenommen. Von dem Material, das getestet werden soll, werden mit der gleichen

Lösung die Verdünnungsreihen mit mehrfachen Wiederholungen angesetzt. Zu jeder Verdünnungsstufe fügt man gleiche Volumina der Sporensuspension. Nach dem gründlichen Mischen der Lösungen tropft man von jeder Lösung drei voneinander getrennte Tropfen in die Blutkörperzählkammern oder auf einen sterilen Objektträger, der in einer sterilen, mit feuchtem Filtrierpapier ausgelegten Petrischale aufbewahrt wird, die als feuchte Kammer dient. Nach einer Bebrütungszeit von 16 bis 18 Stunden bei 25°C werden die Tropfen unter einem schwachen Objektiv durchmustert und die Prozentsätze der gekeimten Sporen grob festgestellt. Als Endpunkt wird die Konzentration des Antibiotikums bezeichnet, welche die Sporenkeimung zu 99% zu verhindern vermag. Wenn die Ergebnisse der drei Tropfen auf einem Objektträger nicht übereinstimmen (dieser Vorgang ist relativ selten), so werden die Durchschnittsergebnisse dieser drei Tropfen verwendet.

Die Aktivität der fungistatischen Substanzen wird in „BA-Einheiten" ausgedrückt, welche wie folgt definiert werden: „... die Anzahl der Aktivitätseinheiten im Milliliter, die ausreichend sind, um die Sporenkeimung eines Testpilzes (*Botrytis allii*) in einer Nährlösung gerade noch zu verhindern (ca. 99%)."

Einen weiteren Test zur Bestimmung der fungistatischen Wirksamkeit der Antibiotika (im vorliegenden Fall wurde die Aktivität von Antibiotika bestimmt, die von Basidiomyceten gebildet wurden) wurde von OPPERMANN (1951) ausgearbeitet.

β) Bestimmung des antibiotischen Quotienten

Die Pilze wurden auf einer 5%igen Biscova-Malzextraktnährlösung angezogen. Auf einer Petrischale, die 3 mm hoch mit einem durchsichtigen Malzagar (s. S. 32) gefüllt war, wurde der Pilz aufgeimpft, der auf seine Empfindlichkeit dem Antibiotikum gegenüber untersucht werden sollte. Wenn sein Koloniedurchmesser ca. 3 cm betrug, wurde der Kolonierand auf der Plattenunterseite mit einem Skriptolstrich oder einem Strich mit dem Fettstift markiert. In den nicht bewachsenen Teil des Nähragars wurde mit einem sterilen Korkbohrer ein etwa 9 mm großes Loch gestanzt und in dieses mit der Rekordspritze 0,1 ml des Kulturfiltrates hineingespritzt. Nach einer Bebrütungsdauer von 48 Stunden wurde der Mycelzuwachs gemessen, und zwar in Richtung auf das Loch und zum freien Agar hin. Der Quotient, *Zuwachs des Mycels in Richtung auf das mit dem Filtrat gefüllte Loch in mm: Zuwachs des Mycels in Richtung auf den freien Agar in mm* ergab einen Wert, der als „antibiotischer Quotient" bezeichnet wird. Je niedriger der Quotient ist, desto stärker ist die Hemmwirkung des antibiotischen Kulturfiltrates. Wenn man auf einer Platte mehrere Löcher in den Agar stanzt, die mit den Kulturfiltraten verschiedener Antagonisten gefüllt werden, kann die Reaktion eines bestimmten Pilzes auf mehrere Filtrate gleichzeitig ermittelt werden.

γ) Feststellung der fungistatischen Wirksamkeit

Von GROSSER und FRIEDRICH (1947) wurde eine weitere Testmethode zur Bestimmung von Pilzhemmstoffen mit fungistatischer Wirksamkeit ausgearbeitet.

Petrischalen werden unter sterilen Bedingungen mit einem beliebigen Nähragar beschickt, der die Antibiotika, die wertmäßig bestimmt werden sollen, in den verschiedenen gewünschten Konzentrationsstufen enthält. Die Verdünnungen der Antibiotika werden mit Phosphatpuffer hergestellt. Die Platten werden mit einer 3 bis 5 Tage alten Kultur von *Rhizoctonia solani* beimpft und 6 Stunden bei 26° C bebrütet. Während dieser Zeit wachsen die Hyphen auf dem Kontrollagar 3 bis 5 mm lang, während kein Wachstum beobachtet wird, wenn irgendeine Hemmung vorliegt. Die Untersuchungen werden mit dem Mikroskop durchgeführt. Bei einer weiteren Aktivitätsbestimmungsmethode von HESSAYON (1951) wurde als Testorganismus *Fusarium oxysporum var. cubense* verwandt. Die Kolonien des Testpilzes wurden in Stichkulturen auf Platten aufgeimpft, die mit einem geeigneten Nähragar beschickt waren. Die Platten wurden 48 Stunden bei 25° C bebrütet, hierauf wurde der Durchmesser der Kolonien gemessen und die Platte mit der antibiotikumhaltigen Lösung, die wertmäßig bestimmt werden sollte, übergossen. Nach einer weiteren Bebrütungsdauer von 18 Stunden bei 25° C wurde die Zuwachsquote des Testpilzes bestimmt. Man nimmt auch hier die Untersuchungen unter dem Mikroskop vor, mit dessen Hilfe sich auch gute abnorme Hyphenbilder feststellen lassen.

δ) Nachweis der Antibiotika im Boden

Will man Antibiotika im Boden nachweisen, bedient man sich der Methode von STEVENSON und LOCHHEAD (1953). Gleichzeitig kann man damit einen Nachweis der Stabilität der Antibiotika im Boden führen. Man läßt dabei die antibiotikumhaltige Lösung durch eine Säule, die mit Erde gefüllt ist, durchfiltrieren. Nach bestimmten Intervallen werden je 3 ml von dem Filtrat entnommen, ohne es zu trüben und nach einer der eben besprochenen Methoden wertmäßig bestimmt.

h) Methoden, die Veränderungen der Oberflächenspannung empfindlicher Bakterien in Beziehung zur quantitativen Antibiotikumbestimmung setzen

DORFMAN (zitiert von YERMOLIEVA, 1946) arbeitete eine Methode zur Bestimmung des Penicillins aus, die sehr rasch eine Aktivitätsbestimmung des Penicillins gestattet. Sie beruht darauf, daß das Antibiotikum einen Wechsel der Oberflächenspannung der penicillinempfindlichen Organismen zur Folge hat, die durch elektrische Spannungsänderungen manifestiert wird. Eine derartige Veränderung scheint ganz spezifisch nur das Penicillin zu betreffen, da sie „. . . bisher nur bei penicillin-empfindlichen Organismen beobachtet werden konnte . . .“ (YERMOLIEVA, 1946). Die Empfindlichkeit dieser Testmethode beträgt ein Vielfaches der Empfindlichkeit der anderen Bestimmungsmethoden. Dieser Nachweis hat ferner noch den Vorteil, daß eine besondere Sterilität der Testprobe nicht notwendig ist. Der Nachteil der Methode besteht darin, daß das Ansetzen des Mikro-Kataphoreseapparates große Mühe bereitet. Dieser Apparat, der eine Modifikation des gebräuchlichen Apparates von NORTHROP und ABRAMSON darstellt, wird von YERMOLIEVA (1946) eingehend beschrieben.

In der Arbeit von DORFMAN, MOLDAVSKAYA, KASTORSKAYA und ZASYPKINA (1946) werden die Vorteile dieser Testmethode zwar besprochen, aber nähere Einzelheiten der Methode nicht angegeben.

Es darf angenommen werden, daß schon sehr früh beobachtet wurde, daß die antibakteriellen Substanzen — gleichgültig, ob sie nun bakteriostatisch, bakterizid oder bakteriolytisch wirken — auch die Wanderungsgeschwindigkeit der empfindlichen Organismen im elektrischen Feld beeinflussen. Für Testuntersuchungen kann dieses Untersuchungsergebnis auf zwei verschiedenen Wegen verwandt werden.

1. Das Wandern oder Nichtwandern in einem elektrischen Feld kann zur Endpunktbestimmung in einem Verdünnungstest benutzt werden.
2. Der Prozentsatz der Zunahme der Wanderungsquote der Kontrolle wird mit dem Prozentsatz der Zunahme solcher Kulturen verglichen, die mit bekannten und wertmäßig unbekannten Konzentrationen des Antibiotikums jeweils unter gleichen Bedingungen behandelt wurden.

Während die erste Methode sich unter Laborbedingungen gut durchführen läßt und genaue Ergebnisse bringt, ist die zweite nur sehr wenig zuverlässig. Als großer Vorteil der zweiten gegenüber der ersten Methode muß die Kürze der Versuchszeit bezeichnet werden und ferner die Tatsache, daß die antibiotische Wirkungsweise während der ganzen Versuchsanstellung sichtbar ist.

i) Verschiedene Testmethoden

FOSTER und WOODRUFF (1943) gaben noch eine weitere Reihe von Prinzipien bekannt, die ebenfalls zur quantitativen Bestimmung herangezogen werden können. Man geht bei der Anlage der Teste meist nach dem Verdünnungsprinzip vor. Die wichtigsten Methoden sind die folgenden:

Mikroskopische Beobachtung des Stillstandes beweglicher Bakterien.

Mikroskopische Beobachtung über das Auftreten von vergrößerten Zellen bzw. Involutionsformen.

Titration der Säure, wenn Milchsäurebakterien, Staphylokokken usw. als Testorganismen verwendet wurden.

Wenn diese Möglichkeiten sich auch nicht immer für die zuverlässige quantitative Bestimmung des Penicillins als geeignet erwiesen, darf daran erinnert werden, daß diese Methoden in erster Linie nur zum Nachweis des Penicillins benutzt wurden und daß Testmethoden, die für den Penicillinnachweis ungeeignet waren, sehr gute und sichere Ergebnisse brachten, wenn mit ihrer Hilfe andere Antibiotika wertmäßig bestimmt wurden.

In einem vorläufigen Bericht von TURNER, HEATH und MAGASANIK (1943) wird darauf hingewiesen, daß das Penicillin bei den empfindlichen Organismen die Urease-Aktivität hemmt, und zwar in einem Maß, das direkt proportional der Penicillinkonzentration ist. Die Verfasser schlugen deshalb vor, diese Wirkung ebenfalls als Grundlage weiterer Testmethoden zu benutzen.

VIII. Messungen der Aktivität, Standard und Aktivitätseinheiten

A. MESSUNGEN DER AKTIVITÄT

In den ersten Tagen der Antibiotikumforschung wurde die Aktivität einer festen Substanz oder einer Lösung als Titer ausgedrückt, z. B. als die höchste Verdünnung des Materials, die das Wachstum des Testorganismus gerade noch zu hemmen vermochte. Dieses System war eine angenehme und angemessene Basis für die semi-quantitativen Arbeiten, und innerhalb weiter Fehlergrenzen war es mit Hilfe dieses Titers möglich, daß die verschiedenen Forscher ihre Arbeitsergebnisse miteinander vergleichen konnten. Als mit dem Fortgang der Arbeiten Zuverlässigkeit und Genauigkeit zunehmend notwendig wurden, spezifizierte man einmal die Verwendung des Teststammes immer mehr und präzisierte andererseits die Bedingungen, unter denen der Test durchgeführt werden muß, immer genauer.

Auch bei Innehaltung aller Vorschriften fiel es — sogar in den gleichen Laboratorien — immer wieder auf, daß die Ergebnisse bei wiederholter wertmäßiger Bestimmung einer Probe oft sehr unterschiedlich ausfielen, obgleich die Bedingungen so identisch wie möglich gestaltet worden waren. Bei einer großen Serie von Wiederholungstesten waren manchmal nur geringfügige gradartige Verschiebungen zu bemerken; es ergaben sich aber auch abrupte Änderungen, die anfänglich immer auf Änderungen der Sensibilität der Testorganismen geschoben wurden (FOSTER und WOODRUFF, 1943; COWAN, 1945).

Sichere Ergebnisse erreichte man dadurch, daß man die Testkulturen in größerer Menge in den sogenannten Vorratskulturen ansetzte, die relativ lange im Eisschrank lebensfähig blieben. Aber auch dadurch konnten nicht alle Testschwierigkeiten beseitigt werden; es gelang nicht, alle Bedingungen der Teste konstant zu erhalten, vor allen Dingen nicht über einen größeren Zeitraum hinweg, so daß sich vollständig reproduzierbare Testergebnisse nicht jederzeit erzielen ließen. Eine Ausnahme bildete dabei allein die Gewebe-Kultur-Standardmethode nach HEILMAN (1944).

B. STANDARD

Für exakte Testergebnisse erwies es sich deshalb als notwendig, das Material, das wertmäßig bestimmt werden sollte, mit einem Standardpräparat zu vergleichen, das zur gleichen Zeit und unter gleichen Bedingungen mit ausgetestet wurde. Dieses Mittesten gestattete nun ein Beobachten aller Testvorgänge und gab Vergleichsmöglichkeiten der Arbeiten der Forscher zu den verschiedensten Zeiten und gleichzeitig von verschiedenen Forschern, die immer unter etwas modifizierten Bedingungen arbeiten. Durch den Standardtest konnte auch der Grad der Präzision der verschiedensten Testmethoden miteinander verglichen werden, vorausgesetzt, daß zu allen Testen die gleiche Standardlösung verwendet wurde. „Dieser Standardtest ist natürlich nur dann von Wert, wenn der Standardtest und der Test der unbekannten Lösung unter genau den gleichen Bedingungen und Verhältnissen ausgetestet wird" (WOOD, 1946; FINNEY, 1947). Der einfachste und wahrscheinlich auch der praktischste Weg ist der, als Standardpräparat ein solches zu verwenden, das mit der wertmäßig unbekannten Lösung chemisch identisch ist, selbst wenn das Standardpräparat nicht in reiner Form vorliegt. Diese Forderung wird als pharmakologisches Axiom bezeichnet. In den letzten Jahren ging man immer mehr dazu über, bedingt durch die Labilität des Penicillins, als Standardpräparat eine stabile, leicht reproduzierbare Substanz zu verwenden, wie Quecksilberchlorid, Phenole oder ein Sulfonamid. Diese Substanzen unterscheiden sich zwar sehr stark voneinander bezüglich ihres chemischen Aufbaues, ihrer Wirkungsart, ihrer Spezifität, in ihrer Diffusion, in ihrer Empfindlichkeit gegenüber Änderungen des Reaktionsvermögens der Nährlösung während des Testvorganges, in ihrer Empfindlichkeit gegenüber der Zusammensetzung des Nährmediums und vielen ähnlichen Dingen, so daß man einer derartigen Verwendung nicht bedenkenlos gegenüberstehen darf. Weiterhin kann man feststellen, daß eine gleichsinnige Reaktion zwischen Testorganismus und Standardpräparat nicht postuliert werden darf, wenn sich die Empfindlichkeit des Testorganismus dem Antibiotikum gegenüber irgendwie ändert. Aus dem gleichen Grunde ist auch nicht anzuraten, ein Penicillinstandardpräparat zur Kontrolle der Streptomycinteste zu benutzen und umgekehrt. Dies gilt auch für andere Antibiotika.

In besonderen Fällen kann die Potenz zweier verschiedener antibiotischer Substanzen, deren Unterschiede in der Wirkungsweise meist durch ein unterschiedliches Reaktionsvermögen bedingt sind und von denen die eine als Standardpräparat, die andere aber aus der wertmäßig unbekannten Lösung besteht, Ergebnisse bringen, die in zwei verschiedenen Richtungen verlaufen. Ebenso können bestimmte Salzkonzentrationen die Testergebnisse sehr stark beeinflussen, wie es im Falle des Streptomycins bekannt geworden ist, da hier der Endpunkt sehr stark von der Salzkonzentration der Nährlösung abhängig ist, während sie für die Penicillinwertbestimmung ohne Bedeutung ist. BROWN und YOUNG (1947) testeten Streptomycin in einer relativ normalen Salzkonzentration aus und benutzten als Standardpräparat das Penicillin. Es wurde eine vierfache, genau standardisierte Verdünnung ausgetestet; das Ergebnis ließ jedoch auf eine fünffache Verdünnung schließen. Auch die Ergebnisse anderer Autoren lassen deutlich erkennen, daß es notwendig ist, daß das Standardpräparat mit der Substanz, die getestet werden soll, chemisch identisch zu sein hat. Diese Forderung trifft besonders für die verschiedenen Penicilline zu. Der Internationale Penicillinstandard ist ein kristallines Präparat des Penicillin G. Die anderen Penicilline, die zwar dem Penicillin G in ihrem chemischen Aufbau sehr ähnlich sind, besitzen jedoch verschiedene Aktivität gerade gegenüber bestimmten Bakterien; so bestehen beträchtliche Unterschiede, wenn man Penicillin G als Standard mit *Staphylococcus aureus* als Testorganismus austestet und wenn man die Empfindlichkeit von *Bacillus subtilis* dem Penicillin gegenüber untersucht. Aus diesem Grunde ist nicht anzuraten, immer Penicillin G als Standard zu verwenden, sondern man wird eine Verbindung wählen, die mit dem Antibiotikum, das getestet werden soll, chemisch und biologisch identisch ist (SCHMIDT, WARD und COGHILL, 1945). Da diese Schwierigkeiten nicht alle Testungenauigkeiten beseitigten, machte sich eine weitere Testspezifizierung notwendig, nämlich den Standard und die wertmäßig unbekannte Lösung immer nur gegen einen bestimmten Stamm des empfindlichen Testorganismus auszutesten.

Eine der maßgeblichsten Eigenschaften des Standards muß seine Stabiliät sein. Ein Standardpräparat, das langsam seine Aktivität verliert, richtet mehr Schaden an, als wenn überhaupt kein solches Präparat mitgetestet wird. Deshalb beschäftigen sich auch viele Untersuchungen mit Feststellungen der Stabilität des Standardpräparates. Man kam allgemein überein, bei allen Untersuchungen über die Stabilität einer gegebenen Standardlösung oder eines -präparates wie folgt vorzugehen:

1. Verschiedene Standardpräparate bewahrt man unter optimalen Bedingungen auf und vergleicht sie in bestimmten Zeitintervallen testmäßig miteinander. Dabei werden immer einige Präparate anfallen, die stabiler als die übrigen sind, wenn auch kaum ein allmählicher Verlust der Aktivität bei einem Präparat festgestellt werden wird. Die stabileren Präparate verwendet man dann zu den täglichen Testuntersuchungen.
2. Der Hauptvorrat der verschiedenen Standardpräparate wird am günstigsten bei niederen Temperaturen im Vakuum aufbewahrt. Zusätzlich werden für eine bestimmte Zeit bei höheren Temperaturen Vergleichsstandardlösungen gehalten, deren Aktivität von Zeit zu Zeit mit den anderen Präparaten verglichen wird. Läßt man z. B. eine Temperatur von 100° C für 24 Stunden auf ein bestimmtes Präparat einwirken, ohne daß dies eine Aktivitätsminderung zur Folge hat, kann wohl angenommen werden, daß die gleichen Präparate, die mehrere Wochen oder Monate unter Kühlraumtemperatur gehalten werden, unter diesen Bedingungen ihre volle Wirksamkeit beibehalten, natürlich mit der Einschränkung, daß hier andere inaktivierende Faktoren, wie Feuchtigkeit, Sauerstoff oder Licht, ausgeschaltet bleiben.
3. Wenn die Standardpräparate in bestimmten Intervallen gegen einen Standardtestorganismus ausgetestet werden und ein immer mehr abnehmendes Testergebnis die Vermutung aufkommen läßt, daß die Aktivität aller Standardpräparate langsam nachläßt, liegt die Möglichkeit nahe, daß der Testorganismus dem Antibiotikum gegenüber allmählich resistent geworden ist.

C. AKTIVITÄTSEINHEITEN

Die Bezeichnung der Aktivität erfolgt meist als „Einheit“. Unter Einheit verstehen wir die minimalste Konzentration eines Antibiotikums — bestimmt durch eine der üblichen Testmethoden —, die gerade noch das Wachstum des Testorganismus zu hemmen vermag. Die zum Test notwendigen Versuchsbedingungen müssen laut Vorschrift genau eingehalten werden. Die Aktivität wird als Einheit pro ml der Kulturlösung ausgedrückt. Die Einheit stellt somit den fundamentalsten Begriff in der Antibiotikumforschung dar. Wenn das Gewicht des reinen kristallinen Antibiotikums bekannt ist, wird die Aktivität selbstverständlich in mg ausgedrückt.

Bevor der „Einheitsbegriff" definiert wurde, konnte die Aktivität eines bestimmten Antibiotikums immer nur als Testtiter aufgestellt werden. Dieses Verfahren war mühsam und unbequem. Diese Unbequemlichkeit trat dort besonders stark in Erscheinung, wenn der totale Gehalt der antibiotischen Substanz in Proben verschiedenster Aktivität ermittelt werden mußte oder auch, wenn der Antibiotikumgehalt verschiedener chemischer Fraktionen oder in bestimmten tierischen oder pflanzlichen Organismen bestimmt werden sollte. In solchen Fällen ist die Aufstellung von bestimmten Aktivitätseinheiten immer am vorteilhaftesten. Die gleichen Einheiten bzw. auch verschiedene Einheiten können miteinander verglichen werden, auch wenn sie in unterschiedlichen Laboratorien aufgestellt wurden, und zwar dadurch, daß man sie mit der Wertigkeit eines gegebenen Standardpräparates vergleicht. Dadurch erhält man stets leichte und gute Vergleichsmöglichkeiten.

Der Terminus „Einheit" kann auf zwei verschiedenen Wegen festgestellt werden:

1. Man definiert die Einheit in einem absoluten Sinne. Wenn das Antibiotikum vollständig gereinigt ist, d. h. ohne Fremdbeimengungen vorliegt, kann man die Aktivitätseinheiten in Gewichtseinheiten ausdrücken. Das heißt, daß x-Milligramm einer reinen Substanz eine Einheit darstellen, ohne Rücksicht darauf, welche Testmethode oder welcher Testorganismus zur Wertbestimmung benutzt wurde. Die Potenz kann sich zwar von Zeit zu Zeit dadurch etwas ändern, daß es gelingt, die vorliegende antibiotische Substanz durch neue chemische Reinigungsmethoden immer noch mehr zu reinigen. Die Nominierung des Penicillins ist ein Beispiel hierfür.

2. Die Einheiten können auch als Ergebnis des Verdünnungstestes ausgedrückt werden. So wurde u. a. die „Verdünnungseinheit" aufgestellt: „10 Mengeneinheiten einer bestimmten Kulturlösung oder eines Materials sind notwendig, um das Wachstum des Testorganismus in 10 ml Nähragar zu hemmen" (WAKSMAN, HORNING und SPENCER, 1943).

„Eine Einheit entspricht der Verdünnung der antibiotikumhaltigen Kulturlösung oder des Materials, welches das Wachstum der Testorganismen in Platten oder Röhrchen vollständig hemmt" (WAKSMAN, HORNING und SPENCER, 1943).

„Eine Einheit entspricht der Menge der antibiotikumhaltigen Lösung, die man zu einem gleichen Volumen der Testorganismen in Kulturlösung (gewöhnlich 10 ml) geben muß, um eine vollständige Wachstumshemmung der Testorganismen zu erreichen" (WAKSMAN, 1943).

„Eine Einheit entspricht der Verdünnung einer antibiotikumhaltigen Lösung, die notwendig ist, um auf Nähragar in einer Petrischale, zu der sie zugefügt wird, eine vollständige Wachstumshemmung des Testorganismus zu erreichen" (WAKSMAN und HORNING, 1943).

„Eine Einheit entspricht einer Substanzmenge, die notwendig ist, den Testorganismus in seinem Wachstum gerade noch zu hemmen, wenn man sie zu einem Milliliter des Testmediums zufügt" (WAKSMAN und REILLY, 1945).

Der Terminus „Menge" kann nur dann angewandt werden, wenn die antibiotische Substanz in reiner Form oder zumindest als feste Substanz vorliegt, während man die Aktivität auch in Einheit pro Milliliter angeben kann, wenn sich das Antibiotikum in Lösung befindet. Als selbstverständliche Voraussetzung gilt, daß der Testorganismus genau spezifiziert werden muß. So kann ein und dasselbe Präparat 300 *Sarcina lutea*-Einheiten enthalten, die wiederum 75 *Bacillus mycoides*-Einheiten oder auch 75 B. *subtilis*-Einheiten oder weniger als 0,1 *Escherichia coli*-Einheit entsprechen.

Wenn das Antibiotikum in reiner Form vorliegt, wird seine Aktivität in Gramm oder Milligramm ausgedrückt. KAREL (1946) erhob nun die Forderung, die Aktivität der Antibiotika — zumindest zu Vergleichszwecken — auf molekularer Basis zu bezeichnen.

Für die einzelnen Antibiotika ist der „Einheitsbegriff" meist noch gesondert spezifiziert worden. Von den wichtigsten antibiotischen Substanzen soll er in aller Kürze erläutert werden:

a) Penicillin

Die „Oxford-Einheit", manchmal auch „Florey-Einheit" genannt, ein Begriff, der bei den ersten Penicillinarbeiten verwandt wurde, wird wie folgt definiert: Eine Oxford-Einheit entspricht einer Penicillinmenge, die sich in 1 ml Wasser gelöst befindet und die die gleiche Aktivität wie eine gegebene (teilweise gereinigte) Standardlösung besitzt (ABRAHAM, CROWFOOT, JOSEPH und OSBORN, 1946) oder eine Oxford-Einheit entspricht der Penicillinmenge, die in 1 ml eines bestimmten Phosphatpuffers enthalten ist und die die gleiche Aktivität wie das gegebene (teilweise gereinigte) Standardpräparat besitzt (GARROD und HEATLEY, 1944).

In der ersten Vorschrift bestand die Bestimmung, daß die Standardlösung, wenn sie nach dem Zylindertest bestimmt wurde, einen Hemmhof von 24 mm auf der Platte zeigen mußte (Testorganismus: *Staphylococcus aureus*).

Als erstes Standardpräparat wurde ein teilweise gereinigtes Penicillin verwandt, das in einem bestimmten Phosphatpuffer gelöst war, der mit Äther abgesättigt wurde. Manchmal fanden auch bestimmte Trockenpräparate Verwendung. Später wurden auch andere Präparate von den verschiedensten Laboratorien gegen das Oxforder-Standardpräparat ausgetestet und Vergleichsbestimmungen vorgenommen, so daß sich jeder Forscher seine eigenen Einheiten aufstellte, die mit Hilfe eines bestimmten Faktors umgerechnet werden mußten, da nur die Oxford-Einheit als allgemeingültige Wertbestimmung angesehen werden konnte.

Im Oktober 1944 wurde auf einer Londoner Konferenz die gegenwärtig immer noch gültige Internationale-Penicillin-Einheit festgesetzt. Sie wurde wie folgt definiert:

„Unter einer Internationalen Penicillineinheit wird die Wertigkeit der speziellen Penicillinaktivität verstanden, die 0,6 Mikrogramm des Internationalen Penicillin-Standardes entsprechen."

Über die relative Aktivität der verschiedenen Penicilline gegenüber einem Standardstaphylococcus wurde folgende Tabelle aufgestellt:

Tabelle 16 *Wertigkeit der verschiedenen Penicilline*

Präparat	Potenz; Internationale Einheit in mg	Literatur
Internationaler Standard (Penicillin G)	1667	Definiert
Internationaler Arbeits-Standard	370	Definiert
Penicillin F	1550	Eagle und Musselmann, 1946
	1490	Schmidt, Ward und Coghill, 1945
	1440	Schmidt, Ward und Coghill, 1945
Penicillin X	900	Coghill, Osterberg und Hazel, 1946
Penicillin K	2300	Coghill, Osterberg und Hazel, 1946
	2830	Pope und Stevens, 1947
Penicillin 128	3500	Coghill, Osterberg und Hazel, 1946

1. Gegen *Staphylococcus aureus* Nr. 6571 Stamm NCTC;
2. Gegen *Staphylococcus aureus* Nr. 207-P der U. S. Food and Drug Administration.

b) Streptomycin

Die Aktivität des Streptomycins wurde zu Beginn der Streptomycinforschung mit Hilfe seiner bakteriostatischen Wirkung gegenüber einem gegebenen Stamm von *Escherichia coli* festgestellt (SCHATZ, BUGIE und WAKSMAN, 1944). Später wurde dann von WAKSMAN (1945) die Verdünnungseinheit definiert, die als S-Einheit bezeichnet und wie folgt festgelegt wurde:

Die S-Einheit stellt eine Streptomycinmenge dar, die ausreichend ist, um in einem Milliliter Nährlösung oder in einem anderen geeigneten Medium das Wachstum von *Escherichia coli* zu hemmen.

In der gleichen Arbeit schlug WAKSMAN noch zwei andere Streptomycin-Einheitsbegriffe vor:

Die L-Einheit, die von der Streptomycinmenge dargestellt wird, die ausreichend ist, um das Wachstum eines Stammes von *Escherichia coli* in einem Liter Nährlösung zu hemmen. Eine L-Einheit ist demzufolge 1000 S-Einheiten äquivalent. Wenn das Streptomycin in reiner kristalliner Form vorliegt, kann die Gewichtseinheit eingeführt werden. Die Gewichtseinheit G entspricht dann der Aktivität eines Gramms der kristallinen Substanz. Dann können anstelle der Verdünnungseinheiten andere Bezeichnungen wie μg oder Gamma eingeführt werden.

c) Andere Antibiotika

Nach der gleichen Weise können auch die Aktivitätseinheiten anderer Antibiotika definiert werden. Gewöhnlich stellt man sie als Reaktionen bestimmter Testorganismen unter bestimmten Bedingungen auf. Die Definition der BA-Einheiten, die bereits beschrieben wurde (s. S. 168), kann auch für alle anderen Antibiotika angewandt werden.

Bacitracin: Nach HUMPHREY, LIGHTBOWN, MUSSETT und PERRY (1953) wurde der Standardwert des Bacitracins wie folgt festgelegt: 1 mg des internationalen Bacitracinstandardes enthalten 55 Einheiten; die internationale Bacitracin-Einheit kann dann dahingehend definiert werden, daß sie der Aktivität entspricht, die in 0,0182 mg des internationalen Bacitracin-Standardes enthalten sind.

Aureomycin: nach HUMPHREY, LIGHTBOWN, MUSSETT und PERRY (1953) wird die internationale Aureomycin-Einheit definiert als die Wirksamkeit von 10^{-6} g des internationalen Aureomycin-Standardes.

IX. Nachweismöglichkeiten von Antibiotika, die sich zusammen in einem Medium befinden

A. BIOLOGISCHE UND FERMENTATIVE NACHWEISMETHODEN DER ANTIBIOTIKA

Die Antibiotika werden meist nacheinander bestimmt, indem man irgendeine chemische, bakteriologische oder fungizide Eigenschaft eines bestimmten Antibiotikums herausgreift und dafür den Nachweis führt. Die Methoden, die hierfür anwendbar sind, seien kurz genannt:

1. Chemische Trennung, anschließend werden die verschiedenen Fraktionen einzeln ausgetestet.

2. Zerstörung oder Neutralisation des einen oder einer bestimmten Gruppe der in Frage kommenden Antibiotika. Diesen Vorgang bezeichnet man in der Antibiotikumforschung als Antagonismus. Darunter versteht man, genauer definiert, einen gegenwirkenden oder neutralisierenden Einfluß gewisser Substanzen, z. B. Cystein, Penicillinase usw. auf die Aktivität der Antibiotika. Dieser Einfluß kann, braucht jedoch nicht irreversibel zu sein.

3. Die Verwendung eines Testorganismus, der unter den gegebenen Testbedingungen empfindlicher gegenüber dem einen als gegenüber dem anderen Antibiotikum oder mehreren ist. *Bacillus megatherium* ist z. B. dem Streptomycin gegenüber empfindlicher als gegenüber dem Penicillin, so daß dieser Testorganismus zur Aktivitätsbestimmung des ersten Antibiotikums benutzt werden kann, wenn das zweite in einer nicht zu starken Konzentration in dem gleichen Medium vorliegt. HEILMANN (1945) und SMITH (1946) benutzten für den Nachweis des Streptothricins bei Gegenwart von Streptomycin ein nicht näher beschriebenes gram-negatives Bakterium, das rund 2000 mal empfindlicher gegenüber dem ersten als gegenüber dem zweiten Antibiotikum ist.

Eine andere Möglichkeit, bestimmte Antibiotika in Gegenwart anderer nachweisen zu können, besteht darin, daß man Testorganismen verwendet, die gegenüber dem einen Antibiotikum oder auch gegenüber mehreren Antibiotika resistent geworden sind. Von dieser Möglichkeit wurde bei der Wertbestimmung des Grisein in Anwesenheit von Streptomycin und Streptothricin Gebrauch gemacht, indem man Testorganismen verwandte, die gegenüber den beiden Antibiotika resistent waren (WOODRUFF, 1947).

RUDERT, KENNER und FOTER (1947) gaben nähere Einzelheiten einer Methode bekannt, die sich damit befaßt, eine Mischung verschiedener Antibiotika, und zwar Streptomycin, Penicillin und Gliotoxin, in die einzelnen Komponenten zu zerlegen. Man geht dabei von folgenden Möglichkeiten aus: Gliotoxin kann aus einer Lösung leicht durch Extraktion mit Chloroform bei p_H 8,0 entfernt werden; das Penicillin zerstört man, indem man Penicillinase auf die Mischung einwirken läßt, während das Streptomycin dadurch inaktiviert wird, daß man die Mischung eine Stunde bei Zimmertemperatur in einem Gemisch mit Natriumperjodat mit der Endkonzentration von 0,001 n stehen läßt. Durch eine derartige Herauslösung des Streptomycins inaktiviert man gleichzeitig das in dem Gemisch vorhandene Penicillin, so daß diese Methode dann hier nicht anwendbar ist; RUDERT, KENNER und FOTER (1947) untersuchten viele Streptomycin-Inaktivatoren, um festzustellen, wie weit diese Inaktivatoren selektiv auf ein Antibiotikumgemisch wirken. Alle untersuchten Substanzen hatten den gleichen zerstörenden bzw. inaktivierenden Einfluß nicht nur auf das Streptomycin, sondern auch gleichzeitig auf das Penicillin. Durch die Untersuchungen von RHYMER, WALLACE, BYERS und CARTER (1947) wurden Möglichkeiten eröffnet, diese Schwierigkeiten zu beseitigen, da das hier untersuchte Lipositol zwar das Streptomycin stark antagonistisch beeinflußt, nicht aber im gleichen Maße inaktivierend auf die anderen Antibiotika, einschließlich Penicillin, wirkt. Die antibakterielle Aktivität des Streptomycins von 0,06 γ kann bereits durch weniger als 0,0002 γ Lipositol inaktiviert werden.

Nach den Untersuchungen von LIGHTBOWN (1950 und 1954) kann auch der von *Pseudomanos aeruginosa* gebildete Streptomycin-Antagonist das Dihydrostreptomycin in Testen *Bacillus subtilis* gegenüber inaktivieren. Der Antagonist konnte in fast allen untersuchten Stämmen nachgewiesen werden. Er liegt bereits in kristalliner Form vor; er ist in trockener, kristalliner Form stabil, wird aber in Lösung rasch oxydiert und dadurch inaktiv und wirkt bis zu einer Verdünnung von 1 : 1000.

Soweit wie bisher bekannt geworden ist, wird kein anderes Antibiotikum außer Penicillin durch die Penicillinase zerstört. Infolgedessen hat sich dieses Enzym bestens bewährt, wenn man das Penicillin aus einer Mischung mit anderen Antibiotika trennen will.

Liegen Streptomycin und Streptothricin zusammen in einer Lösung vor, lassen sie sich dadurch trennen, daß man das Streptomycin durch eine Bebrütung mit Cystein inaktivieren kann, während Streptothricin davon nicht beeinflußt wird (DENKELWATER, COOK und TISHLER, 1945).

B. CHEMISCHE NACHWEISMETHODEN DER ANTIBIOTIKA

In der jüngsten Vergangenheit wurden auch verschiedene chemische und physikalische Nachweismethoden für bestimmte Antibiotika ausgearbeitet. Für die Phytopathologie kommt hier in erster Linie der Nachweis für Patulin in Betracht. Eine kolorimetrische Methode wurde von BROOM, BÜLBRING, CHAPMAN, HAMPTON, THOMSON, UNGAR, WIEN und WOOLFE (1944) beschrieben. Die antibiotikumhaltige Substanz wird mit Äthylacetat extrahiert, der Extrakt durch Kochen konzentriert und anschließend mit alkoholischem Ammoniak und Äthyl-

cyanoacetat vermischt. Durch diese Behandlung entwickelt sich eine rote Farbe, die ihr Maximum nach drei Stunden erreicht und deren Intensität der Menge des Expansins (Patulins) proportional ist. Dieser Nachweis spricht auf eine Antibiotikumkonzentration von 1 bis 5 mg an.
Eine chemische Nachweismethode des Aureomycins wurde von OXFORD (1953) ausgearbeitet. Man gibt zu der auf Aureomycin zu untersuchenden Lösung 20 bis 40 μ Ca^{++}, daraufhin so viel $Ca(OH)_2$, bis ihr Anteil 0,04 mol. beträgt. Diese Mischung hält man für 90 Minuten auf 30° C und schüttelt sie schließlich mit Butanol aus. Eine reingelbe Färbung der oberen Schicht deutet auf die Anwesenheit von Aureomycin hin.

X. Amtlich festgesetzte Testmethoden

Für den Penicillinnachweis wurde von der „U.S. Food and Drug Administration" eine Methode ausgearbeitet (1947). Da sie bei geringen Modifikationen auch für den Nachweis anderer Antbiotika verwandt werden kann, seien ihre Hauptmethoden der Vollständigkeit halber genannt.

Die Wertbestimmung wird mit Hilfe der Zylinder-Platten-Methode vorgenommen, die von SCHMIDT (1945/46) eingehend beschrieben wurde; die Wertigkeit des Penicillins wird entweder mit Hilfe eines Nomogramms und einer Karte oder unter Zuhilfenahme einer Standardkurve ausgerechnet.

Zylinder. Ihre genaue Beschreibung findet sich in Tabelle 6.

Kulturmedien. Es werden drei verschiedene Medien benutzt. Ihre Zusammensetzung findet sich in Tabelle 17. Sie werden unterschieden in den (1) angeimpften Agar, (2) den nicht angeimpften Agar, von dem erst eine bestimmte Schicht auf die Platte gegossen wird und (3) eine Nährlösung, auf der der Testorganismus angezogen wird.

Tabelle 17

Die Zusammensetzung der Kulturmedien, die von der U. S. Food and Drug Administration zum Penicillin-Wertnachweis spezifiziert wurden

Nährstoffe	(1) für den angeimpften Agar	(2) Medien für den nicht beimpften Agar	(3) Nährlösung
Pepton	6,0 g	6,0 g	5,0 g
Casein, das durch Pankreatin verdaut wird	4,0 g	—	—
Hefeextrakt	3,0 g	3,0 g	1,5 g
Fleischextrakt	1,5 g	1,5 g	1,5 g
Glukose	1,0 g	—	1,0 g
NaCl	—	—	3,5 g
Agar	15,0 g	15,0 g	—
K_2HPO_4	—	—	3,68 g
KH_2PO_4	—	—	1,32 g
mit aqua dest. auffüllen auf	1000 ml	1000 ml	1000 ml
p_H nach der Sterilisation	6,5 bis 6,6	6,5 bis 6,6	7,0

Arbeitsstandard. Der Standard wird über wasserfreiem Calciumsulfat bei 15° C oder noch darunter aufbewahrt. Zwischen 4 und 5 mg werden täglich davon entnommen, und zwar wiegt man die Menge bei einer relativen Luftfeuchtigkeit von 50% oder darunter ab und löst sie in einem Milliliter sterilem Phosphatpuffer von p_H 6,0 auf. Dadurch erhält man eine Lösung, die das Antibiotikum in einer geeigneten Konzentration enthält. Diese Lösung wird bei 10° C aufbewahrt und sollte nur für einen Tag Verwendung finden.

Herstellung der Probe. Sie wird unter aseptischen Bedingungen in sterilem aqua dest. gelöst, und von dieser Lösung werden die jeweiligen gewünschten Verdünnungsstufen angelegt.

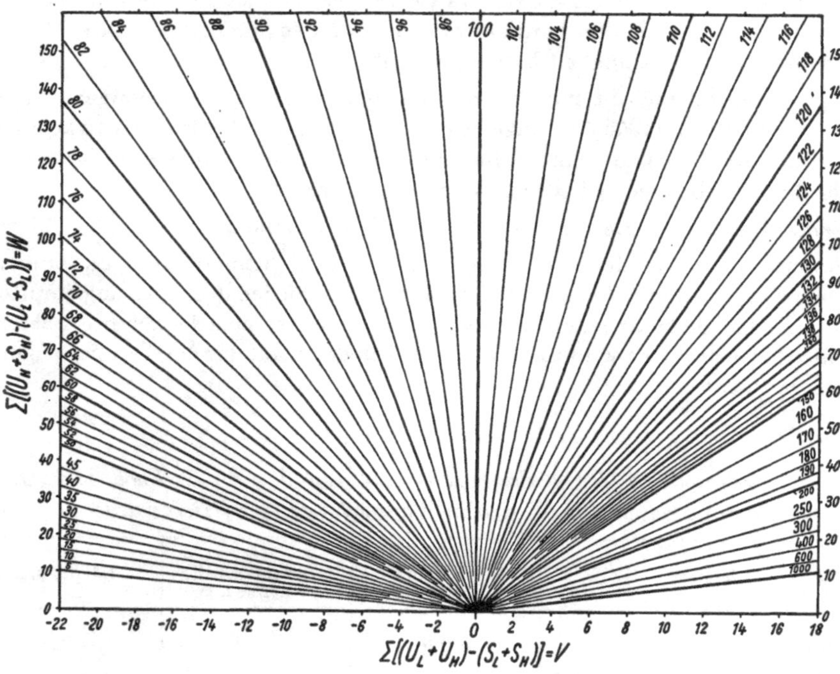

Abb. 36. Graphische Darstellung zur Bestimmung der Aktivität der unbekannt wertigen Lösung in Prozent des Standards nach der Plattenmethode im Verhältnis 4 : 1. Nähere Erklärung siehe Text. — Aus der offiziellen Testvorschrift der U. S. Food and Drug Administration (1947) für den Penicillintest

Vorbereitung der Platten. Am gleichen Tag, an dem der Test angelegt werden soll, werden je 21 ml des Nährbodens 2 der Tabelle in Petrischalen mit 100 mm Durchmesser gegossen. Der Testorganismus (F. D. A. Nr. 209-P, auch bekannt als Stamm Nr. 9144 der A. T. C. C.) wird auf einem Nähragar angezogen (Nährboden 1 der Tabelle). Jede Woche wird eine Überimpfung vorgenommen.

Die Nährlösung 3 der Tabelle wird mit dem Inhalt eines beimpften und bebrüteten Agarschrägröhrchens beimpft und für 16 bis 24 Stunden bei 37° C bebrütet. Von dieser Organismenkultur impft man den geschmolzenen und auf

48° C abgekühlten Agar Nr. 1 an. Man rechnet dabei auf 100 ml Agar 2 ml Kulturlösung. Nachdem die Organismen mit dem Agar gut vermischt sind, werden 4 ml auf die gegossenen Platten pipettiert und gleichmäßig verteilt. Der Glasdeckel

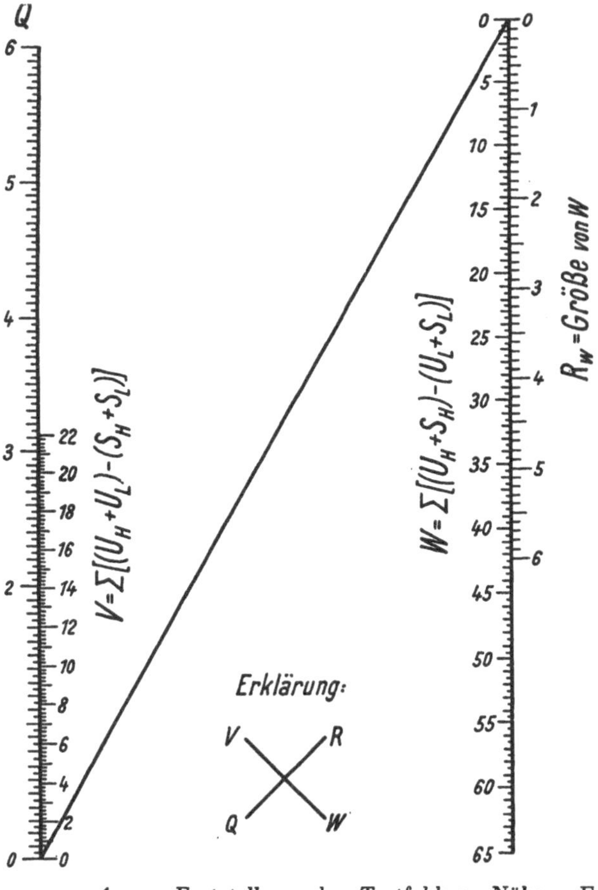

Abb. 37. Nomogramm 1 zur Feststellung des Testfehlers. Nähere Erklärung siehe Text. — Aus der offiziellen Testvorschrift der U. S. Food and Drug Administration (1947) für den Penicillintest

der Petrischale wird durch einen außen glasierten Porzellandeckel ersetzt. Vier Zylinder werden auf den Agar überführt und so angeordnet, daß sie sich etwa 2,8 cm vom Plattenmittelpunkt entfernt befinden und gut voneinander getrennt sind, damit sich die gebildeten Hemmhöfe nicht überschneiden.

Man kann auch den Testorganismus, statt ihn in Nährlösung aufzuschwemmen, in steriler physiologischer Kochsalzlösung suspendieren. Die Testorganismen zieht man in diesem Fall in Roux-Gefäßen auf Nähragar an. Die Suspension des Testorganismus wird so weit verdünnt, daß sie eine 20%ige Lichtdurchlässigkeit

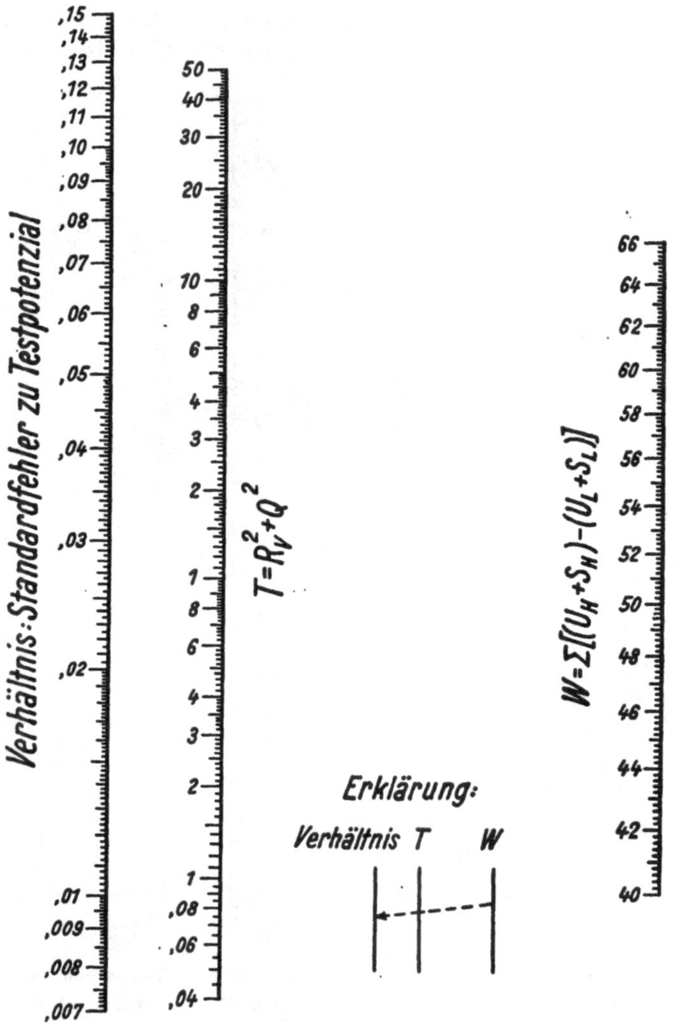

Abb. 38. Nomogramm 2 zur Feststellung des Testfehlers und Tafel zur Ausrechnung von R und Q. Nähere Erklärung siehe Text.

Aus der offiziellen Testvorschrift der U. S. Food and Drug Administration (1947) für den Penicillintest

R_v oder Q	R_v^2 oder Q^2
,05	,002
,10	,010
,15	,022
,20	,040
,25	,062
,30	,090
,35	,122
,40	,160
,45	,202
,50	,250
,55	,302
,60	,360
,65	,422
,70	,490
,75	,562
,80	,640
,85	,722
,90	,810
,95	,902
1,00	1,000
1,05	1,102
1,10	1,210
1,15	1,322
1,20	1,440
1,25	1,562
1,30	1,690
1,35	1,822
1,40	1,960
1,45	2,102
1,50	2,250
1,55	2,402
1,60	2,560
1,65	2,722
1,70	2,890
1,75	3,062
1,80	3,240
1,85	3,422
1,90	3,610
1,95	3,802
2,00	4,000
2,05	4,202
2,10	4,410
2,15	4,622
2,20	4,840
2,25	5,062
2,30	5,290
2,35	5,522
2,40	5,760
2,45	6,002
2,50	6,250
2,55	6,502
2,60	6,760
2,65	7,022
2,70	7,290
2,75	7,562
2,80	7,840
2,85	8,122
2,90	8,410
2,95	8,702
3,00	9,000
3,05	9,302
3,10	9,610
3,15	9,922
3,20	10,240
3,25	10,562
3,30	10,890
3,35	11,222
3,40	11,560
3,45	11,902
3,50	12,250
8,55	12,602
3,60	12,960
3,65	13,322
3,70	13,690
3,75	14,062
3,80	14,440
3,85	14,822
3,90	15,210
3,95	15,602
4,00	16,000

für eine Wellenlänge von 6500 Å besitzt, wobei die Schichtdicke nicht näher erläutert ist. Von dieser Suspension, die ungefähr eine Woche lang gebraucht werden kann, werden 1,5 bis 2ml auf 100 ml geschmolzenen Agar gerechnet.

Test. Für die Wertbestimmung einer jeden Probe rechnet man vier Platten. Auf jeder Platte werden je zwei Zylinder mit 1,0 Einheiten/ml und 0,25 Einheiten/ml der Standardlösung gefüllt. Die anderen zwei Zylinder werden mit der wertmäßig unbekannten Lösung gefüllt, von der man Verdünnungen angelegt hat, die annähernd die gleiche Wertigkeit wie die Standardlösung besitzen. Die Platten werden 16 bis 18 Stunden bei 37° C bebrütet. Anschließend wird jede Hemmzone auf 0,5 mm genau unter Benutzung eines Koloniezählers mit aufgesetzter Millimeterskala oder mit einer anderen Meßvorrichtung entsprechender Genauigkeit

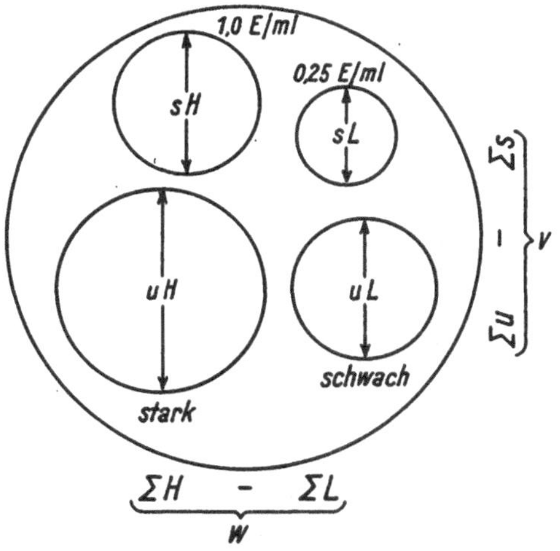

Abb. 39. Schematische Darstelllung der der offiziellen Testvorschrift der U. S. Food and Drug Administration (1947) für den Penicillintest zugrunde liegenden Werte.

gemessen. Abschätzung des Verdünnungsgrades und des Fehlers (der folgende Abschnitt wird aus der offiziellen Vorschrift wörtlich zitiert).

1. Man benutzte die beigegebene Tafel (Abb. 36) und die Nomogramme (Abb. 37 und 38) zur Abschätzung des Verdünnungsgrades und des Fehlers. Um die Tafel zur Abschätzung der vorliegenden Verdünnung benutzen zu können, braucht man zwei Werte, nämlich V und W, die zu jeder Platte gehören, und zwar ist:

$$v = (uL + uH) - (sL + sH)$$
$$w = (uH + sH) - (uL + sL)$$

wobei sH und sL die Durchmesser der Hemmzonen in mm für den Verdünnungsgrad der Standardlösung mit 1,0 bzw. 0,25 IE/ml sind und uH und uL die der entsprechenden Verdünnungen der Probe, die wertmäßig bestimmt werden soll (Abb. 39). Das heißt also:

v = Differenz der Durchmessersummen unbekannter — bekannter Dosierung,
w = Differenz der Durchmessersummen hoher — niedriger Dosierung.

Demzufolge ist

$$V = \sum_{i=1}^{i=4} v_i$$

$$W = \sum_{i=1}^{i=4} w_i$$

Der Wert V ist folglich die Summe der v-Werte aller Platten und W die Summe der w-Werte aller Platten. Um den Verdünnungsgrad abzuschätzen, ist auf der Tafel der Punkt aufzusuchen, der den Werten V und W entspricht. Die Aktivität der vorliegenden Lösung kann dann direkt an den radial verlaufenden Linien der Tafel abgelesen werden.

Der Fehler des Testverfahrens kann unter Benutzung des Nomogramms abgeschätzt werden. Zu seiner Benutzung sind 5 Werte erforderlich, und zwar: die Verdünnung, V, W, Rv und Rw. Rv ist der höchste Wert von v abzüglich des tiefsten Wertes von v, der von der Testserie erhalten wurde. Entsprechend ist Rw die Differenz zwischen dem höchsten und tiefsten w-Wert. Wenn man diese fünf Werte erhalten bzw. errechnet hat, verbinde man in den zugehörigen Skalen (Abb. 37) die Punkte, die von V und W dargestellt werden, durch eine gerade Linie. Mit einer Nadel oder einer spitzen Feder ist der Schnittpunkt dieser geraden Verbindungslinie mit der im Nomogramm eingezeichneten Diagonale zu markieren. Man bewege dann die gerade Verbindungslinie so, daß sie mit dem Rw-Wert auf der entsprechenden Skala und mit dem auf der Diagonalen gekennzeichneten Schnittpunkt zusammenfällt. Der Wert Q wird dann durch denjenigen Skalenpunkt bestimmt, bei welchem die Verbindungslinie die mit „Q" bezeichnete Gerade schneidet. Den Wert T erhält man durch die Addition der Quadrate von Q und Rv. (Eine Tafel der Quadrate ist auf der rechten Seite der Abb. 38 angeführt.) In Abb. 38 werden die Werte für T und W gradlinig miteinander verbunden, und der Verhältniswert (Fehler des geprüften Potentials) wird dort abgelesen, wo die Verbindungslinie die Skala der Fehlerwerte schneidet. Diesen Wert multipliziert man mit dem Potential und erhält dadurch den Prozentsatz des Testfehlers.

Der hierdurch errechnete Testfehler gibt jedoch lediglich an, mit welcher Genauigkeit der Experimentierende arbeitet; er schließt nicht etwa Fehler ein, die durch das Abwiegen des Präparates entstanden sein können oder Fehler, die durch das Material bedingt sein können, ebenfalls nicht Fehler, die durch den Testorganismus oder durch das Penicillin hervorgerufen worden sind.

Die Tafel zur Aktivitätsbestimmung kann zur Bestimmung von Verdünnungsgraden unter 50% oder über 150% der Standardlösung nicht verwendet werden. Liegt das Potential außerhalb dieser Grenzen, muß der Test mit einer höheren oder niedrigeren Verdünnung wiederholt werden. Die radial verlaufenden Geraden in der Tafel gestatten jedoch auch jenseits dieser genannten Grenzen eine rohe Abschätzung der Aktivität von 5% bis 1000%, wenn für W niedrige Werte gefunden werden. Wenn die Werte von V oder W außerhalb der angegebenen Tafel liegen, sind V und W durch eine gleiche Zahl zu teilen; dadurch gelingt es, die Werte in den Tafelmaßstab zu bringen. Die Aktivität kann dann genau wie oben beschrieben bestimmt werden. Wenn 11,4 *Rw* größer ist als *W*, so ist die Abweichung der Probe nicht signifikant von Null verschieden, so daß die Probe unbrauchbar ist. (Die Zahl 11,4 wurde unter Benutzung des *t*-Testes von STUDENT zur Bestimmung der Signifikanz einer Abweichung ermittelt.)

Die angeführten Testvorschriften besagen weiterhin, daß die Hemmzonen, die durch die niedrige Antibiotikumkonzentration von 0,25 Einheiten/ml entstehen, für eine Messung oft zu klein und die Ränder zu unscharf ausgebildet sind. In diesem Fall muß der Test mit einem Verhältnis der hohen zur niedrigen Konzentration 2 : 1 statt 4 : 1 durchgeführt werden. Die Durchführung des Testes geschieht zwar in der gleichen hier eben beschriebenen Weise, jedoch muß anstelle der Fig. 36 eine andere, leider nicht zur Verfügung stehende Tafel verwendet werden.

XI. Meßmethoden zur Sensibilitätsbestimmung von Mikroorganismen gegenüber Antibiotika

A. EINFÜHRUNG

Hier sollen die Grundzüge der Methoden beschrieben werden, mit deren Hilfe man den Grad der Sensibilität der verschiedensten Mikroorganismen gegenüber Antibiotika feststellen kann. Die Quantität des Antibiotikums wird meist nur als die niedrigste Konzentration des Antibiotikums angegeben, die gerade noch das Wachstum des Organismus zu hemmen vermag bzw. ihn abtötet. Die Techniken sind in fast allen Fällen denen ähnlich, wenn auch nicht vollständig identisch, die bereits als Testmethoden beschrieben wurden. Fast alle biologischen Nachweis- und Wertbestimmungsmethoden können auch für Messungen der Sensibilität der Mikroorganismen den Antibiotika gegenüber benutzt werden. Bei diesen Methoden können sich die Testfaktoren sehr häufig ändern, so daß gerade diese Untersuchungen besonders sorgfältig angelegt werden müssen, damit jederzeit vergleichbare Werte geschaffen werden können. Wenn in den Arbeiten Sensibilitätswerte veröffentlicht werden, müssen auch stets die Bedingungen, unter denen sie erarbeitet wurden, vollständig beschrieben werden, da die Ergebnisse sonst nur von begrenztem Wert sind. Die erhaltene Variationsbreite wird bei einigen Antibiotika (z. B. Streptomycin) meist größer sein als bei anderen (z. B. Penicillin). Bei allen Sensibilitätsuntersuchungen muß stets auf folgende Grundbedingungen geachtet werden:

1. Das Kulturmedium muß so zusammengesetzt sein, daß es dem Organismus, der auf seine Empfindlichkeit hin untersucht werden soll, ein gutes Wachstum gestattet.

2. Substanzen, die möglicherweise mit dem Antibiotikum interferieren oder die auch die Wirkung des Antibiotikums verstärken könnten, müssen aus der Nährlösung ausgeschaltet werden.

3. Dem Reaktionsvermögen der Nährlösung ist die stärkste Beachtung zu schenken.

4. Die Bebrütungstemperatur muß für den Organismus, der auf seine Empfindlichkeit hin untersucht werden soll, optimal sein.

5. Die Impfmenge des Organismus muß groß genug sein, um gut sichtbare Wachstumserscheinungen zu gestatten, soll aber wiederum nicht zu groß sein, damit eine genaue Bestimmung des Endpunktes nicht unnötig erschwert bzw. unmöglich gemacht wird.

6. Das Antibiotikum soll wertmäßig genau bekannt sein.

7. Kontrollnährlösungen ohne Antibiotikumzusatz werden auch mit dem Organismus angeimpft, der untersucht werden soll und im Paralleltest mit geprüft. Für die Untersuchungen der Sensibilität der Organismen werden hauptsächlich folgende Methoden angewandt:

B. DIE VERDÜNNUNGSMETHODEN

Die Verdünnungsmethoden gehören immer noch zu den Standardtechniken. Schon vor der Entdeckung der Antibiotika dienten sie lange Zeit zur Untersuchung des Einflusses vieler Substanzen auf bestimmte Mikroorganismen. Verschiedene Verdünnungsstufen des bestimmten Antibiotikums werden in einem geeigneten Nährmedium (besonders gut geeignet für das Wachstum der Testorganismen) angelegt. Alle diese Verdünnungen und eine Kontrolle, die keinen Antibiotikumzusatz enthält, werden mit einer bestimmten Menge des Organismus beimpft, dessen Sensibilität man untersuchen möchte. Diese Verdünnungsstufen werden eine bestimmte Zeit unter geeigneten Temperaturen bebrütet und nach bestimmten Zeitintervallen auf Wachstum oder Wachstumsunterdrückung der Testorganismen hin untersucht. Eine gewöhnliche Wachstumsuntersuchung mit dem bloßen Auge ist das Kriterium, auf dem alle weiteren Untersuchungen aufgebaut werden; daran schließen sich alle eingehenderen physikalischen oder chemischen Untersuchungen an, wie Feststellung der p_H- oder E_h-Werte oder das Entstehen einer Hämolyse. Untersucht man die Sensibilität sporulierender Pilze, so nimmt man die mikroskopische Untersuchung auf Keimung der Sporen in den verschiedenen Verdünnungsstufen des Antibiotikums zu Hilfe (BRIAN und HEMMING, 1945). Die Antibiotikumkonzentration, die gerade noch die Sporenkeimung verhindert, wird jedoch meist nicht die gleiche sein, die auch das Mycelwachstum unterdrückt.

a) Verdünnungsmethoden in flüssigen Kulturmedien

Bei diesen Testen ist es notwendig, die Versuchsanstellung immer genau zu beschreiben. Von vielen Autoren wurden genaue Einführungen in die Methoden gegeben, so von FLEMING (1929), RAMMELKAMP und MAXON (1942), SCHMIDT und SESLER (1943), SPINK, FERRIS und VIVINO (1944), BRONSTEIN, HIRSHFELD und PILLING (1946) und KOLMER (1945). Beinahe in allen diesen Arbeiten werden Hilfsmittel beschrieben, um den Endpunkt genau und präzise bestimmen zu können. In allen Methoden wird der Endpunkt als die Antibiotikum-Konzentrationsstufe bezeichnet, die keine sichtbaren Wachstumserscheinungen mehr gestattet. Um den Endpunkt noch besser sichtbar zu machen, schlug FLEMING (1942) vor, den Wechsel des p_H-Wertes in der Endkonzentration zu verwenden, der durch einen zugesetzten Indikator sichtbar gemacht werden kann. PRÉVOT und FERLY (1946) beschrieben eine Methode, mit deren Hilfe man die Sensibilität anaerober Organismen nachweisen kann, wobei der Endpunkt als die Konzentration bezeichnet wird, die gerade noch die Entfärbung des zugesetzten Janusgrüns verhindert. ROSS (1946) benutzte eine ähnlich aufgebaute Methode zur

Bestimmung der Penicillinsensibilität verschiedener Organismen. Die Organismen wuchsen auf Brewers-Nährboden, dem noch 0,01% Neutralrot als Indikator zugesetzt wurde. In den Röhrchen, in denen der Farbstoff durch die Mikroorganismen reduziert wird, erscheint eine intensive Fluoreszenz. Als Endpunkt wird dann die Konzentrationsstufe des Antibiotikums bezeichnet, bei der die Rotfärbung erhalten geblieben ist.

Aussagen darüber, ob ein bestimmtes Antibiotikum bakterizid (fungizid) oder bakteriostatisch (fungistatisch) wirkt, lassen sich dann machen, wenn man von der als Endpunkt bestimmten Konzentrationsstufe des Antibiotikums am Ende der Inkubationszeit Subkulturen anlegt. Durch das Anlegen dieser Subkulturen läßt es sich bei vorhandener Reaktion auch leicht feststellen, bei welcher Antibiotikum-Konzentration die Organismen abgetötet werden.

Unter einer bakteriziden Wirkung versteht man die letale Wirkung eines Therapeutikums (im vorliegenden Falle die eines Antibiotikums) auf Bakterien. Die bakterizide Wirkung steht in einem gewissen Gegensatz zu der bakteriostatischen, unter der man eine Hemmung des Bakterienwachstums versteht. Der Unterschied wird oft nur durch einen Zeitfaktor bestimmt, d. h. bei einer kurzen Einwirkungszeit des Therapeutikums beobachtet man bakteriostatische Erscheinungen, und bei einer längeren Einwirkungsdauer wirkt dann das Agens bakterizid. Fungizid und fungistatisch sind Termini, die entsprechend definiert werden können.

Wenn man die abtötende Wirkung der Antibiotika mit Hilfe der Subkultur feststellen will, muß man mit zwei verschiedenen Schwierigkeiten rechnen. 1. Wenn die Impfmenge sehr klein ist bzw. wenn sich nur wenige Organismen in der in Frage kommenden Verdünnungsstufe befinden, kann die Quantität einer Öse an lebenden Organismen aus jedem Röhrchen sehr verschieden sein; es können sich sogar überhaupt keine lebensfähigen Organismen in dieser Öse befinden. Um diesen Faktor auszuschalten, nimmt man auch eine Öse aus dem Kontrollröhrchen ohne Antibiotikumzusatz, das die gleiche Menge an Testorganismen wie die anderen Röhrchen enthält. Wächst ein Organismus in einer davon angelegten Subkultur gut, wird man auch in der entsprechenden Verdünnungsstufe bei Organismen, die nicht durch das Antibiotikum geschädigt sind, ein gutes Wachstum beobachten können. 2. Bei hohen Konzentrationen von bestimmten bakteriostatischen Antibiotika können diese mit in die Subkultur überführt werden, so daß dann hier eine Abtötung der Organismen vorgetäuscht werden kann. Dieser Schwierigkeit kann man entgehen, indem man Bakterienzellen und -sporen oder Pilzmycel und -sporen auswäscht, bevor man diese in die Nährlösung der Subkultur überimpft, oder man setzt auch zu dieser Kultur eine Substanz hinzu, die das Antibiotikum inaktiviert. Voraussetzung ist natürlich, daß eine solche das Wachstum der Organismen nicht beeinträchtigt.

Die Ergebnisse der einfachen Subkulturmethode sind nicht immer einwandfrei. Die Ergebnisse können dadurch unzuverlässig werden, daß bestimmte Antibiotika zwar den größten Anteil der Organismen abtöten können, daß aber immer noch ein großer Teil zurückbleiben kann, der gegenüber dem Antibiotikum resistent ist und der sich nun ungehindert vermehrt. Besteht der Verdacht auf Resistenzerscheinungen bei den Testorganismen, so muß man zu verschiedenen Zeiten der Bebrütung Proben aus den Testgefäßen entnehmen und durch Anfärben mit fluoreszierenden Farbstoffen auf die Anzahl der lebenden Organismen hin überprüfen (WELD, 1947, STRUGGER, 1949). Nimmt der Anteil der lebenden Organismen während des Testvorgangs nach einer anfänglichen Verminderung plötzlich zu, so ist immer der Verdacht auf das Auftreten resistenter Organismen gegeben.

b) Verdünnungsmethoden in festen Kulturmedien

Die Verdünnungsstufen, die man auf diesem Wege herstellen kann, sind zwar weniger leicht und bequem als die in flüssigen Kulturmedien durchzuführen, werden aber doch gern gebraucht. Sie werden in Agarröhrchen oder -platten angesetzt und besitzen gegenüber den Verdünnungen in flüssigen Medien den Vorteil, daß eventuell vorhandene resistente Mutanten der untersuchten Organismen in den festen Medien lokalisiert werden und dadurch nicht die empfindlichen zu überwachsen vermögen. REID und ANDERSON (1946) führten nach dieser Methode ihre Untersuchungen penicillinempfindlicher Organismen aus:
Der Test wird meist so durchgeführt, daß man das Antibiotikum in verschiedenen Verdünnungsstufen einem festen Kulturmedium (Nähragar) zufügt, das in Petrischalen ausgegossen wird. Der große Vorteil dieser Methode besteht darin, daß zur gleichen Zeit auf ein und derselben Platte verschiedene Organismen untersucht werden können. Die Organismen werden in Strichform auf die Platten aufgeimpft. Diese sogenannte Agar-Strich-Methode wurde von WAKSMAN und REILLY (1945) beschrieben und wird heute überall verwendet. Ein jeder Impfstrich eines Organismus wird mit einer dreifachen Wiederholung angelegt. Die Impfnadel wird zwischen einem jeden Strich nur leicht angehoben, aber nicht ausgewechselt, so daß drei verschiedene Intensitäten des Organismus auf einer Platte vorliegen und somit gleichzeitig mit Hilfe dieser Methode der Frage nachgegangen werden kann, ob die antibiotische Wirksamkeit in Abhängigkeit von der Größe bzw. Intensität des Impforganismus steht.
Da der aufgeimpfte Organismus bei dieser Methode lokalisiert ist und sich nicht im Nährmedium suspendiert befindet, wie es bei einem flüssigen Medium der Fall ist, können die hier erhaltenen Ergebnisse nicht miteinander verglichen werden, weil die Bedingungen, unter denen die Versuche angelegt wurden, nicht dieselben sind. Trotzdem kann man aber beobachten, daß die bei beiden Methoden erhaltenen Endpunkte sehr ähnlich sein können.
Eine Plattenverdünnungsmethode, die der von WAKSMAN und REILLY (1945) beschriebenen sehr ähnlich ist, wurde unabhängig davon von FRISK (1945) veröffentlicht. Auch WILLIAM (1947) untersuchte mit Hilfe dieser Plattenmethode 25 verschiedene Organismen auf ihre Penicillinempfindlichkeit. Der Nähragar einer jeden Platte enthielt genau abgemessene bestimmte Penicillinmengen. Nachdem die Platten getrocknet waren, wurde jeweils eine Öse voll Impfkeime auf kleine Quadrate (6,45 qcm) des Agars aufgestrichen, deren Maße auf der

Plattenunterseite mit Fettstift markiert wurden. Nach der ursprünglichen Vorschrift fanden auf einer Platte 20 bis 25 Quadrate Platz. Wurden für die Untersuchungen verschiedene Staphylokokkenstämme verwendet, so ließen sich keine Interferenzerscheinungen mit den Nachbarquadraten erkennen; jedoch muß man mit der Möglichkeit rechnen, daß falsche Ergebnisse entstehen können, wenn man mit anderen Testorganismen arbeitet. Es können Fehlergebnisse bei Untersuchungen über penicillinempfindliche Organismen auftreten, wenn sich solche unter ihnen befinden, die mehr oder minder stark Penicillinase bilden. Außerdem konnte beobachtet werden, daß bestimmte Organismen, die auf die Quadrate aufgeimpft wurden, selbst antibiotische Substanzen ausscheiden und deshalb mit den Nachbarquadraten interferieren. Man muß folglich die erhaltenen Ergebnisse auf derartige Möglichkeiten hin untersuchen. Eine Untersuchungstechnik, die diese mögliche Fehlerquelle berücksichtigt, wurde von HARPER und CAWSTON (1945) veröffentlicht. Sie untersuchten damit die Sensibilität verschiedener Bakterien auf Sulfonamide. Diese Methode ist für automatische Teste wie für Laboruntersuchungen geeignet.

Die Untersuchungsmethoden in festen Kulturmedien von COOKE (1945), die bereits unter dem Abschnitt „Testmethoden“ genannt wurden, können ebenfalls zu Untersuchungen über empfindliche Organismen, wie auch zum Nachweis der Antibiotika im Tier- oder Pflanzenkörper herangezogen werden. Man geht wie folgt vor:

Ein Volumen von 0,1 ml Serum oder eine andere gelöste Substanz, die auf ihren Antibiotikumgehalt untersucht werden soll, oder Pflanzenpreßsäfte direkt bzw. auch in passenden Verdünnungsstufen werden auf einer Nähragarplatte über eine rechteckige Fläche von 2 × 5 cm ausgebreitet. Als Nähragar hat sich dabei besonders Tryptoseagar bewährt, der in einer Schichtdicke von 5 bis 6 mm in die Petrischale gegossen wird. Die Rechtecke werden wieder auf der Plattenunterseite mit einem Fettstift oder mit Skriptol markiert. Nachdem der Agar getrocknet ist und vollständig waagerecht 2 bis 3 Stunden im Kühlschrank aufbewahrt wurde, ist die Flüssigkeit meist vollständig in den Agar hineindiffundiert. Man zieht dann immer längs der Seiten des Rechteckes mit einem gebogenen Draht oder einem dünnen Glasstab mehrere Impfstriche, die ca. 1 cm voneinander entfernt sein sollen. Die Platte wird unter für den Testorganismus optimalen Temperaturen bebrütet. Bei einer geeigneten Antibiotikumkonzentration wird das Wachstum des Testorganismus an der Stelle des Rechtecks unterbrochen sein, die die hemmend wirkende Antibiotikumkonzentration enthält, so daß sich diese sehr gut von der sonst bewachsenen Platte heraushebt. Benutzt man auf einer Testplatte drei in ihrer Empfindlichkeit verschiedene Organismen, so kann man bereits mit zwei oder drei Platten zu wertvollen Untersuchungsergebnissen kommen. Die Dichte des Impfstammes ist bei dieser Methode nur von geringer Bedeutung. Verwendet man für die Untersuchungen Staphylokokken, so benutzt man meist eine 1 : 10 verdünnte Aufschwemmung direkt vom Nähragar her. Die Methode kann auch standardisiert werden, wenn man gleichzeitig Organismen mit bekannter Empfindlichkeit mittestet. Diese Methode hat jedoch denen gegenüber, bei denen sich das Antibiotikum im ganzen Nähragar anfindet, wenige oder keine Vorteile, so daß für die Untersuchungen meist die zuerst beschriebenen Methoden benutzt werden. Bei der Agar-Block-Methode, die von ROSS (1946) ausgearbeitet wurde, um die Empfindlichkeit bestimmter Anaerobier gegenüber dem Penicillin zu untersuchen, ist eine mikroskopische Untersuchung auf Abwesenheit oder Wachstum der Organismen notwendig. Die Oberfläche eines kleinen Nähragarblocks, der eine bekannte Konzentration eines bestimmten Antibiotikums (in der Originalvorschrift Penicillin) und ferner noch einen Zusatz von 2% Natriumthioglycollat enthält, wird mit den Sporen des Organismus beimpft, dessen Empfindlichkeit untersucht werden soll, und nach einer Bebrütungsdauer von 10 Stunden auf Wachstumserscheinungen des Organismus hin geprüft. Diese Methode ist nicht nur auf Empfindlichkeitsuntersuchungen bei Anaerobiern beschränkt — hier wird der Agarblock unter anaeroben Bedingungen bebrütet —, sondern sie ist ebenso zu Sensibilitätsuntersuchungen bei anderen Organismen, z. B. Pilzen, geeignet.

c) Faktoren, die mit Empfindlichkeitstesten interferieren können

Da die Antibiotika auf ganz unterschiedliche Art und Weise wirken, darf es auch nicht überraschen, daß sich die Empfindlichkeit eines gegebenen Organismus gegenüber den verschiedensten Antibiotika sowohl quantitativ als auch qualitativ unterschiedlich verhalten kann. Dies tritt besonders dann in Erscheinung, wenn die Teste nach verschiedenen Methoden durchgeführt werden. Dieses unterschiedliche Verhalten ist jedoch nicht nur durch die verschiedenen Organismenarten bedingt, sondern auch verschiedene Stämme des gleichen Organismus können sich gegenüber ein und demselben Antibiotikum unterschiedlich verhalten (PARKER, 1946). Einige dieser bestimmenden Faktoren, soweit sie bisher bekannt sind, sollen nun besprochen werden.

α) Größe des Impfmaterials

Die antibakterielle Wirkung einiger Antibiotika ist hunderte oder tausende Male größer als für die an und für sich kleine Menge des Testorganismus notwendig wäre, während bei anderen Antibiotika dagegen die Aktivität bei kleinen Mengen des Testorganismus um ein Vielfaches höher liegt als bei großen Quantitäten. Die Frage, worauf diese Tatsache beruht, wurde von vielen Seiten untersucht und bisher nur zum Teil geklärt. Da diese Erscheinung sehr komplexer Natur ist, konnte sie keine vollständige Erklärung finden.

Zum Teil läßt sie sich dadurch erklären, daß der Organismus, der dem Antibiotikum gegenüber empfindlich ist, Möglichkeiten besitzt, durch Ausscheidung bestimmter Stoffe, meist enzymatischer Natur, die Antibiotika zu inaktivieren. So sind viele Stämme von *Bacillus subtilis* dem Penicillin gegenüber sehr empfindlich, doch können auch viele dieser Stämme die Penicillinase bilden. Bei einer kleinen Impfmenge bringen dann die Teste einwandfreie und zuverlässige Ergebnisse, da hier die gebildete Menge an Penicillinase so gering ist, daß das Testergebnis nicht beeinflußt werden kann und das Penicillin nur langsam und

unmerklich zerstört wird. Bei einer großen Menge des Organismus wird dagegen die gebildete Penicillinase in so großer Konzentration vorliegen, daß sie das Penicillin merklich zerstört, so daß an Hand dieser Teste die vorliegende Penicillinkonzentration um ein Vielfaches geringer erscheint, als sie in Wirklichkeit ist, wie man auch an Hand einer kleinen Impfmenge nachweisen konnte.
Es ist infolgedessen auch nicht richtig, daß in Arbeiten, die sich mit der Empfindlichkeit bestimmter Organismen gegenüber den verschiedensten Antibiotika befassen, wenig Wert auf die Angabe der verwendeten Impfmenge gelegt wurde, bzw. daß die Verfasser ihren Untersuchungen sehr unterschiedliche Quantitäten der Impforganismen zugrunde legten. Da sich wenig Angaben vorfinden, konnte noch nicht ermittelt werden, wie eigentlich die „optimale Menge“ des Impfmaterials beschaffen sein müßte.
Die folgende Zusammenstellung der in den Arbeiten immer wieder verwandten verschiedenen „Impfmengen“ zeigt an, welche unterschiedlichen Quantitäten von den einzelnen Autoren verwendet wurden und wie schwer es deshalb ist, die Ergebnisse miteinander zu vergleichen.

Tabelle 18

Zusammenstellung der unterschiedlichen Mengenangaben der Testorganismen bei den Sensibilitätstesten

Die Menge des Materials, die an einer Nadel bleibt, wenn diese senkrecht in die Organismensuspension eingetaucht wird Eine Öse voll Ein Tropfen Ein abgemessenes Volumen (0,005 bis 1,0 ml)	die unverdünnt oder auch in einer Verdünnung von 1 : 10 bis 1 : 10^6	einer	2 bis 24 Stunden alten Kultur benutzt wurde und von der	0,5 bis 25 ml des Nährmediums angeimpft wurden.

Schon die Zubereitung einer Organismensuspension wird nach verschiedenen Gesichtspunkten vorgenommen. Ein Teil der Autoren füllt das bewachsene Agarröhrchen mit sterilem Leitungswasser, aqua dest. oder einer Nährlösung auf und reibt oder stößt dann die Organismen mit der Impfnadel ab. Von dieser Suspension wird bei der einfachsten Methode einfach eine Öse voll für die weiteren Untersuchungen verwandt. Dieses so erhaltene Impfmaterial läßt sich natürlich nicht mit dem vergleichen, das direkt von einem flüssigen Kulturmedium entnommen worden ist. Von einzelnen Verfassern wird diese Suspension direkt den einzelnen Testgefäßen (Platten oder Röhrchen) zugesetzt, während von anderen Autoren vorgeschlagen wird, die Nährlösung in ihrer Gesamtheit zu impfen und sie erst dann in die Testgefäße zu überführen. Die Größe des Impfmaterials ist demzufolge oft mit der wichtigste Faktor, der beachtet werden muß, um gleichmäßige und reproduzierbare Ergebnisse zu erhalten. Bei allen Arbeiten, die sich mit den Fragen der Empfindlichkeit der Organismen befassen, müßte er mehr Berücksichtigung finden. Im gleichen Untersuchungslabor wird dieser Faktor eine geringere Rolle spielen, da hier die Testorganismen immer unter den gleichen Bedingungen wachsen, besonders im Hinblick auf die Temperatur und Länge der Wachstumszeit, und auch die Verdünnungen werden immer nach dem gleichen Schema angelegt. Aber auch hier hat man die absolut gleiche Zusammensetzung der Nährböden, die erfahrungsgemäß von Ansatz zu Ansatz in Kleinigkeiten doch immer wieder schwankt, nicht so in der Hand. Es ist deshalb gerade für derartige diffizile Untersuchungen empfehlenswert, immer größere Vorräte des gleichen Nährbodenansatzes herzustellen. Als weitere Überprüfungsmaßnahme — allerdings hier nur von sehr begrenztem Wert — ist es dienlich, gleichzeitig einen Standardorganismus von bekannter Empfindlichkeit mit zu untersuchen. Zu diesem Zwecke können Suspensionen wenig empfindlicher und widerstandsfähiger Organismen, wie *Staphylococcus aureus* oder *Bacillus subtilis*, über eine längere Zeitdauer hinweg im Kühlschrank aufbewahrt werden. Ist man gezwungen, mit empfindlicheren Organismen, z. B. Streptokokken, zu arbeiten, kann man nach der Methode von HEILMAN und HERRELL (1945) arbeiten, bei der die Organismensuspensionen ohne größere Einbuße in ihrer Vitalität bei der Temperatur des festen Kohlendioxydes aufbewahrt werden. Wenn jedoch Organismen, die sehr empfindlich sind, auf diese Weise nicht voll lebensfähig erhalten werden können, ist es sehr schwierig, Impfmaterial zu erhalten, das gleichmäßig genug ist, um gute Testergebnisse erwarten zu können.

Die erhaltenen Ergebnisse sind auch aus dem Grunde nicht immer miteinander zu vergleichen, da die Zahl lebensfähiger Sporen bei empfindlichen Organismen zu Beginn des Testes eine andere als am Schluß des Testes sein wird, denn sie kann sich während dieses Zeitraums sehr geändert haben. Es ist natürlich relativ einfach, zu einem gegebenen Zeitpunkt die Anzahl der lebensfähigen Organismen festzustellen. Der Testvorgang müßte also während seiner ganzen Dauer überwacht und die Quantität der Impfkeime müßte dauernd korrigiert werden.

Einige Autoren vergleichen die Intensität der Ausgangssuspension mit der Lichtdurchlässigkeit bestimmter Standardröhrchen. Obwohl diese Methode in manchen Fällen gut vergleichbare Werte ergibt, erfüllt sie nicht die an sie gestellten Ansprüche, wenn kleine Unterschiede in der Dichte der Impfmenge große Testunterschiede zur Folge haben.

Bei jungen Kulturen kann auch die Zahl der lebenden Sporen in der Blutkörperzählkammer festgestellt werden. Gute Erfolge bekommt man mit Hilfe von Vitalfärbungen mit fluoreszierenden Farbstoffen (STRUGGER, 1949).

β) Zeit der Bebrütung

Die genaue Beachtung der optimalen Inkubationszeit ist vor allen Dingen bei den Antibiotika wichtig, deren vorherrschende Wirkung darin besteht, die Verzögerungsphase der empfindlichen Organismen zu verlängern. Bei diesen Antibiotika kann man immer wieder beobachten, daß bestimmte Verdünnungsstufen nach einer 12stündigen Bebrütungszeit noch keine, jedoch nach einer 16stündigen Wachstumserscheinungen zeigen, so daß es sich in solchen Fällen empfiehlt, die Testablesung in mehreren, dicht aufeinanderfolgenden Zeitabschnitten vorzunehmen. Die gleiche Erscheinung, also das Auftreten von Wachstumserscheinungen in solchen Verdünnungsstufen, die zunächst „klar" (also ohne Organismen) erschienen, kann auch dann auftreten, wenn sich resistente Mutanten der Testorganismen während der Testdauer rasch vermehren oder wenn, bedingt durch ungünstige Testverhältnisse, die Antibiotika zerstört werden und schließlich auch, wenn die antibiotische Wirksamkeit durch den Testorganismus selbst inaktiviert wird.

γ) Zusammensetzung des Nährmediums

Bei einigen Antibiotika — z. B. beim Penicillin — haben geringe Veränderungen des Nährmediums auch nur geringen Einfluß auf das Ergebnis der Empfindlichkeitsuntersuchungen für die verschiedensten Organismen, während die Ergebnisse von Untersuchungen mit anderen Antibiotika davon sehr stark beeinflußt werden. Wird z. B. Streptomycin gegen eine Reihe pathogener Bakterien ausgetestet, ist seine Aktivität rund 100 mal größer, wenn als Nährboden Glukose-Serum-Wasser statt Glukose-Serum-Nährboden (fest) verwendet wird (MAY, VOUREKA und FLEMING, 1947).

Ähnliche Ergebnisse konnten auch von PRICE, RANDALL, CHANDLER und REEDY (1947) erzielt werden. Sie stellten fest, daß der Titer des Streptomycins gegen eine ganze Anzahl von Organismen rund 140 mal höher ist, wenn die Teste in einem nur spärlich mit Nährstoffen versehenen Nährboden durchgeführt werden, als in einem reichhaltiger zusammengesetzten Nährsubstrat. Während diese Ergebnisse teilweise mit einem unterschiedlichen Reaktionsvermögen beider Nährböden erklärt werden konnten, ist der Hauptfaktor dieser Erscheinung bis heute ungeklärt. Die Autoren stellten dazu folgendes fest: „Für Laboruntersuchungen dürfte es erforderlich sein, ein Standardnährmedium zu verwenden, das gegen alle anderen verschiedenen Nährmedien ausgetestet werden muß. Durch diesen Test wird man einen Teil der Fragen der unterschiedlichen Sensibilität der verschiedenen Stämme eines bestimmten Organismus aufklären können. Ferner können durch diesen Test leicht die Unterschiede zwischen den einzelnen Nährmedien erfaßt werden, so daß von jeder Nährlösung an Hand der vorliegenden Untersuchungsergebnisse ein Sensibilitätsfaktor aufgestellt werden kann. Dadurch dürfte es auch möglich sein, die Ergebnisse der Sensibilitätsuntersuchungen der einzelnen Laboratorien miteinander vergleichen zu können."

Es ist wahrscheinlich, daß die Untersuchungsergebnisse von RHYMER, WALLACE, BYERS und CARTER (1947) über die beträchtliche Streptomycin-Neutralisation von Lipositol so weitgehende Schlußfolgerungen zulassen, daß man dadurch einen Teil der unterschiedlichen Streptomycintiter auf verschieden zusammengesetzten Kulturmedien erklären kann.

Bei Gegenwart von Serum, Pepton und anderen Nährstoffen, Wachstumsstimulatoren und organischen Substanzen kann ebenfalls die Aktivität bestimmter Antibiotika vollständig aufgehoben werden. Bekannt ist ein derartiger inaktivierender Einfluß auf die Antibiotika Mycophenolsäure und Expansin, während dagegen die Aktivität von Gramicidin durch einen Zusatz von kleinen Mengen von Serum-Albumin zum Testnährboden allmählich zunimmt. Bei einigen Methoden, bei denen die Röhrchen der Verdünnungsreihen, die aufeinander folgen, unterschiedliche Mengen der Nährlösung enthalten — wenn auch diese Unterschiede meist nur geringfügig sein dürften — kann doch das Testergebnis davon beeinflußt werden. BROWN und YOUNG (1947) kamen zu dem Ergebnis, daß die Wirkung auf einen Stamm von *Escherichia coli* auf das fünffache zunimmt, wenn eine bestimmte Nährlösungszusammensetzung für den Streptomycinnachweis und für die -empfindlichkeit bestimmter Organismen verwendet und viermal verdünnt wird.

δ) Reaktionsvermögen des Nährmediums

Das Reaktionsvermögen des Nährmediums beeinflußt den Titer auf zwei verschiedenen Wegen. Sehr empfindliche Antibiotika können durch einen ungünstigen p_H-Wert der Testnährlösung zerstört werden. So ist das Viridin relativ stabil bei einem niedrigen p_H-Wert, jedoch bei p_H 7,6 (dem geeigneten p_H der meisten bakteriologischen Kulturmedien) wird der größte Teil seiner Aktivität innerhalb 5 Stunden bei 25° C zerstört (BRIAN, CURTIS, HEMMING und MCGOWAN, 1946). Ebenso ist das Gliotoxin in saurer Lösung stabil, wird aber sehr rasch in einem neutral reagierenden Nährmedium inaktiviert. Bei mittlerer Stabilität der Antibiotika und wenn der p_H-Wert des Testmediums nahe beim Optimum liegt, kann auch wenig über die Empfindlichkeit gewisser langsam wachsender Testorganismen ausgesagt werden. Diese Einschränkung ist besonders für bestimmte Pilze oder den Tuberkelbazillus zutreffend, da sich derartige Organismen manchmal langsam entwickeln, dabei aber den p_H-Wert des Testnährbodens so stark beeinflussen können, daß der Aktivitätsverlust der Antibiotika beträchtlich sein kann. Man kann diesen Schwierigkeiten begegnen, indem man immer frische antibiotikumhaltige Substanzen zum Testnährboden zusetzt, so daß hier der Antibiotikumgehalt immer annähernd konstant bleibt. Die Quantitäten, die dann zugesetzt werden müssen, werden dadurch ermittelt, daß man durch Teste, die man unter Berücksichtigung des Einflusses ungünstiger Bedingungen anlegt, feststellt, wie groß der Aktivitätsverlust ist.

Das Reaktionsvermögen des Nährmediums kann auch den Titer direkt beeinflussen, teilweise schon allein dadurch, daß das Antibiotikum selbst sauer oder alkalisch reagiert. So wie bestimmte antibakterielle Basen, wie z. B. das Streptomycin, aktiver werden, wenn der p_H-Wert des Testmediums ansteigt (z. B. ist der Titer um das Vierfache höher bei p_H 7,2 als bei 6,2), kann bei sauer reagierenden Antibiotika unter den gleichen Verhältnissen die Aktivität um die Hälfte oder auch etwas weniger sinken.

ε) Oxydations-Reduktions-Potentiale; Art der Durchlüftung

Ein Wechsel oder auch eine Änderung dieser genannten Faktoren kann manchmal auch den Titer beeinflussen. So konnte unter anderem gefunden werden, daß das Streptomycin unter anaeroben Bedingungen weniger aktiv als unter aeroben ist. GEIGER, GREEN und WAKSMAN (1946) führten dies auf eine Erniedrigung des p_H-Wertes des Testmediums zurück, die wiederum durch eine größere, unter anaeroben Kulturbedingungen in Erscheinung tretende Fermentation erklärt werden dürfte.

ζ) Salzkonzentration des Nährmediums

Die Aktivität des Streptomycins ist u. a. sehr stark von der NaCl-Konzentration in der Nährlösung abhängig, ohne daß man bisher eine befriedigende Erklärung dieser Erscheinung finden konnte. LOO, SKELL, THORNBERRY, EHRLICH, MCGUIRE, SAVAGE und SYLVESTER (1945) beobachteten, daß der Durchmesser der Hemmzonen bei der Papierblättchenmethode mit *Bacillus subtilis* als Testorganismus größer ist, wenn eine stärkere Konzentration an NaCl in der Nährlösung vorliegt. BERKMAN, HENRY und HOUSEWRIGHT (1947) fanden dagegen im gleichen Testverfahren, daß sich bei Gegenwart von 2% NaCl der Durchmesser der Hemmhöfe verringerte. Beide Verfasser konnten ferner noch den Nachweis führen, daß sich im Verdünnungstest bei Gegenwart von höheren NaCl-Konzentrationen in der Nährlösung auch andere Organismen weniger empfindlich gegenüber dem Streptomycin zeigten. Auch bei anderen Salzen liegen ähnliche Beobachtungen vor.

C. DIE DIFFUSIONSMETHODE

a) Einführung

Das Hauptprinzip dieser Methoden besteht darin, ein festes Nährmedium mit einem Organismus zu beimpfen, dessen Empfindlichkeit einem bestimmten Antibiotikum gegenüber ausgetestet werden soll. Man legt zu dieser Untersuchung ein Reservoir des Antibiotikums an, von dem aus das Antibiotikum in den Nährboden hineindiffundieren kann, so daß es hier in allmählich abnehmenden Konzentrationsstufen vorliegt. Diesen Antibiotikumkonzentrationen wird dann der Organismus ausgesetzt, dessen Empfindlichkeit untersucht werden soll, und zwar an verschiedenen Stellen des Mediums, so daß er von allen Antibiotikumkonzentrationen erfaßt werden kann. Wenn man bei den Beobachtungen von den Stellen ausgeht, an denen der Organismus zu wachsen beginnt und die Wachstumserscheinungen mit der in dieser Beziehung bekannten Empfindlichkeit bestimmter Standardorganismen vergleicht, kann man auf die Sensibilität des vorliegenden Organismus schließen.

Auch bei diesen Untersuchungsmethoden sind verschiedene Fehlermöglichkeiten vorhanden, die noch über die hinausgehen, die bereits bei den Verdünnungsmethoden besprochen wurden. Zuerst verdient Erwähnung, daß die antibiotische Aktivität sich während der Untersuchung ändern kann (zu einem gegebenen Zeitpunkt nicht mehr die gleiche wie zum Schluß der Untersuchung sein kann). Zweitens hängt das Auftreten von Wachstumserscheinungen der Organismen an einer bestimmten Stelle der Testplatte von verschiedenen Faktoren ab, wenn auch in der Hauptsache von der Länge der Verzögerungsphase des Organismus und weiterhin von der Diffusionsgeschwindigkeit des Antibiotikums. Wenn ein Organismus eine längere Verzögerungsphase als der gleichzeitig mit untersuchte Standardorganismus besitzt, scheint er bei einer Untersuchung nach der Diffusionsmethode empfindlicher zu sein als bei der Verdünnungsmethode. Dieser Testfehler wird nur geringfügig sein, wenn verschiedene Stämme des gleichen Organismus untersucht werden sollen, z. B. verschiedene Staphylokokkenstämme; er dürfte jedoch beträchtliche Ausmaße annehmen, wenn verschiedene Organismen bezüglich ihrer Sensibilität miteinander verglichen werden sollen.

Die Teste werden auf festen Medien in Petrischalen angesetzt und sind rein technisch denen sehr ähnlich, die man auch für die Aktivitätsbestimmungen der Antibiotika verwendet. Sie haben den Verdünnungsmethoden gegenüber den Vorteil, daß eine Sterilität der Proben hier weniger erforderlich ist. Für Serienteste, wie sie bei der Untersuchung vieler Pilz- und Bakterienstämme notwendig sind, die man aus erkranktem Material isoliert hat, sind sie deshalb sehr bequem durchzuführen. Vor allen Dingen erweisen sie sich auch dann sehr dienlich, wenn man die frisch isolierten phatogenen Organismen vergleichsweise mit der Empfindlichkeit von solchen untersuchen will, die schon längere Zeit nur auf künstlichen Substraten in Kultur gehalten wurden. Hier genügt auch meist eine nur annähernd genaue Feststellung. In anderen Fällen, in denen eine genaue Feststellung der Sensibilität notwendig wird, müssen alle eventuell auftretenden Fehlerquellen berücksichtigt und, soweit möglich, ausgeschlossen werden.

Es muß ferner gefordert werden, daß die Antibiotikumkonzentration, die im Zylinder- oder Lochtest keine Hemmzone mehr ergibt, unbedingt gleich der sein muß, die auch bei der Verdünnungsmethode ein Wachstum des Testorganismus gerade noch gestattet. An Hand von Großversuchen konnte immer wieder belegt werden, daß hier sehr leicht ein Mißverhältnis auftreten kann, das unbedingt beseitigt werden muß, wenn man vergleichbare und reproduzierbare Ergebnisse der Sensibilitätsuntersuchungen erhalten will.

Unter den Diffusionstesten werden folgende Testmodifikationen am meisten verwendet:

b) Viel-Strich-Methode

Die „gutter-plate", „trenche-plate" oder die „ditch-plate" Methode wurde von FLEMING (1929) benutzt, um die Empfindlichkeit verschiedener Organismen gegenüber Penicillin miteinander zu vergleichen.

Ein Agarstreifen von 0,5 bis 1 cm Breite wird aus einer gewöhnlichen Nähragarplatte, die in eine Petrischale gegossen wurde, herausgeschnitten. Der Organismus, der auf seine Sensibilität hin untersucht werden soll, wird in senkrechten Reihen zu dieser Rinne aufgeimpft. Die Rinne wird mit geschmolzenem und wieder abgekühltem Nähragar gefüllt, der mit dem Antibiotikum vermischt wurde. Wenn der Agar erstarrt ist, wird die Platte bebrütet. Das Wachstum der empfindlichen Organismen wird in um so größerer Entfernung von der Rinne einsetzen, je empfindlicher der Organismus gegenüber dem Antibiotikum ist.

Es wurden verschiedene Modifikationen dieser Methode ausgearbeitet. Manche Forscher impfen die Organismen erst dann auf, wenn die Rinne wieder mit dem antibiotikumhaltigen Agar gefüllt ist. Oft wird ein Filtrierpapierstreifen, der mit der antibiotikumhaltigen Lösung gesättigt ist, anstelle der mit antibiotikumhaltigem Agar gefüllten Rinne verwandt. In anderen Arbeiten wurde vorgeschlagen, ein rundes Stückchen Filtrierpapier oder Gaze, das mit dem Antibiotikum durchtränkt wurde, in die Mitte der Nähragarplatte zu legen und die Organismen, die auf ihre Empfindlichkeit hin untersucht werden sollen, radial dazu aufzuimpfen. Ein in der Mitte der Agarplatte gestanztes Loch, das mit einer Mischung von geschmolzenem aber ziemlich abgekühltem Agar und Antibiotikum gefüllt wird und zu dem die Organismen auch in Radialrichtung aufgeimpft werden, oder das Einfüllen der Antibiotika in die Höhlungen der Zylinder stellen Varianten dieser Untersuchungsmethoden dar. Manche Autoren tropfen das Antibiotikum auf die Agaroberfläche auf. Es kann auch auf ein Stückchen Filtrierpapier aufgetropft werden; dieses wird erst getrocknet und dann auf die Nähragarplatte aufgelegt (MORLEY, 1945). Bei verschiedenen Antibiotika, auch beim Penicillin, besteht keine Abhängigkeit zwischen dem Untersuchungsergebnis und der Dichte der aufgeimpften Organismen, dagegen nimmt bei anderen Antibiotika, deren Aktivität sehr stark von der Intensität der Testorganismen abhängt, sowie bei den Sulfonamiden (FLEMING, 1940) die Größe der Hemmzone in dem Maße ab, wie die Dichte des Impfmaterials zunimmt. Bei allen genannten Methoden können verschiedene Organismen gleichzeitig auf ihre Empfindlichkeit gegen eine gegebene Konzentration des Antibiotikums untersucht werden. Diese Teste geben an, ob der betreffende Organismus größere, annähernd gleiche oder geringere Empfindlichkeit als andere Organismen besitzt, doch gibt diese Methode keine Auskunft darüber, worin sich die Empfindlichkeit der verschiedenen Organismen voneinander unterscheidet.

In der Methode von MOHS (1945) wird die Empfindlichkeit eines in dieser Beziehung unbekannten Organismus in Prozent zum Standardorganismus ausgedrückt. Es hat sich an Hand vieler Testkurven herausgestellt, daß eine Berechnung dieses Wertes leicht zu Fehldeutungen Anlaß geben kann.

c) Einzel-Organismen-Methoden

Bei einer anderen Diffusionsmethode wird das Antibiotikum nur mit einem einzelnen Organismus in Kontakt gebracht. Bei der einfachsten Form wird die Nähragarplatte im ganzen, nur an der Oberfläche oder lediglich auf einem bestimmten Sektor mit dem Organismus beimpft, dessen Sensibilität untersucht werden soll. Die geeignete Antibiotikumkonzentration und -menge wird dann wieder in ein in den Agar gestanztes Loch oder auch in einen Zylinder gefüllt:

man kann sie auch auf die Agaroberfläche auftropfen lassen oder Papierblättchen damit tränken. Danach wird die Platte bebrütet. Der Durchmesser der Hemmzone wird anschließend gemessen und die Empfindlichkeit des Organismus wieder mit der anderer Organismen (Standardorganismen) verglichen.

THOMAS, LEVINE und VITAGLIANO (1944) und LEVINE und THOMAS (1945) beschrieben eine einfache Methode zur Sensibilitätsuntersuchung. Sie wurde ausgearbeitet, um die Penicillinempfindlichkeit gewisser Staphylokokkenstämme miteinander vergleichen zu können, kann aber durch entsprechende Modifikationen auch zu Untersuchungen der Empfindlichkeit anderer Organismen gegenüber den verschiedensten Antibiotika mit Erfolg angewandt werden:

Zu 15 ml geschmolzenem und wieder abgekühltem Agar werden 0,05 ml einer 20 bis 24 Stunden alten Kultur des Organismus zugefügt, dessen Empfindlichkeit untersucht werden soll. Nachdem der Agar gut durchmischt worden ist, wird er in sterile Petrischalen gegossen und in einem Kühlschrank aufbewahrt. Eine oder mehrere Verdünnungsstufen des Antibiotikums in Phosphatpuffer werden auf die Agaroberfläche übertragen, und zwar nimmt man eine Öse voll Material und verstreicht dieses auf dem Agar. Dann wird die Platte bebrütet, wobei sie vollständig waagerecht stehen muß. Nach 18 bis 22 Stunden wird die Größe der Hemmzone gemessen und die Empfindlichkeit des Organismus mit den Ergebnissen verglichen, die in Parallelversuchen auf Platten gleicher Antibiotikumverdünnungen mit einem Standardorganismus oder verschiedenen anderen Organismen unterschiedlicher Empfindlichkeit gewonnen wurden.

Eine ähnliche Methode wird von STEINER (1945) beschrieben. Zwei Papierstückchen, auf die jeweils 0,04 ml Penicillinlösung aufgetropft wurden, die 5000 und 500 IE/ml enthielten, und ein weiteres Stückchen, das mit einer Salzlösung durchtränkt war, wurden auf jede Platte aufgelegt. Die Agaroberfläche wurde in Kreuzstrichen mit den Organismen beimpft, deren Sensibilität festgestellt werden sollte und die Hemmzonen wieder mit denen der Standardorganismen verglichen.

MAY und STERN (1945) beschrieben eine weitere Methode zur Bestimmung der Sensibilität von Bakterien gegenüber einer Anzahl antibakteriell wirkender Agentien:

Eine Platte wird nach einer der üblichen Impftechniken mit dem Organismus beimpft, dessen Empfindlichkeit man untersuchen will. Eine dreieckige Hagedornnadel wird erhitzt und 2 cm tief in eine Creme getaucht, die aus wassermischbaren Grundsubstanzen und dem Agens besteht, dessen Einfluß auf die Empfindlichkeit der Organismen untersucht werden soll. Die Nadel wird dann vertikal in den Agar hineingestoßen, herumgedreht und wieder herausgezogen. Nach einer geeigneten Bebrütungszeit stellt man die Hemmhofgröße fest. Sie gibt im Vergleich mit der eines Standardorganismus oder anderer Organismen eine Möglichkeit, die Sensibilität der Organismen miteinander zu vergleichen. Jedoch läßt sich zu dieser Methode kritisch bemerken, daß neben der Gefahr, daß das Antibiotikum durch die Hitze zerstört wird, die durch die Dreiecknadel überführte Quantität so variabel ist, daß Vergleichsbestimmungen unmöglich sein dürften. Ferner ist die Lösung der Antibiotika in cremeartigen Substanzen sehr mühsam; manche werden dabei auch nachteilig beeinflußt, z. B. das Penicillin, so daß sich diese Methode wohl kaum durchsetzen wird.

D. EMPFINDLICHKEITSUNTERSUCHUNGEN BEI PILZEN

Alle bisher beschriebenen Methoden können mit besten Erfolgen auch bei den Untersuchungen der Empfindlichkeit der Pilze angewandt werden, speziell bei solchen, die gut sporulieren. Mit diesen Untersuchungen lassen sich alle fungiziden und fungistatischen Eigenschaften der Antibiotika erfassen. Das Impfmaterial wird nur durch eine Sporensuspension der in Frage kommenden Pilze gegeben. Eine derartige Suspension kann man durch Aufschütteln einer frisch sporulierenden Kultur mit Wasser oder einer geeigneten Nährlösung sehr bequem herstellen. Die Suspension wird anschließend durch sterile Baumwollgaze oder Filtrierpapier filtriert. Man kann die Aufschwemmung auch eine gewisse Zeit stehenlassen, damit die schweren Partikelchen wie Mycel- oder Agarreste sich absetzen können; die überstehende Flüssigkeit wird dann vorsichtig dekantiert. Um die Sporen leichter suspendieren zu können, setzt man in den Röhrchen gern sterile Glasperlen zu. Oft sind die Sporen wasserabstoßend. Sie sammeln sich dann an der Flüssigkeitsoberfläche und erschweren dadurch die Herstellung einer gleichmäßig suspendierten Lösung. Man kann dies verhindern, indem man der Sporensuspension zur Herabsetzung der Oberflächenspannung 0,1% einer Seifenlösung zusetzt (MOYER und COGHILL, 1946). Es muß bei diesem Zusatz dafür gesorgt werden, daß das Mittel nicht mit dem Antibiotikum interferiert. Bei den Untersuchungen muß stets zwischen der Empfindlichkeit der auskeimenden Sporen und des Mycels unterschieden werden.

Viele Pilze bilden ohne vorherige Manipulationen keine Sporen, so daß nur das Mycel überimpft werden kann. Bei einiger Mühe kann man eine relativ gleichmäßige Aufschwemmung des Mycels bekommen, wenn man es mit sterilem Sand zerreibt und unter aseptischen Bedingungen Wasser zufügt. Diese Methode wird seltener angewandt, da es schwierig ist, die Aufschwemmung steril zu erhalten. SAVAGE und VAN DER BROOK (1946) gaben an, daß das Pilzmycel von *Penicillium chrysogenum* und *P. notatum* durch den „Warning-blendor" sehr fein und gleichmäßig zerrieben wird. Die meisten der hier entstehenden Mycelfragmente sind voll lebensfähig. Es wird jedoch nichts darüber ausgesagt, ob dies auch für andere, besonders für die nicht sporulierenden Pilze zutrifft. Der genannte Apparat ist außerdem nicht in allen Fällen anwendbar. Die nichtsporulierenden Pilze testet man auch noch so aus, daß man Mycelstückchen in oder auf geeignete Nährsubstrate überimpft, die verschiedene Mengen des Antibiotikums enthalten, dessen Einfluß auf die Empfindlichkeit des Mycels untersucht werden soll (SMYTH und SMYTH, 1932; BURLINGAME und REDDISH, 1938—1939; SANDERS, 1946). Bei den Untersuchungen der Sensibilität der Pilze können immer wieder Testfehler entstehen, da die hier auftretenden Schwierigkeiten weniger leicht und vollständig zu beseitigen sind als bei den Bakterien. Das Pilzmycel ist nicht kompakt, und die Eindringungsmöglichkeit des Antibiotikums in das Pilzmycel wird immer den begrenzenden Faktor darstellen. Auf der anderen Seite hat man bei diesen Untersuchungen die Möglichkeit, die Mycelstückchen mit Hilfe eines Spatels bequem von einer Lösung in die andere überführen zu können. SHERWOOD (1942) ließ bei seinen Untersuchungen die Pilze auf Filtrierpapier wachsen, das in die Nährlösung hineintauchte. Unter sterilen Bedingungen zerschnitten, wurde es zusammen mit dem Pilz übertragen. Diese Methode wird mit Erfolg angewandt werden können, wenn das Mycel sehr leicht zerfällt und man ohne zusätzliche Verwendung des Filtrierpapiers nie gleichmäßige Mycelmengen überführen kann. Bei allen Untersuchungen muß dafür gesorgt werden, daß die Mycelstückchen so gleichmäßig wie nur möglich hergerichtet werden. Sie sollen alle die gleiche Größe besitzen und möglichst auch aus dem gleichen Sektor der Elternkultur stammen; gewöhnlich werden dabei die wachsenden Enden der Kultur bevorzugt. Da sich die Mycelstückchen in flüssigen Kulturmedien nicht immer gleichmäßig verhalten, da ein Teil von ihnen schwimmt, während ein anderer untersinkt, sind feste oder halbfeste Testmedien zu bevorzugen.

E. ABSCHLIESSENDE BETRACHTUNG DER SENSIBILITÄTSUNTERSUCHUNGEN DER ORGANISMEN GEGENÜBER ANTIBIOTIKA

Immer wieder muß darauf hingewiesen werden, daß die Sensibilität der verschiedensten Organismen weitgehend von den Bedingungen abhängt, unter denen die Untersuchung vorgenommen wurde. Diese Bedingungen müssen deshalb auch so eingehend wie möglich beschrieben werden. Die Ergebnisse der Sensibilitätsuntersuchungen sind nach folgenden drei Wegen festzustellen:

1. Festlegen der Antibiotikumkonzentration, die das Wachstum des Organismus gerade noch verhindert, bzw. ihn abtötet.

2. Festlegen der Sensibilität, d. h. von einem gegebenen Organismus muß ausgesagt werden, daß er x-mal sensibler oder resistenter als ein bestimmter Standardorganismus ist.

3. Klassifizierung des Organismus als „resistent" oder „sensibel".

Unter Resistenz der Organismen dem Antibiotikum gegenüber versteht man in diesem Fall ganz allgemein die Immunität bestimmter Mikroorganismen gegenüber der Wirkung des Antibiotikums auch in einer relativ hohen Konzentration. Die Resistenz der Mikroorganismen kann nach folgenden Gesichtspunkten bestimmt werden:

1. Natürliche Resistenz: Diese kann durch Gattungen, Arten oder Rassen solcher Organismen charakterisiert werden, die dem Antibiotikum vor der Versuchsanstellung noch nicht ausgesetzt waren, so daß eine langsame Gewöhnung ausgeschlossen bleibt.

2. Erworbene oder induzierte Resistenz: Bei bestimmten Mikroorganismen verursacht die Einwirkung subletaler Dosen eines spezifischen Antibiotikums eine Toleranz auch gegenüber steigenden Konzentrationen, sogar solchen, die das

Vielfache der ursprünglichen letalen Konzentrationsstufe betragen. Die erworbene Resistenz ist in manchen Fällen auch auf die Zusammensetzung des Testmediums und der Kulturflüssigkeit zurückzuführen, wie das von HAAS und SEVAG (1953) für *Aerobacter aerogenes, Pseudomonas aeruginosa, Salmonella paratyphi B.* und *Escherichia coli* gegenüber Polymyxin B nachgewiesen werden konnte. Die Beziehung zwischen den Nahrungsansprüchen und der Empfindlichkeit gegenüber dem Antibiotikum scheint bei jedem Organismus etwas anders zu sein, so daß man sie wohl auf Stoffwechselvorgänge zurückführen kann.

3. Übereinstimmende oder sich widersprechende Resistenz: Diese Resistenzerscheinung liegt dann vor, wenn die Organismen anfänglich gegenüber einem Antibiotikum oder mehreren empfindlich sind und dann langsam gegenüber einem resistent werden. Auch wenn sie es dann gegenüber den anderen werden, gibt diese Tatsache keinen Anlaß zu der Folgerung, daß es sich um gleiche oder ähnlich aufgebaute Substanzen handeln muß, sondern man kann daraus nur schließen, daß diese Antibiotika in ihrer Wirkungsweise einander sehr ähnlich sein müssen. Auf der anderen Seite kann beim Vorliegen gegenteiliger Resistenzbeobachtungen oft auf das Vorhandensein einander in ihrer Wirkungsweise sehr unähnlicher Antibiotika geschlossen werden.

XII. Schlußbetrachtung

Bereits in den Anfängen der Bakteriologie wurden Untersuchungen über die antibiotischen Stoffwechselprodukte von Mikroorganismen angestellt, wenn sie auch noch nicht systematisch vorangetrieben wurden. Nach der Entdeckung des Penicillins erfuhr die Antibiotikumforschung eine intensive Förderung. Durch ein ständiges Suchen nach neuen Antagonisten gelang der Nachweis, daß die Bildung antimikrobieller Stoffe in der Natur sehr weit verbreitet ist. Mehr als 200 gut beschriebene Antibiotika sind bereits nachgewiesen, und viele hunderte sind zwar bisher bekannt, aber noch nicht eingehend untersucht worden.
Die Frage, warum die zahllosen Untersuchungen der früheren Forscher über den mikrobiellen Antagonismus nicht fruchtbarer waren, ist von einigem Interesse. Bereits im vorigen Jahrhundert erkannte man, daß der mikrobielle Antagonismus auf einer Ausscheidung ganz spezifisch wirkender chemischer Substanzen beruht. Ein Antibiotikum, die Mycophenolsäure, wurde bereits damals isoliert, und ihre antibakteriellen Eigenschaften konnten nachgewiesen werden. Zu dieser Zeit schenkte man hauptsächlich von seiten der Humanmedizin der Antibiotikaforschung Beachtung und Interesse, da man unter den Antibiotika wertvolle Therapeutika erhoffte. Jedoch konnte trotz vieler Untersuchungen keine Substanz gefunden werden, die in der Medizin von bleibendem Wert war, da die gefundenen Substanzen weniger toxisch auf die Bakterien als auf die Menschen und Tiere wirkten. Die erste Ausnahme bildete das Penicillin. Es darf aber nicht übersehen werden, daß zur damaligen Zeit geringe Verbindungen zwischen Medizin, Biologie und Chemie bestanden. Die zahllosen Beobachtungen über mikrobiellen Antagonismus schlossen nie größere Versuche über die Natur des aktiven Prinzips ein, während auf der anderen Seite Antibiotika, die manchmal infolge chemischer Untersuchungen isoliert werden konnten, nur sehr oberflächlich auf ihr Wirtsspektrum hin untersucht wurden.
Auch in anderer Hinsicht bestanden Schwierigkeiten. Die aus der damaligen Zeit vorliegenden Untersuchungen lassen vermuten, daß Antibiotika, denen das größte biologische Interesse zugekommen ist, im ganzen gesehen nur solche waren, die sich leicht in reiner Form darstellen ließen. Die Isolierung und Reinigung einiger wichtiger Antibiotika war zum Teil sehr mühsam und nur unter sehr schwierigen Bedingungen durchzuführen. Vor allen Dingen war die Darstellung größerer Mengen Antibiotika, die zu eingehenderen chemischen und biologischen Untersuchungen notwendig waren, mit umständlichen Manipulationen verbunden. Oftmals lohnte der erwartete Erfolg nicht den Aufwand, oder die im Laboratorium durchgeführten Isolierungsmethoden waren im großtechnischen Rahmen undurchführbar.

Auch heute, zu einer Zeit also, in der die Antibiotikumforschung schon relativ weit vorangeschritten ist, ergeben sich noch verschiedene Probleme, die an die Entdeckung, Produktion und Isolierung der aktiven Prinzipien geknüpft sind, ferner an die Erkennung ihrer chemischen Struktur, an die Feststellung ihres Wirkungsspektrums und an ihre Toxizität gegenüber Bakterien-, Pilz- und tierischen Zellen. Außer diesen mehr analytischen Fragen ist oft noch die kompliziertere zu lösen, wie weit das Vorhandensein der Antibiotika in der Natur zum biologischen Gleichgewicht beiträgt.

A. PROBLEME DER ANTIBIOTIKABILDUNG

Ebenso wie auch andere Stoffwechselprodukte der Mikroorganismen wird ein gegebenes Antibiotikum nur unter bestimmten Umständen gebildet, nur sind diese meist noch schärfer definiert als die sonstigen Wachstums- und Entwicklungsbedingungen. Die optimalen Kohlenstoff- und Stickstoffquellen, die Gegenwart anorganischer Salzverbindungen sowie das Zusetzen von Substanzen zu den Nährlösungen, die die Antibiotikumbildung stimulieren können, müssen stärkste Beachtung finden. In einigen Fällen ist noch die regelmäßige Belüftung der Kulturlösungen der Antagonisten außerordentlich wichtig. Diese Faktoren sind bei den genau beschriebenen Antibiotika meist in allen ihren Einzelheiten bekannt; wenig kann aber bisher darüber ausgesagt werden, wie weit die Einwirkungen äußerer Bedingungen noch die Antibiotikumbildung komplizieren. In der letzten Konsequenz läßt sich deshalb auch formulieren, daß das Auffinden der optimalen Bedingungen, unter denen ein neu entdecktes Antibiotikum gebildet wird, meist auf rein empirischem Wege vor sich gehen muß und daß derartige Untersuchungen große Aufwendungen an Zeit und Mühe bedingen.

Viele Untersuchungen befaßten sich mit der Penicillinbildung, so daß die Bedingungen, unter denen das Penicillin heute gebildet wird, denen der ersten Penicillinherstellung weit überlegen sind. Eine große Bedeutung hatte dabei die Tatsache, daß ein Zusatz von „corn-steep-liquor" zur Grundnährlösung die Penicillinausbeute auf bemerkenswerte Weise stimulierte. Diese Wirkung ist zum Teil auf bestimmte anorganische Ionen zurückzuführen und zum anderen Teil auf organische Substanzen. Eine weitere wichtige Entdeckung bei der Penicillinfabrikation war, daß das Antibiotikum auch in großen Tanks gebildet wird, die mit den geeigneten Nährlösungen beschickt worden sind. Die Lösung mußte nur ständig in Bewegung gehalten und ausreichend durchlüftet werden.

Bei den antibiotischen Stoffwechselprodukten der Bakterien und Pilze beobachtet man nicht selten, daß diese Organismen ihre Antibiotika auf einem festen Medium sehr gut bilden, jedoch nicht in einem flüssigen Medium gleicher Zusammensetzung, obgleich das Antibiotikum dann wieder in Nährlösungen anderer Zusammensetzung nachgewiesen werden konnte. Einige Bakterien von dem Genus Bacillus bilden z. B. Antibiotika an der Oberfläche eines Agar-Fleischextrakt-Gels, aber nicht, wenn die Kolonien auf dünnen Lagen von

Fleischextrakt-Nährlösungen angezogen werden. Diese Erscheinung läßt sich teilweise damit erklären, daß das in der Nährlösung gebildete Antibiotikum durch ein Enzym zerstört wird, das in den festen Nährboden in die tieferen Schichten diffundiert und deshalb auf die Antibiotikumbildung ohne Einfluß ist. In den meisten Fällen dürfte dies nicht die letzte Erklärung sein. Die Produktion von Bacillin auf festen Nährboden wird durch Zugabe von Spuren an Mangansalzen stimuliert, während die gleichen Salze auf flüssigen Nährboden keinen derartigen Einfluß besitzen. Es gibt noch eine Anzahl bakterieller Antagonisten, die unter gewöhnlichen Bedingungen ihre antibiotischen Stoffwechselprodukte nicht in eine Nährlösung ausscheiden, sondern nur, wenn sie auf eine Zellophanmembran aufgeimpft werden, die mit ihrer Unterseite in die Nährlösung hineintaucht. Der Erfolg, den man manchmal erzielt, wenn man der Nährlösung etwas Agar zusetzt, beruht wahrscheinlich darauf, daß diese etwas versteifte Nährlösung dem Organismus mehr Halt bietet, so daß dieser nicht untersinkt und an der Nährlösungsoberfläche eine feste Kulturhaut bilden kann, die ihm auf Grund besserer Luftverhältnisse ermöglicht, gut zu wachsen und die Stoffwechselprodukte auszuscheiden. Im submersen Kulturverfahren hat es sich immer wieder erwiesen, daß zur optimalen Antibiotikumbildung eine sehr starke Durchlüftung bzw. auch das Durchströmen anderer Gasgemische oder reinen Sauerstoffs und ständiges Durchrühren der Kulturlösungen erforderlich sind. Auch bei diesem Kulturverfahren sind noch Fragen sehr komplexer Natur zu lösen. So ist noch vollständig ungeklärt, warum z. B. das Tyrothricin im submersen, gut durchlüfteten Kulturverfahren nur bei Zusatz einer der verschiedenen Aminosäuren gebildet wird — und zwar kommen dazu mehrere in Frage — jedoch nicht, wenn der Nährlösung eine Mischung der verschiedenen Aminosäuren zugesetzt wird, obgleich das Tyrothricin bei gleichem Zusatz im Oberflächenverfahren nachgewiesen werden kann.

Sichere Ergebnisse kann man bei allen diesen Untersuchungen erst dann erwarten, wenn genau festgestellt wurde, in welchem Alter der Antagonisten und auf welche Art und Weise die Biosynthese der aktiven Substanzen vor sich geht. Derartige Untersuchungen dürften wesentlich zur theoretischen Erklärung der antibiotischen Aktivität beitragen. Ausgenommen im Falle des Penicillins wurden diese sehr komplizierten Fragen nicht näher untersucht, und so ist auch nur wenig über die Bildung wesentlicher Vorstufen der Antibiotika bekannt, und man weiß wenig, ob Zugaben derartiger Vorstufen zur Kulturlösung die Antibiotikabildung merklich zu stimulieren vermögen. Eingehendere Untersuchungen wurden nur beim Penicillin angestellt, und zwar wurden den Nährlösungen Substanzen zugesetzt, die möglicherweise Vorstufen oder Zwischenprodukte der Biosynthese des Penicillins darstellen. Diese Untersuchungen führten zur weiteren Steigerung der Produktion und zu der interessanten Beobachtung, daß durch derartige Zusätze eine Variante des Penicillins gebildet wird, die sich von den unter natürlichen Bedingungen gebildeten Penicillinen sehr stark unterscheidet. Bei diesen Versuchen fügte man zu der Kulturlösung Substanzen zu, die in die Seitenkette des Penicillinmoleküls eingelagert werden können. Trotz dieser Untersuchungen konnte man sich noch keine Klarheit darüber verschaffen, wie das Penicillin aus den einzelnen Bausteinen aufgebaut wird.

Wenige Untersuchungsergebnisse liegen über den Einfluß der Umwelt auf die Bildung antimikrobieller Substanzen durch höhere Pflanzen vor. Es ist nur bekannt geworden, daß die Konzentration dieser Substanzen stark variiert, da sie vom Alter der Pflanze und der Jahreszeit abhängig zu sein scheint. Ungeklärt sind auch die Gründe für die Tatsache, daß sich das Antibiotikum manchmal in der ganzen Pflanze befindet, während es bei anderen hingegen nur in bestimmten Teilen konzentriert wird. Das Cheirolin befindet sich z. B. in den Samen des Goldlacks (*Cheiranthus cheiri L.*) und das Anemonin in den Samen der Butterblume (*Ranunculus bulbosus L.*) in größeren Konzentrationen als in den übrigen Pflanzenteilen. Das Crepin kann aus den Blüten, aber nicht aus den Blättern von *Crepis taraxacifolia* extrahiert werden. Das Enzym, das zur Bildung dieses Antibiotikums aus einer Vorstufe notwendig ist, konnte bisher nur in den Petalen (Kronblättern) nachgewiesen werden, obwohl die gleichen Vorstufen auch aus den Blütenstielen und aus den Pflanzenteilen unterhalb der Blüte extrahiert werden konnten.

Vergleichende chemische Untersuchungen über die Antibiotika aus höheren Pflanzen können oft große Hilfsmöglichkeiten für die systematische Botanik bilden (SIMONSEN, 1947). Die Anwesenheit oder Abwesenheit bestimmter antimikrobieller Substanzen kann vielleicht mit zur Bestimmung einer Art beitragen. *Arctium minus* (Klette) aus den USA. besitzt eine antibakterielle Substanz, die isomer einer solchen ist, die von der aus England stammenden *Arctium minus* extrahiert werden konnte. Die Substanzen besitzen zwar einen verschiedenen strukturellen Aufbau, haben aber ähnliche antimikrobielle und chemische Eigenschaften. Die Pflanzen in den USA. sind aus Europa eingeführt worden, so daß sich unter dem Einfluß der anderen Umwelt eine neue Rasse gebildet haben könnte.

Es konnte oft nachgewiesen werden, daß ein spezifisches Antibiotikum nur von bestimmten Stämmen einer gegebenen Spezies gebildet wird. Demgegenüber steht aber die Beobachtung, daß die Bildung eines Antibiotikums weder auf eine Art noch auf die Mitglieder eines Genus beschränkt zu sein braucht. Einige antimikrobielle Produkte pilzlicher Herkunft können von ganz verschiedenen Arten gebildet werden. Bis zur Gegenwart läßt sich noch nichts darüber aussagen, ob dies auch bei den antibiotischen Substanzen anderer Organismen der Fall ist oder ob die Bildung antibiotischer Stoffwechselprodukte der Bakterien und Aktinomyceten mehr an bestimmte Stämme gebunden ist. Die Tatsache, daß von einer Art mehrere Antibiotika nachgewiesen werden konnten, kann vielleicht als Unterscheidungsmerkmal einzelner Arten benutzt werden, wenn diese bezüglich anderer morphologischer und physiologischer Eigenschaften auch identisch erscheinen. Es ist selbstverständlich, daß derartige Vergleichsuntersuchungen nur unter gleichen Verhältnissen vorgenommen werden können. *Bacillus licheniformis* bildet z. B. das Ayfivin nur auf einem Nährboden ganz bestimmter Zusammensetzung, während auf einem anderen Nährmedium eine dem Licheniformin ähnliche Substanz gebildet wird.

Während ein Antibiotikum von verschiedenen Organismen oder Organismengruppen gebildet werden kann, ist auch der einzelne Organismus imstande, mehrere Antibiotika zu bilden. Dies kann gleichzeitig oder zu verschiedenen Wachstumsphasen des Antagonisten, unter gleichen oder unterschiedlichen Kulturbedingungen geschehen. Manchmal sind die gebildeten antibiotischen Substanzen chemisch sehr verschieden, wie es z. B. bei Helvolinsäure und Gliotoxin der Fall ist, die beide von *Aspergillus fumigatus* gebildet werden. In anderen Fällen besitzen diese Substanzen eine sehr ähnliche chemische Struktur, z. B. bei den verschiedenen Penicillinen, dem Streptomycin und dem Mannosido-Streptomycin und einigen der Pyo-Substanzen, die von Pseudomonas aeruginosa (*Pseudomonas pyocyanea*) gebildet werden. Diese Zusammenstellung der verschiedenartigsten Untersuchungsergebnisse zeigt, wie schwierig es ist, die Beziehungen zwischen der Natur der Antibiotika und den Spezies, die diese bilden, zu verallgemeinern.

Es ist auch wichtig, die Frage zu stellen — wenn sie heute auch noch nicht beantwortet werden kann — ob die Antibiotika, die sich nicht nur biologisch, sondern auch rein chemisch sehr stark unterscheiden, auch unter natürlichen Verhältnissen in gleicher Zusammensetzung auftreten. Einige Faktoren verzerren oder begrenzen das wahre Bild. Einer davon ist die willkürliche Wahl der Testorganismen, mit deren Hilfe man die mikrobielle Aktivität nachweist. In der Praxis zeigt es sich immer wieder, daß die Zahl der Testorganismen, die man in einem oder mehreren Testgängen untersuchen kann, sehr begrenzt ist, so daß hochspezialisierte Hemmstoffe unentdeckt bleiben können. Ein begrenzender Faktor besteht darin, daß die Organismen immer nur unter eng umrissenen Bedingungen in Kultur genommen werden können. Der dritte wichtige Faktor ist, daß bei den Untersuchungen meist immer nur die Kulturflüssigkeit auf eine antibiotische Aktivität hin untersucht wird. Dabei wird vernachlässigt, daß die Antibiotika oft in den Zellen der Antagonisten selbst eingelagert werden, so daß man sie nur unter ganz bestimmten Versuchsbedingungen nachweisen kann. Unzureichend ist auch, daß zum Austesten der Aktivität meist nur die Zylinder-Platten-Methode verwendet wird, denn durch diese Testmethode können die Antibiotika nicht erfaßt werden, die nur sehr begrenzt löslich sind oder nicht in der notwendigen Geschwindigkeit durch den Agar diffundieren können. Schließlich sind unsere bisherigen Kenntnisse über die Antibiose, vor allen auch über ihre chemische Natur, davon bestimmt, wie leicht die Antibiotika isoliert und dadurch auch charakterisiert werden konnten und ob die zukünftige Verwendungsmöglichkeit — hauptsächlich in der Medizin — eine eingehendere Untersuchung überhaupt lohnte. Es ist deshalb anzunehmen, daß sehr aktive Antibiotika bisher einer genauen Untersuchung entgangen sind.

B. INDUSTRIEPRODUKTION

Obwohl die Industrieproduktion der Antibiotika erst in den letzten 15 Jahren richtig eingesetzt hat, wird doch schon seit geraumer Zeit die Bildung anderer bestimmter Verbindungen, wie Butylalkohol, Aceton und Zitronensäure durch bakterielle oder pilzliche Fermentation industriell genutzt. Infolgedessen waren die Probleme der Züchtung der Mikroorganismen zum größten Teil schon vor der Gewinnung der Antibiotika im industriellen Maßstab bekannt. Trotzdem wurde die Industrie durch die Produktion des Penicillins — das erste Antibiotikum, das in größerem Maßstabe in der Industrie hergestellt wurde — vor ganz neue Aufgaben gestellt. Wenn auch viele Produktions- und Isolierungsbedingungen, die anfänglich sehr schwierig und kompliziert aussahen, auf einfache Weise gelöst werden konnten, war doch ein großer Arbeitsaufwand zur Lösung dieser Aufgaben erforderlich. Für erfolgreiches Arbeiten in Fabriken, die sich mit der Herstellung der Antibiotika befassen, ist ein vollkommenes Zusammenarbeiten von Chemikern, Mykologen, Bakteriologen und Chemie-Ingenieuren Vorbedingung. Aber auch diese müssen in engem Kontakt mit Untersuchungs- und Entwicklungslaboratorien stehen, die stets neue Fabrikationsmöglichkeiten erarbeiten müssen.

Daß große Organismenmengen nur relativ geringe Gewichtsmengen an antibiotischen Substanzen liefern, liegt daran, daß sich in den Kulturflüssigkeiten nur geringe Mengen der aktiven Substanzen anfinden. Es sind deshalb Anstrengungen notwendig, die Ausbeute an Antibiotika immer weiter zu steigern. Das Suchen nach noch aktiveren Stämmen der Antagonisten oder nach immer noch besseren Wachstums- und Entwicklungsbedingungen der Organismen kann kaum übertrieben werden. Die Erfolge, die in dieser Beziehung beim Penicillin erzielt werden konnten, tragen noch mehr als andere Faktoren dazu bei, daß diese Substanz — erst eine seltene Droge — nun überall reichlich zur Verfügung steht.

Schon bei den Vorversuchen unter Laborbedingungen empfiehlt es sich, nur solche Methoden zu verwenden, die ohne große Schwierigkeit auch in den Fabrikationsmaßstab übertragen werden können. Abschließend läßt sich sagen, daß eine erfolgversprechende industrielle Produktion der Antibiotika nur in enger Zusammenarbeit von Wissenschaft und Industrie möglich sein kann.

C. CHEMISCHE BESCHREIBUNG DER ANTIBIOTIKA

Vergleicht man die chemischen Strukturformeln der verschiedenen Antibiotika miteinander und überblickt die Antibiotika in ihrer Gesamtheit, wird man keine Verallgemeinerung bezüglich ihrer chemischen Natur vornehmen können. Bei einer derartigen Übersichtsbetrachtung kommt man weiter zu der Feststellung, daß über die chemische Natur einer beträchtlichen Zahl der Antibiotika nichts bekannt ist, während andere bereits einer größeren chemischen Gruppe zugeordnet werden konnten und bei einigen die chemische Struktur bis in alle Einzelheiten hinein aufgeklärt werden konnte. Unter den Antibiotika sind relativ einfach aufgebaute Moleküle bis zu komplexen Proteinen vertreten. Sie stellen Verbindungen dar, die nur Kohlenstoff, Wasserstoff und Sauerstoff enthalten bis zu solchen, denen noch Stickstoff, Schwefel oder Chlor eingelagert sind. Manche gemeinsame Eigenschaften können auch hier zusammengestellt werden, wenn man die Antibiotika zu natürlichen Gruppen zusammenstellt, d. h. wenn man sie nach den Spezies oder Stämmen ordnet, von denen sie gebildet werden. So läßt sich im allgemeinen sagen, daß Antibiotika, die von Pilzen gebildet werden, gleichgültig ob von Fungi imperfecti oder von Ascomyceten, Substanzen mit einem niedrigen Molekulargewicht sind. Sie lösen sich meist in organischen Lösungsmitteln und besitzen oft ein saures, seltener ein neutrales Reaktionsvermögen. Einige von ihnen gehören, wie viele andere pilzliche Stoffwechselprodukte, zu der einen oder der anderen kleinen chemischen Gruppe. So sind Fumigatin und Spinulosin Toluchinone, die Penicillinsäure kann den Tetroninsäuren zugeordnet werden. Die antibakteriellen Substanzen der Flechten können in die bekannte Gruppe der Flechtensäure eingereiht werden. Ungesättigte Laktone sind nicht selten unter den antimikrobiellen Produkten der Pilze und Bakterien zu finden. Eine Anzahl der aktiven Substanzen der Actinomyceten, wie u. a. Streptomycin und Streptothricin, sind organische Basen. Schließlich lösen sich die Antibiotika, die von Bakterien gebildet werden (obgleich es auch hier Ausnahmen gibt), nur mäßig in organischen Lösungsmitteln und besitzen den Dipol-Charakter der Polypeptide. Als Beispiele können hier das Ayfivin und das Polymyxin genannt werden.

Diese hier aufgezeichneten gemeinsamen Eigenschaften sind jedoch nicht nur auf die antimikrobiellen Eigenschaften beschränkt. Die Abhängigkeit oder die Beziehungen zwischen den Produzenten und den jeweiligen Antibiotika und ihrer chemischen Natur sind wahrscheinlich nur ein Beispiel für die grundlegenden Unterschiede in dem Stoffwechsel der verschiedenen Organismengruppen.

Außer den hier genannten Problemen, die mit der Biosynthese der Antibiotika in Verbindung gebracht werden können, sind andere, die mit der chemischen Struktur der gleichen Substanzen zusammenhängen, ebenfalls noch ungeklärt. Unter den Antibiotika, die von pilzlichen Organismen gebildet werden und deren chemische Natur genau aufgeklärt werden konnte, finden sich solche mit völlig neuartiger, bisher noch nicht bekannter Struktur. Einige dieser Substanzen, wenn auch nicht die Mehrzahl der pilzlichen Antibiotika, sind Derivate der Aminosäuren. Penicillin, das als ein zusammengesetztes Dipeptid bezeichnet werden kann, enthält eine Aminosäure und einen Laktamring, der sonst nicht wieder gefunden werden konnte. Das Penicillinmolekül wird aus einer Anzahl isomerer Verbindungen gebildet, die biologisch inaktiv sind. Die chemischen Eigenschaften des Penicillins sind ebenso bemerkenswert wie seine Aktivität gegenüber Mikroorganismen.

Auch die Aktinomyceten bilden Antibiotika, die sowohl vom biologischen wie auch vom chemischen Standpunkt her interessant sind. Das Streptomycin enthält eine neue Base, das Streptidin, das mit dem Inositol verwandt ist, sowie eine neue Seitenkette, die unter dem Namen l-Streptose bekannt ist.

Die bisher bekannten antimikrobiellen Substanzen der höheren Pflanzen sind weniger interessant als die der Mikroorganismen. Jedoch ist Alliin, die Vorstufe des Allicins, eine neue Aminosäure, und das Kernholz von *Thuja plicata* enthält drei isomere Antibiotika, deren Strukturformeln auch einen bisher nicht bekannten Bau besitzen (ERDTMANN und GRIPENBERG, 1948).

Die Untersuchungen über die von Bakterien gebildeten Antibiotika sind teilweise auch chemisch sehr interessant, da durch sie wahrscheinlich eine ganze Serie neuer Polypeptide entdeckt werden kann.
Neben ihrer Bedeutung für die Medizin wurden Penicillin und Streptomycin Objekte eingehender chemischer Untersuchungen. Gerade das Penicillin zeigt, daß gewisse Verbindungen von relativ einfachem chemischem Aufbau sehr schwierig synthetisch hergestellt werden können.

D. PROBLEME DER ANTIMIKROBIELLEN WIRKSAMKEIT

Die Gruppe der Antibiotika definiert man meist als Substanzen, die das Wachstum bestimmter Mikroorganismen zu hemmen vermögen. Sie sind dazu durch bestimmte Mechanismen in der Lage, die ebenso verschieden sind wie die chemischen Konstitutionen der Antibiotika. Bei einem allgemeinen Überblick über die Antibiotika fällt immer wieder auf, daß sie gegen bestimmte Organismen in einer außerordentlich geringen Konzentration wirksam sind, aber relativ unwirksam — auch in hohen Konzentrationen — gegenüber anderen Organismen sein können. Oft sind sie, genau wie viele der synthetisch hergestellten Drogen, wirksamer gegen gram-positive als gegen gram-negative Organismen. Dies ist jedoch keine allgemeingültige Regel. So wirkt das Polymyxin nur gegen eine bestimmte Gruppe gram-negativer Organismen. Viridin, Glutinosin, Griseofulvin und Bacillomycin u. a. sind weitaus wirksamer gegenüber Pilzen als gegenüber Bakterien. Die Spezifität eines Antibiotikums bezieht sich nicht nur auf bestimmte Spezies, sondern kann sich auch auf bestimmte Rassen beziehen. Diese Spezifität kann so weitgehend sein, daß sich zwei verschiedene Organismenrassen in ihrer Empfindlichkeit stärker unterscheiden, als zwei Stämme verschiedener Gattungen. Trotz zahlreicher Untersuchungen ist es bis heute noch nicht gelungen, über die Primärwirkung aller Antibiotika auf die Zellen Klarheit zu gewinnen. Substanzen von einem allgemein toxischen Charakter, wie das Tyrothricin, werden wahrscheinlich allein durch ihre lytische Wirkung als Hemmstoffe in Erscheinung treten, und zwar entweder durch Lysis der Zellmembran oder auch durch eine allgemeine Denaturierung der Proteine. Es kann jedoch kein Zweifel darüber bestehen, daß zumindest Antibiotika mit ganz spezifischer Aktivität in viel unübersichtlicherer und komplizierterer Weise wirksam sind. Das kann auch durch das Untersuchungsergebnis unterbaut werden, wonach einige Antibiotika nur auf Bakterien im wachsenden, aber nicht im Ruhestadium wirken. Beim Penicillin finden wir diese Wirkung in extremer Form ausgeprägt.
Nach TSCHESCHE (1952) wirkt ein Teil der Antibiotika direkt auf das Fermentsystem der Organismen. Fermente bestehen aus einem Eiweißträger-Apo-Ferment und einer niedermolaren Gruppe, dem Co-Ferment; zusammen bilden sie das Holo-Ferment, das katalytische Fähigkeiten entfaltet. Der Angriff einer therapeutisch wirksamen Substanz kann sich gegen das Apo- wie auch gegen das Co-Ferment richten, führt aber in jedem Falle zu einer Hemmung der Aktivität. Bei der Beeinflussung des Co-Fermentes handelt es sich meist um einen

Verdrängungsmechanismus, bei dem eine dem natürlichen Co-Ferment ähnlich gebaute chemische Verbindung dieses nach dem Massenwirkungsgesetz von seinem Apo-Ferment verdrängt. Diese Störung kann schon bei der Bildung des Co-Fermentes eintreten. Ein derartiger Vorgang liegt bei der Wirkung der Sulfonamide vor, die auf einer Störung der Synthese der Folsäure beruht. Ferner beobachtet man bei den Bakterien auch einen Verdrängungsmechanismus, bei dem die p-Aminobenzoesäure selbst von einem Eiweißträger verdrängt wird. Das Antibiotikum Aspergillinsäure, wie auch einige andere Antiseptika, verdanken ihre Aktivität der Tendenz zur Bildung von Komplexverbindungen mit Schwermetallionen, indem sie gewissen Fermenten das zum Aufbau notwendige Metallatom entziehen. Eine große Zahl der Antibiotika wirkt auch durch ihre Reaktionsfähigkeit mit dem Eiweiß der Apo-Fermente. Viele Fermente enthalten freie SH-Gruppen, von deren Integutat ihre Aktivität abhängt. Nur solche Substanzen sind als Chemotherapeutika zu verwenden, die in vivo in ausreichendem Maße bis zum Parasiten gelangen und nicht schon vorher durch Bildung von Verbindungen mit Bestandteilen des Wirtsorganismus abgefangen werden.

Ungeklärt ist bis heute noch, warum viele Antibiotika Aminosäuren der d-Reihe bzw. deren Derivate enthalten. Man könnte vermuten, daß sie bei der Störung des Apo-Fermentes eine Rolle spielen, wozu auch der vielfach ringförmige Aufbau einiger dieser Polypeptide beitragen mag. Sollte sich diese Vorstellung bestätigen, so würden diese Stoffe willkommene Testsubstanzen für die noch recht ungeklärten Fragen des Eiweißaufbaues in den Organismen werden können.

Eine dritte Gruppe der antibakteriell wirkenden Substanzen greift die, die Parasiten umschließende und von der Außenwelt trennende, Hülle an. Nach der Perforierung dieser Membran und dem Zusammentreffen des Antibiotikums mit der „Leibessubstanz" im Innern der Zelle treten noch weitere komplexspaltende und eiweißfällende Reaktionen hinzu.

Zur Untersuchung des Wirkungsmechanismus stehen nach TSCHESCHE (1952) folgende Untersuchungsmethoden zur Verfügung:

1. Die Wuchs- und Hemmstoffanalyse, die den Einfluß von Wuchsstoffen und ähnlich gebauten Verbindungen auf das Wachstum der Mikroben in vitro untersucht und deren Ergebnisse durch Kulturversuche mit Hilfe von mit Isotopen markierten Verbindungen kontrolliert werden können.

2. Die Mutationsforschung, wobei die Ausfallerscheinungen und Resistenzphänomene durch Untersuchung der biochemischen Reaktionsketten studiert werden können (im Zusammenhang mit der Methode 1).

3. Die Fermentforschung, deren Ergebnisse die Grundlage aller Deutungsversuche über den Wirkungsmechanismus der Antibiotika und aller anderen aseptischen Substanzen sein müssen.

Von SAZ und SLIE (1953) konnte der Eingriff des Aureomycins in den enzymatischen Stoffwechsel nachgewiesen werden. Die Nitro-Reduktase, die die organischen Nitrogruppen z. B. in Nitrobenzoesäure umwandelt, wird durch Aureomycin sehr stark gehemmt. Die Aureomycinwirkung ist viel weniger stark ausgeprägt,

wenn im Enzym die Cozymase durch ihr Dihydro-Derivat ersetzt wird und läßt sich sogar durch eine Erhöhung der Mn^{++}-Konzentration vollständig aufheben. Daraus wurde geschlossen, daß Mn für die Reduktion der Cozymase in diesem Enzymsystem wesentlich zu sein scheint und mit dem Aureomycin zusammen zu einem inaktiven Chelatkomplex umgewandelt wird.
Die Leichtigkeit, mit der manche Organismen den Antibiotika gegenüber resistent werden, und zwar innerhalb eines kürzeren Zeitraums als gegenüber anderen antimikrobiellen Substanzen, ist von großem praktischem und theoretischem Interesse. Diese Resistenzerscheinungen variieren sehr stark mit der Natur des Antibiotikums und bis zu einem gewissen Grad auch mit der Spezies des Testorganismus. So wird *Staphylococcus aureus* in vitro sehr rasch gegenüber der Helvolinsäure resistent, langsamer gegenüber dem Penicillin und zeigt unter den gewöhnlichen Bedingungen der Subkultur nur ganz geringe Tendenz zu Resistenzerscheinungen gegenüber dem Ayfivin. Die Entwicklung von Resistenzerscheinungen der Bakterien gegenüber den Antibiotika ist in Tierexperimenten meist weitaus geringer als bei den Versuchen in vitro, wie die verschiedensten Untersuchungsergebnisse zeigten.
Resistente Stämme zeigen gegenüber empfindlichen in ihrem biochemischen Charakter oft Unterschiede, wenn diese auch nicht bei allen Organismen nachweisbar sind. Ein interessantes Beispiel einer solchen Änderung konnte bei bestimmten Meningokokken, Staphylokokken und anderen Organismen nachgewiesen werden, die gegenüber dem Streptomycin resistent wurden. Sie können nicht nur bei Anwesenheit dieses Antibiotikums wachsen, sondern benötigen das Streptomycin als Wachstumsfaktor. Es kann kein Zweifel darüber bestehen, daß das Antibiotikum von diesen Organismen zum Stoffwechsel benötigt wird.
Organismen, die gegenüber einem Antibiotikum resistent geworden sind, brauchen nicht gleichzeitig auch die Fähigkeit zu besitzen, ein Enzym zu bilden, das dieses Antibiotikum zerstört. Diese Möglichkeit konnte allerdings schon bei einem Staphylokokkenstamm nachgewiesen werden, der bei einer außerordentlich hohen Penicillinkonzentration noch wachsen konnte. Untersuchungen ergaben, daß er bei Anwesenheit, aber nicht bei Abwesenheit dieser Droge Penicillinase zu bilden vermochte. Es ist wahrscheinlich, daß die Penicillinase nur in einer wachsenden Kultur auftreten kann und ihre Bildung nicht durch einen einfachen Kontakt der antimikrobiellen Substanz mit dem Organismus ausgelöst wird. Ob das Auftreten von resistenten Organismen nur eine Auslese der resistenten Mikroben aus einer normalen Population darstellt oder ob es mehr spezifischer Art ist und unter dem Einfluß des Antibiotikums vor sich geht, wird wohl vorläufig noch ungeklärt bleiben müssen. Durch die Antibiotikumforschung wird wahrscheinlich auch wesentlich zur Aufklärung des Wirt-Parasit-Verhältnisses beigetragen werden können. Trotz aller grundsätzlichen Ähnlichkeit der biochemischen Vorgänge in allen lebenden Organismen gibt es noch genügend qualitative und quantitative Unterschiede zwischen Wirt und Parasit, die aufzudecken eine der wichtigsten Aufgaben der Biochemie sein wird. Ihre Kenntnis würde die Chemotherapie aus der Empirie befreien und dem synthetisch arbeitenden Chemiker

die Mittel in die Hand geben, planend neue Bekämpfungsmittel zu entwickeln. Es würde darauf ankommen, bewußt diejenigen Phasen der Lebensprozesse im Parasiten zu treffen, die im Wirt nicht vorkommen oder mehr oder minder zeitweilige Schädigungen erfahren. Biochemie und Chemotherapie befruchten sich heute gegenseitig, denn für die erstere wirft jede neue chemotherapeutische Entdeckung ein weiteres Problem auf, dessen Lösung einen tiefen Einblick in die biochemischen Lebensvorgänge gestattet (GÄUMANN, 1953).

Nach ETTLINGER (1951) hat man bei den Antibiotika, ähnlich wie auch schon bei den Sulfonamiden, nach Substanzen gesucht, die imstande sind, ihre antimikrobielle Wirksamkeit aufzuheben. Durch derartige Untersuchungen erhielt man wertvolle Anhaltspunkte zur Aufklärung des Wirkungsmechanismus der Antibiotika. Der Typ der Konkurrenzhemmung konnte allerdings erst in einem Fall nachgewiesen werden. Es handelt sich dabei um das Cavacin, eine Aminosäure, die im Samen der tropischen Jackbohne (*Canavalia ensiformis*) in freier Form vorliegt. Sie besitzt eine dem Arginin analoge Struktur und kann bei gewissen Pilzen und Bakterien — und zwar sowohl bei Arginin-autotrophen als auch bei -heterotrophen Formen — im Stoffwechsel mit dieser lebenswichtigen Aminosäure konkurrieren und dadurch in millionenfacher Verdünnung das Wachstum dieser Organismen unterbinden. Arginin ist auch am Wirkungsmechanismus des Heteroauxins beteiligt. Ähnlich scheinen auch die Verhältnisse bei dem Antibiotikum Jodinin, das von *Chromobacterium iodinum* gebildet wird und ein Naphthochinon darstellt und bei dem Bacillin (*Bacillus subtilis*) zu liegen. Wahrscheinlich werden von diesen beiden Antibiotika auch lebensnotwendige Aminosäuren blockiert. Eine vollständige Beschreibung des Wirkungsmechanismus eines Antibiotikums muß nach HOTCHKISS (1948) folgende vier hypothetische Stadien erfassen:

1. Die Anhäufung des Antibiotikums in oder auf der Zelle, sei es durch Diffusion, Adsorption oder durch aktive Absorption.
2. Chemische Reaktion des Antibiotikums mit einem Bestandteil der Zelle.
3. Unterbrechung einer normalen Zellfunktion durch diese Reaktion.
4. Allmähliche oder sofortige Abänderung des gesamten Wachstumsprozesses durch diese Unterbrechung.

Bei keinem Antibiotikum ist die Annäherung an das aufgestellte Programm so weit gediehen, wie beim Penicillin.

Zur Forderung 1: Für die Untersuchungen wurde radioaktives Penicillin verwendet. Penicillinempfindliche Bakterien nehmen das Penicillin nach zwei verschiedenen Möglichkeiten auf: a) durch einfache Diffusion, die von der Außenkonzentration abhängig ist und die dem Konzentrationsgleichgewicht innerhalb und außerhalb der Zelle zustrebt. Ein derart aufgenommenes Penicillin ist nicht gebunden, sondern kann ohne weiteres auch wieder aus der Zelle herausdiffundieren. b) Bei niederen Penicillinkonzentrationen findet dagegen ein aktiver Absorptionsvorgang statt, der unabhängig von der Außenkonzentration des Penicillins einem für die Organismen zutreffenden Sättigungswert zustrebt. Dieses so aufgenommene Penicillin ist dann an die Zelle so fest gebunden

(Forderung 2), daß man von einer echten chemischen Verbindung sprechen kann. Der gesamte in der Zelle vorhandene Reaktionsapparat dürfte mit dem Penicillin reagieren. Es dürfte sich ferner bei dem unbekannten Reaktionspartner eher um einen Katalysator als um einen Metaboliten handeln (Forderung 3). Diese Konstanz nach b) gilt nur für „ruhende" Bakterien, d. h. solche, die sich in einem Hungermedium befinden; in einem solchen Medium, in dem eine Vermehrung der Organismen möglich ist, wird der das Penicillin absorbierende Faktor ständig regeneriert, und zwar bereits in den ersten Wachstumsstadien. Diese Vermehrung geht bei den resistenten Organismen mit einer Geschwindigkeit vor sich, die die Vermehrung der gesamten Zellsubstanz bei weitem übersteigt. Es kommt bei diesen Vorgängen zu einer Art von Wettrennen, und zwar zwischen der Neubildung des Faktors einerseits und einer Absättigung durch Penicillin andererseits (Forderung 4). Der Prozeß mit der größeren Geschwindigkeit entscheidet dann darüber, ob Wachstum oder Bakteriostase resultiert.

Als ein anderes Beispiel können die Hefen und die penicillinunempfindlichen Pilze genannt werden. Diese nehmen das Penicillin weder durch Absorption noch durch Diffusion auf. Es scheint, daß ihre Zellwand bzw. ihre osmotische Barriere für das Penicillinmolekül undurchlässig ist.

Wird durch die Reaktion eines unbekannten Faktors mit Penicillin ein ganz bestimmter Teil des Stoffwechsels blockiert, so muß sich dessen Vorstufe in den Zellen anhäufen. Es ließ sich nun auch in den Zellen der empfindlichen Bakterien ein Stoff nachweisen, der gegenüber den Kontrollkulturen in dreifacher Konzentration vorlag. Es handelt sich bei diesem Stoff um ein labiles Phosphat, dessen Eigenschaften mit keinem der bisher bekannten Phosphate identisch sind.

Biochemische Untersuchungen zwischen empfindlichen und unempfindlichen Bakterien haben weiterhin folgendes ergeben: Bei der Penicillinempfindlichkeit unterscheiden sich die gram-negativen stark von den gram-positiven Organismen, wie sie sich auch bezüglich ihrer Nährstoffansprüche unterscheiden. Ferner konnte der Nachweis erbracht werden, daß ein innerer Zusammenhang zwischen der Glutaminsäureassimilation und der Penicillinwirkung besteht. Dieser Zusammenhang wird noch durch eine Korrelation unterstrichen, die sich zwischen der Penicillinempfindlichkeit einerseits und der Assimilationsaffinität für Glutaminsäure andererseits ergibt. Ein gleiches gilt auch für die resistentgezüchteten Tochterstämme einer Art (Tochterstämme von *Staphylococcus aureus*). Diese Stämme werden dem Penicillin gegenüber resistent, wenn man sie auf die Fähigkeit hin züchtet, ohne Glutaminsäure auszukommen. Die Blockierung der Glutaminsäure scheint nicht die primäre Ursache zu sein, da sie nicht unmittelbar nach der Penicillingabe, sondern erst eine Stunde später einsetzt. Ferner läßt sie sich auch nur beobachten, wenn man das Penicillin auf wachsende, nicht aber auf „ruhende" Kulturen einwirken läßt. Diese Blockierung scheint nur in einer Plasmagrenzschicht stattzufinden, deren Durchlässigkeit verändert wird, da sich das Penicillin nur im Zytoplasma, nicht aber in den Wandschichten nachweisen läßt.

Auch die Atmung der Organismen erweist sich als penicillinempfindlich, ebenso die prüfbaren Reaktionen des Kohlehydrat- und des Proteinstoffwechsels. Der Nukleinstoffwechsel ist dagegen auch bei den „ruhenden" Bakterien sehr empfindlich. Schließlich konnte noch nachgewiesen werden, daß sich bei wachsenden Staphylokokkenkulturen unter Einwirkung des Penicillins die Bilanz Nucleotide : Nucleinsäuren gegenüber den unbehandelten Kontrollen zur Seite der Nucleotide hin verschiebt, und zwar sofort nach der Zugabe des Penicillins. Aus einer Arbeit von HOTCHKISS (1948) geht hervor, daß die Vergärung von Ribose durch Penicillin gehemmt wird, und zwar bei den Nucleotiden aus Uridylsäure, Guanosin und besonders stark bei solchen aus Guanylsäure. Bei den Nucleotiden, die Adenylsäure, Cytidylsäure, Adenin oder Cytidin enthalten, konnte keine Hemmung der Ribose-Vergärung durch Penicillin festgestellt werden. Uridin wurde nicht geprüft. Aus den Staphylokokken konnte bereits ein zellfreies Enzympräparat gewonnen werden, das Ribose aus Guanylsäure und Adenylsäure oxydiert, und wiederum hemmte das Penicillin die Reaktion mit Guanylsäure, nicht aber mit Adenylsäure.

Es beginnt sich somit eine Verbindung abzuzeichnen von der Ansammlung eines labilen Phosphates mit Uracil zu den Hemmungen des Abbaues von Guanosin und möglicherweise auch Uridin, so daß wir einer Erklärung des Wirkungsmechanismus zumindest des Penicillins näher gerückt sind.

Zur Aufklärung dieser Fragen dienten auch die Arbeiten von BELJANSKI (1953). Er konnte nachweisen, daß das Streptomycin mit den Ribonukleinsäuren bzw. mit den Nukleoproteiden Komplexverbindungen zu bilden vermag und dadurch ihre Polymerisation abbremst. Dagegen verhindert das Penicillin nicht die Polymerisation der Ribonukleinsäure, im Gegenteil können die Zerfallsprodukte des Penicillins an der Synthese der Proteine beteiligt sein. Ähnliche Auffassung vertritt UMBREIT (1952), der nachweisen konnte, daß nicht nur das Streptomycin mit den Nukleinsäuren und den Nukleoproteinen Komplexe zu bilden vermag, sondern daß die gleichen Eigenschaften auch den inaktiven Derivaten des Streptomycins zukommen. Die Komplexbildung erfolgt jedoch erst in Konzentrationen, die wesentlich über denen für eine Wachstumshemmung erforderlichen liegen. Auch die Hemmung der bei den verschiedenen Bakterienarten nachgewiesenen Diaminoxydase reicht für eine Streptomycinwirkung nicht aus. Da die Oxalessigsäure-Brenztraubensäure-Reaktion nur indirekt gemessen werden kann, ist es unbekannt, ob es sich bei der Hemmwirkung des Streptomycins nur um eine sekundäre Wirkung auf den Citronensäurezyklus handelt, oder ob vielmehr die chemische Struktur des Antibiotikums dabei eine Rolle spielt.

FOSTER und PITTILLO (1953) konnten in ihren Untersuchungsergebnissen bestätigen, daß bei Zugabe geeigneter Ergänzungsstoffe zum Nährboden (100 bis 1000 μ/ml) die für die vollständige Hemmung der Bakterien erforderlichen Konzentrationen Antibiotika gesteigert werden müssen. So müssen die Hemmkonzentrationen von Penicillin, Streptomycin, Aureomycin, Chloromycetin (Chloramphenicol), Terramycin und Bacillin auf das 4-8fache gesteigert werden.

Die Ergänzungsstoffe sind hauptsächlich: „Basamin", Pepton, Wilson's-Leber B- und Difco-Hirnaufguß. Die aufhebende Wirkung der Wachstumshemmung dieser Verbindungen gegenüber den einzelnen Antibiotika ist verschieden, jedoch proportional ihrer Konzentration. Es konnte noch ferner nachgewiesen werden, daß durch ein sechsstündiges Stehen des Antibiotikum-Ergänzungstoffe-Gemisches die antibiotische Aktivität an sich nicht verloren geht, d. h. daß Inaktivierungsvorgänge nicht eintreten, so daß die aufhebende Wirkung der Wachstumshemmung keiner Inaktivierung der Antibiotika zugeschrieben werden kann. Bei Aureomycin wirken folgende Verbindungen noch gleichsinnig: Riboflavin, Lumichrom, Inosin und Glykokoll.

Für die anderen Antibiotika sind noch eine Unzahl Untersuchungen erforderlich, bevor wir ähnliche Erklärungen abgeben können.

Nach EULER (1953) wirken die Antibiotika nicht selten dadurch, daß sie in die enzymatische Synthese der Wuchsstoffe eingreifen. Da zur Entwicklung der Mikroorganismen meist nur minimale Mengen an Wuchsstoffen benötigt werden, erscheint es verständlich, daß zu ihrer Inaktivierung schon minimale Quantitäten ihrer Antagonisten — in dem vorliegenden Falle der Antibiotika — ausreichend sind.

Eine wichtige Aufgabe im Gebiet der Antibiotikumforschung bildet die Erforschung effektiver Antibiotika gegen Viren, die sich nur in lebenden Zellen vermehren können. Ein wesentlicher Unterschied besteht hierbei zwischen den pflanzenpathogenen Viren — z. B. dem Tabakmosaikvirus — und den tier- und menschenpathogenen Viren, die sehr viel höhere Molekulargewichte als die erstgenannten besitzen. Die Komplexverbindungen, die die Viren darstellen, scheinen nur einige ganz spezifische Enzyme zu enthalten und diese auch nur in einer sehr geringen Konzentration. Mit dieser Tatsache steht wohl ihre hohe Resistenz gegen Enzymgifte und gegen sonst hoch wirksame Antibiotika in Übereinstimmung, wenn auch das Thiouracil das Tabakmosaikvirus schädigen soll. Nur die höchstmolekularen Viren, die sich schon den niederen Mikroorganismen nähern (Viren der Psittacose, der Lymphogranilomatosis, einige Pockenviren) zeigen eine etwas geringere Resistenz, z. B. gegen das Aureomycin. Gegen die Rickettsien, die eine Zwischenstellung zwischen den Viren und den Bakterien einnehmen, haben sich die Antibiotika Aureomycin und Terramycin als wirksam erwiesen.

E. MIKROBIELLER ANTAGONISMUS IN DER NATUR

Obgleich das schnell ansteigende Interesse an der Antibiotikumforschung in den letzten Jahren immer noch nicht seinen Höhepunkt erreicht zu haben scheint (schon allein durch die Bedeutung, die die Antibiotika in der Medizin erlangt haben), sind die Antibiotika jetzt noch durch die Möglichkeit interessant geworden, mit ihrer Hilfe Erreger von Pflanzenkrankheiten wirksam bekämpfen zu können. Eine derartige Methode besteht einmal in der Möglichkeit, dem Boden Organismen zuzusetzen, von denen bekannt ist, daß sie Antibiotika bilden können, die gegenüber den pathogenen Organismen wirksam sind, die man bekämpfen möchte. Ferner wird man auch Pflanzenkrankheiten unterdrücken können, wenn man die Antibiotika allein oder in Verbindung mit einem geeigneten Trägerstoff als Beiz-, Sprüh-, Spritz- oder Stäubemittel verwendet. Diese Bekämpfungsaussichten werfen natürlich die Frage auf, welche Stellung die Antibiotika in den allgemeinen Lebenserscheinungen einnehmen. Wahrscheinlich kann der Gehalt bestimmter antimikrobieller Substanzen im Kernholz mancher Waldbäume dieses vor dem Befall holzzerstörender Pilze schützen. Im Boden wird sich der mikrobielle Antagonismus vermutlich auf das komplexe und immer wechselnde Gleichgewicht der lebenden Bodenpopulationen beziehen. Die Tatsache, daß ein Antagonismus nur unter gut definierten Bedingungen im Labor beobachtet werden kann, läßt keine Rückschlüsse darauf zu, daß die gleichen Antibiotika von den gleichen Organismen auch im Boden gebildet werden können. Unter den natürlichen Bedingungen, die sehr stark von den im Labor gebotenen abweichen, kann das Antibiotikum entweder gar nicht gebildet werden, kann — wenn es zu einer Bildung kommt — durch andere im Boden befindliche Substanzen zerstört und neutralisiert werden, oder es wird nicht in den erforderlichen wirksamen Mengen gebildet bzw. ist wegen bestimmter anderer Faktoren, die meist noch unvollständig bekannt sind, nicht wirksam genug.

Der Nachweis, daß Antibiotika im Boden gebildet werden können, gelang 1954 WRIGHT, indem sie nach einer Animpfung des Bodens mit *Trichoderma viridi* eine antibiotische Aktivität des Bodens feststellen konnte. Wahrscheinlich handelte es sich bei der vorliegenden Verbindung um Gliotoxin. Der Boden (p_H 4,5 bis 5,2) wurde mit Kohlehydraten angereichert und autoklaviert. Gerade das Autoklavieren war von großem Einfluß auf die Antibiotikumbildung, da durch diesen Vorgang die Mikroflora verringert und eine Zunahme der löslichen Stickstoff- und Kohlenstoffverbindungen erzielt werden konnte. Dieser Zunahme scheint dabei die größere Bedeutung zuzukommen.

GROSSBARD (1951, 1953) stellte fest, daß viele der Standard-Antibiotikabildner aus dem natürlichen Boden isoliert werden konnten. Wenn auch der Boden als die natürliche Herkunft der Antagonisten betrachtet werden kann, darf doch nicht angenommen werden, daß die Antibiotika in einem an Nährstoffen so armen Substrat wie dem Boden gebildet werden können. Durch ein Zufügen bestimmter Nährsubstrate zum Boden erscheint jedoch auch hier die Antibiotikabildung möglich. In England konnten nach Zufügen von Dünger, Stroh, Timothegras (*Phleum pratense L.*) und Farnkraut zum Boden antibiotische Substanzen nachgewiesen werden. Diese organischen Zugaben fördern nicht allein das Wachstum der Mikroorganismen, sondern auch die Antibiotikumbildung.

Zahlreiche Veröffentlichungen beschäftigen sich mit den Beziehungen zwischen den Pflanzenwurzeln, von denen bei manchen eine Sekretion toxischer Substanzen nachgewiesen werden konnte und einer möglichen Antibiotikumbildung (LOEHWING, 1937). Besondere Aufmerksamkeit wurde diesen Untersuchungen deshalb geschenkt, weil ausgesprochen antimikrobielle Substanzen nachgewiesen werden konnten (SALISBURY, 1944). Allerdings konnte kein Nachweis darüber geführt werden, wie viele dieser aktiven Substanzen wirklich in den Boden ausgeschieden werden, da andere Faktoren, wie Nährstoffmangel, der auch durch den Stoffwechsel anderer Mikroorganismen bedingt sein kann, die gerade den im Medium befindlichen Nährstoff für sich aufgebraucht haben, für auftretende Hemmerscheinungen verantwortlich gemacht werden können.

DRAWERT (1949) führt in diesem Zusammenhang zwei Antibiotika an, die am natürlichen Standort das Wachstum der höheren Pflanze beeinflussen können. Es handelt sich um das aus den Trichterlingen *Clitocybe candida* und *C. gigantea* 1945 isolierte Clitocybin und einen noch nicht näher bekannten Wirkstoff aus dem Maipilz *Tricholoma georgii*. Diese Pilze zeichnen sich durch die Bildung von Hexenringen aus. Bei *Clitocybe candida* stirbt das Gras um die Fruchtkörper herum ab, während *Tricholoma georgii* gerade entgegengesetzt wirkt; hier ist das Gras an der Peripherie der Hexenringe höher und kräftiger gefärbt als das der Umgebung. Ob allerdings die hier die Grasentwicklung beeinflussenden Wirkstoffe mit dem Antibiotikum identisch sind, muß noch als sehr fraglich gelten.

Die Vermutung, daß die Lebenserscheinungen im Komplex der natürlichen Umgebung durch bestimmte Antibiotika beeinflußt werden können, kann schließlich nur dann als sicher erscheinen, wenn der Nachweis gelungen ist, daß ein Antibiotikum in wirksamer Konzentration von einem Organismus in der Nachbarschaft anderer ausgeschieden wurde. Darüber liegen bis jetzt noch keine eindeutigen Ergebnisse vor, zumal sich wenige Arbeiten unter natürlichen Bedingungen mit dem Problem der Ausscheidung antimikrobieller Substanzen von Bakterien, Pilzen und Pflanzen befassen. Es ist auch noch vollständig unbekannt, ob das Penicillin unter natürlichen Umständen eine Rolle spielt, so daß es den Pilz, der es produziert, im Konkurrenzkampf schützt und die relative Anzahl der Nachbarkolonien beeinflußt. Interessant ist dabei die immer wieder aufgestellte Behauptung, daß das Gliotoxin, das auch sehr stark auf die Mykorrhizenpilze wirkt, wahrscheinlich dafür verantwortlich zu machen ist, daß in den Böden von Wareham (USA.) Koniferen nicht zu wachsen vermögen. Es ließ sich nachweisen, daß bestimmte Aktinomyceten, die antagonistisch auf Pilze wirken, die an Zuckerrohr und Bananen parasitieren, stark befallsmindernd wirken. Ferner ließ sich belegen, daß das Juglon, das durch die Wurzeln der Walnußbäume ausgeschieden wird, das Wachstum einiger parasitärer und nichtparasitärer Pilze, aber auch das höherer Pflanzen in der nächsten Nachbarschaft der Bäume verhindern kann. Die Fähigkeit mancher Orchideenknollen — auch der Teile oder Fragmente dieser Knollen — das Wachstum der Mykorrhizenpilze zu verhindern, mag ein Grund mit dafür sein, daß sich diese Mykorrhizenpilze immer nur in bestimmten Teilen der wachsenden Orchideenknollen befinden. Diese Tatsache gab Anlaß zu der Vermutung, daß die Antibiose auch ein wesentlicher Faktor bei der Symbiose ist (RAMSBOTTOM, 1947).

Immer wieder kann man beobachten, daß nur eine große Organismenmenge eine starke Konzentration diffusibler Antibiotika zu produzieren vermag. Bestimmte Antibiotika sind gegenüber einer bestimmten Organismenmenge wirksam, d. h.

daß mit der anwachsenden Menge der Testkeime die Aktivität der Antibiotika geringer wird. Das Phänomen wurde zeitweilig mit der Menge der diffusiblen Zwischenprodukte in Zusammenhang gebracht, die für das Wachstum der Testorganismen notwendig sind und die von einer größeren Antibiotikummenge pro Anzahl der Organismen zerstört werden. Eine andere Erklärung lautet, daß ein Zwischenstadium vorliege, das sich zwischen Tod und Adaption befinde und sich dann, je nachdem, ob mehr Organismen oder mehr antbiotikumhaltige Substanz vorliegt, mehr nach der einen oder der anderen Seite hin verschieben könne. Als letzte Erklärung wird noch die Möglichkeit angeführt, daß resistente Varianten in der Kultur vorhanden sind bzw. in größeren Populationen leichter gebildet werden können.

Es erhebt sich noch die Frage, ob die Fähigkeit, antibiotische Substanzen zu bilden, im Wettbewerb mit anderen Mikroorganismen erworben werden kann. Diese Möglichkeit wäre dann denkbar, wenn die Stoffwechselprodukte des zweiten Organismus wesentlich für die Bildung der antibiotischen Substanzen des ersten sind. Unter diesen Umständen würde jedoch der erste Organismus keine erblichen Veränderungen erfahren.

Auf der anderen Seite steht fest, daß Pilze außerordentlich leicht zur Bildung von Mutanten befähigt sind. Durch Untersuchungen läßt sich auch belegen, daß diese Mutanten oft in einem weit größeren Maße als die Elternkulturen befähigt sind, Antibiotika zu bilden. Unter gewissen Bedingungen, die für die Mutanten optimal sind, überwachsen diese bald die ursprünglichen Stammkulturen. Trotz vieler Untersuchungen konnte jedoch noch nicht eindeutig erwiesen werden, daß diese Mutationen dadurch hervorgerufen wurden, daß sie der Produzent braucht, um mit anderen Mikroorganismen in den Wettbewerb treten zu können.

In dieser abschließenden Betrachtung wurde der Versuch unternommen, auf die Problematik der Antiobikumforschung hinzuweisen. Ausgehend von den fundamentalen Erkenntnissen des mikrobiellen Antagonismus werden weitere neue antibiotische Substanzen entdeckt werden können, deren chemische Strukturen und biologischer Wirkungsbereich allein alle aufgewandte Mühe lohnen werden.

XIII. Übersicht über die bisher beschriebenen Antibiotika

A. ANTIBIOTIKA VON BAKTERIEN

1. Alvein
(GILLIVER, HOLMES und ABRAHAM, 1949)

Löslichkeit: sehr gut löslich:	Wasser; gut löslich in wasserhaltigem Butylalkohol
Stabilität in Lösung:	wird über p_H 9,0 zerstört
Wirksamkeit:	grampositive Bakterien; gramnegative Bakterien sind weniger empfindlich
Produzent:	*Bacillus alvei*

2. Antibiotikum XG = Fungistatin
(LEWIS, HOPPER und SCHULTZ, 1946)

Löslichkeit: löslich:	Methylalkohol, Äthylalkohol
unlöslich:	Äther, Chloroform, Äthylacetat, n-Butylalkohol
Stabilität in Lösung:	säure- und alkalistabil
Wirksamkeit:	Pilze
Produzent:	*Bacillus sp*; wahrscheinlich zur *B. subtilis*-Gruppe zugehörig

3. Aspergillusfactor
(MICHENER und SNELL, 1949)

Löslichkeit: löslich:	Wasser, absoluter Äthylalkohol und Butylalkohol
unlöslich:	Äther
Stabilität in Lösung:	thermostabil (100° C bei p_H 2,5 für 15 Minuten)
Wirksamkeit:	Hefen, Pilze
Produzent:	*Bacillus subtilis*

4. Ayfivin (eine Mischung von mindestens drei Polypeptiden) (wahrscheinlich mit Bacitracin identisch)
(ARRIAGADA, SAVAGE, ABRAHAM, HEATLEY und SHARP, 1949)

Löslichkeit: löslich:	Wasser, Äthylalkohol
schwer löslich:	Aceton
unlöslich:	Äther
Stabilität in Lösung:	wird durch warme Säure oder Alkali zerstört
Wirksamkeit:	einige grampositive Bakterien
Produzent:	*Bacillus licheniformis*

5. Bacilipin
(NEWTON, 1949)

Löslichkeit: löslich:	Amylacetat, Benzol, Chloroform, Äther
schwer löslich:	Wasser
unlöslich:	Petroläther
Stabilität in Lösung	freie Säure unstabil; Salze sind in Lösungen von p_H 2,0—10,0 stabil
Wirksamkeit:	*Staph. aureus*
Produzent:	*Bacillus subtilis*

6. Bacillin
(FOSTER und WOODRUFF, 1946)

Löslichkeit: unlöslich:	organische Lösungsmittel
Charakteristische Eigenschaft:	Aktivität gehemmt durch „Antibacillin" und durch H_2S
Wirksamkeit:	grampositive und -negative Bakterien
Produzent:	*Bacillus subtilis*

7. Bacillomycin
(LANDY, WARREN, ROSENMAN und COLIO, 1948)

Löslichkeit: löslich:	niedere Alkohole, Aceton, Wasser
unlöslich:	Äther, Wasser bei p_H 2,5
Stabilität in Lösung:	ziemlich stabil gegenüber Hitze zwischen p_H 3,0 und 9,0
Charakteristische Eigenschaft:	fällt aus wäßrigen Lösungen bei p_H 2,5 aus
Wirksamkeit:	bestimmte Pilze
Produzent:	*Bacillus subtilis*

8. Bacilysin (Polypeptid?)
(NEWTON, 1949)

Löslichkeit: löslich:	Wasser, 80%iger Äthylalkohol
schwer löslich:	wasserfreier Äthylalkohol
Stabilität in Lösung:	wird inaktiv unter p_H 2,0 oder über p_H 9,0 während 5 Minuten bei 100° C
Wirksamkeit:	*Staph. aureus*, *Corynebacterium xerosis*, Mycobakterien
Produzent:	*Bacillus subtilis*

9. Bacitracin
(JOHNSON, ANKER und MELENEY, 1945)

Löslichkeit: löslich:	Butylalkohol, Wasser, Äthylalkohol
unlöslich:	Aceton, Äther, Chloroform
Stabilität in Lösung:	unstabil über p_H 9,0
Wirksamkeit:	grampositive Bakterien
Produzent:	*Bacillus subtilis*

10. Biocerin
(GOODLOW, JOHNSON und SCHAFER, 1947)

Löslichkeit:	löslich:	95%iger Äthylalkohol, Aceton, Äther, Chloroform
	unlöslich:	Wasser
Wirksamkeit:		gramnegative Bakterien
Produzent:		*Bacillus cereus*

11. Brevin
(BARNES und NEWTON, 1953)

Wirksamkeit:		grampositive Bakterien, *Mycobacterium tuberculosis*
Produzent:		*Bacillus brevis*

12. Chlororaphin
(MCILWAIN, 1941) $C_{12}H_8O_4N_2$

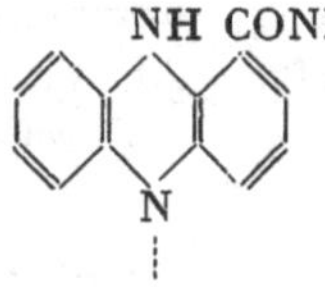

?

Löslichkeit:	sehr gut löslich:	Benzol, Chloroform, Petroläther
	schwer löslich:	Äthylalkohol, Aceton
	unlöslich:	Wasser
Charakteristische Eigenschaften:		sublimiert bei 210° C in Abwesenheit von Sauerstoff; oxydiert rasch zu dem grünen Farbstoff Oxychlororaphin
Wirksamkeit:		grampositive Bakterien
Produzent:		*Pseudomonas chlororaphis* G. & S.

13. Circulin-Polypeptin $(C_{39}H_{74}O_9N_{12})_n$
(MCLEOD, 1948; MURRAY und TETRAULT, 1948)

Löslichkeit:	löslich:	Wasser, niedere Alkohole
	unlöslich:	Kohlenwasserstoffe, Äther
Stabilität in Lösung:		stabil bei p_H 2,5—6,5; thermostabil; unstabil über p_H 7,0 in wäßriger Lösung
Wirksamkeit:		gramnegative Bakterien, Mycobakterien
Produzent:		*Bacillus circulans*

14. Colicin „CF1" oder „V" (Polypeptid?)
(HEATLEY und FLOREY, 1946)

Löslichkeit:	sehr gut löslich:	Wasser
	löslich:	Eisessig, Pyridin; unlöslich in den meisten organischen Lösungsmitteln
Stabilität in Lösung:		unstabil in alkalischer Lösung
Charakteristische Eigenschaft:		Aktivität nimmt bei Gegenwart von Serum zu
Wirksamkeit:		*Enterobacteriaceae*
Produzent:		*Escherichia coli*

15. Colistatin
(Gause, 1946)

Löslichkeit: löslich:	Wasser
unlöslich:	Aceton
Stabilität in Lösung:	thermostabil
Wirksamkeit:	grampositive und -negative Bakterien
Produzent:	sporenbildende Bodenbakterien

16. Comirin
(Forsyth, 1955)

Löslichkeit: löslich:	Wasser, 50%iger wäßriger Äthylalkohol und Aceton, Pyridin, Eisessig
unlöslich:	wasserfreie Alkohole, Aceton, Äther, Dioxan, Äthyl- und Amylacetat, Chloroform, Benzol, Petroleum
Stabilität in Lösung:	empfindlich gegenüber dem alkalischem Bereich, relativ stabil zwischen p_H 3 und 7
Charakteristische Eigenschaft:	Aktivität nimmt durch Erhitzen bei p_H 3,0 zu
Wirksamkeit:	Pilze
Produzent:	*Pseudomonas antimycetica* n. sp.

17. Diplococcin
(Gause, 1946)

Löslichkeit: löslich:	Wasser
Stabilität in Lösung:	wird rasch durch Alkali inaktiviert
Wirksamkeit:	*Streptococcus cremoris, Staph. aureus*
Produzent:	*Streptococcus sp.* (*lactis?*)

18. Endosubtilysin
(Saint-Rat de und Olivier, 1946)

Wirksamkeit:	*Staphylokokken, Mycobakterien*
Produzent:	*Bacillus subtilis*

19. Eumycin
(Johnson und Burdon, 1946)

Löslichkeit: löslich:	niedere Alkohole, Aceton, Wasser
unlöslich:	Äther, Wasser bei niedrigen p_H-Werten
Stabilität in Lösung:	wird inaktiv bei p_H 8,0 und darüber
Wirksamkeit:	*Corynebacterium diphtheriae*, Mycobakterien, Pilze
Produzent:	*Bacillus subtilis*

20. Fluvomycin
(CARVAJAL, 1953)

Wirksamkeit:		grampositive und -negative Bakterien, Pilze
Produzent:		*Bacillus subtilis*

21. Fungocin
(CERCÓS, 1950)

Löslichkeit:	löslich:	organische Lösungsmittel
	unlöslich:	Wasser
Stabilität in Lösung:		thermostabil
Wirksamkeit:		Pilze
Produzent:		*Bacillus subtilis*, *B. mesentericus*

22. Gramicidin-Tyrothricin (eine Mischung von mindestens vier Polypeptiden)
(DUBOS, 1939)

Löslichkeit:	löslich:	niedere Alkohole, Aceton, Dioxan, Pyridin, Essigsäure
	unlöslich:	Wasser, Äther, Chloroform
Stabilität in Lösung:		relativ stabil
Charakteristische Eigenschaften:		antibakterielle Wirkung wird durch Gegenwart von Serum erhöht, hämolytische Wirkung durch Glukose reduziert
Wirksamkeit:		grampositive Bakterien, Mycobakterien
Produzent:		*Bacillus brevis*

23. Gramicidin S
(GAUSE, BRAZHNIKOVA und LISSOVSKAYA, 1944)

Löslichkeit:	löslich:	Äthylalkohol, Chloroform
	unlöslich:	Wasser
Stabilität in Lösung:		relativ stabil
Wirksamkeit:		grampositive und -negative Bakterien
Produzent:		*Bacillus brevis*

24. Jodinin
(CLEMO und MCILWAIN, 1938)

$C_{12}H_8O_4N_2$

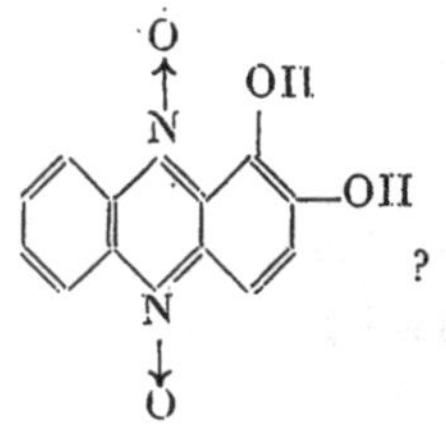

Löslichkeit:	löslich:	Benzol, Chloroform, Äthylacetat, Natronlauge, aber hier unstabil
	unlöslich:	Wasser, Äthylalkohol, Petroläther
Stabilität in Lösung:		säurestabil, alkalilabil

Charakteristische Eigenschaften:	Vitamin K und ähnliche Verbindungen sind hoch aktive Antagonisten
Wirksamkeit:	grampositive und -negative Bakterien
Produzent:	*Chromobacterium iodinum*

25. Laterosporin A und B
(BARNES, 1949)

Löslichkeit:	sehr gut löslich:	Wasser bei p_H 7,0
	löslich:	Wasser bei p_H 2,0, wasserhaltiger Butylalkohol
Stabilität in Lösung:		stabil zwischen p_H 2,0 und 8,0
Wirksamkeit:		grampositive und -negative Bakterien
Produzent:		*Bacillus laterosporus*

26. Licheniformin (eine Mischung von drei Polypeptiden)
(CALLOW und HART, 1946)

Löslichkeit:	sehr gut löslich:	Wasser, Methylalkohol
	schwer löslich:	Äthylalkohol
	unlöslich:	Aceton, nichtpolare Lösungsmittel
Stabilität in Lösung:		kann für 10 Minuten zwischen p_H 1 und 9 ohne Aktivitätsverlust autoklaviert werden.
Charakteristische Eigenschaft:		Niederschlag mit 1%igem Natriumhypochlorid
Wirksamkeit:		grampositive Bakterien, Mycobakterien
Produzent:		*Bacillus licheniformis* (*Bacillus subtilis*?)

27. Micrococcin (enthält N und S)
(SU, 1948)

Löslichkeit:	löslich:	Alkohol, Aceton, Chloroform
	sehr gut löslich:	Wasser
	unlöslich:	Äther, Benzol, Amylacetat
Stabilität in Lösung:		relativ stabil, ausgenommen in alkalischer Lösung; die getrocknete Substanz oxydiert sehr langsam
Charakteristische Eigenschaft:		fluoresziert blau im UV-Licht
Wirksamkeit:		grampositive Bakterien
Produzent:		*Micrococcus sp.* (*M. varians*?)

28. Mycosubtilin
(MICHENER und SNELL, 1949)

Löslichkeit:	löslich:	Pyridin, 70%iger Äthylalkohol, verdünnte Natronlauge; unlöslich in anderen organischen Lösungsmitteln
Wirksamkeit:		Pilze, Hefen
Produzent:		*Bacillus subtilis* (Subtilin-produzierende Stämme)

29. Nisin (Nicin)

(MATTICK und HIRSCH, 1944)

Löslichkeit:	sehr gut löslich:	Chloroform
	löslich:	Wasser
	schwer löslich:	Äthylalkohol, Wasser bei p_H 4,3
Stabilität in Lösung:		stabil in saurer Lösung bis zu 100° C
Wirksamkeit:		*Streptococcus agalactiae*, Staphylokokken, Aktinomyceten
Produzent:		*Streptococcus lactis*

30. Phthiocol

(ANDERSON und NEWMAN, 1933)

$C_{11}H_8O_3$ (isomer mit Plumbagin) 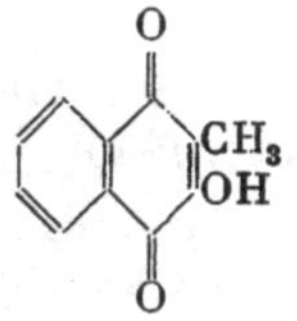

Löslichkeit:	löslich:	Wasser, organische Lösungsmittel
	unlöslich:	Petroläther
Charakteristische Eigenschaft:		Salzlösungen sind tiefrot gefärbt; im Dampf flüchtig
Wirksamkeit:		grampositive und -negative Bakterien
Produzent:		*Mycobacterium tuberculosis*

31. Polymyin A, B, C, D und E = Aerosporin-Bacillosporin (verschiedene Polypeptide)

(BENEDICT und LANGLYKKE, 1947; STANSLY, SHEPHERD und WHITE, 1947; AINSWORTH, BROWN und BROWNLEE, 1947)

Löslichkeit:	sehr gut löslich:	Wasser, Metyhlalkohol
	unlöslich:	Aceton, Äther
Stabilität in Lösung:		relativ hitzestabil zwischen p_H 2,0 und 7,0
Wirksamkeit:		gramnegative Bakterien
Produzent:		*Bacillus polymyxa synnonym B. aerosporus*

32. Prodigiosin

(WREDE und ROTHHAAS, 1934)

$C_{20}H_{25}N_3O$ 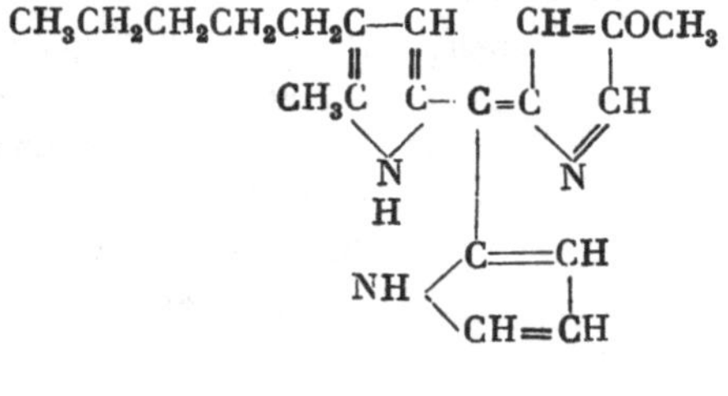

Löslichkeit: sehr gut löslich:	Wasser
löslich:	meiste lipoide Lösungsmittel
Charakteristische Eigenschaft:	rot in Lösung, wird bei Ansäuerung gelb; antifungale Wirkung wird durch Oleinsäure und Tween 80 gehemmt
Wirksamkeit	grampositive Bakterien, Pilze
Produzent:	*Chromobacterium prodigiosum*, *Serratia marcescens*

33. Substanzen von *Pseudomonas aeruginosa*

(HAYS, WELLS, KATZMAN, CAIN, JACOBS, THAYER, DOISY, GABY, ROBERTS, MUIR, CARROLL, JONES und WADE, 1945; YOUNG, 1947)

Pyo Ib $C_{31}H_{40}N_2O_2$
Pyo Ic $C_{34}H_{48}N_2O_2$

Löslichkeit: sehr gut löslich:	Alkohol
löslich:	Chloroform, Benzol, Dioxan, Äther
Stabilität in Lösung:	wird nicht durch konz. H_2SO_4 bei 100° C zerstört
Charakteristische Eigenschaft:	charakteristisches UV-Spektrum
Wirksamkeit:	grampositive Bakterien

Pyo II $C_{34}H_{46}N_2O_4$

Löslichkeit: löslich:	Natriumcarbonatlösung
schwer löslich:	Aceton, Benzol, Methylalkohol
unlöslich:	Natriumbicarbonatlösung, Petroläther
Stabilität in Lösung:	wie Pyo I
Charakteristische Eigenschaft:	wie Pyo I
Wirksamkeit:	wie Pyo I

Pyo III $C_{34}H_{44}N_2O_2$

Löslichkeit:	wie Pyo I
Stabilität in Lösung:	wie Pyo I
Charakteristische Eigenschaft:	wie Pyo I
Wirksamkeit:	wie Pyo I

Pyo IV $C_{16}H_{23}NO_3$

Löslichkeit:	wie Pyo I
Stabilität in Lösung:	wie Pyo I
Charakteristische Eigenschaft:	wie Pyo I
Wirksamkeit:	wie Pyo I

34. Pyocyanin $C_{13}H_{10}N_2O$
(WREDE und STRACK, 1924)

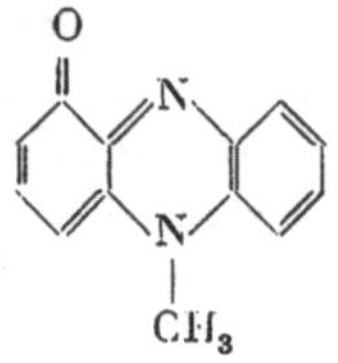

oder ein Isomer

Löslichkeit: sehr gut löslich: Wasser, Benzol, Äther, Petroläther
löslich: heißes Wasser, Pyridin
Charakteristische Eigenschaft: blaues Pigment, das aber leicht zu einer farblosen Leuco-Verbindung reduziert wird
Wirksamkeit: grampositive Bakterien
Produzent: *Pseudomonas aeruginosa*

35. Hemi-Pyocyanin $C_{12}H_8N_2O$
(WREDE und STRACK, 1924)

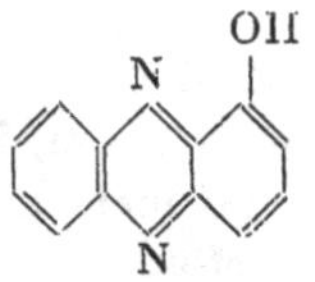

(a-Hydroxyphenazin)

Löslichkeit: löslich: Chloroform, verdünnte Laugen
Charakteristische Eigenschaften: sublimiert im Vakuum; rotviolette Lösung im alkalischen Bereich, die gelb wird, wenn man sie neutralisiert
Wirksamkeit: grampositive und -negative Bakterien, Hefen, Pilze
Produzent: *Pseudomonas aeruginosa*

36. Pyolipinsäure $C_{11}H_{22}O_3$
(BERGSTRÖM, THEORELL und DAVIDE, 1946)

Löslichkeit: löslich: Äthylalkohol, Äther, Petroläther
Salze sehr gut löslich: Wasser (ausgenommen Ca- und Ba-Salze); Bleisalz sehr gut löslich: Äthylalkohol; Äther
unlöslich: Wasser
Wirksamkeit: *Mycobacterium tuberculosis*
Produzent: *Pseudomonas aeruginosa*

37. Rhizoctoniafactor
(MICHENER und SNELL, 1949)

Löslichkeit: unlöslich: Äthyl- und Butylalkohol
Stabilität in Lösung: hitzestabil
Wirksamkeit: Pilze
Produzent: *Bacillus subtilis*

38. Simplexin
(GORDON und HAENSELER, 1939)

Löslichkeit:	löslich:	Methylalkohol, 95%iger Äthylalkohol
	unlöslich:	Chloroform, Äther, Benzol, Äthylacetat, n-Butylalkohol
Stabilität:		säurestabil, alkalilabil
Wirksamkeit:		grampositive und -negative Bakterien, Pilze
Produzent:		*Bacillus simplex*

39. Subtenolin
(HIRSCHHORN, BUCCA und THAYER, 1948)

Löslichkeit:	sehr gut löslich:	Wasser, Äthylen-Glycerin, 95%iger Methylalkohol
	unlöslich:	Aceton, Butylalkohol, Äther, 95%iger Äthylalkohol
Stabilität in Lösung:		hitzestabil; sehr labil gegenüber dem Trocknungsprozeß bei Wasseranwesenheit
Charakteristische Eigenschaften:		rohe Präparate ergeben eine braune Farbreaktion mit Eisenchlorid; stark reduzierende Wirkung; positive Ninhydrin-Reaktion
Wirksamkeit:		grampositive und -negative Bakterien
Produzent:		*Bacillus subtilis*

40. Subtilin
(HUMFELD und FEUSTEL, 1943)

Löslichkeit:	löslich:	Wasser, Methylalkohol
	schwer löslich:	Salzlösungen, verdünnter Butylalkohol
	unlöslich:	wasserfreier Äthylalkohol, Aceton, Äther, Chloroform
Stabilität in Lösung:		Aktivität wird durch Säure- oder Alkalieinwirkung zerstört
Wirksamkeit:		Mycobakterien, grampositive Bakterien, Pilze
Produzent:		*Bacillus subtilis*

41. Subtilin C (Polypeptid, diffundiert sehr langsam)
(HASSALL, 1948)

Löslichkeit		fällt in 80%igem Äthylalkohol bei p_H 2,3 aus
Stabilität in Lösung:		am stabilsten bei p_H 2,5; wird rasch durch Alkalieinwirkung inaktiviert, unstabil im Sonnenlicht
Wirksamkeit:		grampositive Bakterien, Mycobakterien
Produzent:		*Bacillus subtilis*

42. Subtilysin (scheint ähnlich dem Actinomycin aufgebaut zu sein)
(VALLÉE, 1945)

Löslichkeit:	löslich:	Wasser
	unlöslich:	organische Lösungsmittel
Stabilität in Lösung:		wird bei 80° C inaktiviert
Wirksamkeit:		lytische Wirkung auf grampositive und -negative Bakterien
Produzent:		*Bacillus subtilis*

43. Toximycin
(STESSEL, LEBEN und KEITT, 1952)

Löslichkeit:	löslich:	Wasser, 50%iges Aceton, 80%iger Äthylalkohol
	sehr gut löslich:	Wasser von p_H 5 bis 6, absoluter Äthylalkohol, Eisessig
	schwer löslich:	Dioxan, n-Butylalkohol, Isopropanol
	unlöslich:	Äther, Chloroform, Benzol, Methyl-, Äthyl- und Amylacetat, Wasser unter p_H 4,6
Stabilität in Lösung:		im neutralen Bereich hitzestabil
Wirksamkeit:		Pilze
Produzent:		*Bacillus subtilis*

44. Tyrocidin A $C_{66}H_{86}O_{13}N_{13}$ (Dekapeptid)
(DUBOS, 1939)

Löslichkeit:	löslich:	meiste Alkohole, Essigsäure, Pyridin
	schwer löslich:	wasserfreie Alkohole, Wasser
	unlöslich:	Äther, Chloroform, Kohlensäure
Stabilität in Lösung:		relativ stabil
Charakteristische Eigenschaft:		Aktivität wird stark durch Protein reduziert; stark haemolytisch
Wirksamkeit:		grampositive Bakterien
Produzent:		*Bacillus brevis*

45. Violacein $C_{42}H_{35}O_6N_5$?
(SINGH, 1942)

Löslichkeit:	löslich:	Dioxan;
	schwer löslich:	Äthylalkohol
	unlöslich:	Wasser
Wirksamkeit:		grampositive Bakterien, Pilze
Produzent:		*Chromobacterium violaceum* (*Bacillus violaceus*)

46. Xerosin
(GROUPÉ, PUGH, LEVINE und HERRMANN, 1954)

Löslichkeit: löslich: n-Butylalkohol, Äther, Chloroform, Petroläther, Äthylacetat, Benzol
Stabilität in Lösung: thermostabil, stabil gegenüber Alkali
Wirksamkeit: Viren
Produzent: *Achromobacter xerosis*

47. Faktor von *Pseudomonas fluorescens*
(LANDENBERGER, 1952)

Charakteristische Eigenschaft: blaugrüne-rotviolette Fluorescens
Wirksamkeit: gramnegative Bakterien

B. ANTIBIOTIKA VON AKTINOMYCETEN

1. Abikoviromycin
(UMEZAWA, TAZAKI und FUKUYAMA, 1952)

Wirksamkeit: Pilze, grampositive und -negative Bakterien, östliche und westliche Stämme des Encephalomyelitis-Virus
Produzent: *Streptomyces abicoensus, S. rubescens*

2. Achromycin
PORTER, HEWITT, HESSELTINE, KRUPKA, LOWERY, WALLACE, BOHONOS und WILLIAMS, 1953)

Löslichkeit: löslich: Butylalkohol, Äthylalkohol, Wasser
Wirksamkeit: Pilze
Produzent: *Streptomyces albo-niger*

3. Actidion $C_{15}H_{23}NO_4$
(WHIFFEN, BOHONOS und EMERSON, 1946)

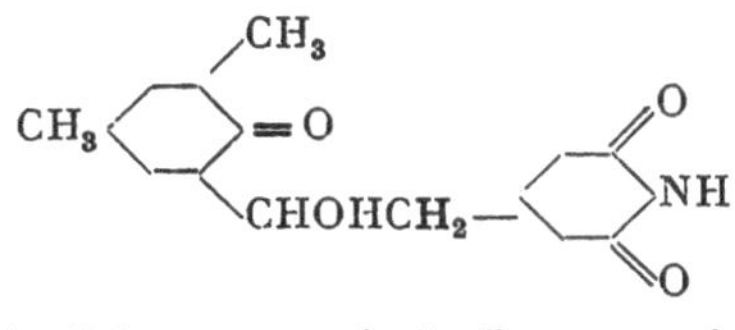

Löslichkeit: löslich: organische Lösungsmittel
schwer löslich: Wasser
Stabilität in Lösung: wird rasch durch verdünnte Laugen inaktiviert
Wirksamkeit: Pilze
Produzent: *Streptomyces griseus*

4. Actinomycelin
(CERCÓS, 1948)

Löslichkeit: löslich:	Äther und andere organische Lösungsmittel
Charakteristische Eigenschaft:	grün gefärbte Verbindung
Wirksamkeit:	grampositive Bakterien
Produzent:	*Actinomyces sp.*

5. Actinomycetin (großmolekülig, wahrscheinlich Protein)
(WELSCH, 1941)

Löslichkeit: löslich:	Wasser
unlöslich:	organische Lösungsmittel
Stabilität in Lösung:	labil bei und unter p_H 4,0; thermolabil
Wirksamkeit:	lytische Wirkung auf lebende grampositive und tote gramnegative Bakterien
Produzent:	*Streptomyces albus*, *Actinomyces violaceus*.

6. Actinomycin $C_{41}H_{56}O_{11}N_8$ = A
(WAKSMAN und WOODRUFF, 1950) $C_{40}H_{57}O_{11}N_7$ = C

Löslichkeit: löslich:	Chloroform, Benzol, Äthylalkohol
schwer löslich:	Wasser, Äther
Stabilität in Lösung:	wird durch Kochen mit verdünnten Säuren oder Laugen inaktiviert
Charakteristische Eigenschaft:	orange bis rot gefärbte Verbindung, die reversibel zu einer hellgelb gefärbten Substanz reduziert werden kann
Wirksamkeit:	grampositive Bakterien, geringere gegenüber gramnegativen Bakterien und Pilzen
Produzenten:	*Streptomyces antibioticus*, *S. flaveolus*, *Actinomyces flavus*, *A. parvus*, *A. flavovirens*

7. Actinorhodin $C_{24}H_{23}O_{11}$
(PLOTHO, BROCKMANN und PINI, 1947)

Löslichkeit: löslich:	Pyridin, Dioxan, Alkali
unlöslich:	Äther
Charakteristische Eigenschaften:	in alkalischer Lösung blau gefärbt, gibt rote Lösung in Aceton, die rotviolett mit roter Fluorescens beim Erhitzen mit Borsäureanhydrid wird
Wirksamkeit:	*Staphylococcus aureus*, grampositive Bakterien
Produzent:	*Actinomyces sp.* (Mycelextrakt)

8. Actinorubin (das Helianthiat besitzt wahrscheinlich folgende Summenformel: $C_6H_{14}N_3O_2$ oder $C_9H_{22}N_5O_4$)
(KELNER, KOCHOLATY, JUNOWICZ-KOCHOLATY und MORTON, 1946)

Löslichkeit:	löslich:	Methylalkohol, Wasser
	unlöslich:	Äthylalkohol
Charakteristische Eigenschaft:		wird an Decalso adsorbiert
Wirksamkeit:		grampositive und -negative Bakterien
Produzenten:		*Actinomyces erythreus, A. fradii, A. albosporeus, A. californicus (A—105)*

9. Actithiazinsäure $C_9H_{15}O_3NS$
(GRUNDY, WHITMAN, RDZOK, HANES und SYLVESTER, 1952)

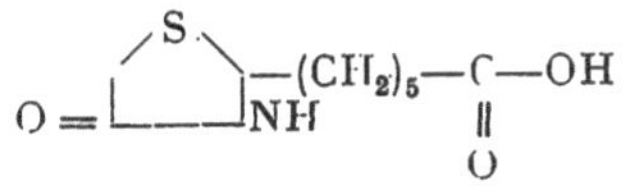

Charakteristische Eigenschaft:	wird durch Biotin inaktiviert
Wirksamkeit:	Mycobakterien
Produzent:	*Streptomyces virginiae*

10. Amicetin $C_{29}H_{44}N_6O_9$
(HINMAN, CARON und DE BOER, 1953)

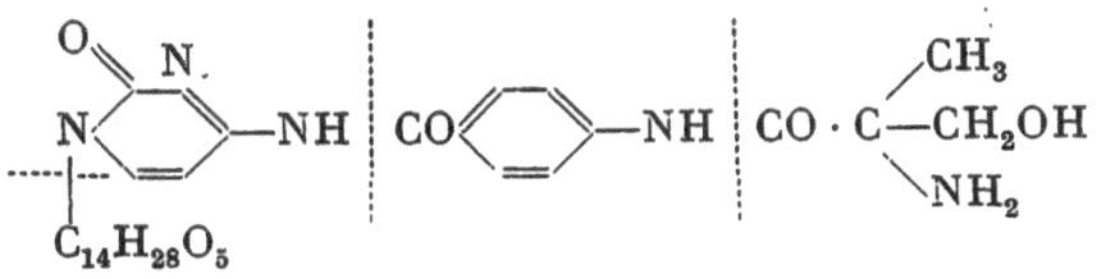

Löslichkeit:	löslich:	wassergesättigter Butylalkohol, Säuren und Alkali
	unlöslich:	Wasser und andere organische Lösungsmittel
Wirksamkeit:		grampositive und -negative Bakterien, Mycobakterien
Produzent:		*Streptomyces vinaceus-drappus*

11. Antibiotikum 136
(BOHONOS, EMERSON, WHIFFEN, NASH und DE BOER, 1947)

Löslichkeit:	löslich:	Ammoniumchlorid
Stabilität in Lösung:		verliert durch Kochen bei p_H 2,0 1% seiner Aktivität
Wirksamkeit:		grampositive und -negative Bakterien, Mycobakterien, Pilze
Produzent:		*Streptomyces lavendulae*

12. Antibiotikum 3510 (wahrscheinlich grisein-ähnliche Verbindung)
(GARSON und WAKSMAN, 1948)

Löslichkeit: neutrale, wäßrige Lösungsmittel, Phenol
Wirksamkeit: grampositive und -negative Bakterien, streptomycinresistente *Escherichia coli*
Produzent: *Streptomyces griseus*

13. Antibiotikum EI_5 (wahrscheinlich identisch mit Actinorubin)
(WEISER, GARDNER, LEFLER und VINCENT, 1949)

Löslichkeit: löslich: Methylalkohol, Wasser
unlöslich: Äthylalkohol
Charakteristische Eigenschaft: wird an Decalso adsorbiert
Wirksamkeit: grampositive und -negative Bakterien, Mycobakterien
Produzent: *Streptomyces EI_5*

14. Antibiotikum „V"
(HUTCHISON, SWART und WAKSMAN, 1949)

Wirksamkeit: grampositive und -negative Bakterien, Mycobakterien, Pilze
Produzent: *Streptomyces lavendulae*

15. Antimycin A $C_{28}H_{40}O_9N_2$
(LEBEN und KEITT, 1947)

Löslichkeit: löslich: Äthylalkohol, organische Lösungsmittel, Wasser bei p_H 3,9
Stabilität in Lösung: hitzestabil, alkalilabil, säurestabil
Wirksamkeit: Pilze, Insekten, Hefen
Produzent: *Streptomyces sp.*

16. Anti-Smegmatis-Faktor
(KELNER und MORTON, 1946)

Stabilität in Lösung: Kulturfiltrate können ohne Aktivitätsverlust 30 Minuten bei p_H 7,0 gekocht werden
Wirksamkeit: Mycobakterien
Produzent: *Actinomyces sp.* (wahrscheinlich *A. lavendulae*)

17. Ascosin
(HICKEY, CORUM, HIDY, COHEN, NAGAR und KROPP, 1952)

Löslichkeit: löslich: niedere Alkohole
Charakteristische Eigenschaft: Aktivität wird durch ungesättigte Fettsäuren und Tween 80 gehemmt
Wirksamkeit: Pilze
Produzent: *Streptomyces canescus*

18. Aureomycin $C_{22}H_{23}O_8N_2Cl$
(DUGGAR, 1948)

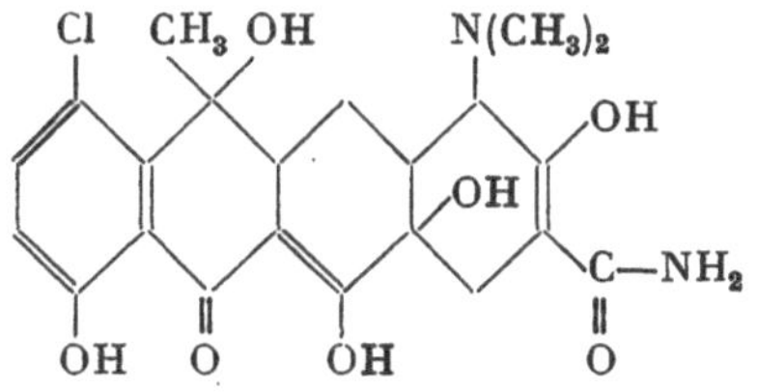

Löslichkeit: löslich: Wasser, Salzlösungen (mit saurem Reaktionsvermögen)
Stabilität in Lösung: labil; am stabilsten in konzentrierter Lösung bei p_H 4,0 bis 4,5
Charakteristische Eigenschaft: goldgelb gefärbte Verbindung
Wirksamkeit: grampositive und -negative Bakterien, Rickettsiae, Pilze
Produzent: *Streptomyces aureofaciens*

19. Aureothricin $C_9H_{10}N_2O_2S_2$
(NISHIMURA, KIMURA und KUROYA, 1953)

Löslichkeit: leicht löslich: Äther
löslich: andere organische Lösungsmittel
praktisch unlöslich: Wasser
Wirksamkeit: grampositive und -negative, sowie säurefeste Bakterien, Pilze
Produzenten: *Streptomyces celluflavus, S. thioluteus*

20. Azaserin $C_4H_8O_4N_2$
(BARTZ, ELDER, FROHARDT, FUSARI, HASKELL, JOHANNESSEN und RYDER, 1954)

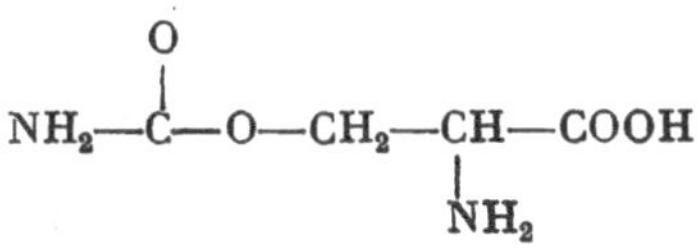

Löslichkeit: löslich: Wasser, warme wäßrige organische Lösungsmittel
schwer löslich: absoluter Methylalkohol, Aceton in der Kälte
Wirksamkeit: Krebsgewebe, Hefen, gramnegative Bakterien, Pilze
Produzent: *Streptomyces* PD 04926

21. Borrelidin $C_{28}H_{43}O_6N$
(BERGER und GOLDBERG, 1949)

Löslichkeit: löslich: Benzol, Äther und andere organische Lösungsmittel
Wirksamkeit: Kokken, Spirochaeten
Produzenten: *Streptomyces rochei*; Borrelidin-ähnliche Verbindungen konnten auch im corn-steep-liquor und in den Penicillin-Rohpräparaten nachgewiesen werden.

22. Candicidin
(LECHEVALIER, ACKER, CORKE, HAENSELER und WAKSMAN, 1953)

Löslichkeit: löslich: n-Butylalkohol, Wasser
Stabilität in Lösung: hitzestabil
Wirksamkeit: Pilze, Hefe
Produzent: *Streptomyces candidus*, *S. griseus*

23. Candidin
(TABER, VINING und WAKSMAN, 1954)

Löslichkeit: löslich: Wasser mit neutralem oder alkalischem Reaktionsvermögen, Äthyl- und Methylalkohol, Eisessig, Pyridin und andere basische Lösungsmittel
schlecht löslich oder unlöslich: Äther, Chloroform, Aceton, Benzol und nicht polare Lösungsmittel
Wirksamkeit: Pilze
Produzent: *Streptomyces viridoflavus*

24. Carbomycin-Magnamycin $C_{41-42}H_{67-69}NO_{16}$
(TANNER, 1952)

Löslichkeit: löslich: Aceton, Methylalkohol, Äthylalkohol, Wasser
Wirksamkeit: Rickettsiae und einige Viren; grampositive und -negative Bakterien, Mycobakterien
Produzent: *Streptomyces halstedii*

25. Catenulin
(PRATT und DUFRENOY, 1953)

Wirksamkeit: Mycobakterien
Produzent: *Streptomyces sp.*

26. Chloramphenicol-Chloromycetin $C_{11}H_{12}N_2O_5Cl_2$
(EHRLICH, BARTZ, SMITH, JOSLYN und BURKHOLDER, 1947)

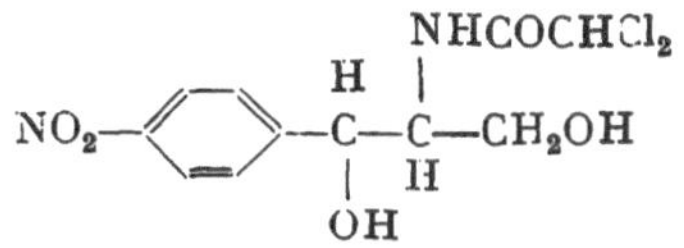

Löslichkeit:	löslich:	organische Lösungsmittel
	schwer löslich:	Wasser
	unlöslich:	Petroläther
Stabilität in Lösung:		stabil zwischen p_H 2,0 und 9,0; thermostabil
Wirksamkeit:		Rickettsiae und einige Viren; grampositive und -negative Bakterien
Produzenten:		*Streptomyces venezuelae, S. omiyaensis*

27. Cinnamycin (Polypeptid)
(BENEDICT, DVONCH, SHOTWELL, PRIDHAM und LINDENFELSER, 1952)

Wirksamkeit:	gramnegative Bakterien, säurefeste Bakterien
Produzent:	*Streptomyces cinnamoneus*

28. Ehrlichin
(GROUPÉ, FRANKEL, LECHEVALIER und WAKSMAN 1951)

Wirksamkeit:	Viren
Produzent:	*Streptomyces lavendulae*

29. Elaiomycin
(HASKELL, RYDER und BARTZ, 1954)

Löslichkeit:	löslich:	praktisch in allen organischen Lösungsmitteln
	schwer löslich:	Wasser
Stabilität in Lösung:		stabil in neutraler bis leicht saurer wäßriger Lösung
Wirksamkeit:		*Mycobacterium tuberculosis*
Produzent:		*Streptomyces hepaticus*

30. Erythromycin (Ilotycin, Erythrocin) $C_{34-36}H_{60-65}NO_{11-14}$
(MCGIURE, 1952)

Löslichkeit:	löslich:	Wasser, Aceton, Äthylalkohol, Chloroform
Wirksamkeit:		Rickettsiae und einige Viren, grampositive und -negative Bakterien, Mycobakterien
Produzent:		*Streptomyces erythreus*

31. Erythromycin B
(PETTINGA, STARK und VAN ABEELE, 1954)

Löslichkeit: löslich: Alkohol, Aceton, Chloroform, Äthylacetat,
relativ unlöslich: Wasser
Wirksamkeit: Wirtsspektrum ähnlich dem des Erythromycins, aber nur 75 bis 85% der Aktivität
Produzent: *Streptomyces erythreus*

32. Eurocidin
(OKAMI, UTAHARA, NAKAMURA und UMEZAWA, 1954)

Wirksamkeit: Pilze
Produzenten: *Streptomyces eurocidicus, S. albireticuli*

33. Fradicin $C_{30}H_{34}N_4O_4$
(SWART, ROMANO und WAKSMAN, 1950)

Löslichkeit: löslich: verschiedene Alkohole, Chloroform
Stabilität in Lösung: hitzestabil bei p_H 7,1
Charakteristische Eigenschaften: grün-gelb gefärbte Verbindung; Aktivität wird durch Oleinsäure und Tween 80 gehemmt
Wirksamkeit: Pilze
Produzent: *Streptomyces fradiae*

34. Geomycin $(C_6H_{12}O_2N_2)_{8-10}$
(BROCKMANN und MUSSO, 1954)

Löslichkeit: löslich: Wasser
Wirksamkeit: grampositive und -negative Bakterien
Produzent: *Streptomyces xanthophaeus*

35. Grisein $C_{40}H_{61}N_{10}O_{20}SFe$
(REYNOLDS, SCHATZ und WAKSMAN, 1947)

Löslichkeit: sehr gut löslich: Wasser, Phenol
schwer löslich: 95%iger Äthylalkohol
unlöslich: organische Lösungsmittel
Stabilität in Lösung: am stabilsten zwischen p_H 4,0 und 10,5
Wirksamkeit: grampositive Bakterien
Produzent: *Streptomyces griseus*

36. Griseolutein $(C_{8-6}H_{7-6}NO_3)_x$
(BENEDICT, 1953)

Löslichkeit: löslich: organische Lösungsmittel
unlöslich: Wasser
Stabilität in Lösung: säurestabil
Wirksamkeit: grampositive und -negative Bakterien
Produzent: *Streptomyces griseoluteus*

37. Griseoflavin
(WAGA, 1953)

Löslichkeit:	löslich:	Methylalkohol, Phenol
	schwer löslich:	Aceton, Äthyl- und Butylacetat
	unlöslich:	Äther, Petroläther, Chloroform
Wirksamkeit:		grampositive Bakterien, *Mycobacterium tuberculosis*
Produzent:		*Streptomyces griseoflavus*

38. Helixin-Endomycin
(GOTTLIEB, BHATTACHARYA und ANDERSON, 1951)

Löslichkeit:	löslich:	niedere Alkohole, Methyl-Cellosolv
	schlecht löslich:	Dioxan
	unlöslich:	Wasser, Äther, Chloroform, Benzol, Äthylacetat und andere Fettlösungsmittel
Stabilität in Lösung:		hitzestabil, alkali- und säurestabil (stabil zwischen p_H 1,1 bis 11,5 während 24 Stunden)
Wirksamkeit:		Pilze, Hefen, grampositive und -negative Bakterien
Produzent:		*Streptomyces endus*

39. Lavendulin (das Helianthiat besitzt wahrscheinlich folgende Summenformel: $C_{49}H_{63}O_{18}N_{13}S_3$)
(KELNER, KOCHOLATY, JUNOWICZ-KOCHOLATY und MORTON, 1946)

Löslichkeit:	löslich:	Methylalkohol, Wasser
	unlöslich:	Äther, Äthylalkohol
Stabilität in Lösung:		stabil zwischen p_H 1,0 und 8,5
Charakteristische Eigenschaft:		wird an Decalso adsorbiert
Wirksamkeit:		grampositive und -negative Bakterien
Produzenten:		*Actinomyces lavenduale, A. sp.* (*A. 10*)

40. Leucomycin $C_{27}H_{42}O_{10}N$
(HATA, SANO, OHKI, YOKOYAMA, MATSUMAE und ITOM, 1953)

Löslichkeit:	löslich:	Alkohol, Aceton, Äthyl- und Butylacetat, Chloroform, Äther, Benzol
	schwer löslich:	Wasser
	unlöslich:	Petroläther
Leucomycintartrat:	löslich:	Wasser, Alkohol, Aceton
	schwer löslich:	Chloroform, Äther
	unlöslich:	Benzol, Petroläther, Di- und Trichloräthylen
Wirksamkeit:		grampositive und -negative Bakterien, Spirochaeten, Rickettsiae, größere Viren
Produzent:		*Streptomyces kitasatoensis Hata*

41. Litmocidin
(GAUSE, 1946)

Löslichkeit:	löslich:	Äthylalkohol, Aceton
	schwer löslich:	Wasser; Salze des Litmocidins sind in Wasser löslich
Stabilität in Lösung:		wird durch Alkali inaktiviert
Charakteristische Eigenschaften:		rot gefärbt in saurer, blau in alkalischer Lösung; wird durch Zinkstaub in alkalischer Lösung entfärbt
Wirksamkeit:		grampositive Bakterien, Mycobakterien
Produzent:		*Proactinomyces cyaneus-antibioticus*

42. Magnamycin B $C_{41-42}H_{67-69}NO_{15}$
(WAGNER, HOCHSTEIN, MURAI, MESSINA und REGNA, 1953)

Löslichkeit:	löslich:	Äthylalkohol, Benzol
	schwer löslich:	Wasser
Stabilität in Lösung:		verliert in wäßriger Lösung innerhalb 10 Tage die Hälfte seiner Aktivität zwischen p_H 3,0 und 10,0
Wirksamkeit:		gramnegative Bakterien
Produzent:		*Streptomyces halstedii*

43. Mannosidostreptomycin $C_{27}H_{49}O_{17}N_7$
(SCHATZ, BUGIE und WAKSMAN, 1944)

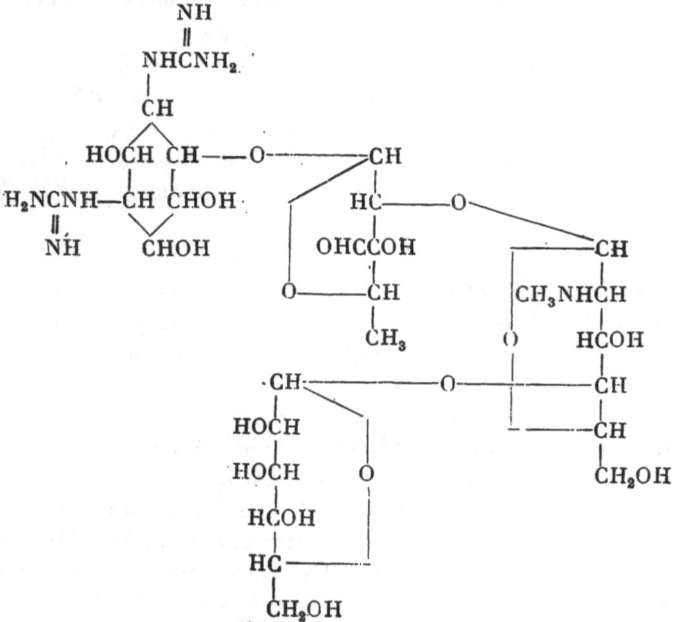

(X)

Löslichkeit:		s. Streptomycin
Stabilität in Lösung:		s. Streptomycin
Charakteristische Eigenschaft:		s. Streptomycin
Wirksamkeit:		grampositive und -negative Bakterien, Mycobakterien
Produzenten:		s. Streptomycin

44. Mediocidin
(OKAMI, UTAHARA, NAKAMURA und UMEZAWA, 1954)

Löslichkeit:	löslich:	Methylalkohol, Äthylalkohol
	schwer löslich:	Wasser, Aceton
	unlöslich:	Äther, Petroläther
Wirksamkeit:		Pilze
Produzent:		*Streptomyces mediocidicus*

45. Methymycin $C_{25}H_{43}O_7N$
(DONIN, PAGANO, DUTCHER und MCKEE, 1954)

Wirksamkeit:		grampositive und -negative Bakterien, Rickettsiae
Produzent:		*Actinomyces sp.*

46. Micromonosporin
(WAKSMAN, GEIGER und BUGIE, 1947)

Löslichkeit:	löslich:	Wasser
Stabilität in Lösung:		labil unter p_H 3,0 und über p_H 9,0
Charakteristische Eigenschaft:		dialysiert nicht durch Collodiummembran
Wirksamkeit:		grampositive Bakterien
Produzent:		*Micromonospora sp.*

47. Musarin $C_{35}H_{60}O_{14}N_2$
(THAYSEN und BUTLIN, 1945)

Löslichkeit:	löslich:	30%iges wässeriges Aceton, Alkohol
	unlöslich:	Wasser, Äther
Stabilität in Lösung:		50%ige Inaktivierung nach Erhitzen auf 100° C bei p_H 7,0; wird vollständig inaktiviert bei p_H 2,0 oder 11,0 bei 100° C
Wirksamkeit:		Pilze; insbesondere Fusarien, grampositive Bakterien, Mycobakterien
Produzent:		„Meredith's actinomycete"

48. Mycetin
(FAINSHMIDT und KORENIAKO, 1944)

Löslichkeit:	löslich:	Wasser, Äthylalkohol, Benzol, Chloroform
Stabilität in Lösung:		thermostabil
Charakteristische Eigenschaft:		in alkoholischer Lösung tiefviolett gefärbt
Wirksamkeit:		grampositive Bakterien; ausgeprägte Stammspezifität
Produzenten:		*Streptomyces violaceus*, *S. coelicolor*

49. Mycomycin $C_{13}H_{10}O_2$
(CELMER und SOLOMONS, 1953)

Löslichkeit:	löslich:	Wasser
Stabilität in Lösung:		die ungesättigte Verbindung wird rasch durch Säuren inaktiviert
Wirksamkeit:		grampositive und -negative Bakterien, Pilze
Produzenten:		*Actinomyces sp.*, *Nocardia acidophilus*

50. Mycostatin (Nystatin, Fungicidin) $C_{46}H_{83}NO_{18}$
(DUTCHER, BOYACK und FOX, 1953/54)

Löslichkeit:	löslich:	niedere Alkohole
Charakteristische Eigenschaft:		stark reduzierende Verbindung; Aktivität wird durch Oleinsäure und Tween 80 gehemmt
Wirksamkeit:		Pilze
Produzenten:		*Streptomyces noursei*, *S. aureus*

51. Neomycin A, B, C $A = C_{12}H_{26}O_6N_4$
(WAKSMAN und LECHEVALIER, 1949)

Löslichkeit:	löslich:	Wasser
	schwer löslich:	Methylalkohol
	unlöslich:	andere organische Lösungsmittel
Stabilität in Lösung:		thermostabil-neutrale Lösung und bei p_H 2,0
Wirksamkeit:		streptomycin-resistente gramnegative und säurefeste Bakterien, Pilze
Produzenten:		*Streptomyces fradiae* (*fradii*), *S. griseolus*, *S. albogriseolus*

52. Netrosporin $C_{32}H_{48}N_{18}O_4$
(BENEDICT, 1953)

Löslichkeit:	löslich:	Wasser
	unlöslich:	organische Lösungsmittel
Wirksamkeit:		grampositive und -negative Bakterien, Insekten
Produzent:		*Streptomyces netropsis*

53. Nigericin $C_{39}H_{69}O_{11}$
(BENEDICT, 1953)

Löslichkeit:	löslich:	Äther und andere organische Lösungsmittel
	unlöslich:	Wasser
Wirksamkeit:		grampositive und -negative Bakterien, Pilze
Produzent:		*Streptomyces sp.*

54. Nitrosporin $C_{20}H_{26}N_2O_6$
(BENEDICT, 1953)

Löslichkeit:	löslich:	organische Lösungsmittel
	unlöslich:	Wasser
Wirksamkeit:		grampositive Bakterien
Produzent:		*Streptomyces nitrosporeus*

55. Nocardamin $C_9H_{14}N_2O_3$
(STOLL, 1951)

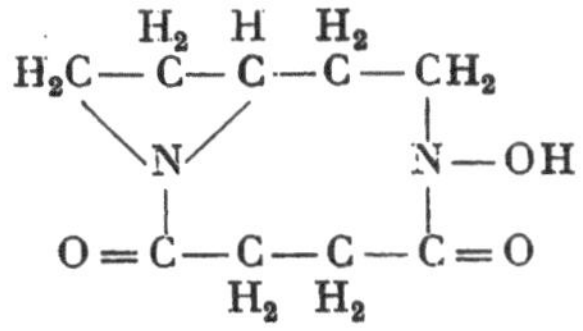

Wirksamkeit:	Mycobakterien
Produzent:	*Nocardia flavescens*

56. Nocardianin
(PRATT und DUFRENOY, 1953)

Löslichkeit:	schwer löslich:	Wasser, Äther
Wirksamkeit:		grampositive Bakterien
Produzent:		*Nocardia sp.*

57. Oligomycin $C_{25}H_{40-42}O_7$
(SMITH, PETERSON und MCCOY, 1954)

Löslichkeit:	löslich:	Methyl-, Äthyl- und Butylalkohol, Äthyläther, Eisessig, Chloroform, Aceton, Äthylacetat
Stabilität in Lösung:		relativ stabil gegenüber Hitze (verliert durch 2stündiges Kochen 50% seiner Aktivität) stabil zwischen p_H 3 bis 10 bei 37° C
Wirksamkeit:		Pilze
Produzent:		*Streptomyces diastatochromogenes*

58. Phagolessin A 58
(ASHESHOV, STRELITZ und HALL, 1952)

Wirksamkeit:	grampositive und -negative Bakterien, Bakteriophagen, Aktinophagen
Produzent:	*Streptomyces sp.*

59. Phalamycin
(BROWN und HAZEN, 1953)

Wirksamkeit:	grampositive Bakterien, säurefeste Bakterien, *Nocardia sp.*
Produzent:	*Streptomyces noursei*

60. Pikromycin $C_{25}H_{43}O_7N$
(BROCKMANN nnd HENKEL, 1950)

Löslichkeit:	löslich:	Aceton, Benzol, Chloroform, Essigester
	sehr gut löslich:	Äther, kalter Methylalkohol
	schwer löslich:	Schwefelkohlenstoff, Petroläther, Wasser, verdünnte Alkali
Wirksamkeit:		grampositive und -negative Bakterien
Produzenten:		*Streptomyces felleus, S. sp.*

61. Pleocidin und Pleocidin A
(BENEDICT, 1953)

Löslichkeit:	löslich:	Wasser
	unlöslich:	organische Lösungsmittel
Wirksamkeit:		grampositive und -negative Bakterien
Produzent:		*Streptomyces lavendulae*

62. Primycin $C_{19}H_{37}O_7N$?
(VÁLYI-NAGY, ÚRI und SZILÁGYI, 1954)

Löslichkeit:	löslich:	Methylalkohol und höhere Alkohole
	schwer löslich:	Pyridin, Eisessig, Wasser
Stabilität in Lösung:		thermostabil, stabiler in alkalischem als in saurem Bereich
Charakteristische Eigenschaft:		mit konz. H_2SO_4 gibt die Lösung erst eine gelbe, dann eine rote Farbe
Wirksamkeit:		grampositive Bakterien, Mycobakterien, Viren
Produzent:		*Streptomyces sp.* (isoliert aus dem Darmtrakt und Faeces der Wachsmotte (*Galeria melonella*)

63. Proactinomycin
(GARDNER und CHAIN, 1942)

$A = C_{27}H_{47}O_8N$
$B = C_{28}H_{49}O_8N$
$C = C_{24}H_{41}O_6N$

Löslichkeit: löslich:	organische Lösungsmittel
schwer löslich:	Wasser
Stabilität in Lösung:	wird über p_H 8,0 inaktiviert
Wirksamkeit:	grampositive und -negative Bakterien
Produzent:	*Nocardia (Proactinomyces) gardneri*

64. Puromycin
(WALLER, FRYTH, HUTCHINGS und WILLIAMS, 1953)

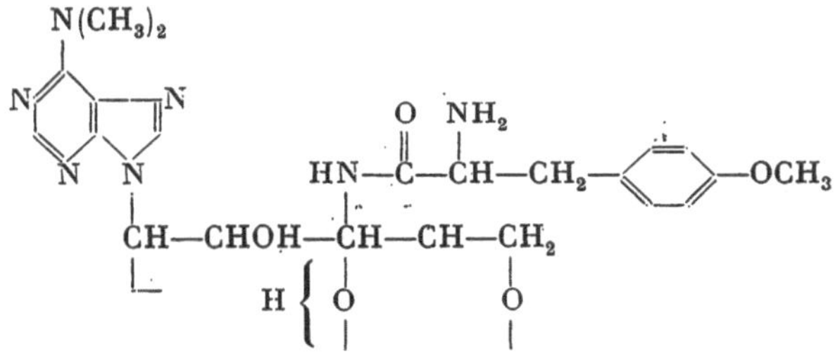

Wirksamkeit:	grampositive und -negative Bakterien, Trypanosomas-Arten
Produzent:	*Streptomyces albo-niger*

65. Resistomycin $C_{23}H_{18}O_6$
(BROCKMANN und SCHMIDT-KASTNER, 1951)

Löslichkeit: sehr gut löslich:	Äther, Benzol, Äthylalkohol, Aceton, Eisessig
schwer löslich:	Wasser
Stabilität in Lösung:	thermostabil; stabil gegenüber Säuren und Alkali
Wirksamkeit:	grampositive Bakterien, Mycobakterien
Produzent:	*Streptomyces resistomyciticus*

66. Reticulin $C_{21}H_{39}O_{13}N_7$
(BENEDICT, 1953)

Löslichkeit: löslich:	Wasser
unlöslich:	organische Lösungsmittel
Wirksamkeit:	grampositive und -negative Bakterien, Mycobakterien
Produzenten:	*Streptomyces reticuli, S. rubrireticuli (varanta)*

67. Rhodocidin
(CHARNEY, MACHLOWITZ, ROBERTS und FISHER, 1953)

Wirksamkeit:	grampositive und -negative Bakterien
Produzent:	*Streptomyces sp.*

68. Rhodomycin $C_{22}H_{30}O_{11}NCl$
(BROCKMANN, BAUER und BORCHERS, 1951)

Löslichkeit: löslich:	Äther, Wasser, Alkohol
Charakteristische Eigenschaft:	violett gefärbte Verbindung
Wirksamkeit:	grampositive Bakterien
Produzenten:	*Streptomyces griseus, S. purpurascens*

69. Rimocidin
(KOCHI, RUIGH, ACKER, LECHEVALIER und WAKSMAN, 1952)

Löslichkeit: sehr gut löslich:	Wasser
Stabilität in Lösung:	als freie Base labil
Wirksamkeit:	Pilze, Hefen, Protozoae
Produzenten:	*Streptomyces rimosus, S. alboflavus*

70. Roseomycin
(ISHIDA, 1953)

Wirksamkeit:	gramnegative Bakterien, Mycobakterien
Produzenten:	*Actinomyces sp., Streptomyces roseochromogenus*

71. Rotaventin
(HOSOYA, KOMATSU und SOEDA, 1952)

Wirksamkeit:	Pilze
Produzent:	*Streptomyces reticuli*

72. Sarcidin
(TAKEUCHI, NITTA und UMEZAWA, 1953)

Wirksamkeit:	*Sarcina lutea*
Produzent:	*Streptomyces achromogenes, S. n. sp.*

73. Sarkomycin
(UMEZAWA, TAKEUCHI und NITTA, 1953)

Löslichkeit: löslich:	Wasser, Methyl-, Äthyl- und Butylalkohol, Äthylacetat
schwer löslich:	Petroläther
Wirksamkeit:	geringe Wirkung auf Bakterien; hemmt die Bildung von Tumoren
Produzent:	*Streptomyces sp.* (ähnlich *S. erythrochromogenes*)

74. Seligocidin
(NAKAMURA, MAEDA, OKAMI und UMEZAWA, 1954)

Löslichkeit:	löslich:	Methylalkohol
	schwer löslich:	Äthylalkohol, Wasser
Charakteristische Eigenschaften:		Sakakuchi- und Ninhydrinreaktion positiv; Biurettest negativ
Wirksamkeit:		grampositive Bakterien, Pilze
Produzent:		*Streptomyces albo-niger*

75. Soframycin
(PRATT und DUFRENOY, 1953)

Wirksamkeit:		grampositive und -negative Bakterien, Mycobakterien
Produzent:		*Actinomyces sp.*

76. Streptin
(WOODRUFF und FOSTER, 1946)

Löslichkeit:	sehr gut löslich:	Wasser
	löslich:	Äthylalkohol
	unlöslich:	Äther
Stabilität in Lösung:		stabil zwischen p_H 1,0 und 8,5
Charakteristische Eigenschaft:		wird an Amberlit IR-100 adsorbiert
Wirksamkeit:		grampositive und -negative Bakterien, Mycobakterien, Kokken
Produzent:		*Streptomyces sp.*

77. Streptocin
(SCHATZ und WAKSMAN, 1944)

Löslichkeit:	löslich:	Wasser, Methylalkohol, Äthylalkohol
	unlöslich:	Chloroform
Stabilität in Lösung:		thermostabil; stabil zwischen p_H 2,0 bis 11,0
Wirksamkeit:		Pilze, grampositive Bakterien
Produzent:		*Streptomyces griseus*

78. Streptogramin $C_{24}H_{33}N_3O_7$
(CHARNEY, FISHER, CURRAN, MACHLOWITZ und TYTELL, 1953/54)

Wirksamkeit:		grampositive Bakterien
Produzent:		*Streptomyces graminofaciens*

79. Streptolin $C_{24}H_{45}O_4N_7$
(RIVETT und PETERSON, 1947)

Löslichkeit:	sehr gut löslich:	Wasser
	löslich:	Äthylalkohol
	unlöslich:	Äther

Stabilität in Lösung:	am stabilsten zwischen p_H 3,0 bis 3,5
Charakteristische Eigenschaft:	Maltoltest negativ
Wirksamkeit:	grampositive und -negative Bakterien
Produzent:	*Streptomyces sp.*

80. Streptomycin $C_{21}H_{39}N_7O_{12}$
(SCHATZ, BUGIE und WAKSMAN, 1944)

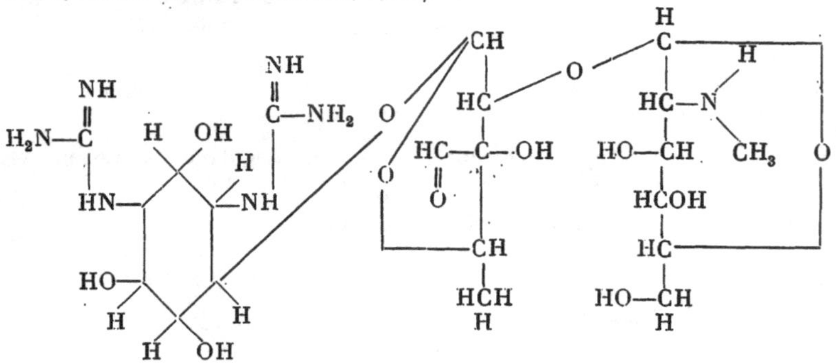

Löslichkeit: sehr gut löslich:	Wasser, Methylalkohol
sehr schwer löslich oder unlöslich:	meiste organische Lösungsmittel
Stabilität in Lösung:	stabil zwischen p_H 3,0 und 7,0; relativ stabil zwischen p_H 1,0 und 10,0
Charakteristische Eigenschaft:	stark positive Maltolreaktion
Wirksamkeit:	gramnegative Bakterien, säurefeste Bakterien
Produzenten:	*Streptomyces griseus, S. bikiniensis*

80a. Dihydrostreptomycin
(SCHATZ, BUGIE und WAKSMAN, 1944)

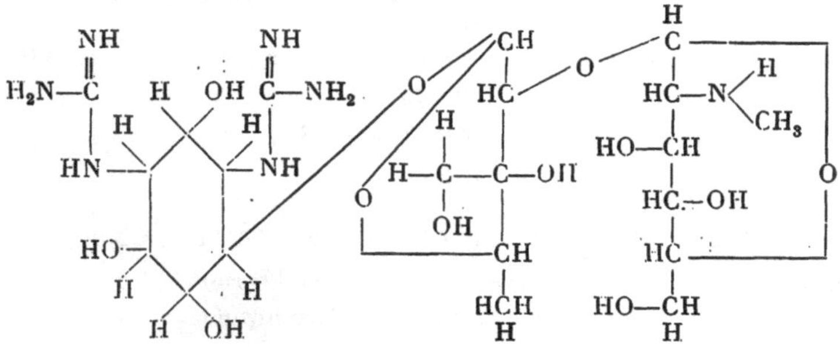

81. Streptothricin $C_{20}H_{36}N_8O_9 \cdot 3\,HCl$
(WAKSMAN, WOODRUFF und HORNING, 1941)

Löslichkeit: sehr gut löslich:	Wasser
löslich:	Äthylalkohol
unlöslich:	Äther

Stabilität in Lösung:	stabil zwischen p_H 1,0 und 8,5
Charakteristische Eigenschaft:	wird an Amberlit IR—100 adsorbiert
Wirksamkeit:	grampositive und -negative Bakterien, Mycobakterien, Hefen, Pilze
Produzent:	*Streptomyces lavendulae*

82. Sulfactin $C_{38}H_{55}O_7N_{11}S_4$ oder $C_{27}H_{40}O_5N_8S_5$?
(JUNOWICZ-KOCHOLATY und KELNER, 1947)

Löslichkeit: löslich:	Chloroform, Äthylalkohol, Äthylacetat, Butylalkohol
sehr schwer löslich:	Wasser, Äther, Benzol, Petroläther
Stabilität in Lösung:	verliert 50% der Aktivität bei einem 30 minutigen Erhitzen auf 100° C bei p_H 7,0
Wirksamkeit:	grampositive Bakterien
Produzent:	*Streptomyces sp.* (*roseus?*)

83. Terramycin $C_{22}H_{24-26}N_2O_9 \cdot 2\,H_2O$
(FINLAY, 1950)

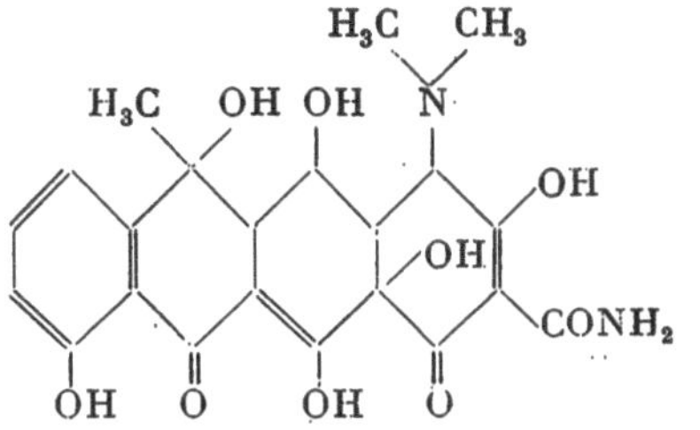

Löslichkeit:	das Hydrochlorid und das Natriumsalz des Terramycins sind löslich:
	Aceton, Methylalkohol, Propylenalkohol, Äthylalkohol und andere polare Lösungsmittel, Wasser
unlöslich:	Äther, Petroläther
Stabilität in Lösung:	trockene Kristalle für 4 Tage bei 100° C stabil; Terramycinlösung zwischen p_H 1,0 und 2,5 stabil für 30 Tage bei 25° C; bei p_H 7,0 wird die Aktivität nach 7 Tagen um die Hälfte reduziert; bei höheren p_H-Werten labil
Charakteristische Eigenschaft:	gelb gefärbte, amphotere Verbindung
Wirksamkeit:	Rickettsiae, Viren, grampositive und -negative Bakterien
Produzenten:	*Streptomyces rimosus*, *S. griseoflavus*

84. Thermomycin
(PRATT und DUFRENOY, 1953)

Wirksamkeit:		grampositive Bakterien (besonders Corynebakterien)
Produzent:		*Streptomyces thermophilus*

85. Thioaurin $C_{14}H_{12}N_4S_4$
(BENEDICT, 1953)

Löslichkeit:	leicht löslich:	Äther
	löslich:	andere organische Lösungsmittel
	unlöslich:	Wasser
Wirksamkeit:		grampositive Bakterien
Produzent:		*Streptomyces sp.*

86. Thiolutin $C_8H_8O_2N_2S_2$
(CELMER, TANNER, HARFENIST, LEES und SOLOMONS, 1952)

Löslichkeit:	leicht löslich:	Äther
	löslich:	andere organische Lösungsmittel
	unlöslich:	Wasser
Stabilität in Lösung:		säurelabil
Charakteristische Eigenschaft:		leuchtend gelb gefärbte Verbindung
Wirksamkeit:		grampositive und -negative Bakterien, Pilze, Amöben
Produzent:		*Streptomyces albus*

87. Trichomycin
(HOSOYA, KOMATSU, SOEDA und SONODA, 1952)

Löslichkeit:	löslich:	organische Lösungsmittel
	unlöslich:	Wasser, Äther
Wirksamkeit:		Pilze, Trichomonasarten, Anaerobier
Produzent:		*Streptomyces hachijoensis*

88. Vinactin A, B und C
(PRATT und DUFRENOY, 1953)

Wirksamkeit:		gramnegative Bakterien, Mycobakterien, Rickettsiae
Produzent:		*Actinomyces vinaceus*

89. Viomycin $C_{18}H_{31-33}N_9O_8$
(PATELSKI, 1950)

Löslichkeit:	löslich:	Wasser
Stabilität in Lösung:		relativ stabil zwischen p_H-Werten von 5,0 und 6,0 bei Zimmertemperatur; thermolabil
Wirksamkeit:		Mycobakterien
Produzenten:		*Streptomyces puniceus* (*S. floridae*), *S. californicus*

90. Xanthomycin A und B $C_{23}H_{29-31}N_3O_8 \cdot 2\ HCl$ (A)
(THORNE und PETERSON, 1948)

Löslichkeit:	löslich:	Wasser, Methylalkohol, Chloroform, Butylalkohol
	schwer löslich:	Äthylalkohol, Amylacetat, Äther
Stabilität in Lösung:		stabil in saurer Lösung, labil über p_H 6,0
Charakteristische Eigenschaft:		tief orange-rotes Pigment; in saurer Lösung hellgelb und in alkalischer tiefrosa gefärbt
Wirksamkeit:		grampositive und -negative Bakterien, Mycobakterien
Produzent:		*Streptomyces sp.*

91. Xanthothricin
(MACHLOWITZ, FISHER, MCKAY, TYTELL und CHARNEY, 1954)

Löslichkeit:	löslich:	Wasser, Chloroform, Äthylacetat, Äthylalkohol
Wirksamkeit:		grampositive und -negative Bakterien
Produzent:		*Streptomyces albus*

C. ANTIBIOTIKA VON PILZEN, AUSSCHLIESSLICH DER BASIDIOMYCETEN

1. Albidin
(CURTIS, HEMMING und UNWIN, 1951)

Charakteristische Eigenschaft:	roter Farbstoff
Wirksamkeit:	Pilze
Produzent:	*Penicillium albidum*

2. Alternariasäure = Alternarine
(BRIAN, CURTIS, HEMMING, UNWIN und WRIGHT, 1949)

Löslichkeit:	löslich:	Chloroform
Wirksamkeit:		grampositive und -negative Bakterien, Pilze
Produzent:		*Alternaria solani, A. porri.*

3. Alternarin
(COOK und LACEY, 1945)

Wirksamkeit:	grampositive und -negative Bakterien, Mycobakterien, Pilze
Produzent:	*Alternaria solani*

4. Antibiotikum H—3
(HANSON und EBLE, 1949)

Löslichkeit: löslich: organische Lösungsmittel
Stabilität in Lösung: hitzestabil, stabil gegenüber Säuren, labil gegenüber Basen
Wirksamkeit: Staphylophagen
Produzent: *Aspergillus sp.*

5. Aspergillinsäure $C_{12}H_{20}O_2N_2$
(WHITE, 1940)

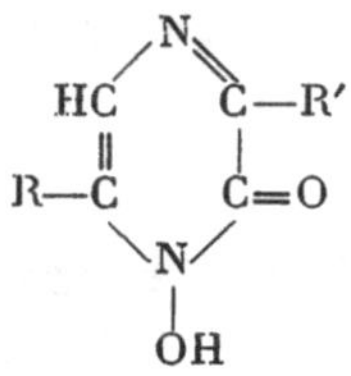

Wobei R′ = —CH $(CH_3)CH_2CH_3$
und R = $-CH_2CH(CH_3)_2$ oder umgekehrt ist

Löslichkeit: löslich: meiste organische Lösungsmittel
schwer löslich: Wasser
unlöslich: Petroläther (in der Kälte)
Charakteristische Eigenschaften: das UV-Absorptionsspektrum hat ein Maximum bei 3250 Angström, wenn die Aspergillinsäure in Äthylalkohol gelöst ist; im Dampf flüchtig
Wirksamkeit: grampositive und -negative Bakterien, Mycobakterien, Pilze
Produzent: *Aspergillus flavus*

6. Aurantiogliocladin = 2,3 Dimethoxy-5,6-dimethyl-p-benzochinon
(BRIAN, CURTIS, HOWLAND, JEFFERYS und RAUDNITZ, 1951)

Wirksamkeit: gramnegative Bakterien, Pilze
Produzent: *Gliocladium sp.* (*G. roseum*-Gruppe)

7. Avenacein $C_{25}H_{44}O_7N_2$
(COOK, COX, FARMER und LACEY, 1947)

Löslichkeit: sehr gut löslich: organische Lösungsmittel, Petroläther
schwer löslich: Wasser
Stabilität in Lösung: labil in verdünnten Laugen, stabil in Säuren
Wirksamkeit: Mycobakterien

Produzenten: *Fusarium javanicum, F. 6, F. 64, F. lateritium, F. avenaceum, F. fructigenum, F. sambucinum, F. dianthii, F. 63, F. 75, F. culmorum, F. 72, F. 91, F. 101, F. oxysporum var. cubense, F. coeruleum, F. 8, F. 10, F. 26, F. 73, F. 88.*

8. Baccatin

(GUÉRILLOT-VINET, GUÉRILLOT-VINET, GUYOT, MONTÉGUT und ROUX, 1950)

Löslichkeit: löslich: Äther und andere organische Lösungsmittel
schwer löslich: Wasser
Wirksamkeit: gramnegative Bakterien, Pilze
Produzent: *Gibberella baccata (Wallr.) Sacc.* (Mycel)

9. Bostrycoidin

(HAMILTON, KNORR und CAJORI, 1953)

Wirksamkeit: *Mycobacterium tuberculosis*
Produzent: *Fusarium bostrycoides*

10. Candidulin $C_{11}H_{15}NO_3$?

(STANSLY und ANANENKO, 1949)

Löslichkeit: löslich: Methylalkohol, Äthylalkohol, Aceton, Äther
Stabilität in Lösung: thermostabil, wird durch Alkali inaktiviert
Wirksamkeit: einige grampositive und -negative Bakterien, Mycobakterien, Pilze
Produzent: *Aspergillus candidus*

11. Carneolutesin

(JOHNS, 1948)

Löslichkeit: löslich: Äther, Benzol, Äthylalkohol
schwer löslich: Wasser
Stabilität in Lösung: unstabil unter und über p_H 9,6
Charakteristische Eigenschaft: die Aktivität wird bei Gegenwart von 50% Serum auf 5% reduziert
Wirksamkeit: grampositive Bakterien
Produzent: *Penicillium carneo-lutescens* G. Smith

12. Cephalosporin N (ähnlich dem Penicillin)

(CRAWFORD, HEATLEY, BOYD, HALE, KELLY, MILLER und SMITH, 1952)

Löslichkeit: löslich: organische Lösungsmittel
Wirksamkeit: grampositive und -negative Bakterien
Produzent: *Cephalosporium sp.*

13. Chaetomin $C_{16}H_{17}O_4N_2S_2$?

(WAKSMAN und HORNING, 1943)

Löslichkeit:	löslich:	meiste organische Lösungsmittel
	schwer löslich:	Äther, Äthylalkohol
	unlöslich:	Wasser, Petroläther
Stabilität in Lösung:		labil gegenüber Alkali
Wirksamkeit:		grampositive Bakterien
Produzenten:		*Chaetomium cochlioides, C. funiculum, C. elatum, C. spirale, Verticillium cinnabarinum* (*Acrostalagmus cinnabarinus*)

14. Chlamydosporin

(FAIVRE-AMIOT, DARPOUX und ROUX, 1952)

Löslichkeit:	löslich:	Aceton, Chloroform
Stabilität in Lösung:		hitzestabil
Wirksamkeit:		grampositive und -negative Bakterien, Mycobakterien
Produzent:		*Fusarium sp.* (Nährlösung und Mycel)

15. Citrinin $C_{13}H_{14}O_5$

(HETHERINGTON und RAISTRICK, 1931)

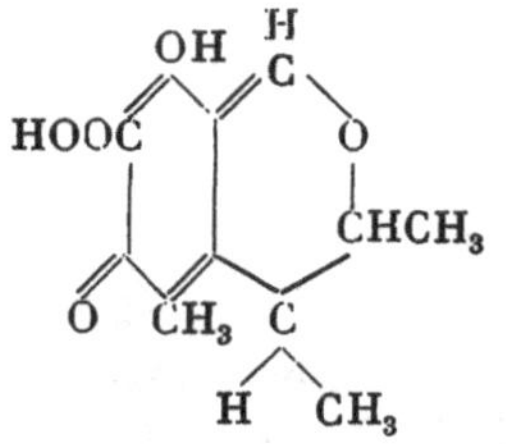

Löslichkeit:	löslich:	Chloroform, Aceton
	schwer löslich:	Äther
	sehr schwer löslich:	Wasser
Stabilität in Lösung:		unstabil gegenüber Alkali
Charakteristische Eigenschaften:		orangegelb in alkalischer, gelb in saurer Lösung
Wirksamkeit:		grampositive Bakterien
Produzenten:		*Penicillium citrinum, P. lividum, P. phoeojanthinellum, P. implicatum, P. chrzászczi, P. citreo-sulfuratum, Aspergillus terreus, A. sp.* (*A. candidus*-Gruppe), *Penicillium expansum, Crotolaria crispata* (Blattextrakt)

16. Cordycepin $C_{10}H_{13}O_3N_5$

(CUNNINGHAM, HUTCHINSON, MANSON und SPRING, 1951)

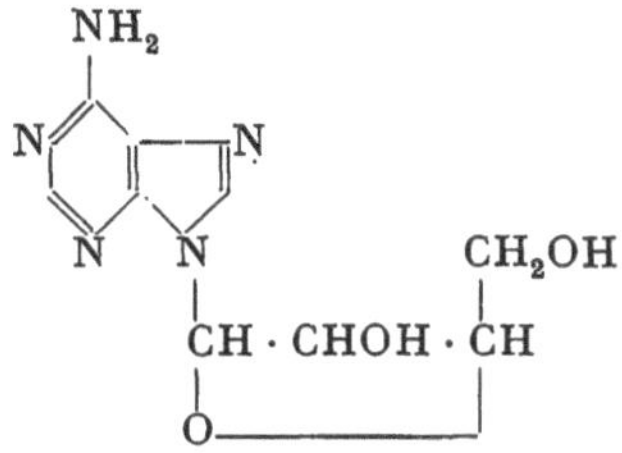

Wirksamkeit: grampositive Bakterien
Produzent: *Cordyceps militaris* (Linn.) Link.

17. Expansin = Claviformin, Calvatin, Clavacin, Patulin oder Penicidin

(WAKSMAN, HORNING und SPENCER, 1942) $C_7H_6O_4$

oder ein Tautomer

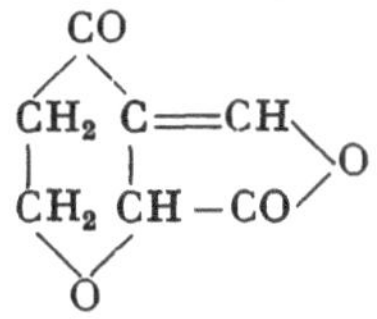

Löslichkeit: löslich: Wasser, organische Lösungsmittel
schwer löslich: Benzol
Stabilität in Lösung: labil gegenüber verdünnten Laugen
Charakteristische Eigenschaften: UV-Absorptionsspektrum hat Maximum bei 2760 Angström
Wirksamkeit: grampositive und -negative Bakterien, Pilze; neutralisiert das Tetanus-Toxin in vivo
Produzenten: *Penicillium expansum, P. sp., P. claviforme, P. patulum, P. melinii, P. urticae, P. equinum, P. novae-zeelandiae, P. leucopus, P. divergens, Aspergillus clavatus, A. giganteus, A. terreus, Gymnoascus sp.*

18. Enniatin A. Wahrscheinlich identisch mit Lateritin I

(GÄUMANN, ROTH, ETTLINGER, PLATTNER und NAGER, 1947)

$C_{24}H_{42}O_6N_2$

Löslichkeit: löslich: Äther, Chloroform
schwer löslich: Wasser
Stabilität in Lösung: wird rasch durch Laugen, langsamer durch Säuren inaktiviert
Charakteristische Eigenschaft: sublimiert im starken Vakuum
Wirksamkeit: Mycobakterien, *Staph. aureus*
Produzenten: *Fusarium orthoceras App.* et *Ur. var. enniatinum n. v.*

19. Enniatin B — $C_{22}H_{38}O_6N_2$
Enniatin C — $C_{23}H_{40}O_6N_2$
(PLATTNER, NAGER und BOLLER, 1948)

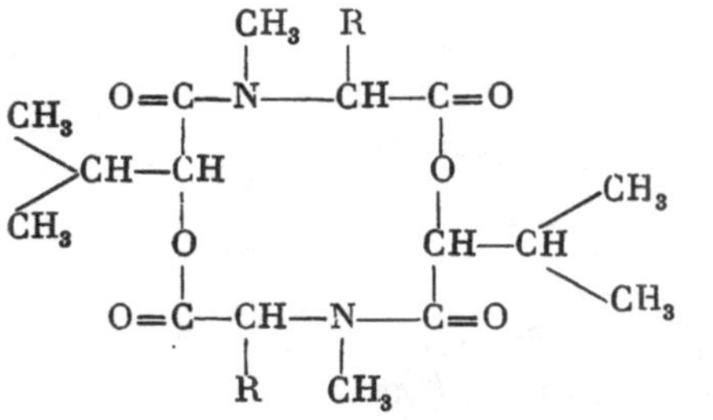

Enniatin A: R=CH—(CH_3) (C_2H_5)
Enniatin B: R=CH—$(CH_3)_2$
Enniatin C: R=CH_2—CH—$(CH_3)_2$

Löslichkeit: löslich: organische Lösungsmittel
schwer löslich: Wasser
unlöslich: Petroläther
Stabilität in Lösung: wird rasch durch Alkali, langsamer durch Säuren inaktiviert
Charakteristische Eigenschaft: sublimiert im starken Vakuum
Wirksamkeit: $^1/_4$ so aktiv wie Enniatin A gegen einen Stamm von *Mycobacterium tuberculosis*
Produzent: *Fusarium orthoceras App.* et *Ur. var. enniatinum n. v.*

20. Frequentinsäure — $(C_5H_5O_3)_n$
(SPRAY und ROBERTSON, 1947)

Löslichkeit: löslich: Äthylalkohol
schwer löslich: Wasser, Chloroform
unlöslich: Benzol, Hexan
Stabilität in Lösung: bis zu 100° C stabil gegenüber Laugen und Säuren
Charakteristische Eigenschaft: dunkelgrüne Farbreaktion mit Eisenchlorid ($FeCl_3$)
Wirksamkeit: schwach bakteriostatisch (grampositive Bakterien)
Produzenten: *Penicillium frequentans* Westling, *P. vesiculosum* Bain

21. Fructigenin — $C_{26}H_{44-46}O_7N_2$
(COOK, COX, FARMER und LACEY, 1947)

Löslichkeit: sehr gut löslich: organische Lösungsmittel, Petroläther
schwer löslich: Wasser
Stabilität in Lösung: labil in verdünnten Laugen, stabil in Säuren
Wirksamkeit: Mycobakterien, grampositive und -negative Bakterien
Produzent: *Fusarium fructigenum*

22. Fumigatin $C_8H_8O_4$
(ANSLOW und RAISTRICK, 1938)

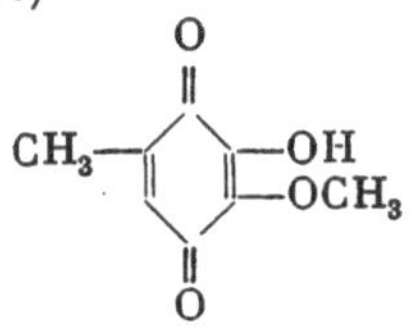

Löslichkeit: löslich: meiste organische Lösungsmittel
schwer löslich: Wasser, Petroläther
Stabilität in Lösung: unstabil in Alkali
Charakteristische Eigenschaften: „permanganat"-Färbung in neutraler oder alkalischer Lösung; alkoholische Lösung ergibt tiefrote bis schwarze Farbreaktion mit Eisenchlorid
Wirksamkeit: grampositive Bakterien (begrenzte Aktivität)
Produzent: *Aspergillus fumigatus* Fresenius

23. Fuscin $C_{15}H_{16}O_5$ (Chinoidstruktur)
(MICHAEL, 1948)
Löslichkeit: löslich: organische Lösungsmittel
schwer löslich: Äther, Benzol, kalter Äthylalkohol
unlöslich: Petroläther, Wasser
Charakteristische Eigenschaften: in alkalischer Lösung rot gefärbt; purpurrote Farbreaktion mit Eisenchlorid; erscheint aber in den Kulturfiltraten als farblose Hydroform
Wirksamkeit: grampositive und -negative Bakterien
Produzent: *Oidiodendron Robak*

24. Gentisinalkohol $C_7H_8O_3$
(BIRKINSHAW, BRACKEN und RAISTRICK, 1943)

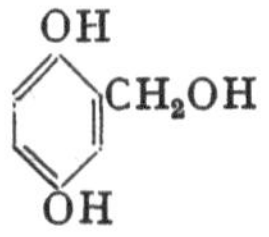

Löslichkeit: löslich: Wasser, Äthylalkohol, Äther
schwer löslich: Benzol, Chloroform
unlöslich: Petroläther
Charakteristische Eigenschaft: eine rasch verschwindende und nach gelb überschlagende blaue Farbreaktion mit Eisenchlorid
Wirksamkeit: *Staph. aureus*
Produzenten: *Penicillium patulum* Bainier, *P. divergens* Bainier, *P. urticae*, *P. sp.*

25. Geodin $C_{17}H_{12}O_7Cl_2$

(RAISTRICK und SMITH, 1935)

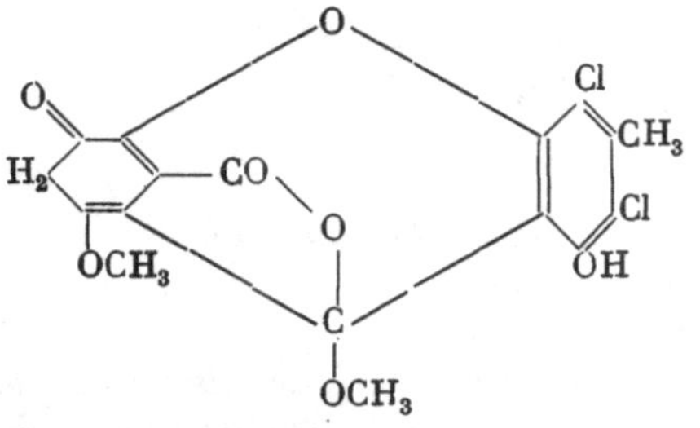

oder

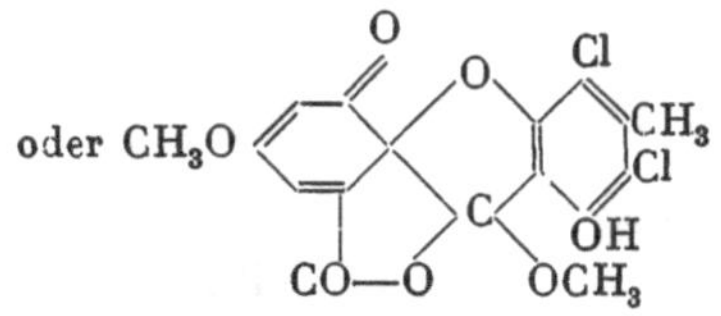

Löslichkeit:	löslich:	Chloroform, Aceton
	schwer löslich:	Äthylalkohol, Äthylacetat
	sehr schwer löslich:	Benzol, Äther
	unlöslich:	Wasser; Na-Salz des Geodins in Wasser löslich
Charakteristische Eigenschaften:		mit Eisenchlorid eine graue Farbreaktion; in Äthylalkohol gelöst, besitzt das Geodin eine schmutzig-grüne bis zu braun wechselnde Farbe; sublimiert im Vakuum bei 220° C
Wirksamkeit:		grampositive und -negative Bakterien
Produzent:		*Aspergillus terreus* Thom

26. Gladiolinsäure $C_{11}H_{10}O_5$

(WILKINS und HARRIS, 1943)

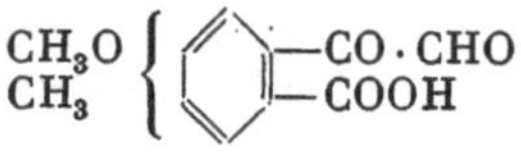

Löslichkeit:	löslich:	Wasser
Stabilität in Lösung:		stabil zwischen p_H 3,0 bis 8,0 für 10 Tage bei 25° C
Charakteristische Eigenschaft:		tiefgrüne Farbreaktion mit Ammoniak
Wirksamkeit:		Pilze, schwach aktiv gegen grampositive Bakterien
Produzent:		*Penicillium gladioli*

27. Gliorosein = Chinhydron von 2,3-Dimethoxy-5,6-dimethyl-p-benzochinon

(BRIAN, CURTIS, HOWLAND, JEFFERYS und RAUDNITZ, 1951)

Wirksamkeit:	grampositive und -negative Bakterien, Pilze
Produzent:	*Gliocladium sp.* (*G. roseum*-Gruppe)

28. Gliotoxin $C_{13}H_{14}N_2O_4S_2$
(WEINDLING, 1932)

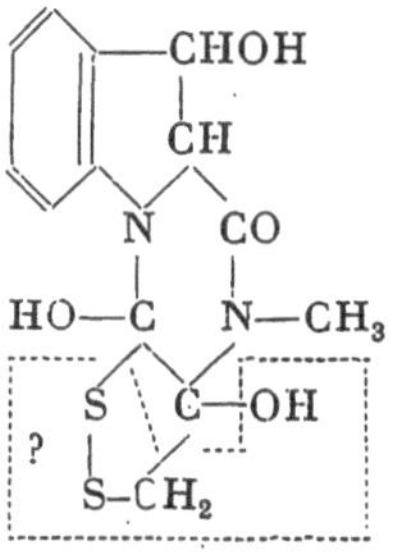

Löslichkeit: löslich:	Aceton, Chloroform
schwer löslich:	Benzol, Äthylalkohol, Wasser
Stabilität in Lösung:	rasch zerstört durch Alkali, in neutraler Lösung nicht sehr stabil, labil gegenüber Licht
Charakteristische Eigenschaft:	charakteristisches UV-Spektrum
Wirksamkeit:	Pilze, Aktinomyceten, schwache Aktivität gegenüber grampositiven Bakterien
Produzenten:	*Penicillium obscurum, Gliocladium fimbriatum, Trichoderma viride, Aspergillus fumigatus, A. fumigatus var. helvola* Yuill, *Penicillium sp., P. terlikowskii* Zal., *P. jenseni*

29. Glutinosin $C_{48}H_{60}O_{16}$?
(BRIAN und MCGOWAN, 1946)

Löslichkeit: löslich:	meiste organische Lösungsmittel einschließlich Petroläther
sehr schwer löslich:	Wasser
Stabilität in Lösung:	ziemlich stabil im p_H-Bereich von 2,9 bis 8,4
Wirksamkeit:	Pilze
Produzent:	*Metarrhizium glutinosum* S. Pope

30. Griseofulvin $C_{16}H_{15}O_6Cl$
(OXFORD, RAISTRICK und SIMONART, 1939)

oder ein Tautomer

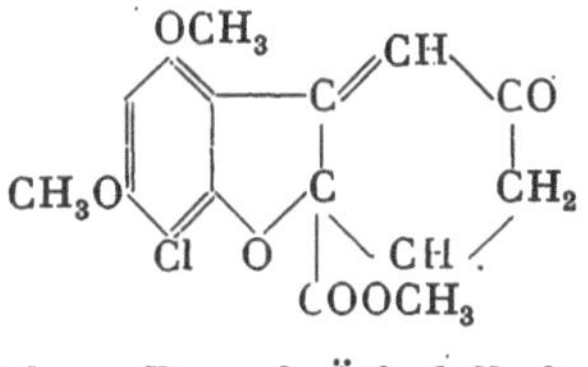

Löslichkeit: schwer löslich:	Benzol, Äthylalkohol
unlöslich:	Petroläther

Stabilität in Lösung: thermostabil
Wirksamkeit: Pilze
Produzenten: *Penicillium griseo-fulvum, P. janczewskii, P. patulum*

31. Helvolinsäure = Fumigacin $C_{32}H_{44}O_8$?
(WAKSMAN, HORNING und SPENCER, 1942)

Löslichkeit: löslich: organische Lösungsmittel
schwer löslich: Wasser, Petroläther
Stabilität in Lösung: wird langsam durch n/10 Alkali inaktiviert
Wirksamkeit: grampositive Bakterien, Mycobakterien
Produzenten: *Aspergillus fumigatus, A. fumigatus mut. helvola* Yuill

32. Herquein $C_{19}H_{20}O_8$
(BURTON, 1949)

Löslichkeit: löslich: verdünnte Alkali, organische Lösungsmittel
sehr schwer löslich: Wasser
Stabilität in Lösung: inaktiviert durch Alkali oder durch Kochen bei p_H 2,0
Charakteristische Eigenschaften: organge-gelb gefärbt; gelöst in verdünntem Alkali grün fluoreszierend
Wirksamkeit: grampositive und -negative Bakterien
Produzent: *Penicillium herquei*

33. Humicolin
(CURTIS, HEMMING und JEFFERYS, 1952)

Löslichkeit: löslich: Petroläther
Stabilität in Lösung: relativ stabil in wäßrigen Lösungen bei p_H 3,5 bis 4,5
Wirksamkeit: Pilze
Produzent: *Aspergillus humicola*

34. Javanicin $C_{15}H_{14}O_6$
(WILKINS und HARRIS, 1942)

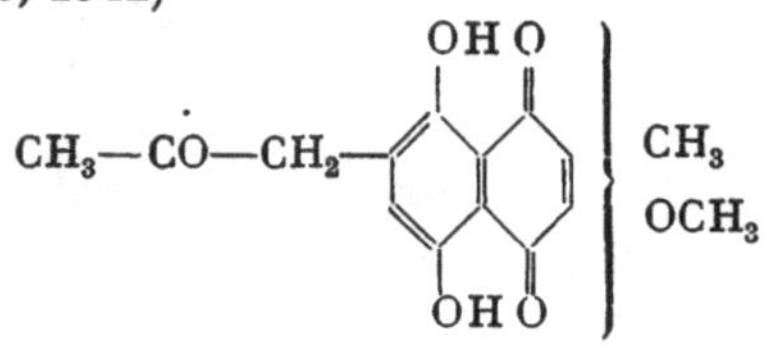

Löslichkeit: löslich: Wasser, organische Lösungsmittel
Charakteristische Eigenschaft: gelöst in Methylalkohol ergibt das Javanicin eine violette Farbreaktion mit Eisenchlorid
Wirksamkeit: grampositive Bakterein, Mycobakterien
Produzent: *Fusarium javanicum*

35. Kojisäure $C_6H_6O_4$
(SAITO, 1907)

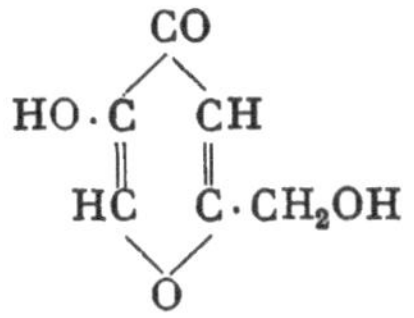

Löslichkeit: löslich: Wasser, Äthylalkohol
schwer löslich: Äther
unlöslich: Benzol
Stabilität in Lösung: wird langsam durch verdünnte Laugen inaktiviert
Charakteristische Eigenschaften: ergibt rote Farbreaktion mit Eisenchlorid; bildet unlösliches Kupfersalz
Wirksamkeit: grampositive und -negative Bakterien; geringe Aktivität
Produzenten: *Aspergillus sp., A. oryzae, A. gymnosardae, A. awamori, A. candidus, A. clavatus, A. fumigatus, A. giganteus, A. nidulans, A. albus, A. parasiticus, A. tamarii, A. effusus Tiraboschi, A. glaucus, A. luteo-virescens, Penicillium dahliae, A. alliaceus, A. wentii, P. chrysogenum, P. daleae, Acetobacter sp.*

36. Lateritin—I $C_{21}H_{38}O_5N_2$
Lateritin—II $C_{20}H_{36}O_5N_2$
(COOK, COX, FARMER und LACEY, 1947)

Löslichkeit: sehr gut löslich: organische Lösungsmittel, Petroläther
schwer löslich: Wasser
Stabilität in Lösung: unstabil in verdünnten Laugen, stabil in Säuren
Wirksamkeit: grampositive Bakterien, Mycobakterien
Produzenten: *Fusarium javanicum, F. 6, F. 64, F. lateritium, F. avenaceum, F. fructigenum, F. sambucinum, F. dianthii, F. 63, F. 75, F. culmorum, F. 72, F. 91, F. 101, F. oxysporum var. cubense, F. coeruleum, F. 8, F. 10, F. 26, F. 73, F. 88*

37. Lycomarasmin $C_9H_{15}O_7N_3$
(PLATTNER und CLAUSON-KAAS, 1945)

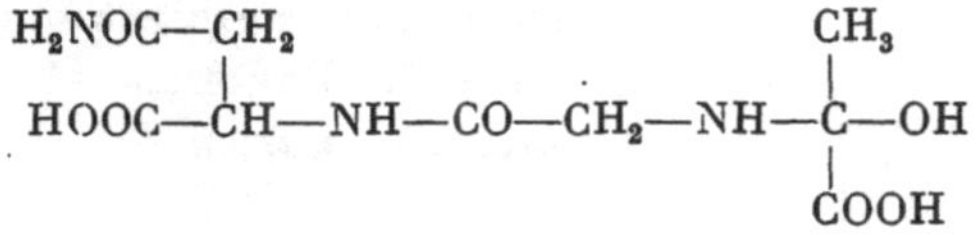

Löslichkeit:	löslich:	verdünnte Säuren oder Laugen
	schwer löslich:	Wasser
Wirksamkeit:		*Lactobacillus casei*
Produzent:		*Fusarium lycopersici Sacc.*

38. Mellein $C_{10}H_{10}O_3$
(GILL-CAREY, 1949)

Löslichkeit:	löslich:	Aceton, Alkohol
	unlöslich:	Wasser, Petroläther
Wirksamkeit:		grampositive und -negative Bakterien, Mycobakterien
Produzent:		*Aspergillus melleus*

39. Mycelianamid $C_{22}H_{28}O_5N_2$
(ANSLOW und RAISTRICK, 1931)

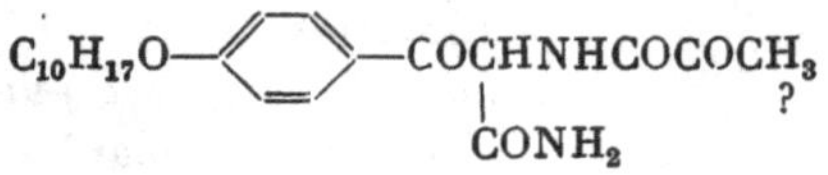

Löslichkeit:	löslich:	Aceton, Dioxan (löslich auch in verdünnter NaOH)
	schwer löslich:	organische Lösungsmittel
	unlöslich:	Wasser
Stabilität in Lösung:		Aktivität wird durch Säure oder Laugen zerstört
Charakteristische Eigenschaft:		gelöst in Äthylalkohol bei gleichzeitigem Ansäuern rötlich-braune Farbreaktion mit Eisenchlorid
Wirksamkeit:		grampositive Bakterien
Produzent:		*Penicillium griseofulvum* Dierckx

40. Mycocidin
(GERBER und GROSS, 1945)

Löslichkeit:	löslich:	Äther, Chloroform, Äthylacetat; bei Salzfreiheit: Löslichkeit in Wasser
	unlöslich:	Wasser;
Stabilität in Lösung:		relativ stabil
Wirksamkeit:		*Mycobacterium tuberculosis*
Produzent:		*Aspergillus* (nicht näher identifiziert)

41. Mycophenolsäure $C_{17}H_{20}O_6$
(ALSBERG und BLACK, 1913)

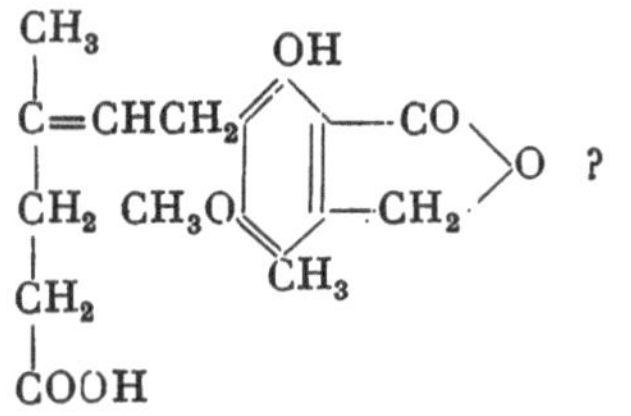

Löslichkeit: sehr gut löslich: Äthylalkohol
löslich: Äther, Chloroform, heißes Wasser
schwer löslich: Benzol, kaltes Wasser
Stabilität in Lösung: sehr stabil
Charakteristische Eigenschaft: blau-violette Farbreaktion mit Eisenchlorid
Wirksamkeit: Pilze, grampositive und -negative Bakterien; Titer hängt stark von der Menge der Testkeime ab
Produzenten: *Penicillium stoloniferum*, *P. brevi-compactum*, *P. scabrum*, *P. hagemi Zaleski*, *P. szaferi Zal.* *P. patrismei* Zal., *P. griseo-brunneum* Dierckx, *P. viridicatum*, *P. glaucum*, *P. bialowiezense*.

42. Nidulin $C_{20}H_{17}O_5Cl_3$
(DEAN, ROBERTSON, ROBERTS und RAPER, 1953)

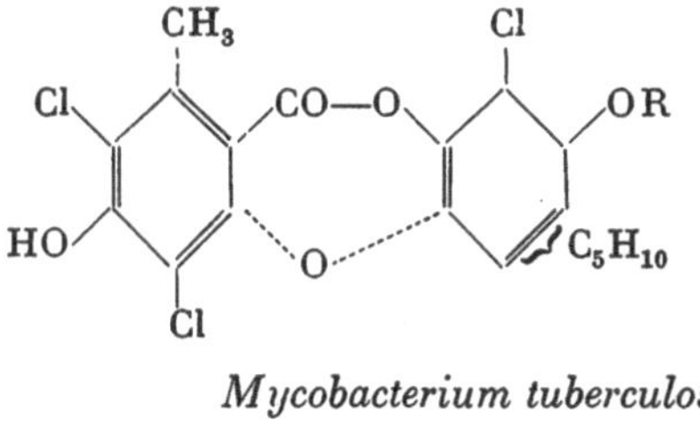

Wirksamkeit: *Mycobacterium tuberculosis*, Pilze
Produzenten: *Aspergillus nidulans*

43. Notatin = Penatin
(KOCHOLATY, 1942)

Löslichkeit: löslich: Wasser
unlöslich: organische Lösungsmittel
Stabilität in Lösung: unstabil unter und über p_H 2,0 bis 8,0; hitzestabil
Charakteristische Eigenschaft: grüne Fluoreszenz mit Essigsäure
Wirksamkeit: grampositive und -negative Bakterien
Produzent: *Penicillium notatum* West., *P. resticulosum*, *P. corylophilum*

44. Penicillinsäure $C_8H_{10}O_4$
(ALSBERG und BLACK, 1913)

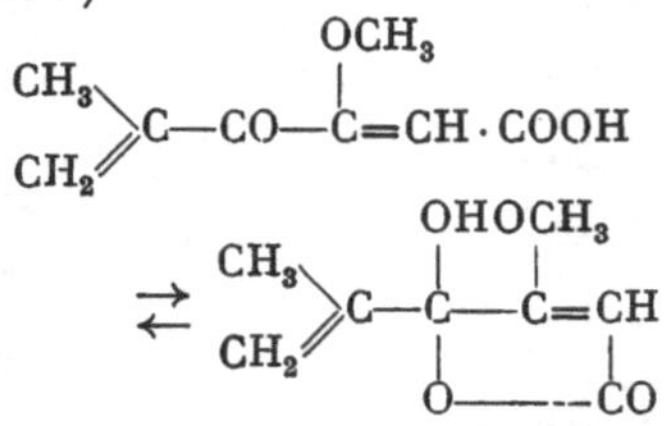

Löslichkeit: löslich: Wasser, organische Lösungsmittel, Petroläther in der Wärme
unlöslich: Petroläther in der Kälte
Stabilität in Lösung: stabil
Charakteristische Eigenschaft: nach Stehenlassen rötlich-purpurne Farbreaktion mit Eisenchlorid
Wirksamkeit: grampositive und -negative Bakterien, schwach einige Pilze
Produzenten: *Penicillium puberulum, P. cyclopium, P. thomii, P. suaveolens, P. baarnense, Aspergillus ochraceus, A. quercinus, A. sulphureus, A. melleus*

45. Penicilline $C_9H_{11}O_4N_2SR$
(FLEMING, 1929)

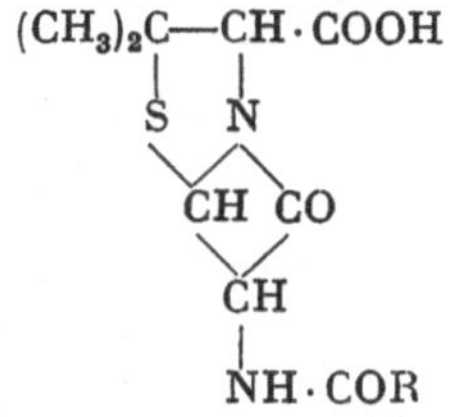

Löslichkeit: löslich: organische Lösungsmittel (salzfreie Lösungen in Wasser)
sehr schwer löslich: Wasser
unlöslich: Petroläther
Stabilität in Lösung: labil in verdünnter Säure oder Alkali; am stabilsten bei p_H 6,0 bis 7,0
Charakteristische Eigenschaft: wird durch Penicillinase inaktiviert
Wirksamkeit: grampositive Bakterien
Produzenten: *Penicillium turbatum* Westling, *P. cinerascens* Biourge, *P. rubens* Biourge, *P. chloro-leucon* Biourge, *P. steckii* Zaleski, *P. chrysogenum* Thom, *P. chlorophaeum* Biourge, *P. griseiroseum* Dierckx, *P. notatum* Westling, *P. citreo-roseum* Dierckx, *P. baculatum* Westling, *P. cyaneo-fulvum* Biourge, *P. brunneorubrum* Dierckx, *P. fluorescens* Laxa, *P.*

asperulum Bainier, *P. meleagrinum* Biourge, *P. raciborskii* Zal., *P. roseo-citreum* Biourge, *P. griseo-fulvum* Dierckx, *P. avellaneum* Thom et Turesson, *P. crateriforme* Gilman und Abbott, *P. baarnense* van Beyma, *P. euglaucum* van Beyma, *P. divaricatum*, *Aspergillus giganteus* Wehmer, *A. nidulans* Eidam, *A. flavipes* Thom und Church, *A. niger* van Tieghem, *A. oryzae* Cohn, *A. parasiticus* Speare, *A. flavus* Link, *A. caespitosus*, *A. quadrilineatus*, *A. sydowi*

46. Phoenicin (FRIEDHEIM, 1933) $C_{14}H_{10}O_6$

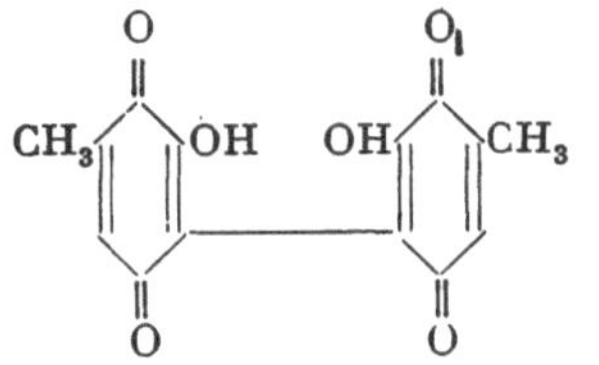

Löslichkeit: löslich: Chloroform, Äthylalkohol
schwer löslich: Wasser
Charakteristische Eigenschaften: gelb gefärbt unter p_H 1,6, rot von p_H 1,6 bis 3,6, violett bei höheren p_H-Werten
Wirksamkeit: grampositive Bakterien, Mycobakterien
Produzenten: *Penicillium rubrum*, *P. phoeniceum* van Beyma

47. Puberulinsäure (BIRKINSHAW und RAISTRICK, 1932) $C_8H_6O_6$

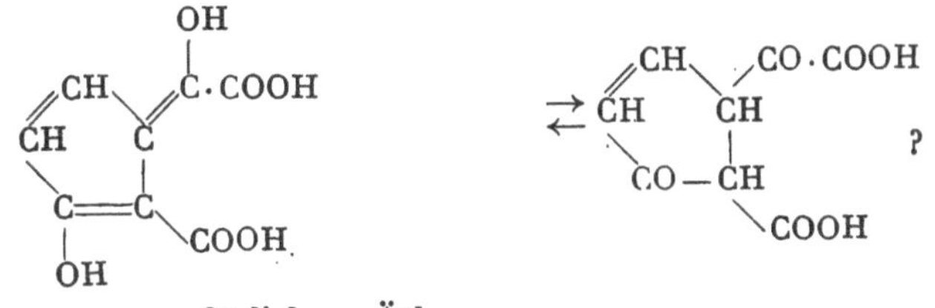

Löslichkeit: löslich: Äther
schwer löslich: Wasser
Charakteristische Eigenschaften: rotbraune Farbreaktion mit Eisenchlorid rot gefärbtes, unlösliches Ni-Salz; sublimiert im Vakuum bei 220° C.
Wirksamkeit: grampositive Bakterien (schwache Aktivität)
Produzenten: *Penicillium puberulum*, *P. aurantio-virens* Biourge, *P. Johannioli* Zal., *P. cyclopium-viridicatum*

48. Puberuloninsäure $C_8H_4O_6$
(BIRKINSHAW und RAISTRICK, 1932)

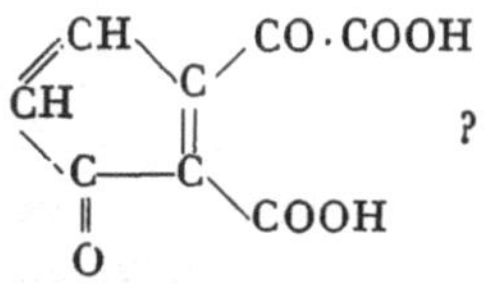

Charakteristische Eigenschaft: durch Eisenchloridreaktion nicht von der Puberulinsäure zu unterscheiden
Wirksamkeit: grampositive und -negative Bakterien
Produzenten: *Penicillium puberulum*, *P. aurantio-virens* Biourge, *P. Johannioli* Zal., *P. cyclopium-viridicatum*

49. Rubrogliocladin = Dihydro-derivat von 2,3 Dimethoxy-5,6-dimethyl-p-benzochinon
(BRIAN, CURTIS, HOWLAND, JEFFERYS und RAUDNITZ, 1951)
Wirksamkeit: grampositive und -negative Bakterien, Pilze
Produzent: *Gliocladium sp.* (*G. roseum*-Gruppe)

50. Sambucinin $C_{24}H_{42}O_7N_2$
(COOK, COX, FARMER und LACEY, 1947)
Löslichkeit: sehr gut löslich: organische Lösungsmittel, Petroläther
schwer löslich: Wasser
Stabilität in Lösung: labil in verdünnten Laugen, stabil in Säuren
Wirksamkeit: *Mycobacterium phlei*
Produzent: *Fusarium sambucinum*

51. Spinulosin $C_8H_8O_5$
(BIRKINSHAW und RAISTRICK, 1931)

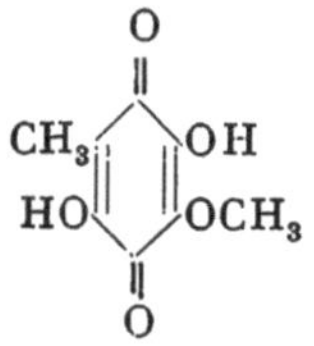

Löslichkeit: löslich: meiste organische Lösungsmittel
schwer löslich: Wasser, Petroläther
Stabilität in Lösung: labil gegenüber Laugen
Charakteristische Eigenschaften: „permanganat“ Färbung in neutraler oder alkalischer Lösung; braune Farbreaktion mit Eisenchlorid
Wirksamkeit: grampositive Bakterien
Produzenten: *Penicillium spinulosum* Thom., *P. cinerascens* *Aspergillus fumigatus* Fres.

52. Synnematin
(GOTTSHALL, ROBERTS, PORTWOOD und JENNINGS, 1951)

Charakteristische Eigenschaft:	positive Biuret-, Ninhydrin- und Schwefelreaktion
Wirksamkeit:	*Klebsiella pneumoniae*
Produzenten:	*Tilachlidium, Cephalosporium salmosynnematum* 3590 A

53. Tardin $C_{11}H_{15}O_3$?
(WILKINS und HARRIS, 1943)

Löslichkeit: löslich:	Äthylalkohol, Äther, Benzol
schwer löslich:	Wasser
Stabilität in Lösung:	wird bei Zimmertemperatur über pH 8,0 inaktiviert
Charakteristische Eigenschaft:	Tardin in Äthylalkohol gelöst ergibt mit Eisenchlorid eine dunkelrote Farbreaktion
Wirksamkeit:	grampositive und -negative Bakterien
Produzent:	*Penicillium tardum* Thom.

54. Terreinsäure $C_7H_6O_4$
(PAUSACKER, PHILPOT, JENNINGS und FLOREY, 1947)

Löslichkeit: löslich:	organische Lösungsmittel
schwer löslich:	Wasser, Petroläther
Stabilität in Lösung:	wird bei pH 10,0 rasch inaktiviert
Charakteristische Eigenschaften:	bildet hellgelb gefärbte Salze; rote Farbreaktion mit Eisenchlorid
Wirksamkeit:	grampositive und -negative Bakterien, Pilze, *Trichomonas vaginalis*
Produzent:	*Aspergillus terreus*

55. Trichothecin $C_{15}H_{20}O_4$?
(BRIAN und HEMMING, 1947)

Löslicheit: löslich:	organische Lösungsmittel
schwer löslich:	Wasser
Stabilität in Lösung:	inaktiviert durch Laugen
Wirksamkeit:	Pilze
Produzent:	*Trichothecium roseum* Link

56. Ustilaginsäure (Ustizeanin B)
(NICCOLINI, 1942)

Stabilität in Lösung:	hitzestabil
Wirksamkeit:	grampositive Bakterien, Pilze
Produzent:	*Ustilago sp.*

57. Ustin $C_{21}H_{17}Cl_3O_6$ oder $C_{19}H_{15}Cl_3O_5$
(KURUNG, 1945)

Löslichkeit: löslich: Äther
schwer löslich: Wasser
Charakteristische Eigenschaft: Absorptionsspektrum hat ein Maximum bei 3250 Angström
Wirksamkeit: grampositive Bakterien, Mycobakterien
Produzent: *Aspergillus ustus*

58. Viridin $C_{20}H_{16}O_6$
(BRIAN und MCGOWAN, 1945)

Löslichkeit: löslich: Chloroform, Äthylalkohol, Benzol
sehr schwer löslich: Äther, Wasser
Stabilität in Lösung: relativ stabil bei pH 2,9; Aktivität wird aber rasch im alkalischen Bereich zerstört
Wirksamkeit: Pilze
Produzent: *Trichoderma viride* Pers. ex Fr.

59. Substanz von *Alternaria radicina*
(NEWTON, 1953)

Charakteristische Eigenschaft: tiefrosa Farbreaktion mit Natriumhydroxydlösung
Wirksamkeit: Pilze
Produzenten: *Alternaria radicina, A. dianthicola, A. solani, A. brassicicola, A. tenuis*

60. Substanz von *Monosporium sp.*
(DELMOTTE und DELMOTTE-PLAQUÉE, 1953)

Löslichkeit: löslich: Chloroform
Wirksamkeit: Pilze
Produzent: *Monosporium sp.*

61. Xanthocillin IX und IY $C_{18}H_{14}O_2N_2$
(BEIERSDORF und AHRENS, 1953)

Löslichkeit: löslich: Alkohol, Äther, NaOH
unlöslich: Wasser, Benzin, Benzol, Chloroform
Stabilität in Lösung: Inaktivierung bei Erhitzung auf 200° C
Wirksamkeit: grampositive und -negative Bakterien
Produzent: *Penicillium notatum* Westling

D. ANTIBIOTIKA VON BASIDIOMYCETEN

1. Agrocybin — C_8H_5ON

(JONES und BU'LOCK, 1953) — (Octratriin-(2,4,6)-amid)

Löslichkeit:	löslich:	Essigester
Wirksamkeit:		grampositive und -negative Bakterien
Produzent:		*Agrocybe dura*

2. Biformin (neutrale Substanz)

(ROBBINS, KAVANAGH und HERVEY, 1947)

Löslichkeit:	sehr gut löslich:	Äthylalkohol, Äther, Chloroform
	löslich:	Wasser
Stabilität in Lösung:		stabil in verdünnten, labil in konzentrierten Lösungsmitteln; kann nicht getrocknet werden
Wirksamkeit:		grampositive und -negative Bakterien, Mycobakterien, Pilze
Produzent:		*Polyporus biformis*

3. Biforminsäure

(ROBBINS, KAVANAGH und HERVEY, 1947)

Löslichkeit:	sehr gut löslich:	Äthylalkohol, Äther, Chloroform
	löslich:	Wasser
Stabilität in Lösung:		wie Biformin; polymerisiert zu einer schwarzen unlöslichen Substanz
Wirksamkeit:		grampositive und -negative Bakterien, Mycobakterien, Pilze
Produzent:		*Polyporus biformis*

4. Clitocybin (eine Mischung von einer ätherlöslichen und einer proteinähnlichen Verbindung)

(HOLLANDE, 1945)

Löslichkeit:	löslich:	Wasser, Aceton
	unlöslich:	Petroläther
Stabilität in Lösung:		labil; sehr labil bei p_H 6,0
Wirksamkeit:		grampositive und -negative Bakterien, Mycobakterien
Produzent:		*Clitocybe* (*Aspropaxillus*) *gigantea* (Fr. ex Sow.) Quel. *var. candida* (Bres.)

5. Destruin
(PAUSACKER, 1947)

Löslichkeit: löslich: organische Lösungsmittel
schwer löslich: Wasser
Stabilität in Lösung: labil; am stabilsten in wäßriger Lösung bei p_H 2
Charakteristische Eigenschaften: flüchtig im Dampf bei niedrigem Druck; in wäßriger Lösung gelb gefärbt, die bei Zusatz von Alkali violett wird
Wirksamkeit: *Streptococcus pyogenes, Bacillus anthracis, Staph. aureus*
Produzent: *Irpex destruens* Petch.

6. Drosophilin A, B, C und D
(KAVANAGH, HERVEY und ROBBINS, 1952)

Wirksamkeit: A: *Staphylokokken, Bacillus subtilis*; B: grampositive und -negative Bakterien; C: grampositive Bakterien; D: grampositive und im geringen Maße gramnegative Bakterien
Produzent: *Drosophila subatrata* (Batsch ex Fr.) Ruél.

7. Fomecin $C_8H_8O_5$
(ANCHEL, BERVEY und ROBBINS, 1952)

Wirksamkeit: grampositive und -negative Bakterien, Mycobakterien
Produzent: *Fomes juniperus*

8. Hirsutinsäure C $C_{15}H_{20}O_4$
(HEATLEY, JENNINGS und FLOREY, 1947)

Löslichkeit: löslich: meiste organische Lösungsmittel
schwer löslich: Wasser
unlöslich: Hexan CCl_4
Stabilität in Lösung: durch Behandlung mit Säuren oder Laugen kann die Substanz biologisch aktiv werden (Hirsutinsäure N)
Wirksamkeit: inaktiv
Produzent: *Stereum purpureum, S. hirsutum*

9. Hirsutinsäuren N und A
(HEATLEY, JENNINGS und FLOREY, 1947)

Löslichkeit: wie Hirsutinsäure C
Stabilität in Lösung: wird durch Alkali inaktiviert
Wirksamkeit: grampositive und -negative Bakterien
Produzent: *Stereum purpureum, S. hirsutum*

10. Illudin M
(ANCHEL, HERVEY und ROBBINS, 1950)

Wirksamkeit:		grampositive und -negative Bakterien
Produzent:		*Clitocybe illudens*

11. Inolomin
(FRAGNER, 1949)

Löslichkeit:	löslich:	Wasser, Phosphatpuffer bei p_H 7,0
Stabilität in Lösung:		stabil bei Zimmertemperatur; wird braun und inaktiv durch Autoklavieren
Wirksamkeit:		gramnegative Bakterien
Produzent:		*Inoloma traganum*

12. Lactaroviolin $C_{15}H_{14}O$
(WILLSTAEDT und ZETTERBERG, 1946)

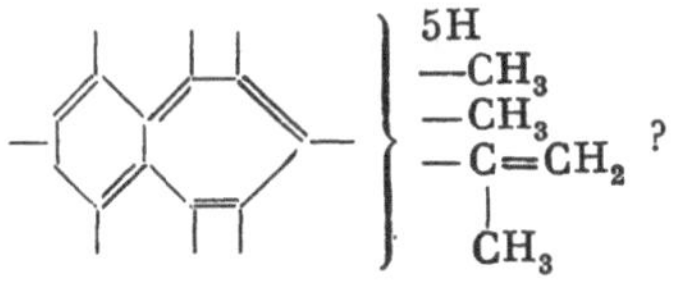

Löslichkeit:	löslich:	organische Lösungsmittel einschließlich Petroläther
Charakteristische Eigenschaften:		rotviolett gefärbt; reagiert mit Carbonyl-Reagenzien
Wirksamkeit:		*Mycobacterium tuberculosis*
Produzent:		*Lactarius deliciosus L.*

13. Marasminsäure $C_{16}H_{26}O_4$?
(WILKINS, 1945)

Löslichkeit:	löslich:	Aceton, Äthylalkohol, Äther, Chloroform, Wasser
	unlöslich:	Hexan
Wirksamkeit:		grampositive und -negative Bakterien, Mycobakterien, Hefen, Pilze
Produzent:		*Marasmius conigenus*

14. Nebularin
(LÖFGREN, TAKMAN und HEDSTRÖM, 1949)

Löslichkeit:	löslich:	Wasser
	schwer löslich:	in nichtpolaren Lösungsmitteln
Stabilität in Lösung:		thermostabil
Wirksamkeit:		Mycobakterien
Produzent:		*Clitocybe nebularis* Batsch

15. Nudinsäure A — $C_{14}H_{20}O_3$?

(HEATLEY, 1945)

Löslichkeit: löslich:	organische Lösungsmittel
sehr schwer löslich:	Wasser
Stabilität in Lösung:	relativ stabil
Wirksamkeit:	grampositive und -negative Bakterien (geringe Aktivität)
Produzent:	*Tricholoma nudum* (Bull.) Fr.

16. Nudinsäure B

(HEATLEY 1945)

Löslichkeit: löslich:	organische Lösungsmittel
sehr schwer löslich:	Wasser
unlöslich:	Hexan
Stabilität in Lösung:	unstabil im alkalischen Bereich
Charakteristische Eigenschaft:	Verbindung wird beim Aussetzen ans Licht schwarz
Wirksamkeit:	grampositive und -negative Bakterien
Produzent:	*Tricholoma nudum* (Bull.) Fr.

17. Oregonensin — $C_{20}H_{32}O_8$?

(MUIR, 1947)

Löslichkeit: löslich:	organische Lösungsmittel
schwer löslich:	Wasser
unlöslich:	Petroläther
Stabilität in Lösung:	labil bei und über p_H 9,0
Wirksamkeit:	*Staph. aureus, Mycobacterium phlei*
Produzent:	*Ganoderma oregonense* Murr.

18. Picacinsäure

(PAUSACKER und PHILPOT, 1947)

Löslichkeit: löslich:	Äther, Benzol, Chloroform, Butylalkohol
schwer löslich:	Wasser
Stabilität in Lösung:	labil in Alkali
Charakteristische Eigenschaften:	die Blei-, Quecksilber- und Kupfersalze sind unlöslich
Wirksamkeit:	grampositive und -negative Bakterien (geringe Aktivität)
Produzent:	*Coprinus picaceus*

19. Pleurotin $C_{20}H_{22}O_5$
(ROBBINS, KAVANAGH und HERVEY, 1947)

Löslichkeit: löslich:	Äthylalkohol, Äther, Chloroform
sehr schwer löslich:	Wasser
Stabilität in Lösung:	relativ stabil unter pH 8,5; labil beim Aussetzen ans Licht
Charakteristische Eigenschaft:	gibt eine blaue Farbreaktion mit Kaliumcyanid bei pH 10,2
Wirksamkeit:	grampositive und -negative Bakterien
Produzent:	*Pleurotus griseus*

20. Polyporin
(BOSE, 1945)

Löslichkeit: löslich:	Wasser, Chloroform, Äthylacetat, absoluter Alkohol
Stabilität in Lösung:	thermostabil; wird jedoch in der Wärme durch Säure oder Laugen inaktiviert
Wirksamkeit:	grampositive und -negative Bakterien
Produzent:	*Polystictus sanguineus L.*

21. Polystictin
(CALLOW und CHAIN, 1943)

Löslichkeit: löslich:	Wasser
unlöslich:	organische Lösungsmittel
Stabilität in Lösung:	wird durch verdünnte Laugen inaktiviert
Wirksamkeit:	*Staph. aureus* (geringe bakteriostatische Aktivität)
Produzent:	*Polystictus versicolor*

22. Psalliotin
(ATKINSON, 1954)

Charakteristische Eigenschaft:	wird durch Tageslicht inaktiviert
Wirksamkeit:	grampositive und -negative Bakterien
Produzent:	*Psalliota xanthoderma*

23. Ramealin
(BURTON und SPRAY, 1947)

Löslichkeit: löslich:	Äther, Benzol, Chloroform
schwer löslich:	Wasser, Aceton
Stabilität in Lösung:	labil gegenüber Alkali
Wirksamkeit:	grampositive Bakterien
Produzent:	*Stereum rameale* Schw.

24. Sparassol $C_{10}H_{12}O_4$
(Falck, 1923)

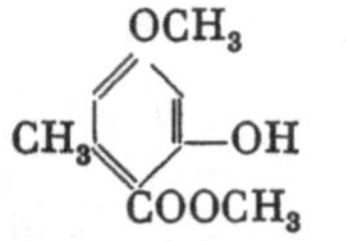

Löslichkeit:	löslich:	organische Lösungsmittel, verdünnte Laugen
Charakteristische Eigenschaft:		im Dampf flüchtig
Wirksamkeit:		grampositive und -negative Bakterien, Pilze
Produzenten:		*Sparassis ramosa* Schäff., *Evernia prunastri*

25. Substanz von *Cortinarius rotundisporus*
(Atkinson, 1946)

Löslichkeit:	löslich:	Wasser
Stabilität in Lösung:		hitzestabil; stabil gegenüber Säuren und Laugen
Wirksamkeit:		grampositive und -negative Bakterien, Mycobakterien
Produzent:		*Cortinarius rotundisporus*

26. Substanz von *Psalliota xanthoderma*
(Atkinson, 1946)

Löslichkeit:	löslich:	Wasser
Stabilität in Lösung:		hitzestabil; stabil gegenüber Säuren und Alkali
Wirksamkeit:		grampositive und -negative Bakterien, Mycobakterien
Produzent:		*Psalliota xanthoderma*

E. ANTIBIOTIKA VON HÖHEREN PFLANZEN

1. Allicin $C_6H_{10}OS_2$
(Cavallito und Bailey, 1944)

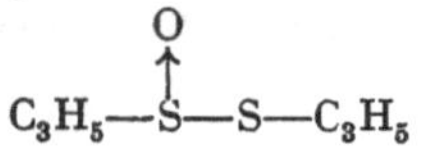

Löslichkeit:	löslich:	Wasser, Äthylalkohol, Benzol, Äther
Stabilität:		sofortige Inaktivierung bei Gegenwart von Laugen
Charakteristische Eigenschaft:		bei geringem Druck flüchtig im Dampf
Wirksamkeit:		grampositive und -negative Bakterien, Mycobakterien
Produzent:		*Allium sativum*

2. Anacardinsäure $C_{22}H_{32}O_3$
(STÄDELER, 1847)

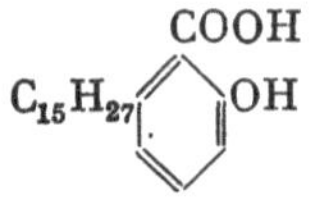

Löslichkeit: löslich: Äthylalkohol, Äther
schwer löslich: Wasser
Charakteristische Eigenschaften: violette Farbreaktion mit Eisenchlorid; die Aktivität wird durch Gegenwart von 25% Serum um mehr als das Hundertfache reduziert
Wirksamkeit: grampositive und -negative Bakterien, Mycobakterien, Pilze, Hefen
Produzent: *Anacardium occidentale* (Fruchtschalen)

3. Anemonin $C_{10}H_8O_4$
(MCCAWLEY, RUBIN und GIACOMINO, 1946)

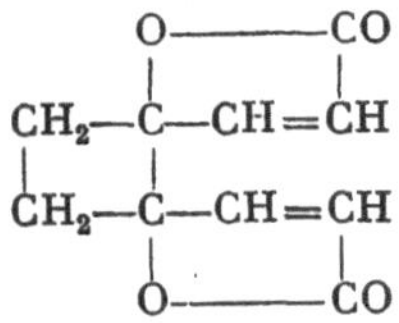

Löslichkeit: löslich: Äther, Chloroform, Wasser
Stabilität in Lösung: labil
Charakteristische Eigenschaft: Polymere des Protoanemonins
Wirksamkeit: grampositive und -negatvie Bakterien, Mycobakterien, Pilze, Hefen
Produzenten: *Anemone pulsatilla* (ganze Pflanzen), *Ranunculus japonicus* (ganze Pflanzen), *R. hirsutus*, *R. bulbosus*

4. Asiaticosid $C_{21}H_{34}O_8$ oder $C_{54}H_{90}O_{28}$ oder $C_{54}H_{88}O_{23}$
(BOITEAU, BUZAS, LEDERER und POLONSKY, 1949)

Löslichkeit: löslich: Pyridin
schwer löslich: Alkohol
unlöslich: Wasser
Wirksamkeit: *Mycobacterium leprae*
Produzent: *Centella asiatica* (*Hydrocotyle asiatica*)

5. Berberin (Umbellatin) $C_{20}H_{19}O_5N$
(GUPTA und KAHALI, 1944)

Wirksamkeit: grampositive und -negative Bakterien, Pilze
Produzenten: Angehörige der Gattung Berberis

6. Cassinsäure
(ROBBINS, KAVANAGH und THAYER, 1947)

Löslichkeit: schwer löslich:	Wasser, Äthylalkohol, Aceton, Äther
sehr schwer löslich:	Petroläther
Charakteristische Eigenschaften:	rosa bis rot gefärbtes Natriumsalz; Absorptionsspektrum bei 2700 und 4250 Angström
Wirksamkeit:	grampositive Bakterien, *Mycobacterium leprae*
Produzent:	*Cassia reticulata* (Blätter), *C. angustifolia*.

7. Cheirolin $C_5H_9NO_2S_2$
(SANDERS, 1946)
$CH_3SO_2CH_2CH_2CH_2NCS$

Löslichkeit: löslich:	Äthylalkohol, Chloroform
schwer löslich:	Wasser
sehr schwer löslich:	Petroläther
Stabilität in Lösung:	hydrolysiert durch Erwärmen mit verdünnten Säuren oder Laugen
Wirksamkeit:	grampositive und -negative Bakterien, Pilze
Produzent:	*Cheiranthus cheiri, Erysimum arkansanum*

8. Crepin $C_{14}H_{16}O_4 \cdot H_2O$
(OSBORN, 1943)

Löslichkeit: sehr gut löslich:	Pyridin
löslich:	Äther
schwer löslich:	Äthylalkohol
sehr schwer löslich:	Wasser
Stabilität in Lösung:	labil gegenüber Laugen
Wirksamkeit:	grampositive Bakterien, gegenüber gramnegativen geringere Aktivität
Produzenten:	*Crepis taraxacifolia, C. virens* (Knospen, Blüten, Wurzeln)

9. Datiscetin $C_{15}H_{10}O_6 \cdot H_2O$
(KALFF und ROBINSON, 1925)

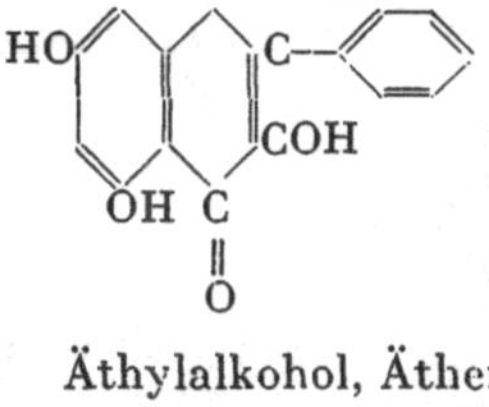

Löslichkeit: löslich:	Äthylalkohol, Äther
schwer löslich:	Wasser

Charakteristische Eigenschaften: ergibt hellgelbe Lösung in verdünnten Laugen; grüne Farbreaktion mit Eisenchlorid
Wirksamkeit: grampositive und -negative Bakterien, *Plasmodium sp.*
Produzent: *Datisca cannabina*

10. Dicoumarin
(GOTH, 1945)

Löslichkeit: löslich: Pyridin, Chinolin
schwer löslich: organische Lösungsmittel, verdünnte Laugen
Wirksamkeit: grampositive Bakterien
Produzenten: *Coumarouna odorata, C. oppositifolia, Melilotus officinalis, Trifolium pratense*

11. Dicoumarol $C_{19}H_{12}O_6$
(GOTH, 1945)

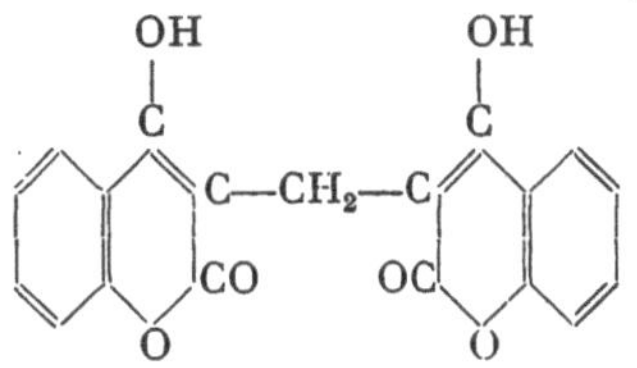

Löslichkeit: löslich: Pyridin, Chinolin
schwer löslich: organische Lösungsmittel, verdünnte Laugen
Charakteristische Eigenschaften: rote Farbreaktion mit Eisenchlorid, wenn sich das Dicoumarol in Cyclohexanon gelöst anfindet
Wirksamkeit: grampositive Bakterien
Produzenten: *Coumarouna odorata, C. oppositifolia, Melilotus officinalis, Trifolium pratense*

12. Humulon $C_{21}H_{30}O_5$
(WALKER und PARKER, 1937; SHIMWELL, 1937)

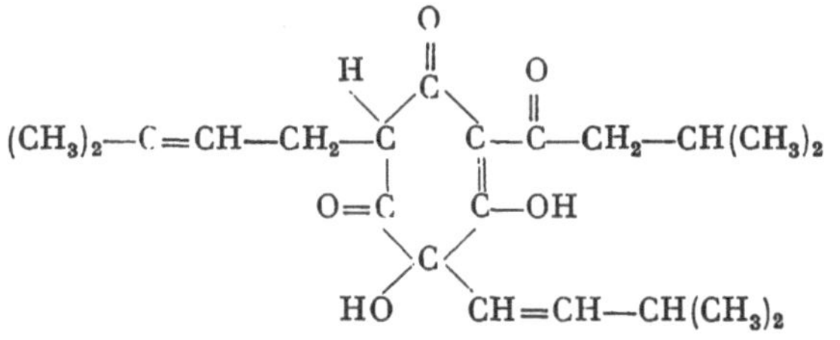

Löslichkeit: löslich: Methylalkohol, Äthylalkohol, Petroläther, Hexan, Iso-Oktan
schwer löslich: neutrale oder saure wäßrige Lösungsmittel

Stabilität in Lösung:	relativ stabil gegenüber Säuren; Bleisalz stabil; labil in alkalischer Lösung; oxydiert an der Luft
Charakteristische Eigenschaften:	gelb gefärbte Alkalisalze; rotviolette Farbreaktion mit Eisenchlorid; entfärbt Permanganat
Wirksamkeit:	grampositive Bakterien, Mycobakterien, Hefen, Pilze
Produzent:	*Humulus lupulus* (getrocknet)

13. Juglon $C_{10}H_6O_3$

(BRISSEMORET und MICHAUD, 1917)

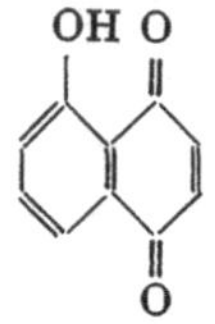

Löslichkeit:	löslich:	Äther, Chloroform
	schwer löslich:	Benzol
Charakteristische Eigenschaft:		in verdünnten Laugen purpurrot gefärbt
Wirksamkeit:		grampositive und -negative Bakterien, Pilze
Produzenten:		*Juglans nigra, J. cinerea, J. regia*

14. Lupulon $C_{26}H_{38}O_4$

(WALKER und PARKER, 1937; SHIMWELL, 1937)

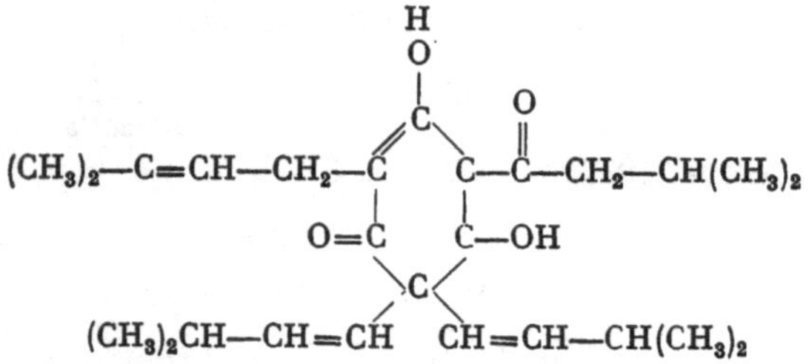

oder

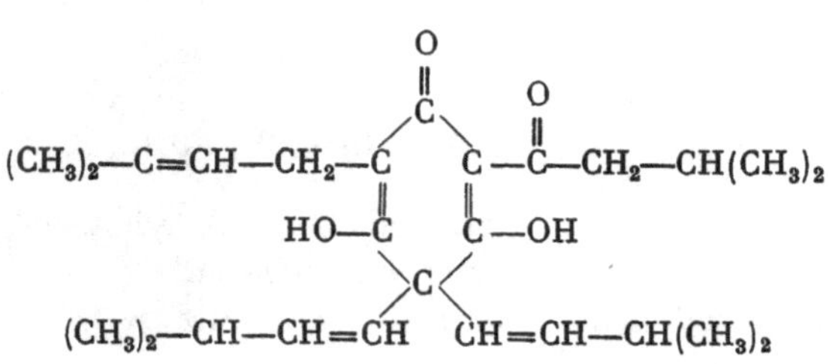

Löslichkeit: löslich: Methylalkohol, Petroläther, Hexan, Iso-Oktan;
schwer löslich: saure oder neutrale wäßrige Lösungsmittel
Stabilität in Lösung: mäßig stabil gegenüber Säuren oder Laugen; oxydiert an der Luft
Charakteristische Eigenschaften: bildet gelbe Alkalisalze; rotviolette Farbreaktion mit Eisenchlorid; entfärbt Permanganat
Wirksamkeit: grampositive Bakterien, Mycobakterien, Hefen, Pilze
Produzent: *Humulus lupulus* (getrocknet)

15. Nordihydroguiaretinsäure $C_{18}H_{22}O_4$
(WALLER und GISVOLD, 1945)

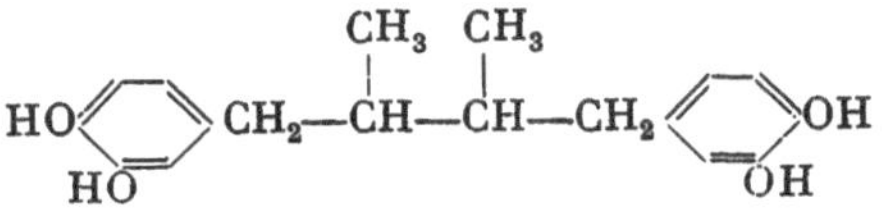

Löslichkeit: löslich: Äthylalkohol, Äther
schwer löslich: Wasser
unlöslich: Benzol, Petroläther
Charakteristische Eigenschaften: im Dampf flüchtig; grüne Farbreaktion mit Eisenchlorid, wenn sich die Nordihydroguiaretinsäure gelöst in Äthylalkohol anfindet
Wirksamkeit: grampositive und -negative Bakterien
Produzent: *Larrea divaricata* (Blätter)

16. Parasorbinsäure $C_6H_8O_2$
(HOFMANN, 1859)

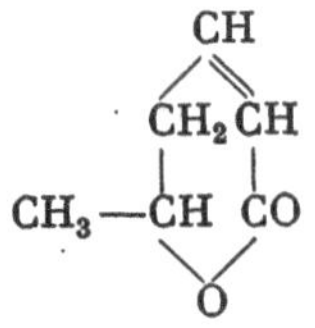

Löslichkeit: löslich: Äther
sehr gut löslich: Wasser
Charakteristische Eigenschaft: im Dampf flüchtig
Wirksamkeit: *Staph. aureus, Trypanosoma equiperdum*
Produzent: *Sorbus aucuparia*

17. Pinosylvin $C_{14}H_{12}O_2$
(ERDTMAN, 1939)

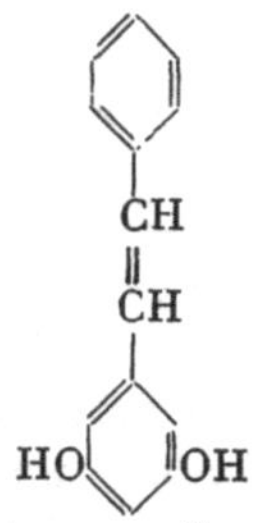

Löslichkeit: löslich: Aceton, Äther
Charakteristische Eigenschaft: hellblaue Fluoreszenz im UV-Licht
Wirksamkeit: grampositive und -negative Bakterien, holzzerstörende Pilze
Produzent: *Pinus silvestris* (Kernholz)

18. Plumbagin $C_{11}H_8O_3$ (isomer mit Phthiocol)
(SAINT-RAT DE und LUTERAAN, 1943)
2-Methyl-5-hydroxy-1,4-naphthochinon

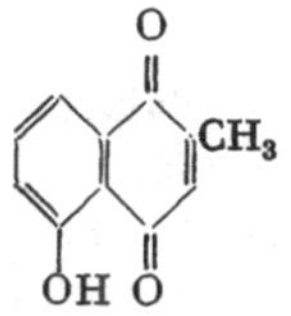

Löslichkeit: löslich: Äther, Äthylalkohol
schwer löslich: Wasser
Charakteristische Eigenschaft: rote Farbreaktion mit Eisenchlorid
Wirksamkeit: grampositive Bakterien, Mycobakterien, Pilze
Produzent: *Plumbago europaea* (Wurzeln) *P. zeylonica*, *P. rosea*

19. Pristimerin $C_{28}H_{36-38}O_4$
(KULKARNI und SHAH, 1954)
Wirksamkeit: Virdans-Gruppe der Streptokokken
Produzent: Pristimeraea indica, P. grahami (Celastraceaea)

20. Protoanemonin $C_5H_4O_2$
(ASAHINA und FUJITA, 1922)

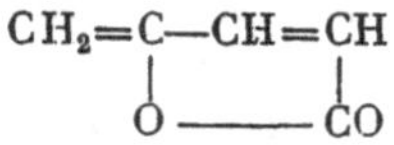

Löslichkeit: löslich: Äther, Chloroform, Wasser
Stabilität in Lösung: labil

Charakteristische Eigenschaften:	im Dampf flüchtig; polymerisiert innerhalb weniger Stunden zu Anemonin und höheren Polymeren
Wirksamkeit:	grampositive und -negative Bakterien, Pilze, Hefen
Produzenten:	*Anemone pulsatilla* (ganze Pflanzen), *Ranunculus japonicus* (ganze Pflanzen), *R. hirsutus*, *R. bulbosus*

21. Pterygospermin
(RAO, GEORGE und PANDALAI, 1946)

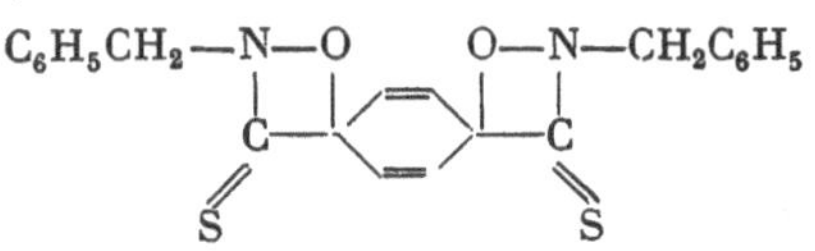

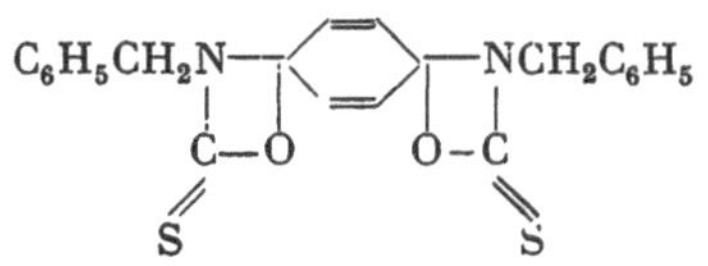

Löslichkeit:	löslich:	Äthylalkohol
	schwer löslich:	Wasser
Wirksamkeit:		grampositive Bakterien, Mycobakterien
Produzent:		*Moringa pterygosperma* Gaertn. (Wurzeln)

22. Puchiin
(CHEN, CHENG, CHENG und TANG, 1945)

Löslichkeit:	unlöslich:	organische Lösungsmittel
Stabilität in Lösung:		thermostabil; stabil bei p_H 3,0 bis 8,0; Aktivität wird durch Äthylalkohol zerstört
Wirksamkeit:		grampositive und -negative Bakterien
Produzent:		*Heleocharis tuberosa*

23. Purothionin
(STUART und HARRIS, 1942)

Charakteristische Eigenschaft:	wird durch proteolytische Enzyme inaktiviert
Wirksamkeit:	grampositive Bakterien, Hefen, Pilze
Produzent:	*Triticum vulgare*

24. Quercetin $C_{15}H_{11}O_7$
(NAGHSKI, COPLEY und COUCH, 1947)

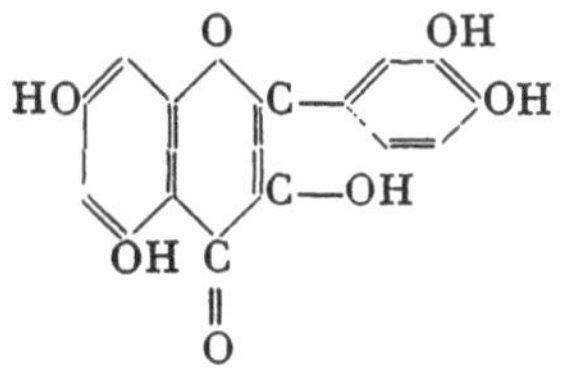

Löslichkeit: löslich:	verdünnte Alkali, Äthylalkohol
schwer löslich:	heißes Wasser
Charakteristische Eigenschaften:	goldgelb in verdünnten Laugen gefärbt; grüne Farbreaktion mit Eisenchlorid
Wirksamkeit:	verschiedene Bakterien unter p_H 7,0; über p_H 7,0 keine Aktivität
Produzenten:	Angehörige der Gattung *Quercus* (Rinde), *Viola tricolor* (Blüte), *Cheiranthus cheiri* (Blüte), Angehörige der Gattung *Narcissus* (Blüte), *Allium cepa* (gelbe Sorten, äußere Schale)

25. Raphanin $C_{17}H_{26}O_3N_3S_5$? oder $C_{17}H_{26}O_4N_3S_5$?

(Ivanovics und Horváth, 1947)

Löslichkeit: löslich:	Wasser, Äthylalkohol, Chloroform
sehr schwer löslich:	Petroläther
Stabilität in Lösung:	wird über p_H 8,0 inaktiviert
Charakteristische Eigenschaft:	wird rasch durch H_2S inaktiviert
Wirksamkeit:	grampositive und -negative Bakterien
Produzent:	*Raphanus sativus* (Samen)

26. Thujaplicin als drei Isomere bekannt, wobei $-CH(CH_3)_2$ in der alpha-, beta- oder gamma-Stellung erscheint

(Sowder, 1929)

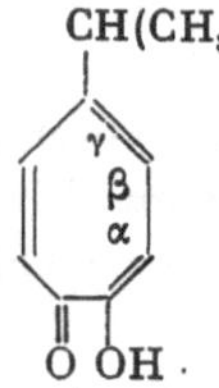

Löslichkeit: löslich:	Äthylalkohol
Charakteristische Eigenschaften:	flüchtig im Dampf; charakteristisches Absorptionsspektrum mit Maxima bei 2300 bis 2400 Angström und einer breiten Absorption zwischen 3200 und 3700 Angström
Wirksamkeit:	Pilze (holzzerstörend)
Produzent:	*Thuja plicata* (Kernholz)

27. Tomatine (Tomatin, Lycopersicin)
(IRVING, FONTAINE und DOOLITTLE, 1945)

Löslichkeit:	löslich:	Wasser, Methylalkohol
	unlöslich:	Aceton, Äther
Stabilität in Lösung:		hitzestabil (kann ohne Aktivitätsverlust autoklaviert werden)
Wirksamkeit:		grampositive Bakterien, Pilze
Produzenten:		*Solanum lycopersicum* (Sorten: „Pan America“ und „Red Currant“)

28. Substanzen von *Arctium minus* und *Onopordon tauricum*
(OSBORN, 1943)

Substanz I $C_{18}H_{24}O_6$

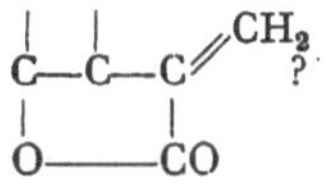

Löslichkeit:	löslich:	Äthylalkohol, Chloroform
	schwer löslich:	Äther, Benzol, Wasser
	unlöslich:	Petroläther
Stabilität in Lösung:		labil gegenüber Laugen
Wirksamkeit:		grampositive Bakterien (geringe Aktivität)
Produzenten:		*Arctium minus, Onopordon tauricum* (untere Blätter)

Substanz II $C_{18}H_{24}O_6$

Löslichkeit:		ähnlich der der Substanz I
Stabilität in Lösung:		labil gegenüber Laugen; oxydiert langsam an der Luft
Wirksamkeit:		*Staph. aureus* (geringe Aktivität)
Produzenten:		*Arctium minus, Onopordon tauricum* (untere Blätter)

29. Substanzen von *Asarum canadense*
(OSBORN, 1943)

Substanz A
(neutral reagierend)

Löslichkeit:	löslich:	Äthylalkohol, Aceton, Chloroform, Äthylacetat, Dioxan
	sehr schwer löslich:	Wasser, Benzol, Petroläther

Stabilität in Lösung:	labil gegenüber Laugen
Charakteristische Eigenschaft:	bei p_H 10,0 gibt die Substanz mit einer grünen Fluoreszens im UV-Licht ein charakteristisches UV-Absorptionsspektrum
Wirksamkeit:	grampositive Bakterien

Substanz B
(sauer reagierend)

Löslichkeit:	wie Substanz A; besonders gut löslich noch in verdünnten Laugen
Charakteristische Eigenschaft:	charakteristisches UV-Absorptionsspektrum
Wirksamkeit:	*Staph. aureus*
Produzent:	*Asarum canadense* var. *reflexum* (wilder Ingwer)

30. Substanz von *Brassica rapa* und *B. oleracea*
(GERRETSEN und HAAGSMA, 1951)

Löslichkeit:	schwer löslich:	Wasser
Wirksamkeit:		Pilze, Hefen
Produzenten:		*Brassica rapa, B. oleracea* (Samen)

31. Substanz von *Inula spiraeifolia* $C_{10}H_{12}O_3$?
(OSBORN, PEARD und ABRAHAM, 1947)

Löslichkeit:	löslich:	Äther, Aceton, Chloroform
	schwer löslich:	Wasser, Petroläther
Wirksamkeit:		grampositive Bakterien
Produzent:		*Inula spiraeifolia* (ganze Pflanze)

32. Substanz von Süßkartoffeln
(BRUCKNER, MCKAY, SCHAFFER und FONTAINE, 1949)

Wirksamkeit:	Pilze (Fusarien) *Xanthomonas sp.*
Produzent:	*Ipomoea batatas*

33. Substanz von *Lampsana communis* $C_{22}H_{26}O_6$?
(neutral reagierende Verbindung)
(OSBORN, PEARD und ABRAHAM, 1947)

Löslichkeit:	löslich:	Aceton, Äther
	schwer löslich:	Wasser, Petroläther
Stabilität in Lösung:		labil gegenüber Laugen
Wirksamkeit:		grampositive Bakterien
Produzent:		*Lampsana communis* (Blüten und Fruchtstände)

34. Substanz von *Leptotaenia dissecta*
(CARLSON und DOUGLAS, 1948)

Charakteristische Eigenschaft:	flüchtig im Dampf
Wirksamkeit:	grampositive und -negative Bakterien
Produzent:	*Leptotaenia dissecta* Nutt.

35. Substanz von *Moringa pterygosperma*
(DAS, KURUP, RAO, 1954)

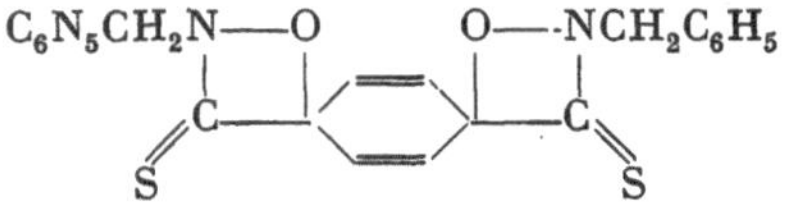

1a

oder

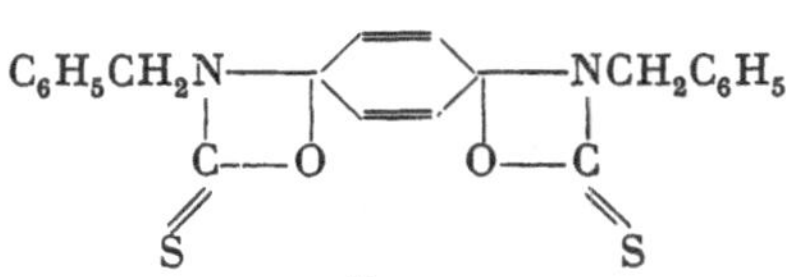

1b

Wirksamkeit:	gramnegative Bakterien, säurefeste Bakterien, Pilze
Produzent:	Moringa pterygosperma (Wurzeln)

36. Substanz von Bananen
(SCOTT, MCKAY, SCHAFFER und FONTAINE, 1949)

Löslichkeit:	löslich:	Äthylalkohol, Wasser
Wirksamkeit:		gramnegative Bakterien, Pilze
Produzent:		*Musa sapientium* (getrocknete Blätter und Stengel, Früchte und Fruchtschalen)

37. Substanz von Populus
(GROSJEAN, 1950)

Löslichkeit:	löslich:	Wasser
Stabilität in Lösung:		hitzestabil
Wirksamkeit:		Pilze
Produzenten:		*Populus candicans* Aiton, *P. trichocarpa*, *P. regenerata* Rehder, *P. serotina* Rehder, *P. marilandica* (Rindenextrakte)

38. Substanz von *Spiraea aruncus* $C_{10}H_{14}O_4$?
(OSBORN, 1943)

Löslichkeit:	löslich:	Wasser, Äther
	schwer löslich:	Benzol
Wirksamkeit:		Bakterien (geringe Aktivität)
Produzent:		*Spiraea aruncus* (Blätter, Blüten)

XIV. Literaturverzeichnis

1 ABRAHAM, E. P., 1945, The effect of mycophenolic acid on the growth of Staphylococcus aureus in broth. Biochem. Jour. **39**, 398—408.

2 ABRAHAM, E. P. u. CHAIN, E., 1940, An enzyme from bacteria able to destroy penicillin. Nature **146**, 837.

3 ABRAHAM, E. P., CHAIN, E., FLETCHER, C. M., GARDNER A. D., HEATLEY, N. G., JENNINGS, M. A. u. FLOREY, H. W., 1941, Further observations on penicillin. Lancet **241**, 177—188.

4 ABRAHAM, E. P., CROWFOOT, D. M., JOSEPH, A. E. u. OSBORN, E. M., 1946, An antibacterial substance from Arctium minus and Onopordon tauricum. Nature **158**, 744—745.

5*ABRAHAM, E. P. u. DUTHIE, E. S., 1946, Effect of the p_H of the medium on activity of streptomycin and penicillin. Lancet **250**, 455.

6*ADCOCK, J. D. u. HETTIG, R. A., 1946, Arch. intern. Med. **77**, 179, zitiert in: Florey, Antibiotics, 1949.

7 AFANASIEV, M. M., 1937, Method of isolating single hyphal tips of Actinomyces. Phytopathology **27**, 1182—1183.

8 AINSWORTH, G. C., BROWN, A. M. u. BROWNLEE, G., 1947, Aerosporin, an antibiotic produced by Bacillus aerosporus Greer. Nature **160**, 263—264.

9 ALSBERG, C. L. u. BLACK, O. F., 1913, Contribution to the study of maize deterioration; biochemical and toxicological investigations of Penicillium puberulum and Penicillium stoloniferum. U. S. Dept. Agr., Bur. Plant Indus., Bul. **270**, 1—47.

10 ANCHEL, M., HERVEY, A. u. ROBBINS, W. J., 1950, Antibiotic substances from Basidiomycetes. VII. Clitocybe illudens. Proc. nat. Acad. Sci. **36**, 300—305.

11 ANCHEL, M., HERVEY, A. u. ROBBINS, W. J., 1952, Antibiotic substances from Basidiomycetes. X. Fomes juniperus (Schrenk.) Proc. nat. Acad. Sci. **38**, 655—659.

12 ANDERSON, H. H., VILLELA, G. G., HANSEN, E. L. u. REED, R. K., 1946, Some physical and biologic properties of subtilin and other antibiotics. Science **103**, 419 bis 420.

13 ANDERSON, R. J. u. NEWMAN, M. S., 1933, The chemistry of the lipids of the tubercle bacilli. XXXV. The constitution of phthiocol, the pigment isolated from the human tubercle bacillus. Jour. Biol. Chem. **103**, 197.

14 ANONYM, 1944, Difco manual of dehydrated culture media and reagents. 7th ed. Detroit, Michigan.

15 ANSLOW, W. K. u. RAISTRICK, H., 1931, VI. Studies in the biochemistry of microorganisms. XIX. 6-hydroxy-2-methyl-benzoic acid, a product of the metabolism of glucose by Penicillium griseofulvum Dierckx. Biochem. Jour. **25**, 39.

16 ANSLOW, W. K. u. RAISTRICK, H., 1938, XCI. Studies in the biochemistry of microorganisms. LVII. Fumigatin (3-hydroxy-4-methoxy-2,5-toluquinone) and spinulosin (3,6-dihydroxy-4-methoxy-2,5-toluquinone) metabolic products respectively of Aspergillus fumigatus Fresenius and Penicillium spinulosum Thom. Biochem. Jour. **32**, 687—696.

* Nur im Referat zugänglich gewesen.

17 APPLEBY, J. C., KNOWLES, E., MCALLISTER, R. C. A., PEARSON, J. u. WHITE, T., 1947, The production of tyrothricin by submerged culture of Bacillus brevis in synthetic media. Jour. gen. Microbiol. **1**, 145—157.

18 ARIMA, K., 1950, Microbiological studies of penicillin production. I. A new screening test for selecting penicillin producing molds. Jour. Antibiotics **3**, 285.

19 ARRIAGADA, A., SAVAGE, M. C., ABRAHAM, E. P., HEATLEY, N. G. u. SHARP, A. E., 1949, Ayfivin: an antibiotic from B. licheniformis: production in potato-dextrose medium. Brit. Jour. exp. Path. **30**, 425.

20*ASAHINA, Y. u. FUJITA, A., 1922, Anemonin. Acta phytochim. (Japan) **1**, 1.

21 ASHESHOV, I. N. u. STRELITZ, F. S., 1945, An antibiotic substance active against Mycobacterium tuberculosis. Science 101, 119—120.

22*ASHESHOV, I. N. u. STRELITZ, F., 1945, SCIENCE, **101**, 621, zitiert in: Florey, Antibiotics, 1949.

23 ASHESHOV, I. N., STRELITZ, F. u. HALL, E., 1952, Phagolessin A 58: a new antibiotic active against bacterial viruses. Antibiotics Chemother. **2**, 366—374.

24 ATKINSON, N., 1942, Antibacterial substances produced by molds. I. Penicidin, a product of the growth of a Penicillium. Aust. Jour. exp. Biol. Med. Sci. **20**, 287—288.

25 ATKINSON, N., 1943, Antibacterial substances produced by molds. II. Antibacterial substances produced by some common Penicillia. Aust. Jour. exp. Biol. Med. Sci. **21**, 15—16.

26 ATKINSON, N., 1946, Antibacterial activity in members of the higher fungi. 1. Cortinarius rotundisporus and Psalliota xanthoderma Genev. Aust. Jour. exp. Biol. Med. Sci. **24**, 169—173.

27 ATKINSON, N., 1946, Toadstools and mushrooms as a source of antibacterial substances active against Mycobacterium phlei and Bact. typhosum. Nature **157**, 441.

28 ATKINSON, N., 1954, PSALLIOTIN, the antibiotic of Psalliota xanthoderma. Nature **174**, 598.

29 ATKINSON, N., SHEPPARD, R. A. W., STANLEY, N. F. u. MELVIN, P., 1944, Antibacterial substances produced by molds. VI. The production of crystalline penicidin. Aust. Jour. exp. Biol. Med. Sci. **22**, 223—226.

30 ATKINSON, N., SHEPPARD, R. A. W., STANLEY, N. F. u. RAINSFORD, M. K., 1944, Antibacterial substances produced by molds. VII. The activity of a further group of Australian strains of Penicillium and Aspergillus. Aust. Jour. exp. Biol. Med. Sci. **22**, 227—230.

31 BARNES, E. M., 1949, Laterosporin A and laterosporin B, antibiotics produced by B. laterosporus. Brit. Jour. exp. Path. **30**, 100—104.

32*BARNES, E. M. u. NEWTON, G. G. F., 1953, (BREVIN, ein durch Bacillus brevis gebildetes Antibiotikum.) Antibiotics Chemother. **3**, 866—872.

33 BARTZ, Q. R., ELDER, C. C., FROHARDT, R. P., FUSARI, S. A., HASKELL, T. H., JOHANNESSEN, D. W. u. RYDER, A., 1954, Isolation and characterization of azaserine. Nature **173**, 72—73.

34*BAXTER, R. A. u. SPRING, F. S., 1945, Ann. Rep. Chem. Soc. **42**, 96, zitiert in: Florey, Antibiotics, 1949.

35*BEADLE, G. W., MITCHELL, H. K. u. BONNER, D., 1945, Jour. Bact. **49**, 101, zitiert in: Florey, Antibiotics, 1949.

36 BEIERSDORF, R. u. AHRENS, W., 1953, Untersuchungen über die antibakteriellen und pharmakodynamischen Eigenschaften des neuen Antibioticums Xanthocillin. Pharmazie **8**, 796—801.

37*Beijerinck, M. W., 1889, Arch. néerl. Sci. **23**, 367, zitiert in: Florey, Antibiotics, 1949.

38 Beljanski, M., 1953, Comparaison de souches bactériennes résistantes à des antibiotiques avec des souches sensibles de même espèce II. — Cas de la pénicilline. Ann. Inst. Pasteur **84**, 402—409.

39 Benedict, R. G., Dvonch, W., Shotwell, O. L., Pridham, T. G. u. Lindenfelser, L. A., 1952, Cinnamycin, an antibiotic from Streptomyces cinnamoneus nov. sp. Antibiotics Chemother. **2**, 591.

40 Benedict, R. G. u. Langlykke, A. F., 1947, Antibiotic activity of Bacillus polymyxa. Jour. Bact. **54**, 24—25.

41 Benett, R. E., 1947, Nutrition of Streptomyces griseus in relation to streptomycin titre. Jour. Bact. **53**, 254.

42 Berger, J. u. Goldberg, M. W., 1949, Borrelidin, a new antibiotic with high antiborrelia activity and penicillin enhancement properties, produced by a Streptomyces species. Jour. Clin. Invest. **28**, 1046.

43 Bergström, S., Theorell, H. u. Davide, H., 1946, Pyolipic acid, a metabolic product of Ps. pyocyanea active against Mycobacterium tuberculosis. Arch. Biochem. **10**, 165—166.

44 Berkman, S., Henry, R. J. u. Housewright, R. D., 1947, Studies on streptomycin. I. Factors influencing the activity of streptomycin. Jour. Bact. **53**, 567—574.

45 Berkman, S., Henry, R. J., Housewright, R. D. u. Henry, J. E., 1947, Studies on the adsorption of streptomycin and its antagonism by salt. Jour. Bact. **54**, 6.

46 Berridge, N. J. u. Barrett, J., 1952, A rapid method for the turbidimetric assay of antibiotics. Jour. gen. Microbiol. **6**, 14—20.

47 Bigger, J. W., 1944, Synergetic action of penicillin and sulfonamids. Lancet **247**, 142.

48 Bigger, J. W., 1944, Inactivation of penicillin by serum. Lancet **247**, 400.

49*Bigger, J. W., 1944, Lancet **247**, 497, zitiert in: Florey, Antibiotics, 1949.

50*Bigger, J. W., 1944, Irish Jour. med. Sci. **227**, 553; **228**, 585, zitiert in: Florey, Antibiotics, 1949.

51 Biourge, Ph., 1923, Les moisissures du groupe Penicillium Link. Monograph, La Cellule **33**, 7—331.

52 Birkinshaw, J. H., 1948, Some aspects of fungal metabolism; with particular reference to the production of antibiotics. Trans. Brit. mycol. Soc. **30**, 50—63.

53 Birkinshaw, J. H., Bracken, A. u. Raistrick, H., 1943, Studies in the biochemistry of microorganisms. 72. Gentisyl alcohol (2,5-dihydroxybenzyl alcohol), a metabolic product of Penicillium patulum Bainier. Biochem. Jour. **37**, 726—728.

54 Birkinshaw, J. H. u. Raistrick, H., 1931, Studies in the biochemistry of microorganisms. II. Quantitative methods and technique of investigation of the products of metabolism of micro-organisms. Philos. Trans. B. **220**, 11—26.

55 Birkinshaw, J. H. u. Raistrick, H., 1931, Studies in the biochemistry of microorganisms. Part XII. New methoxy-dihydroxy-toluquinone produced from dextrose by species of Penicillium of the P. spinulosum series. Philos. Trans. B **220**, 245—254.

56 Bisby, G. R., James, N. u. Timonin, M., 1933, Fungi isolated from Manitoba soil by the plate method. Canad. Jour. Res. **8**, 253—275.

57*Bjerknes, C. A. u. Hutner, S. H., 1946, Jour. Bact. **52**, 152, zitiert in: Florey, Antibiotics, 1949.

58 Blakeslee, A. F., 1915, Lindner's roll tube method of separation cultures. Phytopathology **5**, 68—69.

59*Bliss, C. I., 1944, Science **100**, 577, zitiert in: Florey, Antibiotics, 1949.
60 Bohonos, N., Emerson, R. L., Whiffen, A. J., Nash, M. P. u. De Boer, C., 1947, A new antibiotic produced by a strain of Streptomyces lavendulae. Arch. Biochem. **15**, 215—225.
61 Boiteau, P., Buzas, A., Lederer, E. u. Polonsky, J., 1949, Derivatives of Centella asiatica used against leprosy, chemical constitution of asiaticoside. Nature **163**, 258.
62 Bondi, A., Dietz, C. C. u. Spaulding, E. H., 1946, Interference with the antibacterial action of streptomycin by reducing agents. Science **103**, 399—401.
63*Bonet-Maury, P., 1946, Ann. Inst. Pasteur **72**, 966, zitiert in: Florey, Antibiotics, 1949.
64 Bonner, D., 1946, Production of biochemical mutants in Penicillium. Amer. Jour. Bot. **33**, 788—791.
65 Bose, S. R., 1945, Antibacterial actions of „polyporin" against typhoid, cholera, dysentery, and B. coli. Nature **156**, 171.
66 Bottcher, E. u. Conn, H. J., 1942, A medium for the rapid cultivation of soil Actinomycetes. Jour. Bact. **44**, 136.
67 Brauer, A., 1952, Laboratory directions for histological technique. Burgess Publishing Co. Minneapolis.
68 Brian, P. W., Curtis, P. J. u. Hemming, H. G., 1946, A substance causing abnormal development of fungal hyphae produced by Penicillium janczewskii Zal. I. Biological assay, production and isolation of „curling factor". II. Preliminary notes on the chemical and physical properties of curling. Trans. Brit. mycol. Soc. **29**, 173—187.
69 Brian, P. W., Curtis, P. J., Hemming, H. G. u. McGowan, J. C., 1946, The production of viridin by pigment-forming strains of Trichoderma viride. Ann. appl. Biol. **33**, 190—200.
70 Brian, P. W., Curtis, P. J., Hemming, H. G., Unwin, C. H. u. Wright, J. M., 1949, Alternaric acid, a biologically active metabolic product of the fungus Alternaria solani. Nature **164**, 534.
71 Brian, P. W., Curtis, P. J., Howland, S. R., Jefferys, E. G. u. Raudnitz, H., 1951, Three new antibiotics from a species of Gliocladium. Experientia **7**, 266.
72 Brian, P. W. u. Hemming, H. G., 1945, Gliotoxin, a fungistatic metabolic product of Trichoderma viride. Ann. appl. Biol. **32**, 214—220.
73 Brian, P. W. u. Hemming, H. G., 1947, Production of antifungal and antibacterial substances by fungi; preliminary examination of 166 strains of Fungi Imperfecti. Jour. gen. Microbiol. **1**, 158—167.
74 Brian, P. W. u. McGowan, J. C., 1945, Viridin, a highly fungistatic substance produced by Trichoderma viride. Nature **156**, 144.
75 Brian, P. W. u. McGowan, J. C., 1946, Biologically active metabolic products of the mould Metarrhizium glutinosum S. Pope. Nature **157**, 334.
76 Bringmann, G., 1952, Licht- und elektronenmikroskopische Studien an Antibiotika-Formen von Coli-Bakterien. Zentralbl. Bakt. I. Abt. **157**, 577—585.
77 Brissemoret, A. u. Michaud, J., 1917, Sur une nouvelle classe de médicaments de la peau; les quinones peroxydes. Jour. Pharm. Chim. **16**, 283—285.
78 Brockmann, H., Bauer, K. u. Borchers, I., 1951, Rhodomycin, ein rotes Antibioticum (Antibiotica aus Actinomyceten. 7. Mitt.). Chem. Ber. **84**, 700—710.
79 Brockmann, H. u. Henkel, W., 1950, Pikromycin, ein neues Antibiotikum aus Actinomyceten. Naturwissenschaften **37**, 138—139.

80 BROCKMANN, H. u. MUSSO, H., 1954, GEOMYCIN, ein neues gegen gramnegative Bakterien wirksames Antibiotikum. Naturwissenschaften **41**, 451—452.

81 BROCKMANN, H. u. SCHMIDT-KASTNER, G., 1951, Resistomycin, ein neues Antibiotikum aus Actinomyceten. Naturwissenschaften **38**, 479—480.

82*BROCKMANN, H. u. SCHODDER, H., 1941, Ber. dtsch. chem. Ges. **74** B, 73, zitiert in: FLOREY, Antibiotics, 1949.

83 BROOM, W. A., BÜLBRING, E., CHAPMAN, C. J., HAMPTON, J. W. F., THOMSON, A. M., UNGAR, J., WIEN, R. u. WOOLFE, G., 1944, The pharmacology of patulin. Brit. Jour. exp. Path. **25**, 195—207.

84*BROWN, A. M. u. YOUNG, P. A., 1947, Jour. gen. Microbiol. **1**, 353, zitiert in: FLOREY, Antibiotics, 1949.

85 BROWN, J. G., 1948, Cytological effects of penicillin and streptomycin on crown gall. Phytopathology **38**, 3.

86 BROWN, R. u. HAZEN, E. L., 1949, Activation of antifungal extracts of actinomycetes by ultrafiltration through gradacol membranes. Proc. Soc. exp. Biol. Med. **71**, 454—457.

87*BROWN, R. u. HAZEN, E. L., 1953, (Phylamycin, ein von einer Streptomyces noursei-Variante gebildetes Antibiotikum.) Antibiotics Chemother. **3**, 818—821.

88 BROWNLEE, K. A., DELVES, C. S., DORMAN, M., GREEN, C. A., GRENFELL, E., JOHNSON, J. D. A. u. SMITH, N., 1948, The biological assay of streptomycin by a modified cylinder plate method. Jour. gen. Microbiol. **2**, 40.

89 BRUCKNER, B. H., MCKAY, H. H., SCHAFFER, P. S. u. FONTAINE, T. D., 1949, Partial purification and properties of antibiotic substances from the sweet potato plant (Ipomoea batatas). Jour. Clin. Invest. **28**, 894—898.

90 BUGGS, C. W., BRONSTEIN, B., HIRSHFELD, J. W. u. PILLING, M. A., 1946, The presence in normal serum of inhibiting substances against Bacillus subtilis. Science **103**, 363—364.

91 BURKHOLDER, P. R., 1944, Some growth patterns of bacteria in cylinder plate tests for promoting and inhibiting substances. Amer. Jour. Bot. **31**, 555—558.

92 BURKHOLDER, P. R. u. SINOTT, E. W., 1945, Morphogenesis of fungus colonies in submerged shaken cultures. Amer. Jour. Bot. **32**, 424—431.

93*BURLINGAME, E. M. u. REDDISH., G. F., 1939, Jour. Lab. clin. Med. **24**, 765, zitiert in: FLOREY, Antibiotics, 1949.

94 BURTON, H. S., 1949, Antibiotics from Penicillia. Brit. Jour. exp. Path. **30**, 151 bis 158.

95*BURTON, H. S. u. SPRAY, G. H., 1947, unveröffentlicht, zitiert in: FLOREY, Antibiotics, 1949.

96*BUSH, M. T., 1946, Jour. Bact. **51**, 531, zitiert in: FLOREY, Antibiotics, 1949.

97 BUSH, M. T., DICKISON, H. L., WARD, C. B. u. AVERY, R. C., 1945, Antibiotic substances active against M. tuberculosis. Jour. Pharmacol. exp. Therap. **85**, 237 bis 246.

98*CALLOW, D. u. CHAIN, E., 1943, unveröffentlicht, zitiert in: FLOREY, Antibiotics, 1949.

99 CALLOW, R. K. u. HART, P. D., 1946, Antibiotic material from Bacillus licheniformis (Weigmann, emend. Gibson) active against species of mycobacteria. Nature **157**, 334—335.

100 CARLSON, H. J. u. DOUGLAS, H., 1948, Screening methods for determining antibiotic activity of higher plants. Jour. Bact. **55**, 235—240.

101 CARLSON, H. J. u. DOUGLAS, H., 1948, Antibiotic agents separated from the root of laceleaved Leptotaenia. Jour. Bact. **55**, 615—621.

102 CARTER, H. E., CLARK, R. K., DICKMAN, S. R., LOO, Y. H., SKELL, P. S. u. STRONG, W. A., 1945, Isolation and purification of streptomycin. Jour. biol. Chem. **160**, 337—342.

103 CARTER, H. E. u. FORD, J. H., 1950, Biochemistry of antibiotics. Ann. Rev. Biochem. **19**, 487—516.

104 CARTER, J. C., 1935, Diffusible nature of the inhibitory agent produced by fungi. Phytopathology **25**, 1031—1034.

105 CARTWRIGHT, K. ST. G., 1941, The variability in resistance to decay of the heartwood of homegrown Western red cedar (Thuja plicata D. Don.) and its relation to position in the log. Forestry **15**, 65—75.

106 CARVAJAL, F., 1946, Studies on the structure of Streptomyces griseus. Mycologia **38**, 587—595.

107 CARVAJAL, F., 1946, Biologic strains of Streptomyces griseus. Mycologia **38**, 596 bis 607.

108 CARVAJAL, F., 1947, The production of spores in submerged cultures by Streptomyces griseus. Mycologia **39**, 426—440.

109*CARVAJAL, F., 1953, (Fluvomycin: ein gegen pathogene Bakterien und Pilze wirksames Antibiotikum.) Antibiotics Chemother. **3**, 765—772.

110 CAVALLITO, C. J. u. BAILEY, J. H., 1944, Allicin, the antibacterial principle of Allium sativum. I. Isolation, physical properties and antibacterial action. Jour. amer. chem. Soc. **66**, 1950—1951.

111 CAVALLITO, C. J., BAILEY, J. H., HASKELL, T. H., MCCORMICK, J. R. u. WARNER, W. F., 1945, The inactivation of antibacterial agents and their mechanism of action. Jour. Bact. **50**, 61—69.

112*CELMER, W. D. u. SOLOMONS, I. A., 1953, (Mycomycin. 3. Mitt. Die Konstitution von Mycomycin, einem Allen-, Diacetylen- und cis-trans-Diengruppierungen enthaltendem Antibiotikum.) Jour. amer. chem. Soc. **75**, 1372—1376.

113*CELMER, W. D., TANNER, F. W., HARFENIST, M., LEES, T. M. u. SOLOMONS, I. A., 1952, (Die Charakterisierung des Antibiotikums Thiolutin und seine Verwandtschaft mit Aureothricin.) Jour. amer. chem. Soc. **74**, 6304—6305.

114 CERCÓS, A. P., 1948, Actinomicelina, nuevo antibiotico producido por un Streptomyces. Rev. Invest. Agric. **2**, 147—156.

115 CERCÓS, A. P., 1950, Antibiótico DINR 49—1 (fungocina) producido por „Bacillus subtilis" con actividad sobre hongos patógenos de animalis y vegetalis. Rev. Invest. Agric. **4**, 19.

116 CHANDLER, V. L. u. SHAW, R. D., 1946, Dropping device for cylinder plate assay of penicillin. Science **104**, 275.

117*CHARNEY, J., FISHER, W. P., CURRAN, C., MACHLOWITZ, R. A. u. TYTELL, A. A., 1953/54, (Streptogramin, ein neues Antibiotikum.) Antibiotics Annu. **1953/54**, 171—173.

118*CHARNEY, J., MACHLOWITZ, R. A., ROBERTS, W. S. u. FISHER, W. P., 1953, (Rhodocidin, ein neues Antibiotikum.) Antibiotics Chemother. **3**, 788—792.

119 CHEN, S. L., CHENG, B. L., CHENG, W. K. u. TANG, P. S., 1945, An antibiotic substance in the Chinese water-chestnut Eleocharis tuberosa. Nature **156**, 234.

120*CHOLDEN, L. S., 1944, Jour. Bact. **47**, 402, zitiert in: FLOREY, Antibiotics, 1949.

121*CHRISTIAN, J. E. u. NEUROTH, M. L., 1946, Science **103**, 172, zitiert in FLOREY, Antibiotics, 1949.

122*CLAESSON, S., 1947, Nature **159**, 708, zitiert in: FLOREY, Antibiotics, 1949.

123*CLAYTON, J. C., HEMS, B. A., ROBINSON, F. A., ANDREWS, R. D. u. HUNWICKE, R. F., 1944, Biochem. Jour. **38**, 452, zitiert in: FLOREY, Antibiotics, 1949.

124 CLEMO, G. R. u. MCILWAIN, H., 1938, Phenazine series. Part. VII. Pigment of Chromobacterium iodinum; the phenazine di-N-oxides. Jour. Chem. Soc. 479.

125 CLUTTERBUCK, P. W., LOVELL, R. u. RAISTRICK, H., 1932, Studies in the biochemistry of microorganisms. XXVI. The formation from glucose by members of the Penicillium chrysogenum series of a pigment, an alkalisoluble protein and „penicillin" — the antibacterial substance of Fleming. Biochem. Jour. **26**, 1907 bis 1918.

126 COGHILL, R. D., OSTERBERG, A. E. u. HAZEL, G. R., 1946, The relative effectiveness of pure penicillins G, X, and K. Science **103**, 709—710.

127*CONSDEN, R., GORDON, A. H. u. MARTIN, A. J. P., 1944, Biochem. Jour. **38**, 224, zitiert in: CRAMER, Papierchromatographie, 1953.

128*CONSDEN, R., GORDON, A. H. u. MARTIN, A. J. P., 1946, Biochem. Jour. **40**, 33, zitiert in: FLOREY, Antibiotics, 1949.

129 CONSDEN, R., GORDON, A. H., MARTIN, A. J. P. u. SYNGE, R. L. M., 1946, „Gramicidin S": the sequence of the amino-acid residues. Biochem. Jour. **40**, 43.

130 COOK, A. H., COX, S. F., FARMER, T. H. u. LACEY, M. S., 1947, Production of antibiotics by Fusaria. Nature **160**, 31—32.

131 COOK, A. H. u. LACEY, M. S., 1945, Production of antibiotics by fungi. Brit. Jour. exp. Path. **26**, 404—409.

132*COOKE, J. V., 1945, Jour. amer. med. Ass. **127**, 445, zitiert in: FLOREY, Antibiotics, 1949.

133 COOPER, K. E. u. GILLESPIE, W. A., 1952, The influence of temperature on streptomycin inhibition zones in agar cultures. Jour. gen. Microbiol. **7**, 1—7.

134*COOPER, K. E. u. WOODMAN, D., 1946, Jour. Path. Bact. **58**, 75. zitiert in: FLOREY, Antibiotics, 1949.

135*COWAN, S. T., 1945, Jour. Path. Bact. **57**, 145, zitiert in: FLOREY, Antibiotics, 1949.

136*CRAIG, L., 1949, Analyt. Chem. **21**, 500, zitiert in: CRAMER, Papierchromatographie, 1953.

137*CRAIG, L., 1950, Analyt. Chem. **22**, 1346, zitiert in: CRAMER, Papierchromatographie, 1953.

138*CRAIG, L., 1950, Fortschr. d. chem. Forschg. **1**, 291, zitiert in: CRAMER, Papierchromatographie, 1953.

139 CRAIG, L. u. POST, O., 1949, Apparats for counter-currend distribution. Analyt. Chem. **21**, 500.

140 CRAMER, F., 1953, Papierchromatographie, Verlag Chemie, GmbH Weinheim/Bergstraße.

141 CRAWFORD, K., HEATLEY, N. G., BOYD, P. F., Hale, C. W., KELLY, B. K., MILLER, G. A. u. SMITH, N., 1952, Antibiotic production by a species of Cephalosporium. Jour. gen. Microbiol. **6**, 47—59.

142 CROOK, P., CARPENTER, C. C. u. KLENS, P. F., 1950, The use of sodium propionate in isolating actinomycete from soils. Science **112**, 656.

143*CUNNINGHAM, K. G., HUTCHINSON, S. A., MANSON, W. u. SPRING, F. S., 1951, (Cordycepin, ein Stoffwechselprodukt aus Kulturen von Cordyceps militaris [Linn.] Link. 1. Mitt. Isolierung und Charakterisierung.) Jour. chem. Soc. **1951**, 2299—2300.

144 CURTIS, P. J., HEMMING, H. G. u. JEFFERYS, E. G., 1952, Humicolin, an antifungal substance produced by Aspergillus humicola. Trans. Brit. mycol. Soc. **35**, 263—267.

145 CURTIS, P. J., HEMMING, H. G. u. UNWIN, C. H., 1951, Albidin, an antibiotic red pigment from Penicillium albidum. Trans. Brit. mycol. Soc. **34**, 332—339.

146*DAVIES, O. L., 1945/46, Bull. Health. Org. League of Nations **12**, 220, zitiert in: FLOREY, Antibiotics, 1949.

147*DAVIS, W. W., 1947, unveröffentlicht, zitiert in: FLOREY, Antibiotics, 1949.

148 DAVIS, W. W., Parke, T. V. u. DAILY, W. A., 1949, A linear diffusion method suitable for large scale microbiological antibiotic assay. Science **109**, 545—546.

149 DEAN, F. M., ROBERTSON, A., ROBERTS, J. C. u. RAPER, K. B., 1953, Nidulin and ustin: two chlorine-containing metabolic products of Aspergillus nidulans. Nature **172**, 344.

150*DE BEER, E. J. u. SHERWOOD, M. B., 1945, Jour. Bact. **50**, 459, zitiert in: FLOREY, Antibiotics, 1949.

151 DELMOTTE, P. u. DELMOTTE-PLAQUÉE, J., 1953, A new antifungal substance of fungal origin. Nature **171**, 344.

152 DENKELWATER, R., COOK, M. A. u. TISHLER, M., 1945, The effect of cysteine on streptomycin and streptothricin. Science **102**, 12.

153 DERENBERG, W. J., 1950, Mitverfasser von: BARON, A. L., 1950, Handbook of antibiotics. Reinhold Publishing Corporation, New York, USA.

154 DEY, N. C., 1946, On the production of streptomycin. Sci. Cult. **12**, 100—103.

155 DICKISON, S., 1926, A method of isolating and handling individual spores and bacteria. Proc. R. Soc. Med. **19**, 1—4.

156 DIETZEL, E., BEHRENBRUCH, H. u. EUKEN, M., 1951, Stoffwechselversuche an Actinomyceten. Arch. Microbiol. **15**, 179—184.

157 DIMICK, K. P., 1943, Quantitative method for determination of tyrothricin. Jour. Biol. Chem. **149**, 387.

158 DIMICK, K. P., ALDERTON, G., LEWIS, J. C., LIGHTBODY, H. D. u. FEVOLD, H. L., 1947, Purification and some properties of subtilin. Arch. Biochem. **15**, 1.

159 DIMICK, K. P., ALDERTON, G., LIGHTBODY, H. D. u. FEVOLD, H. L., 1947, A method for purification of subtilin. Fed. Proc. **6**, 247.

160 DIMOND, A. E. u. PELTIER, G. L., 1945, Controlling the p_H of cultures of Penicillium notatum through its carbon and nitrogen nutrition. Amer. Jour. Bot. **36**, 95—112.

161 DIXON, M., 1943, Manometric methods as applied to the measurements of cell respiration and other processes. Cambridge Univ. Press, 2. Auflage.

162*DJURFELDT, R. u. SAMUELSON, O., 1950, (Die Verwendung von Ionenaustauscher in der analytischen Chemie. 15. Mitteilung.) Acta chem. scand. **125**, 612—613.

163 DONIN, M. N., PAGANO, J. F., DUTCHER, J. D. u. MCKEE, C. M., 1954, Methymycin, a new cristalline antibiotic. Antibiotics Annu. **1953/54**, 179—185.

164 DONOVICK, R., HAMRE, D., KAVANAGH, F. u. RAKE, G., 1945, A broth dilution method of assaying streptothricin and streptomycin. Jour. Bact. **50**, 623.

165*DORFMAN, W. A., MOLDAVSKAYA, E. A., KASTORSKAYA, T. L. u. ZASYPKINA, P. S., 1946, Amer. Rev. Soviet Med. **3**, 500, zitiert in: FLOREY, Antibiotics, 1949.

166 DRAWERT, H., 1949, Die Pflanze und ihre Wirkstoffe. Curt E. Schwab, Stuttgart.
167 DUBOS, R. J., 1939, Bactericidal effect of an extract of a soil bacillus on gram-positive cocci. Proc. Soc. exp. Biol. New York **40**, 311—312.
168 DUBOS, R. J., 1939, Studies on an bacterial agent extracted from a soil bacillus. I. Preparation of the agent. Its activity in vitro. Jour. exp. Med. **70**, 1—10.
169 DUBOS, R. J. u. CATTANEO, C., 1939, Studies on a bactericidal agent extracted from a soil bacillus. III. Preparation and activity of a protein-free fraction. Jour. exp. Med. **70**, 249—256.
170 DUBOS, R. J. u. HOTCHKISS, R. D., 1941, The production of bactericidal substances by aerobic sporulating bacilli. Jour. exp. Med. **73**, 629—640.
171*DUFRENOY, J. u. PRATT, R., 1947, Jour. Bact. **53**, 657, zitiert in: FLOREY, Antibiotics, 1949.
172*DUFRENOY, J. u. PRATT, R., 1947, Jour. Bact. **54**, 283, zitiert in: FLOREY, Antibiotics, 1949.
173 DUFRENOY, J. u. PRATT, R., 1948, Evidence for an electrostatic field on Penicillin assay plates. Nature **161**, 849—850.
174 DUGGAR, B. M., 1948, Aureomycin: a product of the continuing search for new antibiotics. Ann. New York Acad. Sci. **51**, 177—181.
175 DULANEY, E. L., 1948, Observations on Streptomyces griseus. II. Nitrogen sources for growth and streptomycin production. Jour. Bact. **56**, 305—313.
176 DULANEY, E. L., 1949, Observations on Streptomyces griseus. III. Carbon sources for growth and streptomycin production. Mycologia **41**, 1—10.
177 DULANEY, E. L. u. PERLMAN, D., 1947, Observations on S. griseus. I. Chemical changes occuring during submerged streptomycin fermentations. Bull. Torrey Bot. Club. **74**, 504—511.
178 DULANEY, E. L., RUGER, M. u. HLAVAG, C., 1949, Observations on Streptomyces griseus. IV. Induced mutation and strain selection. Mycologia **41**, 388—397.
179 DUNSHEE, B. R., LEBEN, C., KEITT, G. W. u. STRONG, F. W., 1949, The isolation and properties of antimycin A. Jour. amer. chem. Soc. **71**, 2436—2437.
180*DUTCHER, J. D., BOYACK, G. u. FOX, S., 1953/54, (Herstellung und Eigenschaften von kristallinen Fungicidin [Nystatitin].) Antibiotics Annu. **1953/54**, 191—194.
181*DUTHIE, E. S., 1944, Brit. Jour. exp. Path. **25**, 96, zitiert in: FLOREY, Antibiotics, 1949.
182 EAGLE, H. u. MUSSELMAN, A., 1946, The low therapeutic activity of penicillin K relative to that of penicillins F, G, and X, and its pharmacological basis. Science **103**, 618—620.
183 EHRLICH, J., ANDERSON, L. E., COFFEY, G. L., HILLEGAS, A. B., KNUDSEN, M. P., KOEPSELL, H. J., KOHBERGER, D. L. u. OYAAS, J. E., 1954, Antibiotic studies of azaserine. Nature **173**, 72.
184 EHRLICH, J., BARTZ, Q. R., SMITH, R. M., JOSLYN, D. A. u. BURKHOLDER, P. R., 1947, Chloromycetin, a new antibiotic from a soil actinomycete. Science **106**, 417.
185 EISMAN, P. C., MARSH, W. S. u. MAYER, R. L., 1946, Differentiation of antibiotics by resistant strains. Science **103**, 673—674.
186 EMERSON, R. L., WHIFFEN, A. J., BOHONOS, N. u. DE BOER, C., 1946, Studies on the production of antibiotics by Actinomycetes and molds. Jour. Bact. **52**, 357—366.
187*EPSTEIN, J. A., FOLEY, E. J. u. LEE, S. W., 1944, Jour. Bact. **47**, 573, zitiert in: FLOREY, Antibiotics, 1949.

188*EPSTEIN, J. A., FOLEY, E. J., PERRINE, I. u. LEE, S. W., 1944, Jour. Lab. clin. Med. **29**, 319, zitiert in: FLOREY, Antibiotics, 1949.

189*ERDTMAN, H., 1939, Ann. Chem. **539**, 116, zitiert in: FLOREY, Antibiotics, 1949.

190 ERDTMAN, H. u. GRIPENBERG, J., 1948, Antibiotic substances from the heart wood of Thuja plicata Don. Nature **161**, 719.

191 ETTLINGER, L., 1946, Antibiose und antibiotische Stoffe der Pflanzen. Schweiz. Ztschr. Path. Bakt. **9**, 352—378.

192 ETTLINGER, L., 1951, Antibiotica als spurenwirksame Stoffe. Mittl. Lebensmitteluntersuch. Hygiene **42**, 183—194.

193 EULER, V. H., 1953, Erreger des Wachstums und ihre Antagonisten. Naturw. Rundschau **6**, 133—138.

194*FAINSHMIDT, O. I. u. KORENIAKO, A. I., 1944, Preparation of concentrates of the antimicrobial substance produced by Actinomyces violaceus. Biokhimiya **9**, 147.

195 FAIVRE-AMIOT, A., DARPOUX, H. u. ROUX, L., 1952, Sur un nouvel antibiotique, la chlamydosporine isolé d'un Fusarium. Compt. rend. Acad. Sci. Paris **235**, 912—913.

196 FALCK, R., 1923, A crystallized metabolic product of Sparassis ramosa Schäff. Ber. dtsch. chem. Ges. **56**, 2555—2556.

197 FENNELL, D. I., RAPER, K. B. u. FLICKINGER, M. H., 1950, Further investigations on the preservation of mold cultures. Mycologia **42**, 135—147.

198 FEVOLD, H. L., DIMICK, K. P. u. KLÖSE, A. A., 1948, Isolation of subtilin from submerged cultures. Arch. Biochem. **18**, 27.

199 FIELDING, J., 1947, A simple method of estimating penicillin and other bacteriostatics. Brit. med. Jour. **1**, 136.

200 FINLAY, A. C., 1950, Terramycin, a new antibiotic. Science **111**, 85.

201*FINNEY, D. J., 1946, unveröffentlicht, zitiert in: FLOREY, Antibiotics, 1949.

202*FINNEY, D. J., 1947, Biochem. Jour. **41**, 5, zitiert in: FLOREY, Antibiotics, 1949.

203*FINNEY, D. J., 1947, Jour. Res. statist. Soc. Suppl. **9**, 46, zitiert in: FLOREY, Antibiotics, 1949.

204 FLEMING, A., 1929, On the antibacterial action of cultures of a Penicillium, with special reference to their use in the isolation of B. influenzae. Brit. Jour. exp. Path. **10**, 226—236.

205 FLEMING, A., 1932, On specific antibacterial properties of penicillin and potassium tellurite; incorporating method of demonstrating some bacterial antagonisms. Jour. Path. Bact. **35**, 831—842.

206*FLEMING, A., 1940, Jour. Path. Bact. **50**, 69, zitiert in: FLOREY, Antibiotics, 1949.

207*FLEMING, A., 1940, Proc. R. Soc. Med. **33**, 127, zitiert in: FLOREY, Antibiotics, 1949.

208*FLEMING, A., 1940, Proc. R. Soc. Med. **33**, 487, zitiert in: FLOREY, Antibiotics, 1949.

209*FLEMING, A., 1940, Proc. R. Soc. Med. **34**, 342, zitiert in: FLOREY, Antibiotics, 1949.

210*FLEMING, A., 1940, Pharm. Jour. **145**, 172, zitiert in: FLOREY, Antibiotics, 1949.

211 FLEMING, A., 1942, In vitro tests of penicillin potency. Lancet **1**, 732.

212 FLEMING, A., 1943, Streptococcal meningitis treated with penicillin; measurement of bacteriostatic power of blood and cerebrospinal fluid. Lancet **2**, 434—438.

213 FLEMING, A., 1944, Discussion on penicillin. Proc. R. Soc. Med. **37**, 101—104.

214 Fleming, A., 1944, The discovery of penicillin. Brit. med. Bull. **2**, 4—5.

215 Fleming, A., 1944, Penicillin for selective culture and for demonstrating bacterial inhibitions. Brit. med. Bull. **2**, 7—8.

216*Fleming, A., 1945, Harvard Alumni Bull. **47**, 580, zitiert in: Florey, Antibiotics, 1949.

217*Fleming, A., 1945, Jour. Res. Inst. publ. Health. **8**, 36, zitiert in: Florey, Antibiotics, 1949.

218*Fleming, A., 1945, Amer. Jour. clin. Path. **15**, 1, zitiert in: Florey, Antibiotics, 1949.

219 Fleming, A., 1949, Penicillin—its practical application. Blakiston Company, Philadelphia.

220*Fleming, A. u. Smith, C., 1947, Lancet **1**, 401, zitiert in: Florey, Antibiotics, 1949.

221 Florey, H. W., 1945, Some antibiotics, with special reference to penicillin. Mem. Manchr. lit. phil. Soc. 1943—1945, **86**, 191—204.

222 Florey, H. W., Chain, E., Heatley, N. G., Jennings, M. A., Sanders, A. G., Abraham, E. P. u. Florey, M. E., 1949, Antibiotics. A survey of penicillin, streptomycin, and other antimicrobial substances from fungi, actinomycetes, bacteria, and plants. London, Oxford University Press.

223 Florey, H. W., Gilliver, K., Jennings, M. A. u. Sanders, A. G., 1946, Mycophenolic acid, an antibiotic from Penicillium brevi-compactum. Lancet **1**, 46—49.

224*Forgacs, J., Kornegay, G. B. u. Henley, T. F., 1946, Jour. Lab. clin. Med. **31**, 514, zitiert in: Florey, Antibiotics, 1949.

225*Forgacs, J. u. Kucera, J. L., 1946, Jour. Lab. clin. Med. **31**, 1355, zitiert in: Florey, Antibiotics, 1949.

226 Forsyth, W. G. C., 1955, Comirin: isolation and properties. Biochem. Jour. **59**, 500—506.

227 Foster, J. W., 1942, Quantitative estimation of penicillin. Jour. Biol. Chem. **144**, 285—286.

228 Foster, J. W., 1943, Microbiological aspects of penicillin. I. Methods of assay. Jour. Bact. **46**, 187—202.

229 Foster, J. W., 1944, Microbiological aspects of penicillin. II. Procedure for the cup assay of penicillin. Jour. Bact. **47**, 43—58.

230 Foster, J. W., 1949, Chemical activities of Fungi. Academic Press, Inc., New York.

231 Foster, J. W. u. Wilker, B. L., 1943, Microbiological aspects of penicillin. II. Turbitimetric studies in penicillin inhibition. Jour. Bact. **46**, 377—389.

232 Foster, J. W. u. Woodruff, H. B., 1943, Improvements in the cup assay for penicillin. Jour. Biol. Chem. **148**, 723.

233 Foster, J. W. u. Woodruff, H. B., 1943, Quantitative estimation of streptothricin. Jour. Bact. **45**, 408—409.

234 Foster, J. W. u. Woodruff, H. B., 1943, Microbiological aspects of streptothricin. II. Antibiotic activity of streptothricin. Arch. Biochem. **3**, 241—255.

235 Foster, H. B. u. Woodruff, J. W., 1944, Bacterial penicillinase. Jour. Bact. **47**, 425—426.

236 Foster, J. W. u. Woodruff, H. B., 1946, Bacillin, a new antibiotic substance from a soil isolate of Bacillus subtilis. Jour. Bact. **51**, 363—369.

237 FOSTER, J. W., WOODRUFF, H. B. u. MCDANIEL, L. E., 1943, Microbiological aspects of penicillin. III. Production of penicillin in surface cultures of Penicillium notatum. Jour. Bact. **46**, 421—433.
238 FOSTER, J. W., WOODRUFF, H. B. u. MCDANIEL, L. E., 1946, Microbiological aspects of penicillin. IV. Production of Penicillin in submerged cultures of Penicillium notatum. Jour. Bact. **51**, 465—478.
239 FRAGNER, P., 1949, A new antibacterial substance from Inoloma traganum (Inolomin). Experientia **5**, 167.
240 FRIEDEN, E. H., 1945, The nature and action of the antibiotics. Tex. Rep. Biol. Med. **3**, 569—646.
241 FRIEDHEIM, E. A. H., 1933, Sur la function respiratoire du pigment rouge de Penicillium phoeniceum. Compt. rend. Soc. Biol. **112**, 1030—1032.
242*FRISK, A. R., 1945, Nord. Med. **28**, 2249, zitiert in: FLOREY, Antibiotics, 1949.
243 FROST, W. D., 1904, The antagonism exhibited by certain saprophytic bacteria against the Bacillus typhosus Gaffky. Jour. Infect. Dis. **1**, 599—640.
244*GARDNER, A. D., 1940, Nature **146**, 837, zitiert in: FLOREY, Antibiotics, 1949.
245 GARDNER, A. D. u. CHAIN, E., 1942, Proactinomycin: a „bacteriostatic" produced by a species of Proactinomyces. Brit. Jour. exp. Path. **23**, 123—127.
246*GARROD, L. P. u. HEATLEY, N. G., 1944, (Bakterielle Methoden im Zusammenhang mit der Penicillintherapie.) Brit. Jour. Surg. **32**, 117, zitiert in: KILIAN, Die Penicilline, 1948.
247 GARSON, W. u. WAKSMAN, S. A., 1948, Strain specifity and production of antibiotic substances; production of a grisein-like antibiotic by a strain of Streptomyces griseus. Proc. nat. Acad. Sci. **34**, 232—239.
248*GATTANI, M. L., 1952, (Die Erzeugung mehr Penicillin bildender Stämme durch Urannitrat induzierter Mutanten.) Science **116**, 596—597.
249 GÄUMANN, E. u. ARX, V. A., 1947, Antibiotika als pflanzliche Plasmagifte. Ber. schweiz. bot. Ges. **57**, 175—182.
250 GÄUMANN, E., JAAG, O. u. BRAUN, R., 1947, Antibiotika als pflanzliche Plasmagifte. Experientia **3**, 70—71.
251 GÄUMANN, E., NAEF-ROTH, ST. u. ETTLINGER, L., 1950, Zur Gewinnung von Enniatinen aus dem Myzel verschiedener Fusarien. Phytopath. Ztschr. **16**, 289 bis 299.
252 GÄUMANN, E., NAEF-ROTH, ST., PEUSSER, P. u. AMMANN, A., 1952, Über den Einfluß einiger Welketoxine und Antibiotika auf die osmotischen Eigenschaften pflanzlicher Zellen. Phytopath. Ztschr. **19**, 160—220.
253 GÄUMANN, E., ROTH, ST., ETTLINGER, L., PLATTNER, P. A. u. NAGER, U., 1947, Enniatin, a new antibiotic active against mycobacteria. Experientia **3**, 202—203.
254 GAUSE, G. F., 1946, Litmocidin, a new antibiotic substance produced by Proactinomyces cyaneus. Jour. Bact. **51**, 649—653, 655—657.
255 GAUSE, G. F., 1946, Colistatin: a new antibiotic substance with chemotherapeutic activity. Science **104**, 289—290.
256*GAUSE, G. F., BRAZHNIKOVA, M. G. u. LISSOVSKAYA, N. P., 1944—45, (Gramicidin S; its origin and mode of action.) Amer. Rev. Soviet Med. **2**, 134.
257 GEIGER, W. B., GREEN, S. R. u. WAKSMAN, S. A., 1946, The inactivation of streptomycin and its practical applications. Proc. Soc. exp. Biol. Med. **61**, 187.
258 GEORG, L. K., 1947, A simple and rapid method for obtaining monospore cultures of fungi. Mycologia **39**, 368—371.

259 GERBER, I. E. u. GROSS, M., 1945, The inhibition of growth of Mycobacterium tuberculosis by a mold product. Science **101**, 616—617.

260 GERRETSEN, F. C. u. HAAGSMA, N., 1951, Occurrence of antifungal substances in Brassica rapa, B. oleracea and Beta vulgaris. Nature **168**, 659.

261 GILL-CAREY, D., 1949, Antibiotics from Aspergilli. Brit. Jour. exp. Path. **30**, 114—118.

262*GILLISEN, G. u. CARLSON, S., 1952, (Elektrische Beeinflussung der Antibiotikaproduktion von Schimmelpilzen.) Experientia **8**, 344.

263 GILLIVER, K., HOLMES, A. M. u. ABRAHAM, E. P., 1949, Alvein. Brit. Jour. exp. Path. **30**, 209—213.

264 GOLDSWORTHY, N. E. u. FLOREY, H., 1930, Some properties of mucus, with special reference to its antibacterial functions. Brit. Jour. exp. Path. **11**, 192—208.

265*GOODALL, R. R. u. LEVI, A. A., 1946, Nature **158**, 675, zitiert in: FLOREY, Antibiotics, 1949.

266*GOODALL, R. R. u. LEVI, A. A., 1947, Analyst **72**, 277, zitiert in: FLOREY, Antibiotics, 1949.

267 GOODLOW, R. J., JOHNSON, C. W. u. SCHAFER, M. V., 1947, The antagonistic effect of Bacillus cereus. Jour. Bact. **54**, 268.

268*GORDON, J. J., GRENFELL, E., KNOWLES, E., LEGGE, B. J., MCALLISTER, R. C. A. u. WHITE, T., 1947, Jour. gen. Microbiol. **1**, 187, zitiert in: FLOREY, Antibiotics, 1949.

269 GORDON, T. C. u. HAENSELER, C. M., 1939, A bacterium antagonistic to Rhizoctonia solani. Soil Sci. **47**, 207—214.

270 GOTH, A., 1945, The antibacterial properties of dicoumarol. Science **101**, 383.

271*GOTH, A. u. BUSH, M. T., 1944, Indust. Engng. Chem. (Anal. Ed.) **16**, 451, zitiert in: FLOREY, Antibiotics, 1949.

272 GOTTLIEB, D. u. ANDERSON, H. W., 1947, Growth of Streptomyces griseus in shake-flask. Phytopathology **37**, 8.

273 GOTTLIEB, D., BHATTACHARYYA, H. E. u. ANDERSON, H. W., 1951, Endomycin, a new antibiotic. Phytopathology **41**, 393—400.

274 GOTTSHALL, R. Y., ROBERTS, J. M., PORTWOOD, L. M. u. JENNINGS, J. C., 1951, Synnematin, an antibiotic produced by Tilachlidium. Proc. Soc. exp. Biol. Med. **76**, 307.

275*GOYAN, F. M., DUFRENOY, J., STRAIT, L. A. u. PRATT, R., 1947, Jour. amer. pharm. Ass. (Sci Ed.) **36**, 65, zitiert in: FLOREY, Antibiotics, 1949.

276 GRATIA, A., 1925, Sur un remarquable exemple d'antagonisme entre deux souches de colibacille. Compt. rend. Soc. Biol. **93**, 1040.

277 GRATIA, A., 1946, Techniques sélectives pour la recherche systématique des germes antibiotiques. Compt. rend. Soc. Biol. **140**, 1053—1055.

278 GRATIA, A. u. DATH, S., 1924—1926, De l'action bactériolytiques des Streptothrix. Compt. rend. Soc. Biol. **91**, 1442—1443; **92**, 1125—1126; **93**, 451; **94**, 1267—1268.

279 GRATIA, A. u. FREDERICQ, P., 1946, Diversité des souches antibiotiques de B. coli et étendue variable de leur champ d'action. Compt. rend. Soc. Biol. **140**, 1032—1033.

280 GRATIA, A. u. FREDERICQ, P., 1947, Pluralité et complexité des colicines. Bull. Soc. chim. Biol. **29**, 354—356.

281*GRATIA, A. u. WEERTS, E., 1946, Compt. rend. Soc. Biol. **140**, 1246, zitiert in: FLOREY, Antibiotics, 1949.

282*GREEN, C. A., 1946, Jour. Path. Bact. **58**, 559, zitiert in: FLOREY, Antibiotics, 1949.

283 GREENE, H. C. u. FRED, E. B., 1934, Maintenance of vigorous mold stock cultures. Indus. and Engin. Chem. **26**, 1297—1298.

284*GRENFELL, E., LEGGE, B. J. u. WHITE, T., 1947, Jour. gen. Microbiol, **1**, 171, zitiert in: FLOREY, Antibiotics, 1949.

285*GRENFELL, T. C., MEANS, J. A. u. BROWN, E. V., 1947, Jour. biol. Chem. **170**, 527, zitiert in: FLOREY, Antibiotics, 1949.

286 GROSJEAN, J., 1950, Substances with fungicidal activity in the bark of deciduous trees. Nature **165**, 853—854.

287*GROSSBARD, E., 1951, (Antibiotica und mikrobieller Antagonismus, ihre Bedeutung für den Pflanzenschutz.) Endevaour **10**, 145—150.

288 GROSSBARD, E., 1953, Further observations on antibiotic production by Penicillium patulum in soil and on nonsterile manures. Phytopathology **43**, 108.

289 GROSSER, A. u. FRIEDRICH, W., 1947, Eine Testmethode zur Bestimmung von Pilzhemmstoffen. Ztschr. Naturf. **2b**, 425—427.

290 GROUPÉ, V., FRANKEL, J. W., LECHEVALIER, M. P. u. WAKSMAN, S. A., 1951, Antiviral properties of Ehrlichin, an antibiotic produced by Streptomyces lavendulae. Jour. Immunol. **67**, 471—482.

291 GROUPÉ, V., PUGH, L. H., LEVINE, A. S. u. HERRMANN, E. C., 1954, Suppression of certain viral lessions by a microbial product, xerosis, lacking in demonstrable antiviral properties and produced by Achromobacter xerosis n. sp. Jour. Bact. **68**, 10—18.

292*GRUNDY, W. E., WHITMAN, A. L., RDZOK, E. G., RDZOK, E. J., HANES, M. E. u. SYLVESTER, J. C., 1952, (Actithiazsäure. 1. Mitt. Mikrobiologische Untersuchungen.) Antibiotics Chemother. **2**, 399—408.

293 GUÉRILLOT-VINET, J., GUÉRILLOT-VINET, M., GUYOT, L., MONTÉGUT, J. u. ROUX, L., 1950, Sur une substance antibiotique extraite du mycelium de Gibberella baccata (Wallr.) Sacc. Compt. rend. Acad. Sci. **230**, 1424—1426.

294 GUPTA, J. C. u. KAHALI, B. S., 1944, Umbellatine, a new alkaloid isolated from Berberis umbellata Wall. and Berberis insignis Hook, F; general pharmacology of umbellatine and its use in the treatment of oriental sore. Indian Jour. med. Res. **32**, 53—56.

295 HAAS, G. J. u. SEVAG, M. G., 1953, Critical role of amino-acids on the sensivity and development of resistance to polymyxin B. Arch. Biochem. Biophys. **43**, 11—24.

296*HAMILTON, M. A., KNORR, M. S. u. CAJORI, F. A., 1953, (Experimentelle Untersuchungen über ein aus Fusarium bostrycoides gewonnenes Antibioticum.) Antibiotics Chemother. **3**, 853—860.

297 HANSEN, H. N., 1938, The dual phenomenon in imperfecti fungi. Mycologia **30**, 442.

298 HANSEN, H. N. u. SNYDER, W. C., 1947, Gaseous sterilization of biological materials for use as culture media. Phytopathology **37**, 369—371.

299 HANSON, F. R. u. EBLE, T. E., 1949, An antiphage agent isolated from Aspergillus sp. Jour. Bact. **58**, 527—529.

300*HARMSEN, G. W. u. KOLFF, W. J., 1947, Science **105**, 582, zitiert in: FLOREY, Antibiotics, 1949.

301*HARPER, G. J. u. CAWSTON, W. C., 1945, Jour. Path. Bact. **57**, 59. zitiert in: FLOREY, Antibiotics, 1949.

302 HARRIS, N. D. u. JACOBS, S. E., 1953, The origin of stimulation zones on penicillin assay plates. Jour. Pharmacy, Pharmacol. **5**, 927—932.

303 HARRIS, D. A. u. RUGER, M. L., 1953, Microbiological aspects of new antibiotic screening. I. A plug test procedure. Antibiotics Chemother. **3**, 265—270.

304 HASKELL, T. H., RYDER, A. u. BARTZ, Q. R., 1954, Elaiomycin, a new tubercolustatic antibiotic. Antibiotics Chemother. **4**, 141—144.

305 HASSALL, C. H., 1948, Subtilin C: an antibiotic concentrate from Bacillus subtilis. Nature **161**, 317—318.

306*HATA, T., SANO, Y., OHKI, N., YOKOYAMA, Y., MATSUMAE, A. u. ITOM, S., 1953, (Leucomycin, ein neues Antibioticum.) Jour. Antibiotics (Tokyo) Ser. A. **6**, 87—89.

307*HAYES, W., 1945, Jour. Path. Bact. **57**, 457, zitiert in: FLOREY, Antibiotics, 1949.

308 HAYS, E. E., WELLS, I. C., KATZMAN, P. A., CAIN, C. K., JACOBS, F. A., THAYER, S. A., DOISY, E. A., GABY, W. L., ROBERTS, E. C., MUIR, R. D., CARROLL, C. J., JONES, L. R. u. WADE, N. J., 1945, Antibiotic substances produced by Pseudomonas aeruginosa. Jour. Biol. Chem. **159**, 725—750.

309 HEATLEY, N. G., 1944, An antibiotic from Crepis taraxacifolia (Thuill.). Brit. Jour. exp. Path. **25**, 208—211.

310 HEATLEY, N. G., 1944, A method for the assay of penicillin. Biochem. Jour. **38**, 61—65.

311*HEATLEY, N. G., 1945, unveröffentlicht, zitiert in: FLOREY, Antibiotics, 1949.

312*HEATLEY, N. G., 1945/46, Bull. Health Org. League of Nations **12**, 253, zitiert in: FLOREY, Antibiotics, 1949.

313 HEATLEY, N. G., 1947, A simple plate method for multiple tests of the antibacterial activity of many bacteria against other bacterial strains. Jour. gen. Microbiol. **1**, 168—170.

314 HEATLEY, N. G. u. FLOREY, H. W., 1946, An antibiotic from Bacterium coli. Brit. Jour. exp. Path. **27**, 378—390.

315 HEATLEY, N. G., JENNINGS, M. A. u. FLOREY, H. W., 1947, Antibiotics from Stereum hirsutum. Brit. Jour. exp. Path. **28**, 35—46.

316 HEATLEY, N. G. u. PHILPOT, F. J., 1947, The routine examination for antibiotics produced by moulds. Jour. gen. Microbiol. **1**, 232—237.

317 HEILMAN, D. H., 1944, A method for standardizing penicillin. Amer. Jour. Med. Sci. **207**, 477—483.

318 HEILMAN, D. H., 1945, Cytotoxicity of streptomycin and streptothricin. Proc. Soc. exp. Biol. Med. **60**, 365—367.

319 HEILMAN, D. H. u. HERRELL, W. E., 1945, The use of Fleming's modification of the Wright slide technic for determination penicillin in body fluids. Amer. Jour. clin. Path. **15**, 7—9.

320 HENNEBERG, G., 1949, Einführung in die bakteriologische Untersuchungstechnik zur Penicillintherapie. Zweite Auflage, Gustav Fischer, Jena.

321 HENNEBERG, G., 1949, Antibiotische Stoffe. Zentralbl. Bakt. **155**, 76—94.

322 HERRELL-SCHULZE, 1949, Penicillin und andere Antibiotika. S. Hirzel, Stuttgart.

323 HERVEY, A. H., 1947, A survey of 500 Basidiomycetes for antibacterial acticity. Bul. Torrey Bot. Club. **74**, 476—503.

324 HESSAYON, D. G., 1951, „Double-action" of trichothecin and its production in soil. Nature **168**, 998—999.

325 HETHERINGTON, A. C. u. RAISTRICK, H., 1931, Studies in the biochemistry of microorganisms. XIV. On the production and chemical constitution of a new yellow colouring matter, citrinin, produced from glucose by Penicillium citrinum Thom. Philos. Trans. B **220**, 269—295.

326*HICKEY, R. J., 1953, (Der Antagonismus zwischen Ascosin, einem antifungalen Antibioticum, und einigen langkettigen, ungesättigten Fettsäuren.) Arch. Biochem. Biophysics **46**, 331—336.

327 HICKEY, R. J., CORUM, C. J., HIDY, P. H., COHEN, I. R., NAGAR, F. B. u. KROPP, E., 1952, Ascosin, an antifungal antibiotic produced by a streptomycete. Antibiotics Chemother. **2**, 472.

328 HILDEBRAND, E. M., 1938, Techniques for the isolation of single microorganisms. Bot. Rev. **4**, 627—664.

329*HINMAN, CARON u. DEBOER, 1953, Amicetin. Jour. amer. chem. Soc. **75**, 5864.

330 HIRSCH, J., 1943, Secretion of a glucose-oxidizing enzyme with bacteriostatic porperty by Penicillium notatum Fleming. Istambul Seririyati **25**, 131—148.

331*HIRSCH, J., 1943/44, Compt. rend. Soc. Turque Sci. phys. nat. **12**, zitiert in: FLOREY, Antibiotics, 1949.

332 HIRSCHHORN, H. N., BUCCA, M. A. u. THAYER, J. D., 1948, Subtenolin: an antibiotic from Bacillus subtilis. I. Bacteriologic properties. Proc. Soc. exp. Biol. Med. **67**, 429.

333 HOCHSTEIN, F. A. u. MURAI, K., 1954, Magnamycin B, a second antibiotic from Streptomyces halstedii. Jour. amer. chem. Soc. **76**, 5080—5083.

334 HOEHNE, G. u. THOMSEN, K., 1953, Ein Mikroschnelltest zur Resistenzbestimmung von Keimen gegen Antibiotica. Dtsch. med. Wschr. **78**, 1171—1173.

335*HOFMANN, A. W., 1859, Ann. Chem. **110**, 129, zitiert in: FLOREY, Antibiotics, 1949.

336 HOGEBOOM, G. M. u. CRAIG, L. C., 1946, Identification by distribution studies. VI. Isolation of antibiotic principles from Aspergillus ustus. Jour. Biol. Chem. **162**, 363—368.

337*HOLLAENDER, A., 1941, Ann. Mo. Bot. Gdn. **32**, 165, zitiert in: FLOREY, Antibiotics, 1949.

338*HOLLAENDER, A. u. ZIMMER, E. M., 1945, Genetics **30**, 8, zitiert in: FLOREY, Antibiotics, 1949.

339 HOLLANDE, A. C., 1945, Lyse massive des bacilles de Koch chez le cobaye après traitement à la clitocybine. Pouvoir inhibiteur de ce produit vis-à-vis du bacille typhique, du colibacille, de Brucella abortus, etc. Compt. rend. Acad. Sci. **221**, 361—363.

340*HOLLOW, K. u. MACFARLANE, C. S., 1947, Bull. Inst. med. Lab. Technol. **13**, 65, zititiert in: FLOREY, Antibiotics, 1949.

341 HOLMES, L. F. u. LOCKWOOD, J. S., 1944, Studies on bioassay of penicillin. Amer. Jour. Med. Sci. **207**, 267—268.

342 HOLTMAN, D. F., 1947, Antibiotic products of fungi. Bot. Rev. **13**, 59—91.

343 HOOGERHEIDE, J. C., 1944, Antibiotic substances produced by soil bacteria. Bot. Rev. **10**, 599—638.

344 HOPPE-SEYLER/THIERFELDER, 1953, Handbuch der physiologischen und pathologisch-chemischen Analyse. I. Band, I. Teil. Springer-Verlag, Berlin, Heidelberg, Göttingen.

345 HOSOYA, S., KOMATSU, N. u. SOEDA, M., 1952, Rotaventin, an antifungal agent isolated from mycelium of Streptomyces reticuli. Jour. Antibiotics **5**, 451.

346 HOSOYA, S., KOMATSU, N., SOEDA, M. u. SONODA, Y., 1952, Trichomycin, a new antibiotic produced by Streptomyces hachijoensis with trichomonadicidal and antifungal activity. Jap. Jour. exp. Med. **22**, 505.

347*HOTCHKISS, R. D., 1946, Ann. New York, Acad. Sci. **46**, 479, zitiert in: FLOREY, Antibiotics, 1949.

348 HOUSEWRIGHT, R. D., HENRY, R. J. u. BERKMAN, S., 1948, A microbiological method for the assay of subtilin. Jour. Bact. **55**, 545—550.

349 HOYT, R. E. u. LEVINE, M. G., 1947, A method for determining sensitivity to penicillin and streptomycin. Science **106**, 171.

350*HOYT, R. E., PRATT, O. B. u. LEVINE, M. G., 1945, Jour. Lab. clin. Med. **30**, 736, zitiert in: FLOREY, Antibiotics, 1949.

351 HUBBARD, C. V. u. THORNBERRY, H. H., 1950, Ustilization of some organic acids by Streptomyces griseus for streptomycin production and growth. Trans. III. Acad. Sci. **43**, 61—74.

352 HUMFELD, H. u. FEUSTEL, I. C., 1943, Ustilization of Asparagus juice in microbiological culture media. Proc. Soc. exp. Biol. Med. **54**, 232—235.

353*HUMPHREY, J. H., LIGHTBOWN, J. W., MUSSETT, M. V. u. PERRY, W. L. M., 1953, (Der internationale Standard für Aureomycin.) Bull. Organ. mond. Santé **9**, 851—860.

354*HUMPHREY, J. H., LIGHTBOWN, J. W., MUSSETT, M. V. u. PERRY, W. L. M., 1953, (Der internationale Standard für Bacitracin.) Bull. Organ. mond. Santé **9**, 861—869.

355 HUTCHISON, D., SWART, E. A. u. WAKSMAN, S. A., 1949, Production, isolation, and antimicrobial, notably antituberculosis, properties of streptothricin IV. Arch. Biochem. **22**, 16—30.

356 IRVING, G. W., FONTAINE, T. D. u. DOOLITTLE, S. P., 1945, Lycopersicin, a fungistatic agent from the Tomato plant. Science **102**, 9—11.

357*ISHIDA, N., 1953, (Untersuchungen über Antibiotica von Aktinomyceten. 9. Mitt. 2. Teil. Ein basisches, von einem Stamm von Streptomyces roseochromogenus Nr. 36 erzeugtes Antibioticum.) Tohoku Jour. exp. Med. **58**, 153—161.

358 IVANOVICS, G. u. HORVÁTH, S., 1947, Raphanin, an antibacterial principle of the radish (Raphanus sativus). Nature **160**, 297—298.

359*IZRAILSKY, V. P., 1945, (Antibiotic substances and bacteria control in animals and plants.) (Adv. Mod. Biol.) Moscow **19**, 358—371.

360*JACKSON, R., 1945/46, Bull. Health. Org. League of Nations **12**, 295, zitiert in: FLOREY, Antibiotics, 1949.

361 JANSEN, E. F. u. HIRSCHMAN, D. J., 1944, Subtilin, an antibacterial product of Bacillus subtilis; culturing conditions and properties. Arch. Biochem. **4**, 297—309.

362*JARVIS, F. G. u. JOHNSON, M. J., 1947, Jour. amer. chem. Soc. **69**, 3010, zitiert in: FLOREY, Antibiotics, 1949.

363 JEFFREYS, E. G., 1948, A technique for rapid demonstration of the production of antifungal substances by fungi or other microorganisms. Trans. Brit. mycol. Soc. **31**, 246—248.

364*JENSEN, K. A., MØLLER, K. O. u. OVERGAARD, K., 1945, Acta pharmacol. toxicol. **1**, 184, zitiert in: FLOREY, Antibiotics, 1949.

365*JOHNS, M. E., 1947, unveröffentlicht, zitiert in: FLOREY, Antibiotics, 1949.

366 JOHNSON, B. A., ANKER, H. u. MELENEY, F. L., 1945, Bacitracin: a new antibiotic produced by a member of the B. subtilis group. Science **102**, 376—377.

367 JOHNSON, E. A. u. BURDON, K. L., 1946, Eumycin, a new antibiotic active against pathogenic fungi and higher bacteria, including, bacilli of tuberculosis and diphtheria. Jour. Bact. **51**, 591.

368 JOHNSON, J. R., BRUCE, W. F. u. DUTCHER, J. D., 1943, Gliotoxin, the antibiotic principle of Gliocladium fimbriatum. I. Production, physical and biological properties. Jour. amer. chem. Soc. **65**, 2005—2009.

369 JOHNSTONE, D. B., 1947, Soil actinomycetes of Bikini Atoll, with special reference to their antagonistic properties. Soil Sci. **64**, 453—458.

370*JONES, E. R. H. u. BU'LOCK, J. D., 1953, (Bestandteile höherer Pilze. 3. Mitt. Agrocybin.) Jour. chem. Soc. **1953**, 3719—3720.

371 JONES, H., RAKE, G. u. HAMRE, D. M., 1943, Studies on Aspergillus flavus. I. Biological properties of crude and purified aspergillic acid. Jour. Bact. **45**, 461—469.

372 JOSLYN, D. A., 1944, Penicillin assay: outline of four-hour turbidimetric method. Science **99**, 21—22.

373 JUNOWICZ-KOCHOLATY, R. u. KOCHOLATY, W., 1947, Two antibiotics (lavendulin and actinorubin) produced by two strains of Actinomyces. II. Purification and isolation. Jour. Biol. Chem. **168**, 757—764.

374 JUNOWICZ-KOCHOLATY, R., KOCHOLATY, W. u. KELNER, A., 1947, Sulfactin, a new antibiotic substance produced by a soil Actinomyces. Jour. Biol. Chem. **168**, 765—769.

375*KALFF, J. u. ROBINSON, R., 1925, Jour. Chem. Soc. **127**. 1968, zitiert in: FLOREY, Antibiotics, 1949.

376 KAMADA, K., 1930, Antagonismus und Mutation in Mischkulturen. Zentralbl. Bakt. I. Abt. **118**, 316—330.

377*KAREL, L., 1946, Science **104**, 99, zitiert in: FLOREY, Antibiotics, 1949.

378 KAREL, L. u. ROACH, E. S., 1951, A dictionary of antibiosis. Columbia University Press, New York.

379 KARNOVSKY, M. L. u. JOHNSON, M. J., 1949, Filter paper chromatographie of penicillin broth. Analyt. Chem. **21**, 1125—1132.

380 KATZNELSON, H., 1942, A staining technique for evaluating the toxicity of an antibiotic substance of microbiological origin. Canad. Jour. Res. **20 C**, 602—608.

381 KAVANAGH, F., 1947, Estimation of antibacterial substances by serial dilution methods. Bull. Torrey Bot. Club. **74**, 303—320.

382 KAVANAGH, F., HERVEY, A. u. ROBBINS, W. J., 1952, Antibiotic substances from basidiomycetes IX. Drosophila subatrata (Batsch ex Fr.) Quél. Proc. nat. Acad. Sci. **38**, 555—560.

383 KELNER, A., 1949, Studies on the genetics of antibiotic formation: the introduction of antibiotic-forming mutants in actinomycetes. Jour. Bact. **57**, 73—92.

384 KELNER, A., 1949, Effect of visible light on the recovery of Streptomyces griseus conidia from ultraviolett irradiation injury. Proc. nat. Acad. Sci. **35**, 73—79.

385 KELNER, A., KOCHOLATY, W., JUNOWICZ-KOCHOLATY, R. u. MORTON, H. E., 1946, Two antibiotics produced by Actinomyces from soil. Jour. Bact. **51**, 591—592.

386 KELNER, A. u. MORTON, H. E., 1946, An antibiotic (antismegmatis factor) produced by an Actinomycete, specifically inhibiting species of Mycobacterium. Proc. Soc. exp. Biol. Med. **63**, 227—230.

387 KELNER, A. u. MORTON, H. E., 1947, Two antibiotics (lavendulin and actinorubin) produced by actinomyces. Jour. Bact. **53**, 695—704.

388 KILIAN, H., 1948, Die Penicilline, Arzneimittelforschungen **4**, Edition Cantor G.M.B.H., Freiburg i. Br.

389*KINGSBURY, J. M. u. BARGHOORN, E. S., 1954, (Silicagel als mikrobiologisches Medium. Möglichkeiten und neue Darstellungsmethode.) Appl. Microbiol. **2**, 5—8.

390*KIRBY, W. M. M. u. RANTZ, A. L., 1944, Jour. Bact. **48**, 603, zitiert in: FLOREY, Antibiotics, 1949.

391 KLEIN, P., 1953, Über die Diffusionsgeschwindigkeit des Penicillins im Agar und ihre Interferenz mit der Latenzzeit des Inoculums bei der Resistenzprüfung. Zentralbl. Bakt. **159**, 301—308.

392 KLEIN, P. u. SOUS, H., 1953, Zur Resistenzbestimmung. Experimentelle Grundlagen und Fehlerquellen des Papierblättchentests. Dtsch. med. Wschr. **78**, 1219 bis 1220; 1229—1230.

393 KNIGHT, S. G. u. FRAZIER, W. C., 1945, The effect of corn steep liquor ash on penicillin production. Science **102**, 617—618.

394 KNÖLL, H., 1946, Versuche zur Gewinnung und Wertbestimmung antibakterieller Wirkstoffe. Dtsch. Gesundheitswesen **1**, 161.

395*KNOX, R., 1945, Lancet **1**, 559, zitiert in: FLOREY, Antibiotics, 1949.

396*KNUDSEN, L. F., 1945, Science **101**, 46, zitiert in: FLOREY, Antibiotics, 1949.

397*KNUDSEN, L. F. u. RANDALL, W. A., 1945, Jour. Bact. **50**, 187, zitiert in: FLOREY, Antibiotics, 1949.

398 KOCHI, M., RUIGH, W. L., ACKER, R. F., LECHEVALIER, H. A. u. WAKSMAN, S. A., 1952, Antibiotic-producing properties of Streptomyces 3560, a member of the S. flavus group. Proc. nat. Acad. Sci. **5**, 383—391.

399 KOCHOLATY, W., 1942, Cultural characteristics of Penicillium notatum in relation to the production of antibacterial substance. Indication of the dual nature of the antibacterial substance. Jour. Bact. **44**, 469—477.

400 KOCHOLATY, W., 1943, Purification and properties of penatin. The second antibacterial substance produced by Penicillium notatum Westling. Arch. Biochem. **2**, 73—86.

401 KOCHOLATY, W. u. JUNOWICZ-KOCHOLATY, R., 1947, Use of cation exchangers for the concentration and purification of antibiotics of basic nature. Arch. Biochem. **15**, 55.

402 KOFFLER, H., KNIGHT, S. G. u. FRAZIER, W. C., 1947, The effect of certain mineral elements on the production of penicillin in shake flasks. Jour. Bact. **53**, 115—123.

403 KOLMER, J. A., 1945, Penicillin therapy. D. Appleton, Century Co., Inc. New York, London.

404*KRASSILNIKOV, N. A. u. KORENIAKO, A. I., 1939, (The bacterial substance of the actinomycetes.) Microbiologia, USSR **8**, 673—685.

405 KUEHL, F. A., PECK, R. L., WALTI, A. u. FOLKERS, K., 1945, Streptomyces antibiotics. I. Crystalline salts of streptomycin and streptothricin. Science **102**, 34—35.

406 KULKARNI, A. B. u. SHAH, R. C., 1954, Structure of Pristimerin. Nature **173**, 1237—1238.

407 KURUNG, J. M., 1945, Aspergillus ustus. Science **102**, 11—12.

408 KÜSTER, E., 1908, Keimung und Entwicklung von Schimmelpilzen in gebrauchten Nährlösungen. Ber. dtsch. bot. Ges. **26 a**, 246—248.

409 LANDENBERGER, 1952, Hemm- und Wuchsstoffe bei Pseudomonas fluorescens. Ztschr. Naturf. **7 b**, 630—632.

410 LANDY, M., WARREN, G. H., ROSENMAN, S. B. u. COLIO, L. G., 1948, Bacillomycin: an antibiotic from Bacillus subtilis active against pathogenic fungi. Proc. Soc. exp. Biol. Med. **67**, 539—541.
411 LEBEN, C., 1949, The determination of antimycin on plant leaves. Phytopathology **39**, 15.
412 LEBEN, C. u. KEITT, G. W., 1947, The effect of an antibiotic substance on apple leaf infection by Venturia inaequalis. Phytopathology **37**, 14.
413 LEBEN, C. u. KEITT, G. W., 1948, Greenhousetests of an antibiotic as a protectant spray. Phytopathology **38**, 16.
414 LEBEN, C. u. KEITT, G. W., 1952, Studies on the fungicidal activity of helixin. Phytopathology **42**, 13.
415 LEBEN, C. u. KEITT, G. W., 1952, Studies on helixin in relation to disease control. Phytopathology **42**, 168—170.
416 LEBEN, C., STESSEL, J. u. KEITT, G. W., 1951, An antibiotic that inhibits certain phytopathogens. Phytopathology **41**, 23—24.
417 LECHEVALIER, H., ACKER, R. F., CORKE, C. T., HAENSELER, C. M. u. WAKSMAN, S. A., 1953, Candicidin, a new antifungal antibiotic. Mycologia **45**, 155—171.
418*LEE, S. W. u. EPSTEIN, J. A., 1944, Jour. Bact. **48**, 393, zitiert in: FLOREY, Antibiotics, 1949.
419 LEE, S. W., FOLEY, E. J., EPSTEIN, J. A. u. WALLACE, J. H., 1944, Improvements in the turbidimetric assay for penicillin. Jour. Biol. Chem. **152**, 485—486.
420*LESTER-SMITH, E., 1949, Discuss. Faraday Soc. **7**, 317, zitiert in: CRAMER, Papierchromatographie, 1953.
421*LESTER-SMITH, E., 1949, Symposia Biochem. Soc. **3**, 89, zitiert in: CRAMER, Papierchromatographie, 1953.
422 LEVINE, M. u. SCHOENLEIN, H. W., 1930, A compilation of culture media for the cultivation of microorganisms. The Williams and Wilkins Co., Baltimore, Maryland.
423*LEVINE, M. u. THOMAS, A. R., 1945, Jour. Lab. clin. Med. **30**, 883, zitiert in: FLOREY, Antibiotics, 1949.
424 LEWIS, G. M., HOPPER, M. E. u. SCHULTZ, S., 1946, In vitro fungistasis by a bacterium (Bacillus subtilis var. XG, XY). Arch. Dermat. Syph. **54**, 300—307.
425 LEWIS, J. C., 1947, The microbiological assay of subtilin. Arch. Biochem. **14**, 437.
426 LEWIS, J. C., FEENEY, R. E., GARIBALDI, J. A., MICHENER, H. D., HIRSCHMANN, D. J., TRAUFLER, D. H., LANGLYKKE, A. F., LIGHTBODY, H. D., STUBBS, J. J. u. HUMFELD, H., 1947, Subtilin production in surface cultures. Arch. Biochem. **14**, 415—435.
427*LEWIS, J. C., HUMPHREYS, E. M., THOMPSON, P. A., DIMICK, K. P., BENEDICT, R. G., LANGLYKKE, A. F. u. LIGHTBODY, H. D., 1947, Arch. Biochem. **14**, 437, zitiert in: FLOREY, Antibiotics, 1949.
428 LEWIS, R. W. u. LUCAS, E. H., 1945, Apparatus for growing microorganisms on a flowing medium. Science **101**, 364—365.
429 LIESEGANG, R. E., 1920, Gegenseitige Wachstumshemmung bei Pilzkulturen. Zentralbl. Bakt. II, **51**, 85—86.
430 LIGGETT, R. W., 1946, The use of corn steep liquor in microbiological research. Jour. Bact. **51**, 597.
431 LIGGETT, R. W. u. KOFFLER, H., 1948, Corn steep liquor in microbiology. Bact. Rev. **12**, 297—311.

432 LIGHTBOWN, J. W., 1950, An antagonist of dehydrostreptomycin and streptomycin produced by Pseudomonas pyocyanea. Nature **166**, 356.

433 LIGHTBOWN, J. W., 1954, An antagonist of streptomycin and dihydrostreptomycin produced by Pseudomonas aeruginosa. Jour. gen. Microbiol. **11**, 477—492.

434 LILLY, V. G. u. BARNET, H. L., 1951, Physiology of the fungi. McGraw-Hill Book Company, INC, New-York, Toronto, London.

435 LINDENBEIN, W., 1952, Über einige chemisch interessante Aktinomycetenstämme und ihre Klassifizierung. Arch. Mikrobiol. **17**, 361—383.

436 LOCHHEAD, A. G., 1940, Qualitative studies of soil micro-organisms. III. Influence of plant growth on the character of the bacterial flora. Canad. Jour. Res. **18 C**, 42—53.

437 LOCHHEAD, A. G. u. THEXTON, R. H., 1947, Qualitative studies of soil microorganisms. VII. The „rhizosphere effect" in relation to the amino acid nutrition of bacteria. Canad. Jour. Res. **25 C**, 20—26.

438 LOCQUIN, M. u. LOCQUIN, M., 1947, Les antibiotiques d'origine fonique. Revue bibliographique. I. II. Rev. Mycologie, **12**, 37—44.

439 LÖFGREN, N., TAKMAN, B. u. HEDSTRÖM, H., 1949, An antibiotic from Agaricus (Clitocybe) nebularis Batsch active against mycobacteria. Svensk. Farm. Tid. **53**, 321.

440*LOEHWING, W. F., 1937, Bot. Rev. **3**, 195, zitiert in: FLOREY, Antibiotics, 1949.

441 LOO, Y. H., SKELL, P. S., THORNBERRY, H. H., EHRLICH, J., MCGUIRE, J. M., SAVAGE, G. M. u. SYLVESTER, J. C., 1945, Assay of streptomycin by the paper-disk plate method. Jour. Bact. **50**, 701—709.

442 LORD, T. H., 1952, Determinative Bacteriology Laboratory manual. Burgess Publishing Comp. Minneapolis.

443 LUMB, M., 1949, Detection and isolation of a new antibiotic from culture liquors of Streptomyces griseus. Jour. gen. Microbiol. **3**, 8—9.

444 MACHLOWITZ, R. A., FISHER, W. P., MCKAY, B. S., TYTELL, A. A. u. CHARNEY, J., 1954, Xanthothricin, a new antibiotic. Antibiotics Chemother. **4**, 259—260.

445 MACMORINE, H. u. SLINN, G., 1948, A plate assay for subtilin. Canad. Jour. Pub. Health **39**, 71—72.

446 MAJUMDER, S. K. u. SEN, N. K., 1953, A new method of isolating antagonistic organisms from soil. Sci. Cult. **19**, 104—105.

447 MANDELS, G. R. u. SIU, R. G. H., 1950, Rapid assay for growth: determination of microbiological susceptibility and fungistatic activity. Jour. Bact. **60**, 249 bis 262.

448 MARAVALHAS, N., 1951, Novo método para isolamento de microorganismo fungoestaticos do solo. Dusenia **2**, 21—24.

449 MARTIN, J. P., 1950, Use of acid, rose bengal, and streptomycin in the plate method for estimating soil fungi. Soil Sci. **69**, 215—232.

450*MARTIN, A. J. P. u. SYNGE, R. L. M., 1941, Biochem. Jour. **35**, 1358, zitiert in: FLOREY, Antibiotics, 1949.

451*MARTIN, A. J. P. u. SYNGE, R. L. M., 1947, Endeavour **6**, 21, zitiert in: CRAMER, Papierchromatographie, 1953.

452 MATTICK, A. T. R. u. HIRSCH, A., 1944, A powerful inhibitory substance produced by group N streptococci. Nature **154**, 551.

453*MASUYAMA, M., 1947, Jour. Jap. Penicillin Ass. **1**, 209, zitiert in: FLOREY, Antibiotics, 1949.

454*MAY, H. B. u. STERN, D., 1945, Lancet **1**, 83, zitiert in: FLOREY, Antibiotics, 1949.

455*MAY, J. R., Voureka, A. E. u. FLEMING, A., 1947, Brit. med. Jour. **1**, 627, zitiert in: FLOREY, Antibiotics, 1949.

456 MCCAWLEY, E. L., RUBIN, B. A. u. GIACOMINO, N. J., 1946, A preliminary survey of certain lactone antibiotics. Fed. Proc. **5**, 191.

457 MCGOWAN, J. C., 1947, The chemistry of fungal antibiotics in relation to soil microbiology. Chem. Indus. **16**, 205—207.

458 MCGUIRE, J. M., 1952, „Ilotycin", a new antibiotic. Antibiotics Chemother. **2**, 409—410.

459 MCGUIRE, J. M., DAVIS, W. W., PARKE, T. V. u. DAILY, W. A., 1949, A new linear diffusion method for the microbiological assay of streptomycin and dihydrostreptomycin. Jour. Clin. Invest. **28**, 840—842.

460 MCILWAIN, H., 1941, Antibacterial action of two bacterial products of known structure. Nature **148**, 628.

461 MCKEE, C. M. u. RAKE, G., 1942, Biological experiments with penicillin. Jour. Bact. **43**, 645.

462 MCLEOD, C., 1948, Circulin, an antibiotic from a member of the Bacillus circulans group. Jour. Bact. **56**, 749—754.

463 MCLEOD, J. W. u. GOVENLOCK, P., 1921, The production of bactericidins by micro-organisms. Lancet **1**, 900—903.

464 MCMAHAN, J. R., 1944, An improved short time turbidimetric assay for penicillin. Jour. Biol. Chem. **153**, 249—258.

465 MENZEL, A. E. O., WINTERSTEINER, O. u. HOOGERHEIDE, J. C., 1944, The isolation of gliotoxin and fumigacin from culture filtrates of Aspergillus fumigatus. Jour. Biol. Chem. **152**, 419—429.

466 MICHAEL, S. E., 1948, Fuscin, an antibacterial pigment from Oidiodendron fuscum Robak. Biochem. Jour. **42**, XI.

467 MICHENER, H. D. u. SNELL, N., 1949, Two antifungal substances from Bacillus subtilis cultures. Arch. Biochem. **22**, 208—214.

468 MILES, A. A., 1952, The concept of biological potency a applied to closely related antibiotics. Bull. Org. mond. Santé (Genève) **6**, 131—147.

469*MOHS, F. E., 1945, Jour. Lab. clin. Med. **30**, 800, zitiert in: FLOREY, Antibiotics, 1949.

470 MORLEY, D. C., 1945, A simple method of testing the sensitivity of wound bacteria to penicillin and sulphathiazole by the use of impregnated blotting paper discs. Jour. Path. Bact. **57**, 379.

471 MOYER, A. J. u. COGHILL, R. D., 1946, Penicillin. VIII. Production of penicillin in surface cultures. Jour. Bact. **51**, 57—78.

472 MOYER, A. J. u. COGHILL, R. D., 1946, Penicillin. IX. The laboratory scale production of penicillin in submerged cultures by Penicillium notatum Westling (NRRL 832). Jour. Bact. **51**, 79—93.

473 MOYER, A. J. u. COGHILL, R. D., 1946, Penicillin. X. The effect of phenylacetic acid on penicillin production. Jour. Bact. **53**, 329—341.

474*MUIR, H., 1947, unveröffentlicht, zitiert in: FLOREY, Antibiotics, 1949.

475 MURKHERJEE, S. L. u. SARKHEL, B. C., 1946, Synthetic liquid penicillium medium with glycerine as the sole scource of carbon atom. Nature **157**, 440.

476 MURRAY, F. J. u. TETRAULT, P. A., 1948, A new antibiotic effective against gram-negative organisms. Proc. Soc. amer. Bact. **2**, 20.
477 NAGHSKI, J., COPLEY, M. J. u. COUCH, J. F., 1947, The antibacterial action of flavonols. Jour. Bact. **54**, 34.
478 NAKAMURA, S., MAEDA, K., OKAMI, Y. u. UMEZAWA, H., 1954, A new antifungal substance of streptomyces, seligocidin. Jour. Antibiotics (Tokyo) Ser. A, **7**, 57.
479 NANDI, P., 1945, Antibacterial substances from moulds. Sci. Cult. **11**, 290—293.
480 NEWTON, G. G. F., 1949, Antibiotics from a strain of B. subtilis: bacilipin A and B and bacilysin. Brit. Jour. exp. Path. **30**, 306—319.
481 NEWTON, W., 1953, Antagonism by species of Alternaria and the isolation of a cristalline substance from the filtrate of cultures of A. radicina. Canad. Jour. Bot. **31**, 423—425.
482 NIETHAMMER, A. u. BAESSLER, H., 1954, Über das Kultivieren und Konservieren verschiedener Pilze und Bakterien in Reinkulturen. Ztschr. Naturf. **9 b**, 456—460.
483 NICCOLINI, P., 1942, Über einen hypotensorischen Wirkstoff von Ustilago maydis. Arch. ital. Sci. farmacol. **11**, 137—152.
484*NIELSEN, F. A. u. FOTER, M. J., 1946, Jour. Bact. **51**, 404, zitiert in: FLOREY, Antibiotics, 1949.
485 NILSSON, G. u. NILSSON, P. E., 1954, Einige Beobachtungen über den Gebrauch von Zylindern aus verschiedenen Materialien in der Zylinder-Platten-Methode. Arch. Mikrobiol. **20**, 109—110.
486*NISHIMURA, H., KIMURA, T. u. KUROYA, M., 1953, (Über ein gelbes kristallines Antibioticum, identisch mit Aureothricin, isoliert aus einer neuen Spezies von Streptomyces 39a, und seine Beurteilung.) Jour. Antibiotics (Tokyo) Ser. B **6**, 57—65.
487*NOVOGRUDSKY, D. M., 1936, (Antagonistic interrelations among microbes, and biological methods of combatting fungus diseases of cultivated plants.) (Adv. Mod. Biol.) (USSR.) **5**, 509—536.
488*NOVOGRUDSKY, D. M., 1936, (The use of micro-organisms in the control of fungal diseases of cultivated plants.) (Bull. Acad. Sci. USSR., Biol. Sér.) 277—293.
489 OKAMI, Y., UTAHARA, R., NAKAMURA, S. u. UMEZAWA, H., 1954, Studies on antibiotic actinomycetes. IX. On streptomyces producing a new antifungal substance mediocidin and antifungal substances of fungicidin-rimocidin-chromin-group, eurocidin group and trichomycin-group. Jour. Antibiotics (Tokyo) Ser. A **7**, 98—103.
490 OPPERMANN, A., 1951, Das antibiotische Verhalten einiger holzzersetzender Basidiomyceten zueinander und zu den Bakterien. Arch. Mikrobiol. **16**, 364—409.
491 OSBORN, E. M., 1943, On the occurrence of antibacterial substances in green plants. Brit. Jour. exp. Path. **29**, 227—231.
492*OSGOOD, E. E. u. GAMBLE, B., 1947, Jour. Lab. clin. Med. **32**, 444, zitiert in: FLOREY, Antibiotics, 1949.
493*OSGOOD, E. E. u. GRAHAM, S. M., 1947, Amer. Jour. clin. Path. **17**, 93, zitiert in: FLOREY, Antibiotics, 1949.
494*OSWALD, E. J. u. RANDALL, W. A., 1945, Science **101**, 99, zitiert in: FLOREY, Antibiotics, 1949.
495 OXFORD, A. E., 1947, Observations concerning the growth and metabolic activities of myxococci in a simple protein-free liquid medium. Jour. Bact. **53**, 129—138.
496 OXFORD, E. A., 1953, Aureomycin. Nature **172**, 395.

497 OXFORD, A. E., RAISTRICK, H. u. SIMONART, P., 1939, XXIX. Studies in the biochemistry of microorganisms. LX. Griseofulvin, $C_{17}H_{17}O_6Cl$, a metabolic product of Penicillium griseofulvum Dierckx. Biochem. Jour. **33**, 240—248.

498 PAECH, K. u. SIMONIS, W., 1952, Übungen zur Stoffwechselphysiologie der Pflanzen, Springer-Verlag, Berlin, Göttingen, Heidelberg.

499*PALADINI, A. u. CRAIG, L. C., 1954, (Die Aufklärung der Konstitution von Tyrocidin A als cyclisches Dekapeptid.) Jour. amer. chem. Soc. **76**, 688.

500*PARKER, R. F., 1946, Proc. Soc. exp. Biol. Med. **63**, 443, zitiert in: FLOREY, Antibiotics, 1949.

501*PATELSKI, R. A., 1950, Tr. Ninth Streptomycin Conference of the Veterans Administration, April 18—21, p. 186, zitiert in: PRATT u. DUFRENOY, Antibiotics, 1953.

502*PAUSACKER, B. F., 1947, unveröffentlicht, zitiert in: FLOREY, Antibiotics, 1949.

503*PAUSACKER, B. F. u. PHILPOT, F. J., 1947, unveröffentlicht, zitiert in: FLOREY, Antibiotics, 1949.

504*PAUSACKER, B. F., PHILPOT, F. J., JENNINGS, M. A. u. FLOREY, H. W., 1947, unveröffentlicht, zitiert in FLOREY, Antibiotics, 1949.

505 PECK, R. L., WALTI, A., GRABER, R. P., FLYNN, E., HOFFHINE, C. E., ALLFREY, V. u. FOLKERS, K., 1946, Streptomyces antibiotics. VI. Isolation of streptothricin. Jour. amer. chem. Soc. **68**, 772—776.

506*PETTERSON, D. H. u. REINEKE, L. M., 1950, Jour. amer. chem. Soc. **72**, 3598, zitiert in: CRAMER, Papierchromatographie, 1953.

507*PETTINGA, C. W., STARK, W. M. u. VAN ABEELE, F. R., 1954, (Die Isolierung eines zweiten kristallinen Antibioticums aus Streptomyces erythreus.) Jour. amer. chem. Soc. **76**, 569—571.

508 PFENNIG, N., 1953, Untersuchungen an Actinomycin-bildenden Strahlenpilzstämmen und deren Actinomycinen. Arch. Mikrobiol. **18**, 327—341.

509*PINSCHMIDT, N. W. u. LEVY, B., 1944, Jour. Pharmacol. **82**, 19, zitiert in: FLOREY, Antibiotics, 1949.

510 PINTO-LOPES, J., 1946, Variation of the antibiotic power of the Hymenomycetes with the different stages of their life-cycle. Port. Acta Biol. Sér. A **1**, 409—412.

511 PINTO-LOPES, J., 1948, An attempt to explain the differences of antibiotic power in the different isolations of the same species of the Hymenomycetes. Proc. nat. Acad. Sci. **35**, 343—349.

512 PLATTNER, P. A. u. CLAUSON-KAAS, N., 1945, Über Lyco-marasmin, den Welkestoff aus Fusarium lycopersici Sacc. Experientia **1**, 195—196.

513 PLATTNER, P. A., NAGER, V. u. BOLLER, A., 1948, Wilting agents and antibiotics. 7th communication. The isolation of new antibiotics from Fusaria. Helv. Chim. Acta **31**, 594—602.

514 PLOTHO, O. V., BROCKMANN, H. u. PINI, H., 1947, Pigment formation of Actinomycetes; actinorhodine, a red pigment from Actinomycetes. Naturwissenschaften **34**, 190.

515 PONTECORVO, G., 1945, Assay of the rates of secretion of antibiotic in different regions of a growing mould colony. Nature **155**, 515—516.

516 PONTECORVO, G. u. GEMMELL, A. R., 1944, Genetic proof of heterokaryosis in Penicillium notatum. Nature **154**, 514—515.

517*POPE, C. G., 1942, unveröffentlicht, zitiert in: FLOREY, Antibiotics, 1949.

518*POPE, C. G. u. STEVENS, M. F., 1945—1946, Bull. Health Org. League of Nations, **12**, 274, zitiert in: FLOREY, Antibiotics, 1949.

519*POPE, C. G. u. STEVENS, M. F., 1947, unveröffentlicht, zitiert in: FLOREY, Antibiotics, 1949.

520 POPPE, K. u. STRUTZ, I., 1952, Antibakterielle Wirkstoffe von Aktinomyceten. Zentralbl. Bakt. I. Abt. **158**, 106—109.

521 PORTER, C. L., 1924, Concerning the characters of certain fungi as exhibited by their growth in the presence of other fungi. Amer. Jour. Bot. **11**, 168—188.

522 PORTER, C. L., 1932, Mixed cultures of bacteria and fungi. Ind. Acad. Sci. **41**, 149—152.

523 PORTER, C. L., 1940, The effect of bacterial contamination upon the subsequent growth of fungi in the same medium. Ind. Acad. Sci. **49**, 75—76.

524 PORTER, J. N., HEWITT, R. I., HESSELTINE, C. W., KRUPKA, G., LOWERY, J. A., WALLACE, W. S., BOHONOS, N. u. WILLIAMS, J. H., 1952, Achromycin: a new antibiotic having trypanocidal properties. Antibiotics Chemother. **2**, 409—410.

525 PRATT, R., 1947, Influence of phosphate on stability of partially purified penicillins. Jour. amer. Ph. Assoc. (Sci. Ed.) **36**, 69—72.

526*PRATT, R. u. DUFRENOY, J., 1947, Jour. Bact. **54**, 127, zitiert in: FLOREY, Antibiotics, 1949.

527*PRATT, R. u. DUFRENOY, J., 1947, Jour. Bact. **54**, 719, zitiert in: FLOREY, Antibiotics, 1949.

528*PRATT, R. u. DUFRENOY, J., 1947, Nature, **159**, 576, zitiert in: FLOREY, Antibiotics, 1949.

529 PRATT, R. u. DUFRENOY, J., 1948, Cytochemical interpretation of the mechanism of penicillin action. Bact. Rev. **12**, 79—103.

530 PRATT, R. u. DUFRENOY, J., 1949, Recent research on penicillin action. Tex. Rep. Biol. Med. **7**, 180—219.

531 PRATT, R. u. DUFRENOY, J., 1953, Antibiotics. Philadelphia, London, Montreal, J. B. Lippincott Comp.

532 PRESCOTT, S. C. u. DUNN, C. G., 1940, Industrial Microbiology, McGraw-Hill Book Company, Inc., New York.

533 PRÉVOT, A.-R., 1946, Études de systématique bactérienne. VII. Actinomycetales. Ann. Inst. Pasteur **72**, 2—11.

534*PRÉVOT, A.-R., 1947, Bull. Acad. Méd. **131**, 78, zitiert in: FLOREY, Antibiotics, 1949.

535*PRÉVOT, A.-R. u. FERLY, A., 1946, Bull. Acad. Méd. **130**, 123, zitiert in: FLOREY, Antibiotics, 1949.

536*PRÉVOT, A.-R., PEYRÉ, M. u. DIGEON, M., 1946, Ann. Inst. Pasteur **72**, 840, zitiert in: FLOREY, Antibiotics, 1949.

537*PRICE, C. W., RANDALL, W. A., CHANDLER, V. L. u. REEDY, R. J., 1947, Jour. Bact. **53**, 481, zitiert in: FLOREY, Antibiotics, 1949.

538 PRINCIPE, P. A. u. THORNBERRY, H. H., 1952, Effect of cobalt on production of streptomycin and vitamin B-12 by Streptomyces griseus. Phytopathology **42**, 123—126.

539*PULVERTAFT, R. J. V., GREENING, J. R. u. HAYNES, J. A., 1947, Jour. Path. Bact. **59**, 293, zitiert in: FLOREY, Antibiotics, 1949.

540 PULVERTAFT, R. J. V. u. YUDKIN, J., 1946, Stabilisation of penicillin solutions with phosphate. Lancet **2**, 265.

541 RAISTRICK, H. u. SMITH, G., 1935, LXXI. Studies in the biochemistry of micro-organisms. XLII. The metabolic products of Aspergillus terreus Thom. A new mould metabolic product, Terrein. Biochem. Jour. **29**, 606.

542 RAKE, G. u. JONES, H., 1943, A rapid method for estimation of penicillin. Proc. Soc. exp. Biol. Med. **54**, 189—190.

543 RAKE, G., JONES, H. u. MCKEE, C. M., 1943, Antiluminescent activity of antibiotic substances. Proc. Soc. exp. Biol. Med. **52**, 136—138.

544*RAKE, G. u. RICHARDSON, A. P., 1946, Ann. New York Acad. Sci. **48**, 143, zitiert in: FLOREY, Antibiotics, 1949.

545 RAMMELKAMP, C. H., 1942, Observations on resistance of Staphylococcus aureus to action of tyrothricin. Proc. Soc. exp. Biol. Med. **49**, 346—350.

546 RAMMELKAMP, C. H. u. MAXON, T., 1942, Resistance of Staphylococcus aureus to the action of penicillin. Proc. Soc. exp. Biol. Med. **51**, 386—389.

547 RANDALL, W. A., KIRSHBAUM, J. K., NEILSEN, J. K. u. WINTERMERE, D., 1949, Diffusion plate assay for chloramphenicol and aureomycin. Jour. Clin. Invest. **28**, 940—942.

548 RANTZ, L. A. u. KIRBY, W. M. M., 1944, The action of penicillin on the Staphylococcus in vitro. Jour. Immunol. **48**, 335—343.

549 RAO, R. R., GEORGE, M. u. PANDALAI, K. M., 1946, Pterygospermin: the antibacterial principle of Moringa pterygosperma, Gaertn. Nature **158**, 745—746.

550 RAO, M. G. u. SUBRAHMANYAN, V., 1929, Studies on soil actinomyces. Part III. Standardisation of a plate method of counting soil actinomycetes. Jour. Ind. Inst. Sci. **12 A**, 253—273.

551 RAPER, K. B. u. FENELL, D. I., 1946, The production of Penicillin X in submerged culture. Jour. Bact. **52**, 761—777.

552 RAPER, K. B. u. THOM, C., 1949, A manual of the penicillia. London, Baillêre, Tindall u. Cox.

553 RAUSCHNIGG, S., 1953, Ersatz von Fleischbouillon in der mikrobiologischen Nährbodentechnik. Pharm. Zschr. **92**, 5.

554 RAWLINS, T. E., 1933, Phytopathological and botanical research methods. John Wiley u. Sons, Inc., New York.

555 REDDISH, G. F., 1928—1929, Methods of testing antiseptics. Jour. Lab. clin. Med. **14**, 649—658.

556 REGNA, P. P. u. MURPHY, F. X., 1950, The isolation of neomycin B. Jour. amer. chem. Soc. **72**, 1045—1046.

557 REGNA, P. P. u. SOLOMONS, I. A., 1950, The chemical and physical properties of terramycin. Ann. New York Acad. Sci. **53**, 229—237.

558 REGNA, P. P., WASSELLE, L. A. u. SOLOMONS, I. A., 1946, The stability of streptomycin. Jour. Biol. Chem. **165**, 631—638.

559 REHM, H. J., 1952/53, Untersuchungen über die Bildung von Antibiotika durch Streptomycesarten und ihre Wirkung. Wissenschaftl. Ztschr. Univ. Greifswald **2**, 59—67.

560 REID, R. D., 1933, A study of the bactericidal, bacteriolytic or inhibitory substance produced by some moulds and some factors which influence its production. Jour. Bact. **25**, 31.

561 REID, R. D., 1935, Some properties of a bacterial-inhibitory substance produced by a mould. Jour. Bact. **29**, 215—220.

562*REID, R. D. u. ANDERSON, D. T., 1946, Science **103**, 454, zitiert in: FLOREY, Antibiotics.

563*REID, R. D. u. BREWER, J. H., 1946, Jour. Bact. **52**, 251, zitiert in: FLOREY, Antibiotics, 1949.

564 REILLY, H. C., SCHATZ, A. u. WAKSMAN, S. A., 1945, Antifungal properties of antibiotic substances. Jour. Bact. **49**, 585—594.

565 REYNOLDS, D. M., SCHATZ, A. u. WAKSMAN, S. A., 1947, Grisein, a new antibiotic produced by a strain of Streptomyces griseus. Proc. Soc. exp. Biol. Med. **64**, 50—54.

566 RHYMER, I., WALLACE, G. I., BYERS, L. W. u. CARTER, H. E., 1947, The antistreptomycin activity of lipositol. Jour. biol. Chem. **169**, 457.

567 RIKER, A. J. u. RIKER, R. S., 1936, Introduction to research on plant diseases. John S. Swift Co., St. Louis.

568 RIVETT, R. W. u. PETERSON, W. H., 1947, Streptolin, a new antibiotic from a species of streptomyces. Jour. amer. chem. Soc. **69**, 3006—3009.

569 ROBBINS, W. J., HERVEY, A., DAVIDSON, R. W., MA, R. u. ROBBINS, W. C., 1945, A survey of some wood-destroying and other fungi for antibacterial activity. Bull. Torrey Bot. Club. **72**, 165—190.

570 ROBBINS, W. J., HERVEY, A. u. KAVANAGH, F., 1946, Production of antibiotic substances by basidiomycetes. Jour. Bact. **51**, 410.

571 ROBBINS, W. J., KAVANAGH, F. u. HERVEY, A., 1947, Antibiotics from Basidiomycetes. I. Pleurotus griseus. Proc. nat. Acad. Sci. **33**, 171—176.

572 ROBBINS, W. J., KAVANAGH, F. u. HERVEY, A., 1947, Antibiotics from Basidiomycetes. II. Polyporus biformis. Proc. nat. Acad. Sci. **33**, 176—182.

573 ROBBINS, W. J., KAVANAGH, F. u. HERVEY, A., 1948, Synergism between some antibacterial substances. Bull. Torrey bot. Club **75**, 502—511.

574 ROBBINS, W. J., KAVANAGH, F. u. THAYER, J. D., 1947, Antibiotic activity of Cassia reticulata Wild. Bull. Torrey Bot. Club. **74**, 287—292.

575 ROBINSON, H. J., 1943, Some toxicological, bacteriological and pharmacological properties of antimicrobial agents produced by soil-microorganisms. Thesis, Rutgers University.

576*ROEGNER, F. R., STAHMANN, M. A. u. STAUFFER, J. F., 1954, (Induktion von Varianten bei Penicillium chrysogenum durch Methyl-bis-(β-chloräthyl)-amin.) Amer. Jour. Bot. **41**, 1—4.

577 ROLINSON, G. N. u. LUMB, M., 1953, The effect of aeration on the utilisation of respiratory substrates by Penicillium chrysogenum in submerged culture. Jour. gen. Microbiol. **8**, 265—272.

578*ROSS, R. W. N. L., 1946, Jour. Path. Bact. **58**, 414, zitiert in: FLOREY, Antibiotics, 1949.

579 RUDERT, F. J., KENNER, B. A. u. FOTER, M. J., 1947, The assay of antibiotic mixtures. Jour. Bact. **53**, 57—60.

580*RUEHLE, G. L. A. u. BREWER, C. M., 1931, U.S.D.A. Circular No. 198: U.S.F. D.A. methods of testing antiseptics and desinfectants, zitiert in: FLOREY, Antibiotics, 1949.

581 SAINT-RAT, L. DE u. LUTERAAN, P., 1947, Action antibiotique, in vitro, du plumbagol, à l'égard de champignons pathogènes pour l'homme. Compt. rend. Acad. Sci. **224**, 1587.

582 SAINT-RAT, L., DE u. OLIVIER, H. R., 1946, Extraction and purification of endo-subtilysine. Compt. rend. Acad. Sci. **222**, 297—299.

583 SAITO, K., 1907, Über die Säurebildung bei Aspergillus oryzae. Jap. Jour. Bot. **21**, 7.

584*SALISBURY, E. J., 1944, Nature **153**, 170, zitiert in: FLOREY, Antibiotics, 1949.

585*SANCHEZ, G. u. LAMENSANS, A., 1947, Compt. rend. Acad. Sci. **224**, 1189, zitiert in: FLOREY, Antibiotics, 1949.

586 SANDERS, A. G., 1946, Effect of some antibiotics on pathogenic fungi. Lancet **1**, 44—46.

587 SAVAGE, G. M., 1949, Improvement in streptomycin-producing strains of Streptomyces griseus by ultraviolett and X-ray energy. Jour. Bact. **57**, 429—441.

588 SAVAGE, G. M. u. VAN DER BROOK, M. J., 1946, The fragmentation of the mycelium of Penicillium notatum and P. chrysogenum by a high speed blender and the evaluation of blended seed. Jour. Bact. **52**, 385—391.

589 SAZ u. SLIE, 1953, Aureomycin. Jour. amer. chem. Soc. **75**, 4626.

590 SCHATZ, A., BUGIE, E. u. WAKSMAN, S. A., 1944, Streptomycin, a substance exhibiting antibiotic activity against gram-poistive and gram-negative bacteria. Proc. Soc. exp. Biol. Med. **55**, 66—69.

591 SCHATZ, A. u. WAKSMAN, S. A., 1944, Effect of streptomycin and other antibiotic substances upon Mycobacterium tuberculosis and related organisms. Proc. Soc. exp. Biol. Med. **70**, 308.

592 SCHMIDT, L. H. u. SESLER, C. L., 1943, Development of resistance to penicillin by pneumococci. Proc. Soc. exp. Biol. Med. **52**, 353—357.

593 SCHMIDT, W. H., 1945/46, A modification of the cylinder-plate method for the assay of penicillin. Bull. Health Org. League of Nations **12**, 259—267.

594 SCHMIDT, W. H. u. MOYER, A. J., 1944, Penicillin. I. Methods of assay. Jour. Bact. **47**, 199—210.

595*SCHMIDT, W. H., WARD, G. E. u. COGHILL, R. D., 1945, Jour. Bact. **49**, 411, zitiert in: FLOREY, Antibiotics, 1949.

596*SCHRAMM, G. u. PRIMOSIGH, J., 1943, Ber. dtsch. chem. Ges. **76 B**, 373, zitiert in: FLOREY, Antibiotics, 1949.

597 SCOTT, W. E., MCKAY, H. H., SCHAFFER, P. S. u. FONTAINE, T. D., 1949, Partial purification and properties of antibiotic substances from the banana (Musa sapientum). Jour. Clin. Invest. **28**, 899—902.

598*SEYMOUR, W. B., 1940, Jour. Biol. Chem. **134**, 701, zitiert in: FLOREY, Antibiotics, 1949.

599 SHEAR, C. L. u. STEVENS, N. E., 1913, Cultural characters of the chestnut blight fungus and its near relatives. U. S. Dept. Agr. Bur. Plant Indus., Cir. **131**, 3—18.

600*SHERWOOD, M. B., 1942, Jour. Bact. **43**, 779, zitiert in: FLOREY, Antibiotics, 1949.

601*SHERWOOD, M. B., 1947, Science **106**, 152, zitiert in: FLOREY, Antibiotics, 1949.

602 SHERWOOD, M. B., FALCO, E. A. u. DE BEER, E. J., 1944, A rapid quantitative method for the determination of Penicillin. Science **99**, 247—248.

603 SHIMWELL, J. L., 1937, On the relation between the staining properties of bacteria and their reaction toward hop antiseptic. Jour. Inst. Brewing **43**, 111.

604 SHWARTZMAN, G., 1944, Enhanced production of penicillin in fluid medium containing cellophane. Science **100**, 390—392.

605*SIMONSEN, J. L., 1947, Adv. Sci. **4**, 166, zitiert in: FLOREY, Antibiotics, 1949.

606 SINGH, B. N., 1952, Toxic effects of certain bacterial metabolic products on soil protozoa. Nature **149**, 168.

607 SKINNER, F. A., 1950, Preparation of standardized Actinomycete colonies. Nature **166**, 314.

608 SKINNER, F. A., JONES, P. T. u. MOLLISON, J. E., 1952, A comparison of a direct- and a plate-counting technique for the quantitative estimation of soil micro-organisms. Jour. gen Microbiol. **6**, 261—271.

609*SMITH, D. G., 1946, Proc. Soc. exp. Biol. Med. **61**, 214, zitiert in: FLOREY, Antibiotics, 1949.

610 SMITH, D. G., 1949, The effect of adding trace elements to Czapek-Dox medium. Trans. Brit. mycol. Soc. **32**, 280—283.

611 SMITH, R. M., PETERSON, W. H. u. MCCOY, E., 1954, Oligomycin, a new antifungal antibiotic. Antibiotics Chemother. **4**, 962—970.

612*SMYTH, H. F. u. SMYTH, H. F., 1932, Arch. Derm. Syph. **26**, 1079, zitiert in: FLOREY, Antibiotics, 1949.

613 SOWDER, A. M., 1949, Toxicity of water-soluble extractives and relative durability of water-treated wood flour of Western Red-Cedar (Thuja plicata). Industr. England Chem. **21**, 981—984.

614 SPINK, W. W., FERRIS, V. u. VIVINO, J. J., 1944, Antibacterial effect of whole blood upon strains of staphylococci sensitive and resistant to penicillin. Proc. Soc. exp. Biol. Med. **55**, 210—213.

615*SPRAY, G. H. u. ROBERTSON, J. S., 1947, unveröffentlicht, zitiert in: FLOREY, Antibiotics, 1949.

616*STÄDELER, 1847, Ann. Chem. Pharm. **63**, 137, zitiert in: FLOREY, Antibiotics, 1949.

617 STANLEY, A. R., 1947, Improving streptomycin yields by strain selection and inoculum development. Jour. Bact. **53**, 254.

618 STANSLY, P. G., 1946, The presumptive identification of antibiotics. Science **103**, 402.

619 STANSLY, P. G., 1947, A bacterial spray apparatus useful in searching for antibiotic-producing microorganisms. Jour. Bact. **54**, 443—445.

620 STANSLY, P. G., 1948, The identification of antibiotics by means of resistant strains of bacteria. Jour. Bact. **55**, 721—726.

621 STANSLY, P. G. u. ANANENKO, N. H., 1949, Candidulin, an antibiotic from Aspergillus candidus. Jour. Clin. Invest. **28**, 1047.

622 STANSLY, P. G., SHEPHERD, R. G. u. WHITE, H. J., 1947, Polymyxin: a new chemotherapeutic agent. Bull. Johns Hopkins Hosp. **81**, 43—54.

623 STAPP, C., 1953, Untersuchungen über Aktinomyceten des Bodens. Zentralbl. Bakt. II. Abt. **107**, 129—150.

624 STEBBINS, R. B. u. ROBINSON, H. J., 1945, A method for determination of streptomycin in body fluids. Proc. Soc. exp. Biol. Med. **59**, 255—257.

625 STEFANIAK, J. J., GAILEY, F. B., BROWN, C. S. u. JOHNSON, M. J., 1946, Pilot plant equipment for submerged production of penicillin. Indust. Engng. Chem. **38**, 666—671.

626 STEINBERG, R. A., 1939, Growth of fungi in synthetic nutrient solutions. Bot. Rev. **5**, 327—350.

627 STEINBERG, R. A., 1950, Growth of fungi in synthetic nutrient solutions. II. Bot. Rev. **16**, 208—228.

628*STEINER, M., 1945, Nav. med. Bull. **44**, 486, zitiert in: FLOREY, Antibiotics, 1949.

629 STESSEL, G. J., 1951, Methods of selecting soil microorganisms that produce antibiotics active against plant pathogens. Phytopathology **41**, 33.

630 STESSEL, G. J., LEBEN, C. u. KEITT, G. W., 1952, Studies on an antifungal antibiotic produced by Bacillus subtilis. Phytophatology **42**, 20.

631 STESSEL, G. J., LEBEN, C. u. KEITT, G. W., 1953, Screening tests designed to discover antibiotics suitable for plant disease control. Mycologia **45**, 325—334.

632 STEVENSON, I. L. u. LOCHHEAD, A. G., 1953, The use of a percolation technique in studying antibiotic production in soil. Canad. Jour. Bot. **31**, 23—27.

633 STILLE, B., 1953, Die Actinomyceten und ihre Bedeutung in der Natur. Naturw. Rundschau **6**, 104—108.

634 STOKES, J. L., PECK, R. L. u. WOODWARD, C. R., 1942, Antimicrobial action of pyocyanine, hemipyocyanine, pyocyanase, and tyrothricin. Proc. Soc. exp. Biol. Med. **51**, 126—130.

635 STOKES, J. L. u. WOODWARD, C. R., 1942, The isolation of soil bacteria that produce bactericidal substances. Jour. Bact. **43**, 253—263.

636 STOKES, J. L. u. WOODWARD, C. R., 1943, Formation of tyrothricin in submerged cultures of Bacillus brevis. Jour. Bact. **46**, 83—88.

637 STOLL, A., BRACK, A. u. RENZ, J., 1952, Die p_H-Abhängigkeit der Wirkung einiger Antibiotica im Plattentest. (12. Mitteilung über antibakterielle Stoffe.) Schweiz. Ztschr. Path. Bakt. **15**, 591—597.

638 STONE, R. W. u. FARRELL, M. A., 1946, Synthetic media for penicillin production. Science **104**, 445—446.

639*STRAIN, H. H., 1942, Chromatographic Adsorption Analysis. Interscience Publisher Inc., New York, zitiert in: FLOREY, Antibiotics, 1949.

640 STRUGGER, S., 1949, Praktikum der Zell- und Gewebephysiologie der Pflanze. Springer-Verlag, Berlin, Göttingen, Heidelberg.

641 STRUTZ, I., 1952, Beiträge zur Kenntnis der Actinomyceten. Archiv Mikrobiol. **17**, 353—360.

642 STUART, L. S. u. HARRIS, T. H., 1942, Bactericidal and fungicidal properties of a crystalline protein isolated from unbleached wheat flour. Cereal Chem. **19**, 288—300.

643 SU, T. L., 1948, Micrococcin, an antibacterial substance formed by a strain of micrococcus. Brit. Jour. exp. Path. **29**, 473—481.

644 SWART, E. A., ROMANO, A. H. u. WAKSMAN, S. A., 1950, Fradicin, an antifungal agent produced by Streptomyces fradiae. Proc. Soc. exp. Bid. Med. **73**, 376—378.

645 TABER, W. A., VINING, L. C. u. WAKSMAN, S. A., 1954, Candidin, a new antifungal antibiotic produced by Streptomyces viridoflavus. Antibiotics Chemother. **4**, 455—461.

646*TAKEUCHI, T., NITTA, K. u. UMEZAWA, H., 1953, (Über Sarcidin, ein von Streptomyces n. sp. S. achromogenes gebildetes Antibioticum.) Jour. Antibiotics (Tokyo) Ser. A **6**, 31—32.

647 TANNER, F. W., 1952, Some properties of Magnamycin, a new antibiotic. Antibiotics Chemother. **2**, 693—696.

648*TAYLOR, H. G., 1943, Proc. Soc. exp. Biol. Med. **52**, 299, zitiert in: FLOREY, Antibiotics, 1949.

649 TEILLON, J., 1953, Identification biologique des Streptomyces producteurs d'antibiotiques. Rev. d'Immunol. **17**, 41—49.

650 THAYSEN, A. C. u. BUTLIN, K. R., 1945, Inhibition of the development of Fusarium oxysporum cubense by a growth substance produced by Meredith's actinomycetes. Nature **156**, 781—782.

651 THAYSEN, A. C. u. MORRIS, M., 1947, Medium suitable for the cultivation of Meredith's Actinomycete. Nature **159**, 100.

652 THOM, C., 1910, Cultural studies of species of Penicillium. U. S. Dept. Agr., Bur. Anim. Indus., Bul. **118**, 1—109.

653*THOM, C. u. STEINBERG, R. A., 1939, Proc. nat. Acad. Sci. **25**, 329, zitiert in: FLOREY, Antibiotics, 1949.

654*THOMAS, A. R., LEVINE, M. u. VITAGLIANO, G. R., 1944, Proc. Soc. exp. Biol. Med. **55**, 264, zitiert in: FLOREY, Antibiotics, 1949.

655 THORNBERRY, H. H., 1946, Nutrient requirements of an antibiotic soil fungus, Streptomyces griseus (Krainsky) Waksman and Henrici. Phytopathology **36**, 412.

656 THORNBERRY, H. H., 1947, Streptomycin production by Streptomyces griseus from peanut and soybean protein waste liquor. Phytopathology **37**, 21—22.

657 THORNBERRY, H. H., 1948, The role of minerals in production of streptomycin by Streptomyces griseus. Phytopathology **38**, 26.

658 THORNBERRY, H. H., 1950, A paper-disk plate method for the quantitative evaluation of fungicides and bactericides. Phytopathology **40**, 419—420.

659 THORNBERRY, H. H. u. ANDERSON, H. W., 1948, Synthetic medium for Streptomyces griseus and the production of streptomycin. Arch. Biochem. **16**, 389—397.

660 THORNBERRY, H. H. u. SHANAHAN, A. J., 1951, Streptomycin production by Streptomyces griseus from fractions of peanuts and soybeans. Arch. Biochem. Biophys. **33**, 459—464.

661 THORNE, C. B. u. PETERSON, W. H., 1948, Xanthomycins A and B, new antibiotics produced by a species of Streptomyces. Jour. Biol. Chem. **176**, 413—428.

662 THREN, R., 1953, Zur Systematik und Variabilität der Gattung Penicillium. Wissenschaftl. Ztschr. Univ. Halle **3**, 107—108.

663*TISELIUS, A., 1941, Science **94**, 145, zitiert in: FLOREY, Antibiotics, 1949.

664*TISELIUS, A., 1941, Ark. Kemi Min. Geol. **14 B**, no. 32, zitiert in: FLOREY, Antibiotics, 1949.

665*TISELIUS, A., 1941, Ark. Kemi Min. Geol. **15 B**, no. 6, zitiert in: FLOREY, Antibiotics, 1949.

666*TORII, T., KAWAKAMI, Y. u. KOZIMA, H., 1947, Jour. Jap. Penicillin Ass. **1**, 289, zitiert in: FLOREY, Antibiotics, 1949.

667 TRUSSELL, P. C., BAIRD, E. A., BEALL, D. u. GRANT, G. A., 1947, A rapid method for the assay of penicillin. Canad. Jour. Res. C. E, **25**, 5—8.

668 TSCHESCHE, R., 1952, Der Wirkungsmechanismus von Chemotherapeutika und Antibiotika. Zentralbl. Bakt. I. Abt. **158**, 217—218.

669 TURNER, J. C., HEATH, F. K. u. MAGASANIK, B., 1943, Inhibition of urease by penicillin. Nature **152**, 326.

670 TYNER, L. E., 1944, Effect of media composition on the numbers of bacterial and fungal colonies developing in Petri plates. Soil Sci. **57**, 271—274.

671 UMBREIT, W. W., 1952, Streptomycin. Trans. Acad. Sci. Ser. 2, **15**, 8—11.

672 UMBREIT, W. W., BURRIS, R. H. u. STAUFFER, J. F., 1946, Manometric techniques and related methods for the study of tissue metabolism. Burgess, Minneapolis.

673 UMEZAWA, H., TAKEUCHI, T. u. NITTA, K., 1953, Sarkomycin, an anti-tumor substance produced by streptomyces. Jour. Antibiotics (Tokyo) Ser. A **7**, 100.

674 UMEZAWA, H., TAZAKI, T. u. FUKUYAMA, S., 1952, An antiviral substance, abikoviromycin, produced by streptomyces species. Jour. Antibiotics (Tokyo) **5**, 469.

675 VALLÉE, M., 1945, Etude de pouvoir bactériolytique de Bacillus subtilis. Compt. rend. Soc. Biol. **139**, 148—149.

676 VÁLYI-NAGY, T., ÚRI, J. u. SZILÁGYI, I., 1954, Primycin, a new antibiotic. Nature **174**, 1105—1106.

677 VAN DER BROOK, M. J., WICK, A. N., DE VRIES, W. H., HARRIS, R. u. CARTLAND, G. E., 1946, Extraction and purification of streptomycin with a note on streptothricin. Jour. Biol. Chem. **165**, 463—468.

678 VAN DER WEELE, S., 1950, A method for the isolation of fungistatic microorganisms active against a slowly growing mold: Venturia inaequalis (Cooke) Wint. Jour. Microbiol. Seral. **16**, 3—8.

679*VESTERDAL, J., 1946, Acta pharmacol. toxicol. **2**, 9, zitiert in: FLOREY, Antibiotics, 1949.

680 VINCENT, J. G. u. VINCENT, H. W., 1944, Filter paper disc modification of the Oxford cup penicillin determination. Proc. Soc. exp. Biol. Med. **55**, 162—164.

681 VOGEL, H., 1951, Die Antibiotica. Grundzüge der Chemie und Physiologie der mikrobiellen Hemmstoffe. Verlag Hans Carl, Nürnberg.

682*WAGA, Y., 1953, (Über die Isolierung eines neuen Antibioticums Griseoflavin, hauptsächlich wirksam gegen grampositive Organismen. 26. Mitt. Studien über antibiotische Substanzen aus Actinomyceten.) Jour. Antibiotics (Tokyo) Ser. B **6**, 66—72.

683*WAGNER, R. L., HOCHSTEIN, F. A., MURAI, K., MESSINA, N. u. REGNA, P. P., 1953, (Magnamycin. Ein neues Antibioticum.) Jour. amer. chem. Soc. **75**, 4684—4687.

684 WAKSMAN, S. A., 1937, Associative and antagonistic effects of microorganisms. I. Historical review of antagonistic relationships. Soil Sci. **43**, 51—68.

685 WAKSMAN, S. A., 1940, Antagonistic interrelationships among microorganisms. Chron. Bot. Co. **6**, 145—148.

686 WAKSMAN, S. A., 1943, Nature and mode of action of antibiotic substances. Jour. Bact. **45**, 64.

687 WAKSMAN, S. A., 1945, Standardization of streptomycin. Science **102**, 40—41.

688 WAKSMAN, S. A., 1945, Microbial antagonisms and antibiotic substances. The Commonwealth Fund, New York.

689 WAKSMAN, S. A., 1947, Certain aspects of the physiology of actinomycetes. Antonie van Leeuwenhoek **12**, 49—58.

690 WAKSMAN, S. A., 1947, Microbial antagonism and antibiotic substances. The Commonwealth Fund, New York 2. Auflage.

691 WAKSMAN, S. A., 1948, Antibiotics. Biol. Rev. **23**, 452—487.

692 WAKSMAN, S. A., 1949, Streptomycin. Nature and practical applications. Baltimore Williams u. Wilkings Co.

693 WAKSMAN, S. A., 1950, The actinomycetes. Their nature, occurrence, activities and importance. Chron. Bot. Co. **9**.

694 WAKSMAN, S. A., BUGIE, E. u. REILLY, H. C., 1944, Bacteriostatic and bactericidal properties of antibiotic substances, with special reference to plant pathogenic bacteria. Bull. Torrey Bot. Club **71**, 107—121.

695 WAKSMAN, S. A., BUGIE, E. u. SCHATZ, A., 1944, Isolation of antibiotic substances from soil microorganisms, with special reference to streptothricin and streptomycin. Proc. Mayo. Clin. **19**, 537—548.

696 WAKSMAN, S. A. u. FOSTER, J. W., 1937, Associative and antagonistic effects of microorganisms. II. Antagonistic effects of microorganisms grown on artifical substrates. Soil Sci. **43**, 69—76.

697 WAKSMAN, S. A., GEIGER, W. B. u. BUGIE, E., 1947, Micromonosporin, an antibiotic substance from a little-known group of microorganisms. Jour. Bact. **53**, 355—357.

698 WAKSMAN, S. A. u. HORNING, E. S., 1943, Distribution of antagonistic fungi in nature and their antibiotic action. Mycologia **35**, 47—65.

699 WAKSMAN, S. A., HORNING, E. S. u. SPENCER, E. L., 1942, The production of two antibacterial substances, fumigacin and clavacin. Science **96**, 202—203.

700 WAKSMAN, S. A., HORNING, E. S. u. SPENCER, E. L., 1943, Two antagonistic fungi Aspergillus fumigatus and Aspergillus clavatus, and their antibiotic substance. Jour. Bact. **45**, 233—248.

701 WAKSMAN, S. A., HORNING, E. S., WELSCH, M. u. WOODRUFF, H. B., 1942, The distribution of antagonistic actinomycetes in nature. Soil Sci. **54**, 281—296.

702 WAKSMAN, S. A. u. LECHEVALIER, H. A., 1949, Neomycin, a new antibiotic active against streptomycin-resistant bacteria, including tuberculosis organisms. Science **109**, 305—307.

703 WAKSMAN, S. A. u. LECHEVALIER, H. A., 1951, The principle of screening antibiotic-producing organisms. Antibiotics Chemother. **1**, 125.

704 WAKSMAN, S. A. u. REILLY, H. C., 1944, Bactericidal action of antibiotic substances. Jour. Infect. Dis. **75**, 150—159.

705 WAKSMAN, S. A. u. REILLY, H. C., 1945, Agar-streak method for assaying antibiotic substances. Indust. Engng. Chem. (Anal. Ed.) **17**, 556—558.

706 WAKSMAN, S. A., REILLY, H. C. u. JOHNSTONE, D. B., 1946, Isolation of streptomycin-producing strains of Streptomyces griseus. Jour. Bact. **52**, 393—397.

707 WAKSMAN, S. A., REILLY, H. C. u. SCHATZ, A., 1945, Strain specifity and production of antibiotic substances. V. Strain resistance of bacteria to antibiotic substances, especially to streptomycin. Proc. nat. Acad. Sci. **31**, 157—164.

708 WAKSMAN, S. A. u. SCHATZ, A., 1946, Soil enrichment and development of antagonistic microorganisms. Jour. Bact. **51**, 305—316.

709 WAKSMAN, S. A., SCHATZ, A. u. REILLY, H. C., 1946, The metabolism and chemical nature of Streptomyces griseus. Jour. Bact. **51**, 751—759.

710 WAKSMAN, S. A., SCHATZ, A. u. REYNOLDS, D. M., 1946, Production of antibiotic substances by actinomycetes. Ann. New York Acad. Sci. **48**, 73—85.

711 WAKSMAN, S. A. u. TISHLER, M., 1942, The chemical nature of actinomycin, an antimicrobial substance produced by Actinomyces antibioticus. Jour. Biol. Chem. **142**, 519—528.

712 WAKSMAN, S. A. u. WOODRUFF, H. B., 1940, The soil as a source of microorganisms antagonistic to disease-producing bacteria. Jour. Bact. **40**, 581—600.

713 WAKSMAN, S. A. u. WOODRUFF, H. B., 1940, Survival of bacteria added to soil and the resultant modification of soil population. Soil Sci. **50**, 421—427.

714 WAKSMAN, S. A. u. WOODRUFF, H. B., 1942, The occurrence of bacteriostatic and bactericidal substances in soil. Soil Sci. **53**, 233—239.

715 WAKSMAN, S. A. u. WOODRUFF, H. B., 1942, Selective antibiotic action of various substances of microbial origin. Jour. Bact. **44**, 373.

716 WAKSMAN, S. A., WOODRUFF, H. B. u. HORNING, E. S., 1941, The distribution of antagonistic properties among Actinomycetes. Jour. Bact. **42**, 816.

717 WALKER, T. K. u. PARKER, A., 1937, Report on the preservative principle of hops. XVIII. The theoretical basis of the log phase method for the evaluation of bacteriostatic power, and the procedure in using phenol as a standard of value. Jour. Inst. Brewing **43**, 17.

718 WALLER, C. W., FRYTH, P. W., HUTCHINGS, B. L. u. WILLIAMS, J. H., 1953, Puromycin. Jour. amer. chem. Soc. **75**, 2025.

719 WALLER, C. W. u. GISVOLD, O., 1945, A phytochemical investigation of Larrea divaricata Cav. Jour. amer. Ph. Assoc. (Sci. Ed.) **34**, 78—81.

720 WALLHÄUSER, K. H. u. RIPPEL-BALDES, A., 1950, Die Zuverlässigkeit des antibiotischen Testes mit Diffusionsplatten. Naturwissenschaften **37**, 450—451.

721*WATTS, P. S. u. MCLEOD, D. H., 1946, Jour. comp. Path. **56**, 170, zitiert in: FLOREY, Antibiotics, 1949.

722 WEINDLING, R., 1932, Trichoderma lignorum as a parasite of other soil fungi. Phytopathology **22**, 837—845.

723 WEISER, R. S., GARDNER, G. M., LEFLER, J. S. u. VINCENT, L. ST., 1949, Search for antibiotics active against Mycobacterium tuberculosis. I. A streptothricin-like antibiotic from a Streptomyces sp. Proc. Soc. exp. Biol. Med. **72**, 283—287.

724 WEISS, F. u. OTEIFA, B. A., 1953, Preservation of cultures of microorganisms under oil seal. Phytopathology **43**, 407.

725*WELCH, H., RANDALL, W. A. u. KNUDSEN, L., 1946, Jour. Amer. Ph. Assoc. (Sci. Ed.) **35**, 102, zitiert in: FLOREY, Antibiotics, 1949.

726*WELD, J. T., 1947, Jour. Lab. clin. Med. 32, 1139, zitiert in: FLOREY, Antibiotics, 1949.

727 WELLMAN, F. L., 1943, A culture medium of Maize-meal and starch mush to replace agar for growing fungi. Phytopathology **33**, 619—620.

728 WELSCH, M., 1941, Bactericidal substances from sterile culture-media and bacterial cultures, with special reference to the bacteriolytic properties of actinomycetes. Jour. Bact. **42**, 801—814.

729 WELSCH, M., 1948, Assay of antibiotics. Sec. I of Potter, Van R. (editor in chief). Methods in Medical Research. Vol. I. Yr. Bk. Pub.

730 WELSCH, M., 1952, Some aspects of microbial resistance to streptomycin. Bull. Org. mond. Santé (Genève) **6**, 173—183.

731 WESTLING, R., 1911, Über die grünen Spezies der Gattung Penicillium. Arkiv för Botanik **11**, 1—156.

732*WEYGAND, F., 1950, Chem.-Ing.-Technik, **22**, 213, zitiert in: CRAMER, Papierchromatographie, 1953.

733 WHALLEY, M. E., 1943, Abstracts of penicillin and other antibiotic substances. Ottawa, National Research Council of Canada.

734 WHEELER, H. E., 1953, Detection of microbial toxins by the use of radioisotopes. Phytopathology **43**, 236—238.

735 WHIFFEN, A. J., 1948, The production, assay, and antibiotic activity of actidione, an antibiotic from Streptomyces griseus. Jour. Bact. **56**, 283—291.

736 WHIFFEN, A. J., BOHONOS, N. u. EMERSON, R. L., 1946, The production of an antifungal antibiotic by Streptomyces griseus. Jour. Bact. **52**, 610—611.

737 WHITE, A. G. C., KRAMPITZ, L. O. u. WERKMAN, C. H., 1945, On a synthetic medium for the production of penicillin. Arch. Biochem. **8**, 303—309.

738 WHITE, E. C., 1940, Bactericidal filtrates from a mould culture. Science **92**, 127.

739 WIEDLING, S., 1944, The production of antibiotics by Penicillium species. Bot. Notiser **1944**, 433—443.

740*WIELAND, T., 1942, Ztschr. physiol. Chem. **273**, 24, zitiert in: FLOREY, Antibiotics, 1949.

741 WIERINGA, K. T. u. WIEBOLS, G. L. W., 1936, De Aardappelschurft en de heterolyse der schurfparasiet. Tijdschr. Pl. Ziekt. **42**, 235—240.

742 WIKÉN, T., 1946, Examination of extracts from sporophores of Swedish Hymenomycetes for antibiotic activity against Pullularia pullulans (de Bary et Loew) Berkhout. Ark. Bot. **33 A**, No 3.

743 WILKINS, W. H., 1945, Investigation into the production of bacteriostatic substances by fungi; cultural work on basidiomycetes. Trans. Brit. mycol. Soc. **28**, **110**.

744 WILKINS, W. H., 1946, Investigation into the production of bacteriostatic substances by fungi; preliminary examination of more of the larger basidiomycetes and some of the larger ascomycetes. Ann. appl. Biol. **33**, 188—190.

745 WILKINS, W. H., 1946, Investigation into the production of bacteriostatic substances by fungi; preliminary examination of the fifth 100 species, all basidiomycetes, mostly of the wood-destroying type. Brit. Jour. exp. Path. **27**, 140—142.

746 WILKINS, W. H., 1947, Investigation into the production of bacteriostatic substances by fungi; preliminary examination of the sixth 100 species, more basidiomycetes of the wood-destroying type. Brit. Jour. exp. Path. **28**, 53—56.

747 WILKINS, W. H., 1947, Investigation into the production of antibacterial substances by fungi; preliminary examination of the eighth 100 species, all basidiomycetes. Brit. Jour. exp. Path. **28**, 416—417.

748 WILKINS, W. H., 1948, Investigation into the production of bacteriostatic substances by fungi; preliminary examination of the ninth 100 species, all basidiomycetes. Brit. Jour. exp. Path. **29**, 364—366.

749 WILKINS, W. H., 1949, Investigation into the production of bacteriostatic substances by fungi, a revision of the testing method. Ann. appl. Biol. **36**, 257—269.

750 WILKINS, W. H., 1952, Investigation into the production of bacteriostatic substances by fungi; preliminary examination of the eleventh 100 species, all basidiomycetes. Brit. Jour. exp. Path. **33**, 46—47.

751 WILKINS, W. H. u. HARRIS, G. C. M., 1942, Investigation into the production of bacteriostatic substances by fungi. I. Preliminary examination of 100 fungal species. Brit. Jour. exp. Path. **23**, 166—169.

752 WILKINS, W. H. u. HARRIS, G. C. M., 1943, Investigation into the production of bacteriostatic substances by fungi. II. A method of estimating the potency and specifity of the substances produced. Ann. appl. Biol. **30**, 226—229.

753 WILKINS, W. H. u. HARRIS, G. C. M., 1943, Investigation into the production of bacteriostatic substances by fungi; preliminary examination of a second 100 fungal species. Brit. Jour. exp. Path. **24**, 141—143.

754 WILKINS, W. H. u. HARRIS, G. C. M., 1944, Estimation of the antibacterial activity of fungi that are difficult to grow on liquid media. Nature **153**, 590—591.

755 WILKINS, W. H. u. HARRIS, G. C. M., 1944, Investigation into the production of bacteriostatic substances by fungi; examination of the larger basidiomycetes. Ann. appl. Biol. **31**, 261—270.

756 WILKINS, W. H. u. HARRIS, G. C. M., 1944, Investigation into the production of bacteriostatic substances by fungi. V. Preliminary examination of the third 100 fungi, with special reference to strain variation among species of Aspergillus. Trans. Brit. mycol. Soc. **27**, 113—118.

757 WILKINS, W. H. u. PARTRIDGE, B. M., 1950, Investigation into the production of bacteriostatic substances by fungi; preliminary examination of the tenth 100 species, all basidiomycetes, and review of first 500 basidiomycetes. Brit. Jour. exp. Path. **31**, 754—758.

758 WILLSTAEDT, H. u. ZETTERBERG, B., 1946, Lactaroviolin, an antibiotic against the tuberculosis bacillus. Svensk. kem. Tidskr. **58**, 306.

759 WILSKA, A., 1947, Spray inoculation of plates in the detection of antagonistic microorganisms. Jour. gen. Microbiol. **1**, 368—369.

760*WILSON, J. N., 1940, Jour. amer. chem. Soc. **62**, 1583, zitiert in: FLOREY, Antibiotics, 1949.

761 WILSON, U., 1943, A new rapid method for penicillin assay. Nature **152**, 475.

762*WOOD, E. C., 1946, Analyst **71**, 1, zitiert in: FLOREY, Antibiotics, 1949.

763*WOODRUFF, H. B., 1947, Jour. Bact. **54**, 42, zitiert in: FLOREY, Antibiotics, 1949.

764 WOODRUFF, H. B. u. FOSTER, J. W., 1943, Cultivation of actinomycetes under submerged conditions, with special reference to the formation of streptothricin. Jour. Bact. **45**, 30.

765 WOODRUFF, H. B. u. FOSTER, J. W., 1943, Microbiological aspects of streptothricin. I. Metabolism and streptothricin formation in stationary and submerged cultures of Actinomyces lavendulae. Arch. Biochem. **2**, 301—315.

766 WOODRUFF, H. B. u. FOSTER, J. W., 1946, Streptin, an antibiotic from a species of Streptomyces. Jour. Bact. **52**, 502.

767 WREDE, F. u. ROTHHAAS, A., 1934, Über das Prodigiosin, den roten Farbstoff des Bacillus prodigiosus. Ztschr. physiol. Chem. **226**, 95—107.

768 WREDE, F. u. STRACK, E., 1924, Über das Pyocyanin, den blauen Farbstoff des Bacillus pyocyaneus. Ztschr. physiol. Chem. **140**, 1—15.

769 WRIGHT, J. M., 1954, The production of antibiotics in soil. I. Production of gliotoxin by Trichoderma viride. Ann. appl. Biol. **41**, 280—289.

770 YERMOLIEVA, Z. V., 1946, Penicillin. Gosudarstvennoe Izdatel'stvo Meditsinkoi Literatury, Moscow.

771 YOUNG, G., 1947, Pigment production and antibiotic activity in cultures of Pseudomonas aeruginosa. Jour. Bact. **54**, 109—117.

772 ZALESKI, K., 1927, Über die in Polen gefundenen Arten der Gruppe Penicillium Link. I, II und III Teil. Bul. Acad. Polonaise Sci: Math. et Nat. Ser. B. 417—563.

773 ZECHMEISTER, L., 1953, Progress in Chromatography 1938—1947. Chapman u. Hall., Ltd., London.

774 ZECHMEISTER, L. u. CHOLNOKY, L., 1941, Principles and Practice of Chromatography. Chapman u. Hall, Ltd., London.

XV. Sachregister

Das * neben der Seitenzahl bedeutet die Seitenangabe einer Abbildung. Bei besonders ausführlicher Beschreibung oder Behandlung eines Antibiotikums oder Begriffes ist die entsprechende Seitenzahl halbfett gedruckt.

XVI. Autorenverzeichnis

FSC
www.fsc.org
MIX
Papier | Fördert gute Waldnutzung
FSC® C083411

Kolibri 360 GmbH
Ferdinand-Jühlke-Straße 7
99095 Erfurt, Deutschland
produktsicherheit@kolibri360.de